Pathologie

Pathologie

Drs. IJ.D. Jüngen
Dr. M.J. Zaagman-van Buuren

Bohn Stafleu van Loghum
Houten 2006

© Bohn Stafleu van Loghum, 2006

Alle rechten voorbehouden. Niets uit deze uitgave mag worden verveelvoudigd, opgeslagen in een geautomatiseerd gegevensbestand, of openbaar gemaakt, in enige vorm of op enige wijze, hetzij elektronisch, mechanisch, door fotokopieën of opnamen, hetzij op enige andere manier, zonder voorafgaande schriftelijke toestemming van de uitgever.

Voor zover het maken van kopieën uit deze uitgave is toegestaan op grond van artikel 16b Auteurswet 1912 j° het Besluit van 20 juni 1974, Stb. 351, zoals gewijzigd bij het Besluit van 23 augustus 1985, Stb. 471 en artikel 17 Auteurswet 1912, dient men de daarvoor wettelijk verschuldigde vergoedingen te voldoen aan de Stichting Reprorecht (Postbus 3051, 2130 KB Hoofddorp). Voor het overnemen van (een) gedeelte(n) uit deze uitgave in bloemlezingen, readers en andere compilatiewerken (artikel 16 Auteurswet 1912) dient men zich tot de uitgever te wenden.

Samensteller(s) en uitgever zijn zich volledig van bewust van hun taak een betrouwbare uitgave te verzorgen. Niettemin kunnen zij geen aansprakelijkheid aanvaarden voor drukfouten en andere onjuistheden die eventueel in deze uitgave voorkomen.

ISBN 90 313 4573 3
NUR 897

Ontwerp omslag: Bottenheft, Marijenkampen
Ontwerp binnenwerk: Studio Bassa, Culemborg
Automatische opmaak: Pre Press, Zeist

Bohn Stafleu van Loghum
Het Spoor 2
Postbus 246
3990 GA Houten

www.bsl.nl

Distributeur in België:
Standaard Uitgeverij
Mechelsesteenweg 203
2018 Antwerpen

www.standaarduitgeverij.be

Inhoud

	Woord vooraf	14
	Over de auteurs	16
	Redactionele verantwoording	17
	DEEL I ALGEMEEN	21
1	**Gezondheid, ziekte en ziekteverloop**	22
1.1	Ziekte en gezondheid	22
1.1.1	Ziekte, symptoom en syndroom	23
1.1.2	Ziektebeloop	23
1.2	Factoren die van invloed zijn op het ontstaan van ziekten	24
1.3	Factoren die tot ziekte kunnen leiden	25
1.3.1	Endogene factoren	25
1.3.2	Exogene factoren	26
1.3.3	Psyche en ziek zijn	28
1.4	Reacties van cellen op schadelijke agentia	29
2	**Geneeskunde**	32
2.1	Inleiding	32
2.1.1	Geneeskunde en geneeskunst	32
2.1.2	Alternatieve geneeswijzen (plaatsbepaling)	33
2.2	Relatie arts-patiënt	33
2.3	Het werkterrein van de arts	34
2.4	Het stellen van de medische diagnose	35
2.4.1	Anamnese	35
2.4.2	Lichamelijk onderzoek	36
2.4.3	Aanvullend specifiek onderzoek	39
3	**Medische microbiologie**	55
3.1	Inleiding	55
3.2	Geschiedenis	56

3.3	Micro-organismen	57
3.3.1	Bacteriën	57
3.3.2	Virussen	68
3.3.3	Schimmels (fungi) en gisten	72
3.3.4	Protozoën	74
3.4	Epidemiologie	75
3.4.1	Het vaststellen van het betrokken micro-organisme	77
3.4.2	Op zoek naar de besmettingsbron	77
3.4.3	Welke besmettingsweg wordt gevolgd?	78
3.4.4	Besmetting en infectie	78
3.5	Belangrijke micro-organismen in de medische praktijk	80
3.5.1	Commensale flora	80
3.5.2	Alledaagse ziekteverwekkers	81
3.5.3	Infecties en infectieziekten, bacteriëmie en sepsis	84
3.5.4	Ziekenhuisinfecties (nosocomiale infecties)	84
3.5.5	Hulp van buitenaf	86
4	**Afweer van het menselijk lichaam en immunopathologie**	**89**
4.1	Inleiding	89
4.2	Afweer van het menselijk lichaam	89
4.2.1	Uitwendige afweer door huid, slijmvliezen en andere weefsels	89
4.2.2	De inwendige algemene (niet-specifieke) natuurlijke afweer	93
4.2.3	Inwendige, specifieke (verworven) afweer	99
4.3	Immunopathologie	102
4.3.1	Reacties op soortvreemde antigenen	102
4.3.2	Reacties op soorteigen antigenen	105
4.3.3	Immunodeficiëntie	109
5	**Algemene oncologie**	**110**
5.1	Inleiding	110
5.2	Normale celgroei en tumorvorming	110
5.3	Tumor versus andere volumeveranderingen in weefsels	111
5.4	Aard van de tumor	111
5.5	Benigne tumoren (goedaardige tumoren)	114
5.5.1	Oorzaken	115
5.5.2	Diagnostiek	115
5.5.3	Behandeling	115

5.6	Maligne tumoren (kwaadaardige tumoren)	116
5.6.1	Wijze waarop kanker in het lichaam tot ontwikkeling komt	116
5.6.2	Hoe ziet kanker eruit?	117
5.6.3	Metastasevorming	118
5.6.4	Oorzaken	122
5.6.5	Symptomen	124
5.6.6	Diagnostiek	124
5.6.7	Stadiumbepaling of stagering	127
5.6.8	Behandeling	128
5.6.9	Prognose en verloop	135
6	**Algemene farmacologie**	**137**
6.1	Inleiding	137
6.1.1	Organisatie in Nederland	138
6.1.2	Indeling	138
6.2	Ontwikkeling van geneesmiddelen	139
6.2.1	Geschiedenis	139
6.2.2	Huidige gang van zaken	141
6.3	Nomenclatuur (naamgeving)	144
6.4	Toedieningsvormen	145
6.4.1	Droge toedieningsvormen	145
6.4.2	Natte toedieningsvormen	147
6.4.3	Vette toedieningsvormen	148
6.5	Farmacokinetiek	148
6.5.1	Absorptie	148
6.5.2	Distributie	154
6.5.3	Biotransformatie	156
6.5.4	Excretie	158
6.5.5	Begrippen in de farmacokinetiek	159
6.6	Farmacodynamiek	162
6.6.1	Receptoren	162
6.6.2	Ionenkanalen	164
6.6.3	Enzymen	164
6.6.4	Transporteiwitten	165
6.7	Bijwerkingen	165
6.8	Interacties en veranderingen in werking	167
6.8.1	Interacties	167
6.8.2	Veranderde werking	168
6.8.3	Resistentie	169
6.8.4	Reboundfenomeen	169

6.9	Geneesmiddelen tijdens zwangerschap, lactatie, bij kinderen en ouderen	169
6.9.1	Geneesmiddelen tijdens de zwangerschap	169
6.9.2	Geneesmiddelen tijdens de lactatieperiode	171
6.9.3	Geneesmiddelen bij kinderen	171
6.9.4	Farmacotherapie bij ouderen	173
6.10	Veelgebruikte geneesmiddelen	179
6.10.1	Analgetica	179
6.10.2	Antibacteriële middelen	189
6.10.3	Penicillinen	193
6.10.4	Cefalosporinen	195
6.10.5	Aminoglycosiden	195
6.10.6	Chlooramfenicol	196
6.10.7	Tetracyclinen	196
6.10.8	Macroliden	197
6.10.9	Rifamycinen	198
6.10.10	Chinolonen	198
6.10.11	Sulfonamiden	199
6.10.12	Tuberculostatica	199
6.11	Antimycotica	200
6.12	Antivirale middelen (virustatica)	202
6.13	Antitrombotica	203
6.13.1	Inleiding	203
6.13.2	Antitrombotica	204
6.14	Infusen	207
6.14.1	Inleiding	207
6.14.2	Indeling infuusvloeistoffen	210
6.14.3	Complicaties	211
6.15	Bloedtransfusie	213
6.15.1	Donorselectie en pretransfusietesten	213
6.15.2	Bloedbereiding	215
6.15.3	Bloedproducten	215
6.15.4	Toediening van bloedproducten	216
6.15.5	Transfusiereacties	216
	DEEL II KLINISCH OBSERVEREN	**221**
7	**Veranderingen en afwijkingen aan de huid**	**222**
7.1	Inleiding	222
7.2	Kleurveranderingen van de huid	222
7.3	Afwijkingen in de turgor van de huid	223
7.4	Afwijkende huidstructuren	223

7.4.1	Eczemen	224
7.4.2	Andere huidziekten	226
7.5	Verwondingen van de huid	228
7.5.1	Wondcomplicaties	230
7.5.2	Algemene wondbehandeling (globaal)	231
7.5.3	Brandwonden	231
7.6	Huidafwijkingen als gevolg van circulatiestoornissen	233
7.6.1	Ulcus cruris (open been)	233
7.6.2	Necrose of gangreen	234
7.6.3	Decubitus	235
8	**Circulatie**	**245**
8.1	Inleiding	245
8.2	Verschijnselen wijzend op een ziek hart	247
8.2.1	Decompensatio cordis	247
8.2.2	Pijn aan het zieke hart	254
8.2.3	Ritmestoornissen	255
8.3	Afwijkingen aan de pols	255
8.3.1	Frequentie	256
8.3.2	Regulariteit (regelmaat)	258
8.3.3	Aequaliteit (gelijkmatigheid)	258
8.3.4	Spanning	259
8.3.5	Heftigheid	259
8.3.6	Vulling	260
8.3.7	Polsregistratie	260
8.4	Oedeemvorming	260
8.4.1	Toename in de hydrostatische druk	262
8.4.2	Afname in de colloïd-osmotische druk	263
8.4.3	Verhoogde doorlaatbaarheid van de capillairen	264
8.4.4	Belemmerde afvloed van de lymfe	264
8.5	Afwijkingen in de bloeddruk	264
8.5.1	Inleiding	264
8.5.2	Bloeddrukmeting	266
8.5.3	Hypertensie (hoge bloeddruk)	268
8.5.4	Hypotensie	271
8.6	Shock	273
8.6.1	Hypovolemische shock	274
8.6.2	Cardiogene shock	275
8.6.3	Distributieve shock (vaatverwijdingsshock)	275
8.6.4	Obstructieve shock	276
8.6.5	Verschijnselen van shock	276
8.6.6	Behandeling van shock	277

8.7	Bloedingen	279
8.7.1	Veneuze bloedingen	280
8.7.2	Arteriële bloedingen	280
8.7.3	Namen van enkele specifieke bloedingen	281
8.8	Anemie (bloedarmoede)	281
8.8.1	Factoren van invloed op de aanmaak van erytrocyten	283
8.8.2	Oorzaken van bloedarmoede	284
8.8.3	Verschijnselen van bloedarmoede	286
8.8.4	Behandeling van bloedarmoede	287
8.9	Afwijkingen in het witte-bloedbeeld	287
8.10	Trombose en longembolie	288
8.10.1	Trombose	288
8.10.2	Longembolie	291
9	**Cyanose**	**294**
9.1	Inleiding	294
9.2	Centrale cyanose	295
9.3	Perifere cyanose	297
9.4	Koolmonoxidevergiftiging	297
10	**Stoornissen in het zuur-base-evenwicht**	**299**
10.1	Inleiding	299
10.2	Verstoring zuur-base-evenwicht	301
10.2.1	Acidose	301
10.2.2	Alkalose	303
11	**Ziekteverschijnselen vanuit de longen en luchtwegen**	**305**
11.1	Inleiding	305
11.2	Klachten vanuit de bovenste luchtwegen	305
11.2.1	Neusklachten	306
11.3	Klachten vanuit de onderste luchtwegen	308
11.3.1	Heesheid	308
11.3.2	Hoesten	309
11.3.3	Sputumproductie	310
11.3.4	Dyspnoe	311
11.3.5	Piepende en brommende geluiden	312
11.3.6	Afwijkingen in frequentie en diepte van de ademhaling	313
11.3.7	Afwijkende ademhalingstypen	313
11.4	Herkennen van longontsteking	316

12	**Stoornissen in de temperatuurregulatie**	319
12.1	Normale temperatuurregulatie	319
12.2	Stoornissen in de temperatuurregulatie	322
12.2.1	Temperatuurverhoging	323
12.2.2	Ondertemperatuur	327
13	**Verschijnselen vanuit het spijsverteringskanaal ten gevolge van ziekten**	330
13.1	Inleiding	330
13.2	Klachten en verschijnselen	330
13.3	Misselijkheid en braken	334
13.3.1	Oorzaken van braken	336
13.3.2	Aspect van het braaksel	338
13.3.3	Gevolgen van veel braken	339
13.3.4	Behandeling van braken	340
13.3.5	Reflux, regurgitatie en rumineren	340
13.4	Diarree en obstipatie	340
13.4.1	Normale feces en normale defecatie	341
13.4.2	Abnormaal aspect van feces en afwijkende defecatie	341
13.4.3	Diarree	343
13.4.4	Obstipatie	349
14	**Icterus**	352
14.1	Inleiding	352
14.2	Oorzaken van icterus	355
14.2.1	Posthepatische icterus	355
14.2.2	Hepatische icterus	356
14.2.3	Prehepatische icterus	358
14.3	Praktische aspecten van icterus	359
14.3.1	Beoordeling van de gele verkleuring	359
14.3.2	Andere verschijnselen	360
14.3.3	Gevaren van icterus	361
15	**Stoornissen in mictie, uiterlijk en samenstelling van urine**	362
15.1	Inleiding	362
15.2	Stoornissen in het mictiepatroon en in de hoeveelheden geproduceerde urine	363
15.2.1	Stoornissen en klachten met betrekking tot de mictie	363
15.2.2	Stoornissen in de hoeveelheden geproduceerde urine	365
15.3	Stoornissen in uiterlijk en samenstelling van de urine	366
15.4	Routineonderzoek urine	367

16	**Peritonitis en ileus**	**371**
16.1	Peritonitis	371
16.1.1	De acute buik	371
16.1.2	Verloop	373
16.1.3	Oorzaken	373
16.1.4	Behandeling	374
16.2	Ileus	375
16.2.1	Inleiding	375
16.2.2	Mechanische ileus	375
16.2.3	Dynamische of functionele ileus	379
17	**Ziekteverschijnselen vanuit zenuwstelsel en zintuigen**	**380**
17.1	Inleiding	380
17.2	Ziekteverschijnselen vanuit het zenuwstelsel (neurologische symptomen)	380
17.2.1	Uitvalsverschijnselen	380
17.2.2	Prikkelingsverschijnselen	385
17.2.3	Jeuk	396
17.2.4	Stoornissen in het bewustzijn	398
17.3	Stoornissen in de zintuigfunctie	398
17.3.1	Duizeligheid	398
17.3.2	Slecht horen, doofheid	402
17.3.3	Slecht zien	403
18	**Slaap en slaapstoornissen**	**406**
18.1	Fysiologie van de slaap	406
18.2	Structuur van de slaap	409
18.2.1	De non-REM-slaap	409
18.2.2	De REM-slaap (Rapid Eye Movement)	410
18.3	Slaapbehoefte	410
18.4	Het nut van slapen	412
18.5	Slaapstoornissen (dyssomnieën)	412
18.5.1	Slaapstoornissen zonder psychiatrische of lichamelijke aandoening	413
18.5.2	Parasomnieën	414
18.5.3	Slaapstoornissen bij psychiatrische stoornissen	414
18.5.4	Slaapstoornissen bij lichamelijke ziekten, alcohol- of drugsgebruik, of ten gevolge van geneesmiddelengebruik	414
18.6	Behandeling	414
18.6.1	Adviezen	415

18.6.2	Niet medicamenteuze behandeling	415
18.6.3	Medicamenteuze therapie	415
18.6.4	Bijwerkingen	417
18.6.5	Interacties en contra-indicaties	417
19	**De oudere mens, sterven en de dood**	**418**
19.1	Inleiding	418
19.1.1	Ouderdomsverschijnselen	419
19.1.2	Gerontologie en geriatrie	420
19.2	Het sterven en de dood	423
19.2.1	Het sterven	423
19.2.2	De dood	424
	Referenties	428
	Register	430

Woord vooraf

Als zorgverlener verleent de hbo-verpleegkundige op een professionele en verantwoorde wijze verpleegkundige zorg op menselijke maat om de last van ziekte, handicap of sterven te verlichten. De patiëntenzorg omvat nagenoeg het complete spectrum van de geneeskunde. Om het verpleegkundig proces op professionele wijze vorm te geven, verzamelt de verpleegkundige gegevens met speciale aandacht voor de parameters en de laboratoriumwaarden die een beeld geven van de vitale functies en voert de verpleegkundige lichamelijk onderzoek uit. Op basis van theoretische en praktische kennis van de anatomie/fysiologie en pathologie moet de verpleegkundige in staat zijn de vitale functies gericht te observeren en te analyseren. In elke situatie is de verpleegkundige in staat klinisch te redeneren, complexe interventies (evidence based) uit te voeren en te handelen in levensbedreigende situaties. Het klinisch redeneren omvat het proces van het koppelen van eigen observaties en interpretaties aan de medische kennis om zodoende te beredeneren welke volgende stappen genomen moeten worden voor het verpleegkundig handelen.
Het basiswerk *Pathologie* is allereerst bestemd voor verpleegkundestudenten (hbo), maar het is ook bedoeld voor verpleegkundigen die na hun opleiding over bepaalde onderwerpen iets willen opzoeken. Daarnaast kunnen ook studenten van (para)medische hbo-opleidingen het gebruiken om hun kennis van de pathologie te verrijken. In het boek worden de pathologische verschijnselen verklaart vanuit de fysiologie. De student leert de verschijnselen te herkennen, te interpreteren en daardoor in de beroepsuitoefening adequaat hierop te reageren. Dit geldt ook voor de medicatie. De verpleegkundige schrijft weliswaar zelf geen medicatie voor, maar observeert patiënten die medicijnen krijgen en geeft voorlichting over het gebruik. De verpleegkundige moet dus een grondige kennis hebben van de werking en de bijwerkingen van (genees-)middelen om deze te kunnen herkennen en interpreteren.
Dit boek vormt een onderdeel van de serie Basiswerken. De verschil-

lende delen zijn erop gericht de student (en de reeds afgestudeerde beroepsbeoefenaar) voldoende kennis te laten opdoen om klinisch te kunnen redeneren. De opbouw van de serie Basiswerken ondersteunt het proces waarbij eigen observaties en interpretaties worden gekoppeld aan medische kennis. Studenten leren zo te beredeneren welke stappen genomen moeten worden in het verpleegkundig handelen. Met dit boek is getracht een start te maken in het proces van klinisch redeneren. Iedereen die opmerkingen of suggesties heeft ter verbetering van dit boek wordt van harte uitgenodigd om te reageren.

Dr. M.J. Zaagman-van Buuren
IJ.D. Jüngen

Over de auteurs

M.J. Zaagman-van Buuren studeerde geneeskunde aan de Rijksuniversiteit te Groningen. Na enige ervaring als huisarts te hebben opgedaan, besloot zij de opleiding tot longarts te volgen. In 1980 promoveerde zij tot doctor in de geneeskunde.
Sinds 1976 is Zaagman-van Buuren als docent/onderwijsontwikkelaar verbonden aan opleidingen in de gezondheidszorg op hbo- en mbo-niveau, met name de verpleegkunde. Zij had zitting in de Werkgroep integratie theorie en praktijk en nam vele jaren deel aan verschillende werkgroepen voor het ontwikkelen van itembanken en casuïstiek/integratieve toetsen voor de opleiding tot verpleegkundige. Als auteur was zij betrokken bij diverse uitgaven binnen de BGO-reeks en is zij lid van de redactie, zowel als auteur van het *Verpleegkundig vedemecum*.

IJ.D. Jüngen studeerde geneeskunde aan de Vrije Universiteit te Amsterdam. Al voor het behalen van het artsexamen (1985) was zij als docent geneeskunde verbonden aan de opleiding tot A-verpleegkundige in Zaandam.
Sinds 1995 is Jüngen als docent geneeskunde, coördinator en geneeskundig ontwikkelaar verbonden aan de Hogeschool INHOLLAND. Tevens is zij als docent geneeskunde betrokken bij de specialistenopleiding van de Stichting voor Beroepsopleidingen in de Intramurale Gezondheidszorg Regio Amsterdam (BIGRA) en bij het ontwikkelen van bijscholing op vele fronten.
Vanaf 2001 is zij docent klinische vaardigheden aan de masteropleiding (ANP en later ook PA). Momenteel is zij ook werkzaam als artsdocent bij het Teaching Hospital van het Onze Lieve Vrouwe Gasthuis (OLVG) te Amsterdam.

Redactionele verantwoording

De ontwikkelingen binnen het verpleegkundig en verzorgend beroepsonderwijs gaan snel.
Zo is onder meer sprake van een aanpassing van de kwalificatiestructuur die gebaseerd is op (beroeps)competenties. Centraal daarbij staat de vraag welke kennis, vaardigheden en attitudes noodzakelijk zijn om binnen de verpleegkundige beroepscontext de juiste taken en de daaruit voortvloeiende acties uit te voeren met een effectief resultaat. Er is een centrale plaats voor de beroepspraktijk (de praktijk als krachtige leeromgeving), een scherpere profilering van de verzorgende en verpleegkundige functies/rollen en de daaraan gerelateerde functie-eisen. De toenemende aandacht voor flexibele leerwegen in het onderwijs, het toenemende gebruik van elektronische leeromgevingen en leermiddelen die gebruik maken van de computer, alsmede een toenemende zelfstandigheid en eigen verantwoordelijkheid van de student binnen het leerproces, leiden tot een nieuwe rol voor de docent, een andere organisatie van het onderwijs en andere toetsvormen. Deze ontwikkelingen vragen om leermiddelen die effectief aansluiten op de actuele situatie binnen het verpleegkundig en verzorgend beroepsonderwijs.

Curriculummodel
Voor de ontwikkeling van de serie Basiswerken is het curriculummodel van de reeks leerboeken *Bouwstenen voor het gezondheidszorgonderwijs* gehandhaafd. Dit curriculummodel sluit aan bij de kwalificatiedossiers voor de verpleegkundige en verzorgende beroepen op mbo-niveau, de diverse beroepsprofielen op hbo-niveau en het rapport 'Met het oog op de toekomst; beroepscompetenties van hbo-verpleegkundigen'.
Bij de ontwikkeling van het curriculummodel waren twee uitgangspunten belangrijk:
1 Een theoretisch uitgangspunt waarbij het *beroepsopleidinsgprofiel*

centraal staat, dat wil zeggen de competenties en eindtermen voor de onderscheiden kwalificatieniveaus.
2 Een praktisch uitgangspunt waarin de beroepsprofielen en de daarvan afgeleide functie- en taakprofielen in de verschillende beroepscontexten centraal staan. Belangrijk is daarbij de vraag welke kennis, vaardigheden en attitude nodig zijn om in een gegeven beroepscontext de vereiste taken, het adequate gedrag en het effectieve resultaat te bereiken.

De eindtermen gerelateerd aan de taakprofielen en de competenties (algemeen, algemeen professioneel en beroepsspecifiek) zijn richtinggevend voor de invulling van de leer- en vormingsgebieden verpleegkunde, ziekteleer, gezondheidsleer en methoden en technieken. Centraal daarin staat de verpleegkunde. In de verpleegkunde leert de verpleegkundige competent te worden in belangrijke beroeps- en verpleegsituaties afgeleid uit de zorgsituaties (multidisciplinair aandachtsgebied). Evidence based werken, klinisch redeneren en reflectie op de beroepspraktijk (het ontwikkelen van professioneel gedrag) zijn belangrijke peilers om in de verpleegsituatie elementen uit de andere leer- en vormingsgebieden toe te passen en te integreren.

In de verpleegsituatie heeft de beroepsbeoefenaar te maken met gezondheid en gezondheidsproblematiek. In het kader van gezond gedrag heeft de beroepsbeoefenaar te maken met zorgvragen vanuit het zelfzorgproces dat gericht is op het in stand houden en/of ondersteunen van het gezond functioneren van de mens. In het kader van gezondheidsproblematiek heeft hij te maken met zorgvragen van het patiëntenzorgproces. Uiteraard hebben beide processen een nauwe relatie met elkaar.

Voor de opleiding tot verpleegkundige (kwalificatieniveau 4 en 5) ziet het curriculummodel er als volgt uit.

Didactisch concept

Het uitgangspunt voor de inhoud van de serie Basiswerken zijn de verpleegkundige en verzorgende beroepsprofielen en de taakprofielen (competenties) binnen de algemene en geestelijke gezondheidszorg, de verzorgings- en verpleeghuizen (intramurale en extramurale zorg) en de thuiszorg. In de verpleegkundige en verzorgende beroepsuitoefening zijn generieke en specifieke elementen op respectievelijk hbo- en mbo-niveau te onderscheiden.

Een belangrijke overweging bij het concept van de serie Basiswerken is dat de student de 'grammatica' van de diverse vakken goed leert beheersen. Om competent te kunnen functioneren in de beroepspraktijk zal de beroepsbeoefenaar verpleegsituaties moeten kunnen

Redactionele verantwoording

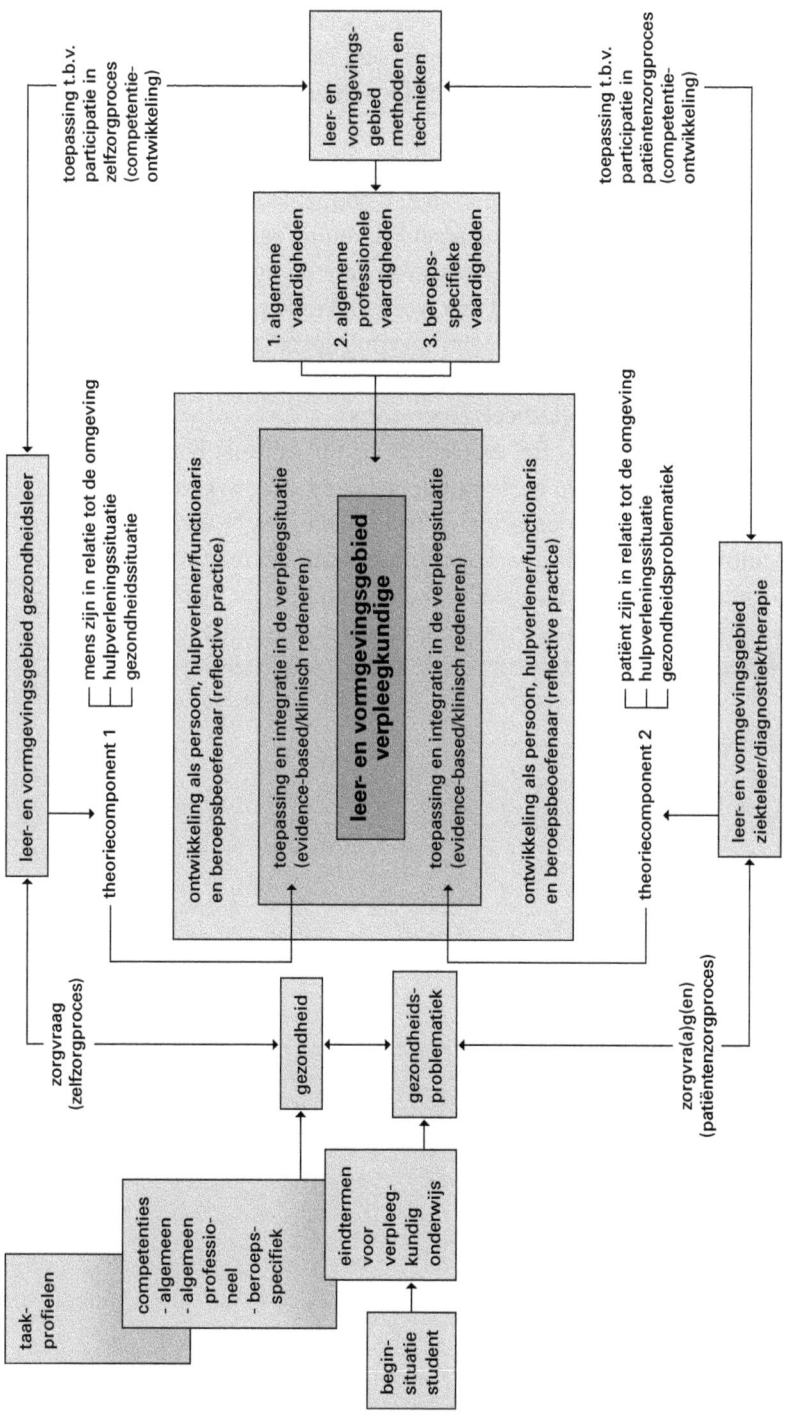

Curriculummodel voor de opleiding tot verpleegkundige op kwalificatieniveau 4 en 5.

beoordelen vanuit medische en psychosociale vakgebieden en de juiste vaardigheden moeten kunnen toepassen. Daarbij gaat het om de leer- en vormingsgebieden gezondheidsleer en ziekteleer, diagnostiek en therapie.

In de serie Basiswerken is ervoor gekozen om de algemeen geldende structuur van het vak te volgen. Ieder vak(gebied) kent haar eigen systematiek. Er wordt een basispakket kennis en vaardigheden aangereikt waarmee de koppeling naar andere en meer specifieke beroepscontexten gerealiseerd kan worden. Verdieping kan plaatsvinden via internet, elektronische leeromgeving, specifieke stages, aanvullende reeks op de serie Basiswerken (verdieping, specifieke onderwerpen), digitale bibliotheek enzovoorts.

Hoe het opleidingsprofiel eruit moet zien wordt niet bepaald door de serie Basiswerken. Op basis van de gekozen onderwijsvorm(en) kan iedere opleiding de leermiddelen naar eigen inzicht toepassen. De verantwoordelijkheid voor de organisatie van het leerproces ligt bij de opleidingsinstelling. Doelstellingen, opdrachten en toetsen zijn niet in de serie Basiswerken opgenomen, omdat niet is gekozen voor een methode. Dit is het domein van de opleidingsinstelling zelf.

De hoofdredactie

DEEL I ALGEMEEN

Gezondheid, ziekte en ziekteverloop

1.1 Ziekte en gezondheid

Het is niet eenvoudig om op een juiste manier aan te geven wat onder gezondheid wordt verstaan. Een belangrijke reden is dat ieder mens gezondheid weer op een andere manier ervaart. Gezondheid is daarmee een subjectief gegeven. Toch heeft de Wereldgezondheidsorganisatie (WHO) een definitie opgesteld.

> Onder gezondheid wordt verstaan het zich welbevinden/het welzijn op lichamelijk, geestelijk, economische en sociaal gebied en niet alleen het afwezig zijn van ziekten en gebreken.

Deze definitie omvat een zó breed terrein dat je er alle kanten mee op kunt. Toch kan ook hier sprake zijn van subjectiviteit. Men zou zich bijvoorbeeld kunnen afvragen of lichamelijk gehandicapten of verstandelijk beperkten binnen deze definitie nu gezond of ziek zijn. Velen beschouwen gezondheid als vanzelfsprekendheid, maar dat is het allerminst. Het mag eerder een wonder heten dat het menselijk lichaam in al zijn complexiteit steeds goed functioneert. Dat goed functioneren is een gevolg van een goed op elkaar ingespeeld zijn van talrijke fysiologische regelmechanismen. Hierin bestaat een dynamisch evenwicht: *homoiostasis* (Grieks) of (vernederlandst) *homeostase* genoemd. Dynamisch omdat het evenwicht steeds in beweging is, zich aanpassend aan de omstandigheden waarin het lichaam verkeert.
We kennen niet alleen een lichamelijke, maar ook een geestelijke homeostase. Zijn beide aanwezig, dan is de mens gezond. Is er sprake van een ziekelijke verstoring van een of meer fysiologische of psychische regelmechanismen, dan raakt de homeostase uit balans en ontstaat ziekte. In ernstige gevallen volgt de dood. In dergelijke omstandigheden probeert het lichaam wel zo goed mogelijk de fout op te vangen. Soms is er daarbij sprake van een te sterke reactie binnen de

regelmechanismen, hetgeen opnieuw tot ziekten aanleiding kan geven. Dit zal verderop in dit boek nader worden besproken.

1.1.1 ZIEKTE, SYMPTOOM EN SYNDROOM

Ziekten gaan in de regel vergezeld van ziekteverschijnselen of symptomen.

Symptomen zijn het gevolg van een disfunctioneren van organen en/of orgaansystemen en weefsels. Er wordt een onderscheid gemaakt tussen *objectieve* en *subjectieve* symptomen. Objectieve symptomen zijn door buitenstaanders vast te stellen, subjectieve niet. Voorbeelden van objectieve symptomen zijn: koorts, hoge bloeddruk, bleekheid en een abnormale stand van een gebroken arm of been. Voorbeelden van subjectieve symptomen zijn: pijn, jeuk en misselijkheid. Deze verschijnselen zijn voor een buitenstaander moeilijk objectief vast te stellen, omdat moet worden afgegaan op datgene wat de persoon in kwestie vertelt. Pas als pijn gepaard gaat met sterk transpireren en bleek zien, jeuk van krabeffecten op de huid en misselijkheid gevolgd wordt door braken, wordt geloofwaardig dat de persoon de waarheid spreekt.

In geval van ziekte is meestal sprake van een aantal verschijnselen die bij deze ziekte altijd gecombineerd aanwezig zijn waardoor de ziekte kan worden herkend en benoemd. Het kan ook voorkomen dat een groep verschijnselen tegelijkertijd aanwezig is, maar dat deze niet typisch bij één ziekte horen en bij meerdere ziekten kunnen voorkomen. In dat geval wordt gesproken van een *syndroom*. Een voorbeeld hiervan is wat door de meesten gekend wordt als 'repetitive strain injury' (RSI, er zijn vele synoniemen): een verzameling van klachten aan nek, bovenrug, schouder, elleboog, onderarm en pols. Deze verschijnselen op zich kunnen ook heel goed bij andere aandoeningen voorkomen, zoals onder meer het carpaletunnelsyndroom (beknelling van de n. medianus ter hoogte van de pols) of cervicale arthrosis (slijtage nekwervels).

1.1.2 ZIEKTEBELOOP

Het patroon aan verschijnselen kan vanaf het begin van de ziekte tot aan herstel variëren in intensiteit en voorkomen.

Het begin kan plotseling zijn, in geval van een *acute ziekte*, maar verschijnselen kan ook langzaam maar zeker ontstaan, een *chronische ziekte*. Een acute ziekte kan overgaan in een chronische ziekte. Bij een chronische ziekte kunnen weer opflikkeringen ontstaan in het ziekteproces, zogenoemde *rechutes* of *exacerbaties*. Er kan bij een chronische ziekte ook verbetering optreden zonder dat er sprake is van genezing.

In dat geval wordt gesproken van een *remissie* (afb. 1.1). Chronisch reuma is een goed voorbeeld waarbij dit aan de orde is.

Een ziekte kan vergezeld gaan van *complicaties*. Dit zijn onverwachte gebeurtenissen die zich voordoen tijdens het verloop van de ziekte en die de situatie verergeren. Het optreden van dergelijke complicaties kan wel vanuit het ziektebeeld worden verklaard. Personen met chronische neusklachten lopen grote kans als complicatie een sinusitis (neusbijholteontsteking) te ontwikkelen (zie par. 11.2).

Als een ziekte, na volledig te zijn genezen, weer terugkeert, wordt gesproken van een *recidief*. Van *genezing* spreken we pas als de ziekteverschijnselen geheel zijn verdwenen. Vaak voelt men zich dan nog niet helemaal de oude en volgt er nog een periode van aansterken: de *reconvalescentieperiode*.

Bij sommige ziekten zijn heel duidelijk *prodromata* (voorverschijnselen) aanwezig. Het zijn in de regel algemene verschijnselen die vaak bij ziekten horen, zoals moeheid, malaise (zich niet prettig voelen). De oorzaak ligt wel in de ziekte die zich gaat openbaren, maar deze is nog niet herkenbaar. Aan een epileptisch insult (zie par. 17.2.2) kan een aura voorafgaan. Dit is een subjectieve ervaring waarbij de betrokkene vreemde dingen ruikt of hoort, of een onbestemd gevoel in maag of buik krijgt.

Tot slot kennen we nog het begrip *prognose*, dit is de toekomstverwachting ten aanzien van de ziekte. Zo wordt bij kanker veel gewerkt met een percentage vijfjaarsoverleving. Men bepaalt de prognose aan de hand van het aantal patiënten dat vijf jaar na het stellen van de diagnose nog in leven is.

1.2 Factoren die van invloed zijn op het ontstaan van ziekten

Er zijn vele oorzaken waardoor de mens zijn gezondheid kan verliezen. Deze oorzaken worden *ziekmakende agentia* of ook wel *etiologische factoren* genoemd.

In de geneeskunde wordt het belangrijk geacht de ziekte goed te begrijpen, omdat dan de meest juiste behandeling kan worden ingesteld. Omdat in een ziek lichaam oorzaak en gevolg aan elkaar verbonden zijn, wordt er bij de behandeling vooral naar gestreefd de oorzaak van de ziekte te kunnen wegnemen (causale behandeling). Het is daarom zaak op de hoogte te zijn van oorzakelijke factoren. Er bestaan nogal wat verschillen in de individuele gevoeligheid voor ziek worden. Dat heeft grotendeels te maken met de individuele verschillen in weerstand of conditie. Dit zou kunnen worden omschreven als de mate waarin het lichaam in staat is weerstand te bieden aan

ziekmakende factoren. Deze weerstand of conditie is grotendeels constitutioneel bepaald. Onder *constitutie* verstaan we het totaal aan erfelijke eigenschappen die we van onze ouders meekrijgen.
De constitutie is dus genetisch bepaald. Het is echter ook mogelijk dat de weerstand vermindert doordat tijdens het leven blijvende beschadigingen zijn opgelopen aan organen of weefsels, zodat deze niet meer optimaal functioneren en een grotere gevoeligheid voor ziekten ontstaat.

1.3 Factoren die tot ziekte kunnen leiden

In de geneeskunde is het van groot belang er achter te komen wat de oorzaak van het ziek-zijn is. De wetenschap die zich daarmee bezig houdt heet *etiologie* (leer van oorzakelijke factoren). In de praktijk blijkt het echter zelden zo te zijn dat slechts één factor verantwoordelijk is. Meestal is er sprake van een multicausaal ontstaan van de ziekte, waarbij zowel *endogene factoren* (voortkomend uit het individu) als *exogene factoren* (voortkomend vanuit de buitenwereld) een rol spelen. Nadat etiologische factoren hebben ingewerkt, volgt het proces van ontwikkelen van de ziekte, de *pathogenese* (ontstaanswijze van ziekten). De fysiologie past zich aan de omstandigheden van het ziek-zijn aan (pathofysiologie, zie verderop).

1.3.1 ENDOGENE FACTOREN

Endogene factoren komen voort vanuit het individu zelf en zijn meestal genetisch bepaald (zie par. 1.2). In het DNA-materiaal zit een afwijking gecodeerd. De ziekte kan dan bij de geboorte al aanwezig zijn (congenitaal) of zich tijdens het leven openbaren. Nu is het niet zo dat iedere aandoening die bij een pasgeborene wordt vastgesteld erfelijk is, het is ook mogelijk dat beschadiging in de baarmoeder de etiologische (exogene!) factor is geweest. Niet iedere congenitale afwijking is dus erfelijk. Een voorbeeld daarvan is beschadiging die al bij de geboorte aanwezig is (oogafwijking/hartafwijking) als gevolg van een rodehondinfectie die de moeder tijdens de eerste drie maanden van de zwangerschap doormaakte.
Hemofilie (bloederziekte) en de ziekte van Huntington (een niet te beheersen onwillekeurig bewegen met verstandelijke achteruitgang en psychische symptomen, optredend vanaf het veertigste levensjaar) zijn voorbeelden van aandoeningen die genetisch bepaald zijn.
Tot endogene factoren wordt ook het disfunctioneren van organen en weefsels gerekend (bijvoorbeeld als gevolg van een doorgemaakte ziekte), waardoor nieuwe ziekten ontstaan.

1.3.2　EXOGENE FACTOREN

De meeste oorzaken van ziekten komen van buitenaf, de exogene factoren. Er zijn vele soorten exogene factoren. Zij kunnen in groepen worden onderverdeeld:
- fysisch (natuurkundig);
- chemisch (scheikundig);
- biologisch;
- oorzaken gelegen in de voeding.

1.3.2.1　*Fysische ziekteoorzaken*

Tot de natuurkundige oorzaken van ziekten behoren mechanische energie, thermische energie, elektrische energie en stralingsenergie.

Mechanische energie

Is de energiehoeveelheid groot genoeg, dan zullen de getroffen weefsels beschadigd raken en zullen er wonden ontstaan. We spreken in dit verband van een *trauma*. De consequenties kunnen licht tot zeer ernstig zijn, kunnen zich lokaal afspelen of het gehele lichaam erbij betrekken. Voorbeelden van ziekten ten gevolge van mechanische energie zijn:
- botbreuken, beschadigde bloedvaten, hersenschuddingen en andere letsels veroorzaakt door (verkeers)ongevallen;
- beschadiging van weefsels als gevolg van een snelle stijging of daling in de atmosferische druk, zoals bij explosies, waardoor plotselinge sterke luchtverplaatsingen optreden. Een snelle stijging van de atmosferische druk kan het longweefsel doen scheuren. Een snelle daling van atmosferische druk, zoals bij te snel opstijgen naar het wateroppervlak na diepzeeduiken, maakt dat de bloedgassen niet langer in oplossing blijven, maar gasbelletjes vormen (vergelijk dit met het opendraaien van een fles koolzuurhoudende drank). Deze belletjes blokkeren de kleine bloedvaatjes, wat vooral in de hersenen tot ernstige gevolgen kan leiden. Verblijf in een lage atmosferische druk, zoals in het hooggebergte, kan leiden tot hypoxie (zuurstoftekort in de weefsels) en kan zelfs bewusteloosheid teweegbrengen;
- inademen van stofdeeltjes: jarenlang werken in steengroeven en steenkoolmijnen kan leiden tot blijvende longbeschadiging doordat te veel fijn zandstof en/of fijn steenkoolstof is ingeademd. De ziektebeelden worden silicosis respectievelijk anthracosis genoemd. Inademen van asbestdeeltjes geeft een vergelijkbaar ziektebeeld, asbestiosis. Bovendien kan asbest ook nog longkanker veroorzaken. Gewone talkpoeder of haarspray kan ook beter niet

worden ingeademd, omdat dit in de longen diverse weefselreacties kan geven.

Thermische energie

Toevoer van thermische energie (hitte) of onttrekking ervan (koude) kunnen lokaal weefselbeschadiging veroorzaken (verbranding, bevriezing), maar ook aanleiding geven tot een algemene te hoge lichaamstemperatuur of juist tot onderkoeling van het lichaam (zie hoofdstuk 12).

Elektrische energie

Als een elektrische stroom de weefsels passeert, kan dit tot ernstige beschadigingen leiden, al is vaak moeilijk te voorspellen welke schade zal ontstaan. Het hangt af van de dikte van de huid en het aan- of afwezig zijn van water en mineralen aan het oppervlak. Als hart en hersenen door de stroom worden gepasseerd, worden de eigen prikkelgeneratie en -geleiding dermate verstoord dat acute uitval van functie optreedt. Zenuw- en spierweefsel kunnen bovendien behoorlijk door elektrische energie worden beschadigd (zie ook het boek *Chirurgie* uit de serie Basiswerken).

Stralingsenergie

Eventuele beschadiging door straling hangt samen met de hoeveelheid energie die door de straling aan het weefsel wordt toegevoegd en de wijze waarop deze energie aangrijpt.
Infrarode straling levert vooral warmte en kan hoogstens thermisch-energetisch in tweede instantie beschadigingen geven. UV-licht kan ziekten veroorzaken zoals huidkanker en oogbeschadiging bij het lassen. Ioniserende straling is het gevaarlijkst. Deze straling is afkomstig uit de ruimte (kosmische straling), van radioactief materiaal en komt vrij bij röntgen- en bestralingsapparatuur. Bijzonder gevoelig voor ioniserende straling zijn DNA en RNA, waarbij met name de snel delende cellen kwetsbaar zijn. Worden de geslachtscellen getroffen, dan kan steriliteit het gevolg zijn of treden er mutaties (verandering in de genstructuur) op die pas bij de nakomelingen zichtbaar worden (genetische effecten van straling).
Niet alle weefsels blijken dus even gevoelig voor straling. Beenmerg, lymfoïd weefsel, stamcellen en kiemcellen zijn het gevoeligst. Het voert te ver hier in te gaan op de stralingsziekte die zich na bedrijfsongevallen manifesteert en zich met name ook in Hiroshima jaren na het vallen van de atoombom openbaarde.

1.3.2.2 Chemische ziekteoorzaken

Beschadiging door chemische stoffen kan leiden tot protoplasmabeschadiging als gevolg van denaturatie van eiwitten. Ook de celfysiologie kan worden beïnvloed, hetgeen uiteindelijk leidt tot het afsterven van de cel. Voorbeelden zijn etsende stoffen, zoals zoutzuur en zwavelzuur, die weefsel aantasten. Kleine kinderen kunnen na het drinken ervan zeer ernstige slokdarmbeschadigingen overhouden, die helaas slechts met flinke littekenvorming genezen zodat ze hier hun hele leven problemen mee houden.

Ook het inhaleren van weefselbeschadigende stoffen kan ernstige gevolgen in de longen hebben en zelfs de noodzaak van tijdelijk beademen met zich meebrengen.

Het eten van giftige stoffen kan ook later, als van deze stoffen bij de uitscheiding ervan in de nieren hoge concentraties worden bereikt, ernstige nierbeschadigingen tot gevolg hebben. De lever kan ernstig beschadigd raken door giften en enzymen kunnen worden geblokkeerd in hun werking, hetgeen ook kan gebeuren met neurogene transmittoren (prikkeloverdrachtstoffen in het zenuwstelsel).

1.3.2.3 Biologische ziekteoorzaken

Een belangrijke groep biologische ziekteoorzaken zijn de micro-organismen. Deze worden, omdat ze van alle ziekteoorzaken verreweg de belangrijkste zijn, apart besproken in hoofdstuk 3.

Ook huisstofmijten, verantwoordelijk voor de meest voorkomende allergie, wormen en bijvoorbeeld luizen moeten gerekend worden tot de biologische oorzaken.

1.3.2.4 Ziekteoorzaken voortkomend uit de voeding

Behalve dat voeding schadelijke componenten kan bevatten, kan ook een tekort of een teveel aan voedingsstoffen aanleiding geven tot ziek worden. In onze westerse maatschappij is een verkeerde samenstelling van de voeding (te veel energetische waarde) er mede de oorzaak van dat welvaartsziekten zich (hebben) kunnen ontwikkelen.

Eenzijdige voeding kan onder meer leiden tot vitaminegebrek of eiwitgebrek, waardoor de weerstand sterk vermindert. Ook kunnen specifieke ziektebeelden ontstaan, zoals marasmus (ondervoeding), scorbuut (scheurbuik, vitamine-C-gebrek), beriberi (vitamine-B-gebrek) enzovoort.

1.3.3 PSYCHE EN ZIEK ZIJN

Psychische en lichamelijke processen beïnvloeden elkaar onmiskenbaar. Uit het leven kennen we het blozen door emoties en het misselijk worden van afkeer. Zo kunnen psychogene factoren ook aanleiding zijn tot lichamelijk ziek worden. We spreken in dat geval van psychosomatische aandoeningen. Het proces van ziek worden is in dergelijke gevallen niet altijd even gemakkelijk te begrijpen. Ook moet worden gewaakt voor overwaardering van de invloed van de psyche. Het is door de jaren heen vaak genoeg gebleken dat psychosomatische aandoeningen bij nader inzien, door het verkrijgen van meer kennis, heel goed ook lichamelijk konden worden verklaard, al blijft interactie tussen lichaam en psyche onbetwist. Voorbeelden hiervan zijn de maagzweer, colitis ulcerosa en astma.

1.4 Reacties van cellen op schadelijke agentia

Het lichaam zal reageren op schadelijke agentia. Nu is het niet zo dat er direct een verstoring van de gezondheid optreedt. In de eerste plaats zal het lichaam actief worden binnen de dynamiek van de homeostase. Basaal hierin is de mogelijkheid van aanpassingen binnen de celbiologie. De cellen vormen immers de basis van het leven en hun functioneren staat centraal, zowel in de anatomie als de fysiologie van het lichaam.

Cellen bezitten het vermogen via een aantal mechanismen (pathologische basisreacties) te reageren. Deze mechanismen zijn:
– *adaptatie (aanpassing) van cellen aan de nieuwe situatie* door (tot op zekere hoogte):
  • *het metabolisme van de cel te wijzigen.* Voorbeelden hiervan zijn: het vrijmaken van vetzuren uit vetcellen bij vasten als aanvulling op de energiebehoefte en de aanpassing in de lever in het maken van passende enzymen om geneesmiddelen te kunnen afbreken;
  • *het normale groeipatroon (cellulaire activiteit) te wijzigen.* Dit kan inhouden: een toename in aantal en grootte van cellen (hypertrofie) als hogere functionele eisen worden gesteld, dan wel door een toegenomen hormonale stiumulering; een afname in aantal en grootte van cellen (atrofie) als functioneel minder wordt geëist of de hormonale stimulering is afgenomen; stabiele wijziging in de celvorm (metaplasie), via aanpassing in het celdifferentiatieproces; en toename in aantal cellen (hyperplasie), dit kan alleen in weefsels die in staat zijn tot celdelingen, dus niet in spier- en zenuwweefsel. De genoemde groeipatronen zijn omkeerbaar als de veroorzakende factor verdwijnt;
– *reactie op beschadigd raken van cellen.* Dit gebeurt als de grens van het als normaal acceptabele is overschreden. Beschadigde cellen ver-

tonen een cellulaire stressreactie. Dat wil zeggen dat de activiteit van genen die coderen voor normale structurele eiwitten (huishoudelijke genen) wordt verminderd, genen die coderen voor een aantal eiwitten met celorganiserende en beschermende functies (cellulaire stressgenen) vertonen een hogere expressie (ze worden de heat shock proteins (HPS) genoemd, naar een met een hitteshock uitgevoerd experiment waarbij de stoffen voor het eerst werden aangetoond). Deze eiwitten zijn van levensbelang voor het blijven leven van een cel. Er zijn verschillende soorten: kleine moleculen, die zich hechten aan normale of beschadigde eiwitten om deze te beschermen; en ubiquitine, betrokken bij het verwijderen van oude en beschadigde eiwitten: het bindt zich daar aan en het totaal wordt dan herkend en afgebroken door specifieke proteasen (eiwitsplitsende enzymen). Soms blijven er brokjes over (insluitlichaampjes) die zichtbaar zijn onder het microscoop. Zo kennen we de Mallory-lichaampjes in levercellen van alcoholisten, en Lewy-lichaampjes in neuronen bij de Ziekte van Parkinson;
- *afsterven van cellen*. Dit proces wordt apoptose genoemd en verloopt via geprogrammeerde celdood. Apoptose is fundamenteel ingepast in zowel de normale ontwikkeling als bij ziekten en gebeurt met minimale verstoring van naastgelegen cellen. Het proces verloopt via verschillende fasen, het voert te ver hier op deze plaats dieper op in te gaan.

Als echter de celbiologische basisreacties ontoereikend blijken en de grenzen van homeostase in de richting van pathologie worden overschreden, zullen de schadelijke agentia wel destructie van weefsels veroorzaken. In dat geval worden in het lichaam reacties georganiseerd die tot doel hebben schade te beperken en te herstellen. Deze reacties gaan echter nogal eens gepaard met ziekteverschijnselen. Dit wordt verder beschreven in hoofdstuk 4.

Veel van de bovengenoemde bij de basisreacties betrokken genen kunnen ook als proto-oncogenen (oncogeen betekent kankerveroorzakend) functioneren, daarbij leidend tot zodanige ontregeling van de celgroei dat er tumorgroei ontstaat. Dit wordt verder beschreven in hoofdstuk 5.

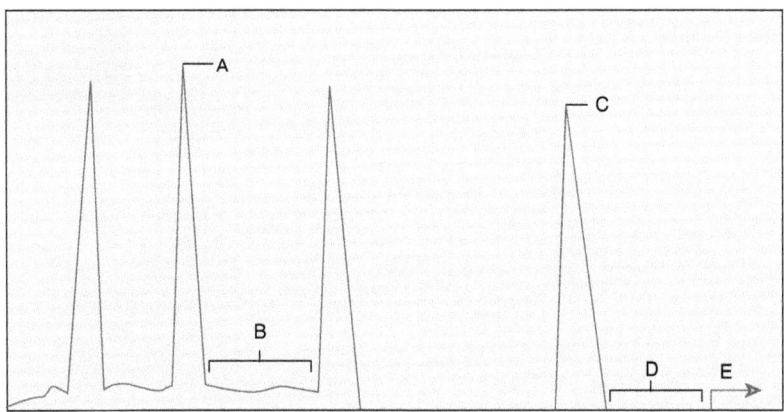

Afbeelding 1.1 Grafiek met op de verticale as de ernst van de klachten en op de horizontale as de tijd. Hierin zijn aangegeven de verschillende perioden die kunnen optreden in het ziekteverloop. In de reconvalescentiefase zijn de specifieke klachten geheel verdwenen, de patiënten voelen zich echter nog niet helemaal als vanouds.
A Exacerbatie
B Remissie
C Recidief
D Reconvalescentie
E Genezing

Geneeskunde 2

2.1 Inleiding

2.1.1 GENEESKUNDE EN GENEESKUNST

Geneeskunde kan het beste worden omschreven als de wetenschap die zich bezighoudt met:
- de bouw (anatomie) en de werking (fysiologie) van het menselijk lichaam;
- de oorzaken en de aard van ziekten en de methoden om tot een juiste diagnose te komen;
- de manieren om ziekten te voorkomen of te genezen.

De huidige medische wetenschap heeft haar successen vooral op natuurwetenschappelijk gebied geboekt. Al jaren wordt de zieke mens beschouwd als een complex van pathofysiologische gebeurtenissen die de wetten van de natuurkunde volgen. Wat dit betreft zijn de invloeden van Descartes, een filosoof uit de 16e eeuw, die rigoureus het lichaam en de geest van elkaar scheidde en het lichaam zuiver rationeel benaderde, tot vandaag de dag merkbaar. Deze natuurwetenschappelijke benadering wordt ook wel de benadering volgens het medische model genoemd.

Het heeft er wel toe geleid dat zeer veel is ontdekt. Tegelijkertijd is er echter een zekere verzakelijking van ziek-zijn ingeslopen waarbij de menselijke aspecten dreigden te worden verwaarloosd. Gelukkig is voor die menselijke aspecten tegenwoordig opnieuw aandacht, evenals voor diverse ethische aspecten van medische onderzoeken en behandelingen.

Desondanks blijft het waardevol pathofysiologie rationeel te benaderen, oorzaken en gevolgen aan elkaar te verbinden en te verklaren. Het heeft zich wel bewezen dat daarop aansluitende diagnostiek en therapeutische maatregelen naar genezing leiden.

Geneeskunst is meer dan geneeskunde alleen. Het houdt in feite de wijze van toepassen van de geneeskunde in. Daarbij komen zaken als intuïtie, het in de vingers hebben van het vak, het gevoel dat iets goed of juist niet goed is, om de hoek kijken.

2.1.2 ALTERNATIEVE GENEESWIJZEN (PLAATSBEPALING)

Onder de reguliere geneeskunde wordt verstaan: de gangbare geneeskunde, waarvoor men aan universiteiten wordt opgeleid, die (ook) in de ziekenhuizen wordt beoefend en waarvoor de bevoegdheid tot uitoefening wettelijk geregeld is. Ook enkele paramedische beroepen vallen onder de reguliere geneeskunde: fysiotherapie, logopedie, ergotherapie en diëtetiek.

Naast de reguliere geneeskunde bestaan de *alternatieve geneeswijzen*. Voorbeelden hiervan zijn homeopathie, acupunctuur, iriscopie, manuele therapie en nog vele andere. Een kenmerk van deze geneeswijzen is dat de zieke op een geheel andere wijze wordt benaderd, overeenkomsten met de denkwijzen van de reguliere geneeskunde zijn er vrijwel niet.

In dit boek wordt alleen over de reguliere geneeskunde gesproken. Wil men zich oriënteren over alternatieve geneeswijzen, dan is daar uitgebreide literatuur over beschikbaar.

2.2 Relatie arts-patiënt

De relatie tussen de arts en de patiënt is een *vertrouwensrelatie*, waarin de patiënt ervan overtuigd moet zijn dat datgene wat door hem aan de arts wordt medegedeeld niet aan anderen wordt verteld (tenzij met zijn toestemming) en dat de arts zowel vanuit zijn vakkennis als vanuit medemenselijkheid op de juiste wijze met hem omgaat.

Het bevorderen van zowel het welzijn als welbevinden van de patiënt staat bij de arts voorop. Daarbij moet rekening worden gehouden met de levensbeschouwing en het cultuurpatroon van de patiënt. De adviezen en voorschriften die aan de patiënt worden gegeven, moeten duidelijk met hem worden besproken, ze mogen niet worden opgelegd. De arts moet de eigen verantwoordelijkheid van de patiënt respecteren en er begrip voor kunnen opbrengen als die afwijzend tegenover het gegeven advies staat.

Bereikbaarheid is een basisvoorwaarde voor het functioneren van de arts. Het is daarom de taak van de arts te zorgen voor een goede weekend- of nachtdienstwaarneming en bij ziekte of vakantie voor een vervanger. De arts moet in principe 24 uur per etmaal bereikbaar zijn. Een en ander is vastgelegd in de gedragsregels voor artsen, opgesteld door de Koninklijke Nederlandsche Maatschappij tot bevordering der

Geneeskunst (KNMG). Tegenwoordig zijn de werktijden van huisartsen gereguleerd en wordt een deel van de bereikbaarheid overgenomen door centrale (huis)artsenposten. Medisch specialisten maken onderlinge afspraken over waarneming en vervanging voor continue bereikbaarheid.

De twee belangrijkste wetten die de arts-patiëntrelatie reguleren zijn de Wet op de geneeskundige behandelings overeenkomst (WGBO) en de Wet toetsing levensbeëindiging op verzoek en hulp bij zelfdoding.

2.3 Het werkterrein van de arts

Een belangrijk deel van de tijd van de arts wordt ingenomen met het stellen van de diagnose en het behandelen van de patiënt. Het stellen van de diagnose en het behandelen van de patiënt zal in de toekomst ook gebeuren door de verpleegkundig specialist (of *advanced nurse practitioner*) en de *physician assistant*. Vaak is het zo dat het contact met de patiënt er pas is op het moment dat ziekteverschijnselen zich voordoen. De maatregelen die de arts neemt zijn vanaf dat moment gericht op genezing (*curatieve geneeskunde*) en/of het verminderen van de klachten door *symptomatisch* (bestrijden van symptomen) te benaderen. Een voorbeeld van curatieve geneeskunde is behandeling met antibiotica na het vaststellen van een pneumonie (longontsteking). Het geven van pijnstillers is een bekende vorm van symptomatische behandeling.

Het zorggebied van de arts is echter uitgebreider. Van groot belang is namelijk het voorkomen van ziekte door preventie, de zogenoemde *preventieve geneeskunde*. Vaccinaties (inentingen), maar ook het geven van voorlichting over hoe ziekten zijn te voorkomen dan wel het goed er mee omgaan om verergering/complicaties zoveel mogelijk te beperken, zijn voorbeelden van preventieve geneeskunde die binnen het aandachtsgebied van de arts vallen. Ook in de maatschappij is veel meer aandacht voor 'gezonder leven', men is zich er in toenemende mate van bewust dat levenswijzen invloed hebben op het ontstaan van ziekten.

Soms is het moeilijk of onmogelijk curatief te handelen en zijn de maatregelen gericht op het verlichten van lijden en het zo veel mogelijk bevorderen van de kwaliteit vanhet leven. Dit heet *palliatieve geneeskunde*.

2.4 Het stellen van de medische diagnose

Het vaststellen van de aard, de ernst en de oorzaak van een ziekte wordt het *diagnostisch proces* genoemd. Daarvoor wordt door de arts gebruikgemaakt van de anamnese, het lichamelijk onderzoek en aanvullend specifiek onderzoek.

2.4.1 ANAMNESE

De anamnese houdt een gesprek in tussen de arts en de patiënt over de klachten waarmee de patiënt zich bij de arts presenteert. Het doel van de anamnese is een indruk te krijgen van wat zich in het lichaam van de patiënt afspeelt om uiteindelijk een medische diagnose te stellen. De anamnese is een zeer belangrijk onderdeel binnen het diagnostisch proces; een goede anamnese leidt naar de diagnose. Sommigen zijn zelfs van mening dat zonder een goede anamnese geen diagnose mogelijk is.

Het afnemen van een goede anamnese is geen eenvoudige zaak. Het vereist beheersing van ondervraagtechnieken, kennis van ziektebeelden en veel oefening. Geadviseerd wordt een aantal regels in acht te nemen:
- houd je aan de feiten en pas op voor subjectieve interpretaties;
- de patiënt mag bij het antwoorden worden begeleid, maar het suggereren van antwoorden is uit den boze;
- houd de lijn in het oog, maar ga niet overdreven gedetailleerd te werk, want dan zie je door de bomen het bos niet meer;
- wees steeds selectief, noteer dingen die van belang zijn en ga daar eventueel dieper op in. Probeer dwaalsporen te vermijden; je mist anders de diagnose.

Wanneer een patiënt zelf goed aan het anamnestisch gesprek kan deelnemen, is sprake van een *auto-anamnese*. Soms echter is de patiënt niet in staat zelf betrouwbare informatie te geven, bijvoorbeeld een klein kind of een patiënt in coma. In dat geval kunnen familieleden, buren of omstanders (bij een ongeluk) de nodige informatie verschaffen. In dat geval wordt gesproken van een *hetero-anamnese*.

Bij de anamnese vraagt de arts allereerst naar de klachten die voor de patiënt aanleiding waren de arts te bezoeken (*speciële anamnese*). Daarna vraagt de arts in algemene zin naar het functioneren van de belangrijkste orgaanstelsels, zoals ademhaling, bloedsomloop, spijsvertering en dergelijke (*algemene anamnese*). Ook wordt geïnformeerd naar reeds doorgemaakte ziekten, allergieën, medische onderzoeken en behandelingen (*vroegere anamnese* of *medische voorgeschiedenis*), en welke ziekten in de familie voorkomen (*familie-anamnese*). Tot slot is het van belang om intoxicaties vast te stellen (geneesmiddelen, roken en alcohol- of drugsgebruik) en om de voedingsgewoonten van de patiënt in kaart te brengen.

In de medisch specialistische delen van de serie Basiswerken worden de op het ziektebeeld gerichte uitbreiding van de speciële anamnese (uitvragen van de acht dimensies) en de gehanteerde technieken daarbij (waaronder hypothesetoetsende vragen) nader besproken. Het is daar meer op zijn plaats en wordt dus hier buiten beschouwing gelaten.

2.4.2 LICHAMELIJK ONDERZOEK

Na het afnemen van de anamnese heeft de arts meestal al een indruk van wat er aan de hand zou kunnen zijn. Het lichamelijk onderzoek kan er nu bij helpen meer zekerheid hierover te krijgen.

Dit onderzoek gebeurt met behulp van observatie/inspectie (kijken, ruiken en horen), auscultatie (luisteren met de stethoscoop), percussie (kloppen) en palpatie (voelen).

Bij het lichamelijk onderzoek hoort ook het vaststellen van lengte, gewicht, lichaamstemperatuur en de bloeddruk.

2.4.2.1 *Observatie en inspectie*

Al tijdens het afnemen van de anamnese wordt een indruk verkregen omtrent de volgende zaken:
- de mate van ziek-zijn;
- de psychische toestand: gespannen, angstig, somber, gedesoriënteerd e.d.;
- de bewustzijnstoestand: slaperig, niet goed aanspreekbaar, comateus;
- afwijkingen in de lichaamshouding en in de vorm van de verschillende lichaamsonderdelen, mobiliteit en stabiliteit;
- het aspect van de huid en de slijmvliezen, afwijkingen/veranderingen en kleur. Bij anemie (bloedarmoede) is de patiënt bleek, bij leverziekten kan de patiënt geel gaan zien (icterus) en patiënten met slechte longen hebben vaak cyanose (blauwgrijze kleur);
- de voedingstoestand;
- een afwijkende en/of hoorbare ademhaling, kortademigheid, hoesten en opgeven van sputum;
- de geur van de patiënt: patiënten met suikerziekte ruiken soms naar aceton, een teken van een niet goed functioneren van de stofwis-

seling. Urinegeur bij incontinentie, grondlucht bij leverziekten. Ook een alcohollucht laat zich niet miskennen.

Soms wordt meer gericht gekeken zoals bij inspectie van de keel of de oren.

2.4.2.2 Auscultatie

Bij auscultatie (afb. 2.1) wordt met behulp van de stethoscoop geluisterd naar geluiden afkomstig van organen in het lichaam, zoals de longen, het hart of de ingewanden. Deze geluiden zijn bij iedereen ongeveer gelijk. In geval van ziekte kunnen ze echter totaal van karakter veranderen, toenemen of afnemen. Het vaststellen hiervan helpt bij de diagnostiek.

De meting van de bloeddruk wordt nog steeds betrouwbaar gevonden als ze auscultatoir wordt uitgevoerd met behulp van een rond de bovenarm aangelegde band. Tegenwoordig wordt door leken nogal eens de methode waarbij om de pols de band wordt gelegd en de bloeddruk- en polsfrequentiewaarden in de display verschijnen, gebruikt. Soms ook op advies van de arts in het kader van zelfcontrole.

Afbeelding 2.1 *Auscultatie van de long.*

2.4.2.3 Percussie

Bij percussie (afb. 2.2) klopt de arts met de vinger van de ene hand op de vinger van de andere hand. Het daarbij voortgebrachte geluid echoot terug, al naar gelang de dichtheid van de weefsels steeds weer met een andere toon.

Bij percussie van de longen zal de toon sonoor (hol) klinken, vanwege de luchthoudendheid van de longen. Als er een longontsteking is, zal door de dichtheid van het ontstekingsweefsel ter plekke een matte toon ontstaan. Boven de lever of het hart is de toon eveneens mat: het is mogelijk de hartfiguur met behulp van percussie als het ware op de thorax te projecteren. Op die manier is een pathologisch vergroot hart al met behulp van percussie vast te stellen. Boven holle organen, zoals de maag en ingewanddelen, klinkt de toon tympanitisch (minder donker en iets muzikaler dan boven de longen).

Afbeelding 2.2 *Bepaling van de longgrens met behulp van percussie.*

2.4.2.4 Palpatie

Bij palpatie (afb. 2.3) voelt de arts naar afwijkingen in vorm, consistentie en oppervlak van organen. Zowel de drukpijnlijkheid als afwijkingen in de beweeglijkheid worden vastgesteld. Voorbeelden zijn het waarnemen van oedemen aan de huid (in de huid is een tijdelijk putje te drukken) en het palperen van de lever (deze heeft normaliter een scherpe rand en komt aan de zijkant niet onder de ribbenboog uit). Ook rectaal en vaginaal toucher behoren tot de palpatore onderzoeken. Bij het rectaal toucher wordt met een gehandschoende vinger omhooggegaan in de anus, waarbij afwijkingen aan anus, rectum en aangrenzende organen kunnen worden gevoeld. Bij het vaginaal toucher vindt palpatie via de vagina van met name de inwendige geslachtsorganen bij de vrouw plaats.

Met de rug van de hand is het beste een lokaal temperatuurverschil waar te nemen. Het voelen van de pols moet eveneens tot het palpatore onderzoek worden gerekend.

Afbeelding 2.3 *Palpatie van de lever.*

Met de gegevens verkregen tijdens de anamnese en het lichamelijk onderzoek kan een differentiële diagnose worden gemaakt. Dit houdt in een lijst van mogelijke diagnoses, met de meest waarschijnlijke (de waarschijnlijkheidsdiagnose) bovenaan de lijst. Het aanvullend onderzoek is bedoeld om hieromtrent zekerheid te verkrijgen.

2.4.3 AANVULLEND SPECIFIEK ONDERZOEK

Op basis van de uitkomst van de anamnese en het lichamelijke onderzoek kan aanvullend onderzoek worden gedaan om tot een definitieve diagnose te komen.

2.4.3.1 Laboratoriumonderzoek

Hematologisch onderzoek

In het hematologisch laboratorium vinden onder andere onderzoek van de bloedcellen, de bepaling van het hemoglobinegehalte (Hb) en de hematocrietwaarde (Ht), een differentiatie van het bloedbeeld, en de bepaling van de bezinkingssnelheid erytrocyten (BSE) plaats. Het aantal witte bloedcellen en bloedplaatjes wordt bepaald en het stollingsmechanisme wordt gecontroleerd.

Met de Hb-bepaling wordt de hoeveel hemoglobine (rode bloedkleurstof) in het bloed bepaald. Een te laag Hb-gehalte betekent dat de patiënt bloedarmoede heeft (zie par. 8.8). De hematocrietwaarde geeft de verhouding tussen het aantal bloedcellen en het plasma aan. Een lage Ht-waarde betekent dat er in verhouding weinig cellen in het bloed zitten, het bloed is als het ware verdund. De BSE (afb. 2.4) is de bezinkingssnelheid van erytrocyten, kortweg bloedbezinking genoemd. Onstolbaar gemaakt bloed wordt in een dun buisje gezogen en dan gedurende een uur rechtop weggezet. De cellen in het bloed zakken naar beneden onder invloed van de zwaartekracht en bovenaan in het buisje blijft alleen plasma over. Na een uur wordt gekeken hoe hoog de plasmakolom is. Deze mag normaal hoogstens 15-20 millimeter zijn. Dit onderzoek wordt veel verricht wanneer wordt vermoed dat ergens in het lichaam een infectie aanwezig is. De BSE is in die gevallen vaak verhoogd.

Afbeelding 2.4 Een BSE-bepaling. Links het buisjes dat direct na bloedafname rechtop is weggezet, rechts de situatie na een uur: er is nu een duidelijk zichtbare plasmakolom boven de bloedcelkolom.

Klinisch-chemische bepalingen

Het klinisch-chemisch laboratorium onderzoekt de in bloed, urine en feces voorkomende stoffen. Op indirecte wijze kunnen zo stoornissen in orgaanfuncties worden vastgesteld. De aanwezigheid van onverteerde voedselbestanddelen (bijvoorbeeld eiwitten) in feces kan wijzen op een stoornis in de vertering van voedsel; suiker in de urine (glucosurie) wijst vaak op de aanwezigheid van suikerziekte; eiwitten in de urine (proteïnurie) en soms ook bloed (hematurie) kan wijzen op een gestoorde nierfunctie, enzovoort. Daarnaast kan nog naar diverse stoffen worden gekeken die in het bloed voor (kunnen) komen. Het is mogelijk een bepaling uit te voeren van het gehalte aan elektrolyten (natrium, kalium enzovoort), van stoffen als ureum (zegt iets over de nierfunctie), van bilirubine (zegt iets over de leverfunctie).

Als een orgaan beschadigd is, dan komen de specifieke enzymen vanuit het orgaanweefsel/cellen in het bloed terecht. Door bepaling van die enzymen kan worden nagegaan welk orgaan beschadigd is of niet goed/abnormaal functioneert. De uitslagen geven bijvoorbeeld informatie over:
- versterkte celafbraak, necrose, zoals bij een hartinfarct;
- vermeerdering van weefsel dat de enzymen vormt, zoals bij tumoren;
- leverbeschadiging, waardoor de enzymen minder snel worden afgebroken en zich dus ophopen;
- blokkade van de normale excretie van enzymen, bijvoorbeeld bij pancreatitis kan amylase door zwelling van het pancreas-uitscheidingskanaal niet vrij naar de darm; de amylase wordt dan naar het bloed gestuwd.

Veel bepaalde enzymen zijn (redenen erbij genoemd):
- *aspartaattransaminase*, ASAT of AST, komt voor in lever, hart en skeletspieren en is bijvoorbeeld bij leverbeschadiging, na een hartinfarct of een ernstig spiertrauma verhoogd;
- *alaninetransaminase*, ALAT of ALT, komt voor in de lever en is bij leverbeschadiging verhoogd;
- *lactaatdehydrogenase*, LDH of LD, zie hierna;
- *creatine(fosfo)kinase*, CPK of CK, komt voor in spierweefsel en is verhoogd bij beschadiging van spieren;
- *alkalische fosfatase*, AF, komt voor in lever en skelet en is verhoogd bij leverbeschadiging en in botprocessen waarin de osteoclasten actief zijn (genezende fracturen, skeletmetastasen);
- *amylase*, zie boven;
- *gammaglutamyltransferase*, gamma-GT, komt voor in lever, nieren en prostaat. Is verhoogd bij leveraandoeningen en prostaatcarcinoom;
- *zure fosfatase*, komt voor in de prostaat en is verhoogd bij prostaatcarcinoom.

Blijkbaar komen veel enzymen in meerdere organen/weefsels voor en zijn niet specifiek voor één orgaan. Daarom worden tevens zogenaamde iso-enzymen bepaald die onder creatininefosfokinase (CPK) en lactodehydrogenase (LDH) vallen. Die blijken wel orgaanspecifiek te zijn.

Zo heeft CPK 3 iso-enzymen: CPK-mb: komt vooral in de hartspier voor; CPK-mm: komt vooral in de skeletspieren voor; en CPK-bb: komt vooral in de hersenen voor. Een hartinfarct kan men dan ook beter (en specifieker) aantonen door CPK-mb te bepalen, dan door 'gewoon' CPK (dit is de totale CPK-activiteit) te bepalen.

LDH heeft 5 iso-enzymen. Bij verhoging van iso-enzym 1 en 2, tezamen met een verlaging van 3, 4 en 5, moet gedacht worden aan lekkage of necrose van de hartspiercellen en/of de erytrocyten. Wanneer de hoogste activiteit in LDH 5 zit, moet worden gedacht aan een leveraandoening. Wanneer een diffuse verhoging van LDH 2, 3 of 4 gevonden wordt, moet men bedacht zijn op maligne processen zoals tumoren.

Bloedgasanalyse
Door middel van bloedgasanalysen wordt informatie verkregen over de bloedgassen en het zuur-base-evenwicht. De achtergronden hiervan worden beschreven in hoofdstuk 10.

Bloedgasanalyse (Åstrup) wordt uitgevoerd in arterieel bloed; als dit niet mogelijk is mag capillair bloed worden genomen. Na een arteriepunctie moet men bedacht zijn op nabloeding ten gevolge van de hogere druk in de arterie. De wond moet tien minuten zorgvuldig worden afgedrukt.

Wat is een afwijkende waarde?
Bij de beoordeling van laboratoriumuitslagen, van welk onderzoek dan ook, wordt een vergelijking gemaakt met referentiewaarden (normaalwaarden). Voor iedere bepaling is deze samengesteld met behulp van de curve van Gauss (fig.2.5).

In de medisch specialistische delen van deze serie zal uitgebreider en gerelateerd aan de ziektebeelden op bloedbepalingen worden ingegaan.

In het microbiologisch (bacteriologisch) laboratorium wordt vastgesteld welke ziektekiemen in ingestuurd materiaal, afkomstig van/uit het lichaam, aanwezig zijn. Ook wordt bepaald welk antimicrobieel middel het beste kan worden gebruikt (zie hoofdstuk 3).

In het pathologisch-anatomisch laboratorium vinden obducties plaats,

Afbeelding 2.5 De curve van Gauss vormt de basis voor de beoordeling van laboratoriumuitslagen.

waarbij zowel macroscopisch als microscopisch onderzoek wordt uitgevoerd teneinde te kunnen vaststellen waaraan de persoon is overleden. Dit wordt in ieder geval gedaan als het vermoeden bestaat dat er sprake is van een niet-natuurlijke doodsoorzaak. Het doel van de obductie kan ook zijn onderzoek te verrichten naar de aard van de ziekte om meer kennis hierover te vergaren en/of resultaten van medische onderzoek- en behandelmethoden na te gaan. In dat geval wordt aan de familie toestemming gevraagd. Organen en weefsels die operatief zijn verwijderd, worden eveneens in het pathologisch-anatomisch laboratorium onderzocht, evenals materiaal verkregen via biopsieën en puncties.

2.4.3.2 *Radiologisch onderzoek*
Röntgenfoto's
Het is mogelijk van vele organen röntgenfoto's te maken, al of niet met behulp van contrastmiddelen.
Röntgenstralen (voor het eerst ontdekt door Wilhelm Röntgen) hebben als kenmerk dat ze de diverse weefsels van ons lichaam meer of minder goed passeren. Lucht houdt röntgenstralen niet of nauwelijks tegen, waterige oplossingen doen dit al veel meer, kalkhoudende weefsels nog veel sterker. Wanneer de stralen die het lichaam hebben 'doorboord' worden opgevangen op een fotografische plaat ontstaat een beeld dat te vergelijken is met het belichte negatief van een fotorolletje. De uiteindelijke röntgenfoto zoals ook hier in het boek is opgenomen, wordt wel als positief afgedrukt (alles wat wit zou moe-

ten zijn, is zwart). Lucht laat de stralen vrijwel geheel door waardoor er een sterke zwarting op het negatief ontstaat. Botten houden veel straling tegen waardoor deze helder oplichten. Breuken in botten (afb. 2.6) zijn met dit onderzoek goed vast te stellen, maar aandoeningen van de weke delen, zoals een spierbloeding, kunnen niet zichtbaar worden gemaakt.

Zware metalen houden eveneens straling tegen; daarvan wordt gebruikgemaakt in de vorm van contrastmiddelen, bijvoorbeeld bariumpap. Een normale röntgenfoto van de buik toont het skelet (wervelkolom, bekken en enkele ribben). De inhoud van de weke delen (darmen en dergelijke) wordt echter niet of nauwelijks zichtbaar, slechts de in de darmen aanwezige lucht is zichtbaar. Om de inhoud en wand van de darm beter te kunnen beoordelen wordt deze eerst gevuld met een contrastmiddel. Een tumor aan de binnenkant van de darm wordt nu duidelijk zichtbaar, omdat op die plaats geen contrastmiddel kan komen.

Afbeelding 2.6 Röntgenopname zonder contrast. De foto toont duidelijk een fractuur van zowel scheen- als kuitbeen.

CT-scan

Bij computertomografie (CT) worden met behulp van de computer 'doorsneden' (afb. 2.7) van het lichaam gemaakt. Afbeelding 2.8 is een schematische weergave van een moderne CT-scanner. Een röntgenbuis (6) wordt rond de patiënt bewogen. De buis zendt röntgenstralen uit die aan de andere kant worden opgevangen door stralingsgevoelige detectoren (dus niet zoals bij een normale röntgenfoto op een fotografische plaat). Deze detectoren sturen de informatie naar de computer die de beelden versterkt op een beeldscherm zichtbaar maakt. Een CT-scan wordt toegepast voor moeilijk te onderzoeken gebieden in het lichaam. Zo heeft het zijn dienst bewezen bij hersenonderzoek, bij onder meer onderzoek in het borst- en buikgebied.

Afbeelding 2.7 *CT-scan van de hersenen bij een patiënt met een epiduraal hematoom.*

Angiografie

Bij angiografisch onderzoek worden met behulp van een röntgencontrastmiddel bloed- en lymfevaten zichtbaar gemaakt. Zo zijn er arteriogrammen (foto's van slagaders, afb. 2.9), flebogrammen (van aders) en lymfogrammen (van lymfevaten). Op een normale foto is van deze structuren niets te zien. Wanneer vooraf een contrastmiddel in de vaten wordt ingebracht en daarna een gewone röntgenfoto wordt gemaakt, zullen deze structuren wel duidelijk zichtbaar worden. Het nadeel van dit soort onderzoeken is dat ze nogal belastend zijn voor de patiënt. Bovendien bestaat er bij de arteriogrammen een niet gering

Afbeelding 2.8 *Schematische weergave van een CT-scanner.*
1 Het CT-apparaat
2 Beweegbare tafel
3 Stralingsgevoelige detector
4 De 'weg' die de röntgenstralen volgen
5 Afvoer van de gegevens naar de computer
6 Röntgenbuis (normaal niet zichtbaar)

gevaar voor nabloedingen; er wordt immers een slagader aangeprikt en de bloeddruk in deze vaten is hoog. Reeds enige jaren geleden is een methode ontwikkeld waarmee aders in plaats van slagaders kunnen worden aangeprikt om een contrastmiddel in te spuiten. Deze methode staat bekend onder de naam *digital vascular imaging* (DVI), ook wel digitale substractie-angiografie (DSA) genoemd.

Bij DVI-onderzoek wordt een contrastmiddel intraveneus ingespoten, dat zich na het passeren van het hart over het gehele lichaam verspreidt. De concentratie is dan echter zo laag geworden dat het maken van een gewone röntgenfoto geen zin heeft, er zouden geen vaten op zichtbaar zijn. Voordat het contrastmiddel wordt ingespoten, wordt een röntgenfoto gemaakt. De gegevens hiervan worden opgeslagen in de computer. Tijdens de doorstroming met contrastmiddel worden wederom een aantal röntgenfoto's gemaakt, deze worden eveneens opgeslagen. De computer vergelijkt alle röntgenfoto's met elkaar. Op een aantal plaatsen zijn de gegevens gelijk (in die gebieden waar geen

contrast doorheen is gestroomd), de rest is verschillend (zoals op
plaatsen waar de vaten liggen). De computer versterkt slechts die
plaatsen die verschilden van elkaar en maakt de vaten op het beeldscherm zichtbaar. Hier kunnen dan weer röntgenfoto's van worden
gemaakt.

Afbeelding 2.9 *Arteriogram. Rechtsboven is de naald zichtbaar waarmee de aorta is aangeprikt. Linksonder, ter hoogte van de bifurcatie, is door een afsluiting het vat niet meer zichtbaar.*

Scintigrafie

Radioactief gemerkte en in het lichaam ingebrachte stoffen (isotopen), die zich in het lichaam overigens als normale elementen gedragen, sturen gammastralen uit die door een speciale camera kunnen worden opgevangen. Als deze isotopen gericht in weefsels/organen worden opgenomen - hiertoe worden ze meestal aan stoffen gebonden die zich specifiek in één orgaan verzamelen - zal daar de hoogste concentratie worden gemeten. Op deze manier is het bijvoorbeeld mogelijk met radioactief gemerkt jodium onderzoek van de schildklier te verrichten. Soms is er sprake van een juist door ziekte afwezig zijn van straling terwijl deze er normaliter wel had moeten zijn, bijvoorbeeld wanneer er een tumor in de schildklier zit die geen jodium opneemt en het normale schildklierweefsel wegdrukt. Scintigrafie (scan) wordt vooral gebruikt bij de diagnostiek van longembolieën, om kankeruitzaaiingen in botten (afb. 2.10) vast te stellen, bij schildklieronderzoek en in geval van nier- en leverafwijkingen.

Afbeelding 2.10 Skelet-scintigram met duidelijk zichtbare metastasen (o.a. in het bovenbeen rechts).

Echoscopie (echo)

Dit voor de patiënt (waarschijnlijk) volkomen onschadelijk onderzoek wordt zeer veel gebruikt en is een belangrijk diagnostisch hulpmiddel geworden. Ultrasonore (ver boven de gehoorgrens) geluidsgolven worden het lichaam ingestuurd. Kenmerk van deze golven is dat ze het lichaam binnendringen, maar dat bij elke nieuwe weefsellaag die ze tegenkomen een deel wordt teruggekaatst. Deze teruggekaatste golven worden zodanig omgezet dat er een beeld van wordt gevormd (afb. 2.11). Zo kunnen ongeboren kinderen worden 'gezien', galstenen worden vastgesteld enzovoort.

Afbeelding 2.11 *Echografie van de galblaas. Midden op de foto is duidelijk een galsteen zichtbaar.*

Doppler-onderzoek

Bij het Doppler-onderzoek wordt gebruikgemaakt van het feit dat geluidsgolven die terugkaatsen van bewegende objecten een frequentieverschuiving vertonen. Hetzelfde effect treedt op wanneer je voor een spoorwegovergang staat en de trein hoort passeren. Tot de passage stijgt de frequentie, na de passage daalt deze. Met dit principe is het mogelijk op een niet-bloedige wijze de bloeddoorstroming in een bloedvat te meten. Hierbij wordt gebruikgemaakt van een apparaat waarin zich aan het uiteinde twee kristallen bevinden (afb. 2.12). Het ene kristal zendt ultrasoon geluid uit, het andere vangt het weer op. Is er een frequentieverschil dan zal er een geluid geproduceerd worden. Wanneer het apparaat wordt gericht op een bloedvat waar bloed doorheen stroomt, veranderen de bewegende bloedcellen de frequentie en wordt dit met het apparaat dus hoorbaar gemaakt.

Nucleair magnetic resonance (NMR) of kernspinresonantie

Bij de zogenoemde magnetic resonance imaging (MRI) wordt gebruikgemaakt van het feit dat atoomkernen om hun as draaien, waardoor rondom de atoomkernen magnetische veldjes ontstaan (kernspin). Bevindt de patiënt zich in een elektromagnetisch veld, dan zullen sommige atoomkernen zich in de richting van het magnetisch

Afbeelding 2.12 *Het principe van het Doppler-onderzoek.*

veld rangschikken. Vervolgens wordt het geheel verstoord door er radiogolven op af te sturen. Na uitschakeling ervan keren de atoomkernen terug in de evenwichtssituatie terwijl ze gelijktijdig radiogolven uitzenden. Deze worden opgevangen en er wordt een beeld van gemaakt.
Op die manier ontstaan net als bij een CT-scan doorsneden van het lichaam (afb. 2.13), vaak duidelijker en in kleur. Het voordeel ten opzichte van een CT-scan is dat er hier geen röntgenstralen aan te pas komen.

Endoscopisch onderzoek

Endoscopie is het bekijken van het inwendige van het lichaam. Daarbij wordt met een buis of slang (afb. 2.14) het lichaam binnengegaan via een bestaande of een voor de gelegenheid gemaakte opening.
De tegenwoordige endoscopen zijn flexibel en kunnen tot ver in het lichaam doordringen. Endoscopisch onderzoek heeft enkele belangrijke voordelen: de aandoening kan van nabij worden geïnspecteerd en er kan een biopt worden genomen met behulp van via de endoscoop omhooggeschoven tangetjes (een stukje van het weefsel wordt verwijderd en uit het lichaam genomen). Het biopt kan vervolgens door de patholoog-anatoom worden bestudeerd en zo kan bijvoorbeeld de diagnose kanker worden gesteld.

Afbeelding 2.13 Twee voorbeelden van NMR. De anatomische structuren komen duidelijk tot uiting.
A MRI van de schedel.
B MRI van de knie.

Afbeelding 2.14
A Een endoscoop. Het gedeelte waarop de cijfers staan wordt bij de patiënt ingebracht.
B Endoscoop aangesloten op hulpapparatuur, onder andere een afzuiginstallatie.

Endoscopie is voor de patiënt echter een meer belastend onderzoek dan bijvoorbeeld echografie. Vaak moeten patiënten worden voorbereid. Zo is een maagonderzoek alleen mogelijk wanneer de maag leeg is (de patiënt dient dus nuchter te zijn). De patiënt moet bovendien een buis inslikken, wat gepaard gaat met braakgevoelens. Vergelijk het maar met het opwekken van een braakreflex door een vinger achter in de keel te steken. Er bestaan verschillende vormen van endoscopisch onderzoek:
- *bronchoscopie* (onderzoek van de luchtwegen). De inspectie van de luchtwegen geschiedt onder regionale verdoving of indien nodig onder narcose. Behalve de eerder genoemde voordelen zijn er ook therapeutische mogelijkheden. Een voorbeeld hiervan is de verwijdering van vreemde voorwerpen (bijv. een pinda) via de bronchoscoop;
- *gastroscopie* (onderzoek van de maag). Essentieel onder meer om na te gaan of een patiënt die last heeft van een maagzweer goed reageert op behandeling en of er geen vorm van maagkanker bijzit. Om dit laatste goed te kunnen beoordelen worden biopten genomen; vooral de kleinere vormen van maagkanker kunnen alleen maar op deze manier worden vastgesteld;
- *oesofagoscopie* (onderzoek van de slokdarm). Wordt vooral gebruikt bij patiënten die chronisch last hebben van terugvloed van maagzuur vanuit de maag naar de slokdarm. Op den duur kan dit aanleiding zijn tot de ontwikkeling van slokdarmkanker. Slechts wanneer dit in een vroeg stadium wordt ontdekt is nog een curatieve behandeling mogelijk;
- *jejunoscopie* (onderzoek van de dunne darm). Hiervan zijn vele toepassingen mogelijk;
- *coloscopie* (onderzoek van de dikke darm). Wordt vooral gebruikt bij ziekten die gepaard gaan met kleine wijzigingen in het slijmvlies. De afwijkingen zijn dan vaak zo gering dat ze met andere onderzoeken niet zichtbaar gemaakt kunnen worden. Alvorens een patiënt een coloscopie kan ondergaan is een uitgebreide voorbereiding noodzakelijk: een vloeibaar en vezelarm dieet én gebruik van laxeermiddelen om het colon goed schoon te maken. Onderzoek van een met feces gevulde dikke darm is namelijk nauwelijks mogelijk;
- *cystoscopie* (onderzoek van de urineblaas). Tegenwoordig voert de uroloog heel veel behandelingen uit via de cystoscoop, die daarom een vrijwel onmisbaar instrument voor hem is geworden. Verbrijzelen van nierstenen, verwijderen van prostaattumoren en dergelijke zijn allemaal via de endoscoop te verrichten;

- *rectoscopie* (onderzoek van het rectum). Wanneer een patiënt last heeft van bloedverlies via de anus en de arts vermoedt dat het veroorzaakt wordt door een afwijking van het rectumslijmvlies (bijv. een tumor), is dit uitstekend te onderzoeken met behulp van de rectoscoop. Kleine behandelingen zoals de verwijdering van aambeien zijn eveneens mogelijk;
- *laparoscopie* (onderzoek van de vrije buikholte). Dit wordt doorgaans onder lokale verdoving uitgevoerd. Men blaast daarbij bovendien via de opening in de buikhuid lucht of koolzuur in de buikholte. Hierdoor komen de diverse organen vrij van elkaar te liggen en kunnen de lever, galblaas, vrouwelijke geslachtsorganen en dergelijke bekeken worden. De meeste sterilisaties bij vrouwen worden tegenwoordig ook via de laparoscoop verricht;
- *artroscopie* (onderzoek van de gewrichten). Het meest bekend is wellicht het onderzoek van de knie wanneer het vermoeden bestaat dat de meniscus beschadigd is. Kleine meniscusletsels kunnen tegenwoordig zelfs via de artroscoop worden behandeld, men spreekt dan wel van een kijkoperatie. Endoscopisch onderzoek van vrijwel alle gewrichten is tegenwoordig mogelijk;
- *laryngoscopie* (onderzoek van het strottenhoofd). Dit wordt vooral gebruikt door de kno-arts, vooral bij afwijkingen van de stembanden. Ook hier is behandeling mogelijk, bijvoorbeeld een verwijdering van poliepen van de stembanden;
- *thoracoscopie*: (onderzoek in de pleuraholte);
- *mediastinoscopie*: (onderzoek in mediastinum);
- *fundoscopie*: (oogspiegelonderzoek);
- *otoscopie*: inspectie van uitwendige gehoorgang en trommelvlies.

Functieonderzoek
Longfunctieonderzoek wordt regelmatig uitgevoerd bij patiënten met astma en chronische obstructieve longziekten (COPD), maar in principe bij iedere patiënt met longklachten. Het onderzoek wordt uitgevoerd met behulp van een spirometer waarin volgens speciale technieken moet worden geblazen. Het resultaat wordt weergegeven in een spirogram, waaruit statische en dynamische longfunctiewaarden af te lezen zijn. Eigenlijk is bloedgasanalyse (zie boven) ook een functietest voor de longen.

Elektrografisch onderzoek
Voorbeelden van elektrografisch onderzoek zijn het elektrocardiogram (ECG), het elektro-encefalogram (EEG) en het elektromyogram (EMG).

Bij het ECG worden de elektrische stroompjes die nodig zijn voor de prikkeling van het hart op de huid gemeten. Het ECG meet de elektrische verschillen steeds op twee verschillende plaatsen en geeft hier een afbeelding van. Met een aantal van die afbeeldingen op papier kunnen verschillende conclusies worden getrokken met betrekking tot ischemie (zuurstoftekort), een hartinfarct, een ritmestoornis of een hypertrofisch hart.

Bij het EEG wordt met elektrodes op de schedel de elektrische activiteit van de hersenen gemeten. Op die manier kan bijvoorbeeld worden vastgesteld of er aanwijzingen zijn voor epilepsie.

Met behulp van een EMG wordt de elektrische activiteit van de spieren vastgesteld, zodat inzicht ontstaat of er sprake is van zenuwletsel of een spieraandoening bij bijvoorbeeld een verlamming.

3 Medische microbiologie

3.1 Inleiding

De microbiologie is de wetenschap die zich bezighoudt met de bestudering van micro-organismen. Dit zijn kleine organismen die niet met het blote oog waarneembaar zijn. Micro-organismen zijn essentieel voor alle levensprocessen, ze zijn dan ook alom vertegenwoordigd op aarde. Zo spelen ze onder meer een belangrijke rol bij het vruchtbaar houden van de aardbodem, de recirculatie van afvalstoffen en de vorming van voedingsbronnen.

Ook bij de fysiologie van de mens zijn talrijke micro-organismen betrokken, ze zijn daarvoor in veel gevallen onmisbaar. In ons darmstelsel leven minstens zeventig soorten die behulpzaam zijn bij de verwerking van voedingsstoffen. Een heel bekende bacterie die in de dikke darm huist, is de *Escherichia colibacterie* (E. coli). Deze leeft daar van voedselresten en vormt het voor de mens waardevolle vitamine K, dat nodig is voor de vorming van stollingseiwitten door de lever. In dit verband wordt gesproken van *symbiose*, dat wil zeggen het in nauw contact met elkaar samenleven van twee totaal verschillende organismen.

Slechts een klein deel van alle micro-organismen is in staat de mens ziek te maken. Met dit deel houdt de medische microbiologie zich bezig. Zij bestudeert ook die micro-organismen die in en op het menselijk lichaam verblijven, maar de mens normaliter niet ziek maken.

Medische microbiologie wordt beoefend tegen de achtergrond van de relatie tussen gast (het micro-organisme) en gastheer (de mens). Immers, of de mens ziek zal worden hangt enerzijds af van de aanvalskracht van de ziekteverwekker, anderzijds van de weerstand van de mens, die heel wisselend kan zijn. De ervaring leert dat de ene persoon wel en de andere persoon niet ziek wordt, terwijl beiden zijn besmet met een ziekteverwekker. Het is daarom logisch ook in te gaan op de wijze waarop het lichaam in staat is zichzelf te beschermen tegen aanvallen van bacteriën, virussen en andere micro-organismen, en hoe het lichaam in staat is terug te vechten. Dit is het vakgebied van de immunologie. In feite bestudeert deze wetenschap de 'weerstand' van de mens. Dit wordt besproken in hoofdstuk 4.

3.2 Geschiedenis

Het heeft tot in de negentiende eeuw geduurd voordat men ontdekte dat er 'onzichtbare wezentjes' bestaan die in staat zijn mensen in meer of minder ernstige mate ziek te maken. Twee belangrijke onderzoekers uit die tijd, die de basis legden voor de bacteriologie als wetenschap, waren Louis Pasteur (1822-1895) en Robert Koch (1843-1910). Louis Pasteur (afb. 3.1) zag als eerste het belang in van ontsmetten als maatregel ter voorkoming van veel ziekten. Dankzij zijn ideeën begon Lister operatieapparatuur te steriliseren en benadrukte Semmelweis de grote noodzaak van hygiëne rondom het kraambed. Pasteur verrichtte ook proeven die de grondslag vormden voor het latere vaccineren. Het lukte hem bij dieren een zekere immuniteit op te bouwen tegen anthrax (miltvuur) en rabiës (hondsdolheid). In dit verband moet zeker ook Jenner genoemd worden, een plattelandsarts wie het opviel dat diegenen die ooit een koepokinfectie hadden opgelopen nauwelijks ziek werden als er een epidemie heerste van gewone pokken. Jenner ging zelfs verder; in een experiment injecteerde hij bij een jongen de inhoud van een koepokblaasje in de huid. Later bleek de jongen inderdaad immuun te zijn tegen pokken.

Afbeelding 3.1 *Briefje van Lister, de bewerker van de antisepsis, aan Pasteur, de grote Franse bacterioloog (met links Pasteur en rechts Lister).*

Robert Koch ontdekte de tuberkelbacil. Dit was een belangrijke ontdekking, aangezien in die tijd tuberculose volksvijand nummer één was. Ook de tuberculinereactie werd door Koch ontwikkeld en gebruikt ter ontdekking van een tuberculeuze infectie. Daarnaast bedacht Koch bacteriologische onderzoekmethoden, die nog steeds de basis vormen voor het hedendaagse bacteriologische onderzoek.

3.3 Micro-organismen

Van alle bekende ziekmakende factoren zijn micro-organismen toch wel de belangrijkste. Ze zijn in vier groepen onder te verdelen: bacteriën, virussen, schimmels (fungi) en gisten, en protozoën.
De bacteriën zijn het langst bekend. Inmiddels is al veel kennis over deze micro-organismen vergaard. De virussen zijn het laatst ontdekt, wat vooral komt door hun zeer kleine afmetingen; ze zijn slechts met behulp van een elektronenmicroscoop te zien.
Binnen de vier groepen micro-organismen zijn er verschillende die in staat zijn de mens ziek te maken; reden om nader in te gaan op de specifieke kenmerken en de wijzen waarop zij ziekten kunnen veroorzaken.

3.3.1 BACTERIËN
Bacteriën zijn eencellige organismen met een diameter van ongeveer 1 micrometer. Bacteriën bezitten een celwand waardoor ze voorheen onterecht werden ingedeeld in het plantenrijk. Ze zijn na kleuring onder de gewone (licht)microscoop waarneembaar.

3.3.1.1 *Bouw van de bacterie*
Een bacterie is opgebouwd (afb. 3.2) uit cytoplasma (celvocht) met daaromheen een membraan. In het cytoplasma bevindt zich een ringvormig DNA-molecuul. Dit ligt los in het celvocht, een kernmembraan ontbreekt. Daarom is er ook geen m-RNA nodig, zoals dat in de menselijke cel wel het geval is, om de boodschappen over te brengen naar structuren in het cytoplasma. Regelmatig is elders in het cytoplasma een extra klompje DNA-materiaal te vinden, het *plasmide* genoemd. Cytoplasma en cytoplasmamembraan worden omgeven door een celwand. De celwand is door de cytoplasmamembraan gemaakt en is van stug materiaal. Het is dan ook de celwand die de bacterie haar vorm geeft. Verder bezit de celwand stoffen die de eigenschap bezitten het afweersysteem van de mens te prikkelen tot vorming van antilichamen, de *antigene eigenschap* van bacteriën. Tot slot is het de celwand die de kleurbaarheid van de bacterie bepaalt, zodat

de bacterie onder de microscoop kan worden waargenomen. Buiten de celwand bevindt zich vaak nog een kapsel en soms ook slijm. Beide worden, evenals de celwand, door de cytoplasmamembraan gevormd. Bacteriën die een kapsel bezitten, hebben een grotere aanvalskracht en kunnen ook minder gemakkelijk door witte bloedlichaampjes worden gefagocyteerd (opgenomen in de cel en verteerd). Dankzij haarvormige uitsteeksels, de zogenoemde *pilli*, *fimbriae* en *flagellen*, kunnen bacteriën zich verplaatsen en hun afvalproducten verwijderen. Flagellen zitten verankerd in het cytoplasma met behulp van een poollichaampje. Soms is er één flagel (monotrichie), soms meer flagellen (peritrichie).

Afbeelding 3.2 *De bouw van een bacterie, schematisch.*

Een enkele maal vindt men in het cytoplasma celinsluitsels. Dit is een teken dat de bacterie een overvloed aan voedsel krijgt en nu een reservevoorraad deponeert in het cytoplasma. De E. coli heeft de neiging onder dergelijke omstandigheden glycogeenkorrels in het cytoplasma te deponeren, terwijl een difteriebacil polyfosfaatkorrels vormt, al naar gelang het past in de fysiologie van de bacterie. Sommige bacteriën zijn in staat over te gaan in een sporenvorm (afb. 3.3) en wel als de leefomstandigheden ongunstig zijn. Dit moet worden beschouwd als een overlevingsvorm; een spore heeft geen stofwisseling en is behoorlijk bestand tegen beschadigende factoren. Een bekend voorbeeld van een bacterie die op deze wijze overleeft, is de tetanusbacil (*Clostridium tetani*).

3 Medische microbiologie

A	B	C
D	E	F
G	H	I
J	K	L

Afbeelding 3.3 A, B, C Kokken in respectievelijk streptoligging, pakketjes en trosjes; E, E, F respectievelijk een staaf, een vibrio en een sprili; G, H, I cellen met respectievelijk monotriche, lofotriche en peritriche flagellen; J poolkorrels; K, L centrale respectielijk eindstandige spore (Clostridium). Bron: Hoepelman, 2004.

3.3.1.2   De fysiologie en de voortplanting

Voor haar fysiologie heeft de bacterie een omgeving nodig van waaruit zij naar behoefte voedingsbestanddelen en dergelijke kan opnemen. Voor de verschillende bacteriesoorten kunnen dit heel verschillende stoffen zijn.

De bacteriën die ons ziek kunnen maken of bij ons 'wonen', hebben in ieder geval een koolstofbron, een stikstofbron en een bron voor zwavel en fosfor nodig alsmede sporenelementen en water. De meeste bacteriën hebben zuurstof nodig (aërobe bacteriën), maar er zijn ook bacteriën die in een zuurstofrijke omgeving juist afsterven (anaërobe bacteriën, zoals de tetanusbacil en de bacterie die gasgangreen veroorzaakt, de *Clostridium Welchii*). Voor een optimale groei is een temperatuur van 37°C en een pH van 7 nodig, min of meer overeenkomend met de situatie in het menselijk lichaam.

De voedingsstoffen worden door de bacterie opgenomen en zo nodig met behulp van in het cytoplasma aanwezige enzymen omgevormd tot een in het centrale stofwisselingssysteem (afb. 3.4) passende stof. Dit systeem verzorgt de gehele stofwisseling, maar kan ook extra producten maken, zoals gifstoffen (toxinen) en enzymen die dan tezamen met de afvalproducten aan de omgeving worden afgegeven.

```
voedingstoffen                          naar de omgeving
passeren de celmembranen                afgifte van:
                                        • afvalproducten
      ↓                                   N.B.: deze zijn voor ons
                                          vaak waardevol!
omvorming door enzymen
                                          (recirculatie)
in cytoplasma tot
                                        • toxinen
'passende stof'
                                        • enzymen
      ↓
opname in
         ┌──────────────────────────────┐
         │ CENTRAAL METABOOL SYSTEEM    │
         │ • ook voor energie           │
         │ • ook voor onderhoud van     │
         │   bacteriedelen              │
         │ • ook voor productie van toxinen │
         │   en enzymen die naar buiten │
         │   afgegeven worden           │
         └──────────────────────────────┘
```

Afbeelding 3.4 *Centraal stofwisselingssysteem van een bacterie in schema.*

De bacterie leeft om zich te vermenigvuldigen, althans zo lijkt het. De vermenigvuldiging verloopt via een (amitotische) binaire bacteriedeling. Er vindt verdubbeling plaats van het DNA en elke andere component in de bacterie, waarna het cytoplasma wordt verdeeld over de twee nieuw te vormen bacteriën. De delingen volgen vrij snel op elkaar. Soms begint de bacterie al weer aan een volgende vermenigvuldiging, terwijl de vorige nog niet eens is afgemaakt. Onder gunstige omstandigheden lijkt de vermenigvuldiging haast oneindig door te gaan, binnen enkele uren kunnen er miljoenen nakomelingen worden geproduceerd. Als na enige tijd groeifactoren uitgeput raken, stopt dit proces en kan afsterving plaatsvinden, vooral ook als toxische bacterieproducten onvoldoende afgevoerd worden. De voortplanting is wezenlijk voor de bacterie, in feite houdt het handhaving en overleving in. Een bacterie die zich niet meer deelt, sterft uit.

3.3.1.3 Diagnostiek

Met grote regelmaat wordt materiaal afkomstig van patiënten (pus, bloed, feces en urine) voor 'kweek' ingestuurd naar het bacteriologisch laboratorium met het verzoek de bacterie die betrokken is bij het ziekteproces te diagnosticeren en tevens te bepalen welk antibacterieel geneesmiddel het beste kan worden ingezet. Dit gebeurt aan de hand van microscopisch onderzoek, bacteriekweek en diverse andere diagnostische methoden.

3.3.1.4 Microscopisch onderzoek

Van het ingestuurde materiaal wordt een dunne laag op een objectglaasje aangebracht. Na fixatie (doden) wordt een kleuringstechniek toegepast waardoor bacteriën zichtbaar worden. Er worden verschillende kleuringstechnieken onderscheiden.
- *Methyleenblauw-kleuring*, die bacteriën blauw kleurt.
- *Gram-kleuring*, waarmee bacteriën paarsblauw (Gram-positief) of helderrood (Gram-negatief) kunnen worden gekleurd, afhankelijk van de samenstelling van de celwand. De Gram-kleuring wordt zeer veel toegepast. Behalve dat hiermee bacteriën zichtbaar worden gemaakt is het Gram-positief of -negatief zijn medebepalend voor de keuze van het antibacteriële middel.
- *Ziehl-Neelsen-kleuring*, een kleuring gericht op zuurvaste staafjes, dat wil zeggen staafvormige bacteriën die kunnen overleven in een zuur milieu (maagsap). De tuberkelbacil is zo'n bacterie, de kleuring wordt dan ook onder andere toegepast als men tuberculose vermoedt. De tuberkelbacteriën kleuren zich bruinrood.
- *Auraminekleuring*.
- *Zilverimpregnatie*, waarmee flagellen goed zichtbaar worden.
- *Sporenkleuring*.

Bij het bestuderen van de bacteriën wordt gelet op specifieke kenmerken (afb. 3.3).
- Vorm van de bacterie. Deze kan zijn:
  - *rond* (kok), zoals de stafylokokkussoorten en streptokokkussoorten;
  - *staafvormig* (bacil), zoals de tetanus bacil, tuberkel bacil en samonella bacil;
  - *spiraalvormig* (spiril en spirocheet), zoals Spirocheta pallidum die lues veroorzaakt en een spirocheet die de ziekte van Weil veroorzaakt;
  - *kommavormig* (vibrio), zoals Vibrio cholerae. Een kok is een halve tot

één micrometer groot, een bacil is even dik, maar twee micrometer lang.
- Ligging van de bacteriën ten opzichte van elkaar. Ze kunnen in de vorm van een keten aan elkaar zijn verbonden, of als een trosje, of steeds met zijn tweeën bij elkaar liggen.

Ronde bacteriën die in ketens liggen, worden *streptokokken* genoemd, liggen ze in trosjes bij elkaar dan heten ze *stafylokokken* en als ze met zijn tweeën liggen *diplokokken* (ook wel microkokken).

Het is niet toevallig dat bacteriën op een bepaalde manier bij elkaar liggen; dit is genetisch bepaald, evenals trouwens de vorm van de bacterie. De verschillende liggingsvarianten gaan niet alleen op voor de kokken, maar in principe ook voor andere bacterievormen. Aan de vorm en de ligging is al heel wat van de bacterie te herkennen, wat richting geeft aan de verdere diagnostiek.

Voorbeelden van infecties met de verschillende soorten bacteriën zijn beschreven in par. 3.4.2.

3.3.1.5 Bacteriekweek

Voor een bacteriekweek wordt een kleine hoeveelheid van het ingestuurde materiaal met behulp van een uitgegloeide (dus steriele) entnaald aangebracht in of op een voedingsbodem (afb. 3.5a). Er zijn twee typen voedingsbodems: *synthetische* (uit chemische bestanddelen samengesteld) en *natuurlijke* (bevatten gemalen vlees, vis of planten waarin alle essentiële nutriënten voor de groei van bacteriën aanwezig zijn). Deze twee typen (basismedia) kunnen nog worden verrijkt met andere stoffen, afhankelijk van welke bacteriën men veronderstelt te vinden. De voedingsbodem kan vast of vloeibaar zijn en wordt uitgegoten in kweekbuizen of Petri-schalen.

Als de voorkeur wordt gegeven aan een vaste voedingsbodem kan als bindmiddel agar-agar (deze stof wordt niet door bacteriën aangetast) worden gebruikt. Het voordeel van een vaste voedingsbodem is dat de bacterie niet door de vloeistof heen groeit, maar boven de voedingsbodem uit groeit en daardoor gemakkelijk is te 'pakken' voor verder onderzoek. Is het materiaal eenmaal geënt op de plaat, dan wordt deze in de broedstoof (afb. 3.6) geplaatst (37°C). Na enkele dagen ontstaan bacteriekolonies. Een kubieke millimeter bevat honderd miljoen bacteriën!

Afhankelijk van de bacteriesoort kan het aanzien, de kleur, de vorm en de snelheid van groei van een bacteriekolonie sterk wisselen. Deze kenmerken dragen bij tot het stellen van de bacteriediagnose.

Het is van groot belang dat het materiaal voor een kweek steriel wordt afgenomen. De kans is anders groot dat bacteriën die er van buiten

Afbeelding 3.5a *Het beënten van een voedingsbodem. De ronde schaal bevat een voedingsbodem. Daarover wordt met een entnaald pus, ontlasting of ander materiaal uitgestreken.*

bijgekomen zijn de uitgroeiende ziekteverwekkers overwoekeren. Er volgt dan een verkeerde uitslag.

In dit verband ook nog het volgende. Robert Koch ontdekte reeds de grote waarde van de 'reincultuur', dat wil zeggen één bacteriesoort op een broedplaat. Een dergelijke reincultuur kan worden verkregen door, na uitgroei, steeds over te enten van de ene op de andere broedplaat. Op den duur blijft dan één bacteriesoort over, die ongehinderd kan uitgroeien en waarmee betrouwbare experimenten kunnen worden gedaan. (Zie ook afb. 3.5b.)

3.3.1.6 Andere diagnostische methoden

Om zekerheid omtrent de bacteriële diagnose te verkrijgen, zijn nog diverse andere technieken beschikbaar.
- *DNA-probe.* Bij de DNA-probetechniek worden met behulp van enzymen delen 'geknipt' die coderen voor de hoofdkenmerken van

Afbeelding 3.5b Cultuur van stafylokokken op een bloedhoudende voedingsbodem. De stafylokokken liggen in massa's bij elkaar en vormen groepjes die kolonies worden genoemd. Kolonies van stafylokokken zijn lichtgeel. In de omgeving worden de erytrocyten in de bodem opgelost, zodat de bodem helder wordt. Aangezien hier slechts één bacteriesoort werd gekweekt, wordt gesproken van een reincultuur.

een micro-organisme. Deze delen van de (DNA-)dubbelketens worden bewerkt waardoor enkelketens onstaan die, in oplossing gebracht, dienen als reagens om een specifiek micro-organisme in patiëntenmateriaal aan te tonen.
- *Polymerase Chain Reaction (PCR).* Dit is een zeer specifieke en gevoelige test. Bij deze test worden met behulp van een chemische methode in vitro DNA-fragmenten gekopieerd en tot enkelvoudige strengen verwerkt. Hierop wordt specifieke diagnostiek uitgevoerd.
- *Serologische diagnostiek.* Dit is indirecte diagnostiek waarbij gevormde antilichamen tegen de ziekteverwekker worden bepaald. Dit gebeurt als materiaal van de patiënt moeilijk te verkrijgen/kweken is.
- *Huidreacties.* In het lichaam gevormde antilichamen zijn niet in het bloed, maar met name in de huid, gekoppeld aan cellen, te vinden. Als de huid wordt geïnjecteerd met het antigeen, dan zal reactie optreden. Een voorbeeld hiervan is de Mantoux-reactie (tuberculose).
- *Onderzoek op proefdieren.* Als micro-organismen niet in vitro te kweken zijn, of de mogelijkheden voor biochemische identificatie onvol-

Afbeelding 3.6 Broedstoof. Vloeibare voedingsbodems in buisjes en vaste voedingsbodems in schalen zijn beënt met het te onderzoeken materiaal. De temperatuur in de kast bedraagt 37°C; hierbij kunnen de bacteriën zich vermeerderen. In de metalen pot linksonder is de zuurstof vervangen door stikstof. Op de daarin aangebrachte voedingsbodems kunnen zich anaërobe bacteriën ontwikkelen.

doende zijn, worden proefdieren (cavia, muis) gebruikt. In de diagnostiek van tuberculose, tetanus en botulisme is dit soms nodig.
- *Proeven gericht op de fysiologie van de bacterie.* Door het opvangen en analyseren van uitscheidingsproducten kan worden nagegaan waar de bacterie van leeft. Deze techniek wordt de laatste jaren minder toegepast omdat nieuwe (bovenstaande) technieken voldoende afrondende diagnostiek opleveren.

3.3.1.7 Resistentiebepaling

Als de bacterie eenmaal is gediagnosticeerd, moet nog worden uitgezocht welk antimicrobieel geneesmiddel het beste kan worden ingezet voor de behandeling van de patiënt.

De gevoeligheid van de bacterie voor verschillende antimicrobiële middelen kan worden uitgetest (afb. 3.7). Dit is mogelijk met de schijfjes-agardiffusiemethode. Daarbij wordt op een geënte broedplaat een disk (een filtreerpapierschijfje, waarin een bepaalde hoeveelheid van het antimicrobiële middel is aangebracht) gelegd. Dit wordt achttien uur geïncubeerd, daarbij diffundeert het middel in de groeibodem. De concentratie van het middel is het hoogste in het centrum van het schijfje en neemt (gestandaardiseerd) af naar de randen toe.

Afbeelding 3.7 *Bepaling van de gevoeligheid van bacteriën voor antimicrobiële middelen door middel van de diffusiemethode. Een voedingsbodem wordt beënt met de te onderzoeken bacteriën. Daarna wordt er een schijfje filtreerpapier op gelegd, dat doordrenkt is met de te onderzoeken middelen. In de afbeelding zijn verschillende papiertjes, met verschillende middelen doordrenkt, gehecht aan de uitsteeksels van een grotere schijf. Dat maakt de toepassing in de praktijk eenvoudiger. De middelen diffunderen rondom de desbetreffende schijfjes in de bodem en kunnen in bepaalde mate de ontwikkeling van bacteriën tegengaan. Een remmingszone betekent dus: gevoelig voor dat middel.*

Als de geënte bacterie gevoelig is voor het middel zal deze niet uitgroeien. Maar er is een grens als de hoeveelheid aanwezig middel, die naar de rand toe steeds geringer wordt, niet meer in staat is te remmen. De concentratie op dat punt is bekend (regressielijn) en is te relateren aan de minimaal remmende concentratie (MRC-)waarde van het geneesmiddel in het bloed. Op die manier wordt ook duidelijk voor welk middel de bacterie ongevoelig is, waartegen die dus *resistent* is. Elke bacterie heeft de neiging een resistentie op te bouwen tegen geneesmiddelen die haar functioneren, groei en vermenigvuldiging beïnvloeden. Dit geschiedt op diverse manieren. Sommige bacteriën schakelen bijvoorbeeld over op een andere soort stofwisseling, waardoor de voorheen gebruikte middelen niet meer werken, anderen veranderen hun celwand waardoor medicatie hierop geen invloed meer kunnen uitoefenen. Deze resistentie treedt vaker op naarmate er meer met antimicrobiële middelen wordt gewerkt. Het verschijnsel treedt dan ook vooral op in ziekenhuizen (zie par. 3.4.4).

Tot slot: bij elk bacterieel onderzoek wordt terdege rekening gehouden met de aard en oorsprong van het materiaal dat is ingestuurd. De ervaring heeft geleerd dat het in bepaald materiaal, zoals sputum, toch altijd gaat om hetzelfde scala aan micro-organismen. Daar wordt dan ook in eerste instantie het onderzoek op gericht.

3.3.1.8 Ziekmakend vermogen van de bacterie

Het vermogen van de bacterie om ziek te maken heet *pathogeniteit*. Wil een bacterie de mens ziek kunnen maken, dan zal zij in staat moeten zijn zich in menselijk weefsel te handhaven (vermenigvuldigen). Daarnaast speelt de aanvalskracht van de bacterie een rol. Deze aanvalskracht wordt *virulentie* genoemd, in feite de sterkte van het ziekmakende vermogen. Hoe groter de virulentie, des te meer kans dat er een ziekte op volgt. De virulentie is sterker naarmate de bacterie meer in staat is anatomische en biologische barrières te overwinnen of aanvallen van leukocyten (witte bloedcellen) af te slaan, wat soms zelfs gebeurt door leukocytbeschadigende stoffen te produceren.

De schade die bij de mens wordt aangericht is het gevolg van twee factoren:
- *vorming van fermenten door de bacterie*. Deze fermenten beschadigen het weefsel en verstoren de continuïteit ervan, zodat de bacterie de gelegenheid krijgt zich in de omgeving te verspreiden. Een voorbeeld van zo'n ferment is hyaluronidase dat de bindweefselgrondsubstantie aantast;

- vorming van *gifstoffen (toxinen)* door de bacterie. Deze toxinen kunnen direct celbeschadigend werken, maar dragen ook bij tot het algemene ziek zijn.

We onderscheiden:
- *exotoxinen* die door de levende bacterie worden gemaakt. Ze kunnen zeer giftig zijn, komen in de bloedbaan terecht en dragen vooral sterk bij tot het algemene ziek zijn. Het zijn eiwitten met vaak antigene eigenschappen, wat inhoudt dat ze in staat zijn het lichaam tot antilichaamvorming te prikkelen (zie hoofdstuk 4);
- *endotoxinen* die pas vrijkomen na het afsterven van de bacterie. Het zijn lipopolysacchariden, die deel uitmaken van de celwand, als regel minder giftig maar ook minder antigeen.

3.3.2 VIRUSSEN

3.3.2.1 Bouw en fysiologie

De tweede belangrijke groep van ziekteverwekkers is die van de virussen. Virussen zijn veel kleiner dan bacteriën, hun afmetingen variëren tussen de vijf en tweehonderd nanometer; onder de gewone lichtmicroscoop kunnen ze dan ook niet worden waargenomen.

Het woord virus betekent letterlijk gif. De benaming stamt nog uit de tijd dat men al wel op de hoogte was van het bestaan van deze zeer kleine stoffen met ziekteverwekkende kenmerken, maar nog geen idee had wat dit voor stoffen zouden kunnen zijn.

Virussen zijn ook veel eenvoudiger gebouwd (afb. 3.8) dan bacteriën, ze horen thuis in het grensgebied tussen dode en levende stof. Virussen hebben geen stofwisseling, ze gebruiken geen voedsel en kunnen zich niet zelfstandig voortplanten. In feite is het virus niets anders dan een hoeveelheid erfelijkheidsmateriaal (DNA of RNA) met daaromheen een omhulling van capsiden. Bij sommige virussen zit daaromheen een enveloppe bestaande uit bestanddelen afkomstig van zowel het virus als de gastheercel. Een compleet viruspartikel heet een *virion*. Om te kunnen leven en zich te vermenigvuldigen zijn virussen aangewezen op levende cellen die de enzymen en eiwitsynthetiserende structuren bezitten waarvan gebruik kan worden gemaakt. Eenmaal in de cel past het virus-DNA (of RNA, dat in de cel eerst weer tot DNA wordt opgebouwd) zich in in de celfysiologie en beïnvloedt deze zodanig dat nieuwe virussen worden gevormd. De cel gaat daarbij te gronde en de virussen komen vrij. Dit is met name het geval bij virussen zonder enveloppe. Het is ook mogelijk dat de cel blijft leven, hij kan dan langdurig nieuwe virussen produceren. De vrijgekomen

Afbeelding 3.8 *Schematische voorstelling van de bouw van een virus. Het eigenlijke nucleïnezuur van het virus bevindt zich in het midden. In dit geval wordt het virus verder nog omgeven door een enveloppe; dit is niet bij alle virussen het geval.*

virussen gaan direct op weg naar andere cellen en het proces herhaalt zich. Op deze wijze zorgt het virus voor cel- en weefselbeschadiging en maakt het iemand ziek. Het proces van vermenigvuldiging (replicatie) van enveloppevirussen is te zien in afbeelding 3.9.
Niet alleen voor de mens, maar ook voor planten, dieren en zelfs bacteriën is het virus een belangrijke verstoorder van de celfysiologie en dus een ziekmaker. Virussen die mensen of dieren ziek maken, hebben meestal de vorm van een bolletje. Planten worden vooral door staafvormige virussen bedreigd, bacteriën door paddestoelvormige virussen die er uitzien als maanlandertjes (bacteriofagen).

Voor de meeste virussen geldt dat zij alleen die cellen kunnen binnendringen die op hun celmembraan een receptor voor het virus bezitten. Het virus kiest dus zijn doelcellen uit en zal zich beslist niet vasthechten aan iedere levende cel die het tegenkomt. Als het virus 'past' op de receptor (sleutel-slot-principe, maar dan op enzymatisch niveau) dan zal het erfelijkheidsmateriaal in die betreffende cel worden gebracht met alle gevolgen van dien.

3.3.2.2 *Ziekmakend vermogen*
Afhankelijk van de virussoort, maar vooral ook van het celtype dat beschadigd raakt, kunnen ernstige en minder ernstige virusziekten worden onderscheiden. Vooral als sterk gespecialiseerde celtypen

Afbeelding 3.9 *Stadia in de replicatiecyclus van een envelopvirus.* Bron: Hoepelman, 2004.

worden aangetast kan onherstelbare schade worden aangericht, omdat deze cellen niet meer kunnen worden bijgemaakt. Voorbeelden hiervan zijn polio (het virus maakt de motorische voorhoorncel kapot) en aids (het virus vernielt een bepaald type lymfocyt, de T-lymfocyt). Er zijn virussen die vooral organen aantasten (orgaanvirussen) en andere die vooral oppervlakte-epitheel aantasten (oppervlaktevirussen). Voorbeelden van de eerste zijn het hepatitis- (lever) en het poliovirus (ruggenmerg en hersenstam). Het influenzavirus, het SARS-virus en het H5N1-virus (vogelgriep), die zich nestelen in trachea- en bronchusepitheel en het rhinovirus (neusepitheel) worden gerekend tot de tweede groep.

Sommige virussen (herpesvirussen) kenmerken zich door het feit dat zij na de eerste infectie levenslang latent in het lichaam van de gastheer blijven. Er heeft zich een evenwicht tussen virus en gastheer gevormd. Bij verminderde weerstand kan endogene herbesmetting door het virus plaatsvinden en infectie volgen. Voorbeelden van herpesvirussen zijn: Herpes Simplex-virus type I (verantwoordelijk voor koortsuitslag: herpesinfecties aan gelaat, mond en keel), Herpes Simplex-virus type II (geeft herpesinfecties rond de geslachtsorganen: herpes genitalis), varicella virus (waterpokken en gordelroos/herpes zoster), Epstein Barr-virus (de ziekte van Pfeiffer) en het cytomegalievirus.
Bij bepaalde tumoren spelen oncogene virussen in de etiologie een rol. Dit wordt beschreven in hoofdstuk 5.

Als er eenmaal een virusziekte aanwezig is, valt daar weinig tegen uit te richten. Antibiotica zijn tegen virussen niet werkzaam, omdat deze de meestal intracellulair gelegen virussen niet kunnen bereiken. Het lichaam zal zelf het virus moeten overwinnen. Welke afweermechanismen hierbij belangrijk zijn, komt in hoofdstuk 4 aan de orde. Eventuele (genees-)middelen die worden gebruikt, zijn gericht op verlichting van de symptomen. Er zijn wel antivirale middelen (bijvoorbeeld Zovirax®) beschikbaar, maar deze kunnen hoogstens de virusreduplicatie afremmen, zij doden het virus niet. Virussen kunnen vrij goed tegen ongunstige leefomstandigheden, alleen bij een temperatuur boven 100°C gaan de meeste virussen dood. Antibiotica kunnen overigens wel worden gegevens ter voorkoming van secundair optredende bacteriële infecties.

3.3.2.3 Diagnostiek

De diagnose van een virusziekte wordt meestal gesteld op grond van de aanwezige ziekteverschijnselen en eventueel aanwezige epidemiologische gegevens (zie par. 3.3). Het aantonen van een virus zelf wordt meestal niet gedaan. Ook al zou je overigens precies weten welk virus het betreft, het heeft weinig consequenties. Het virus is immers niet te bestrijden met een antimicrobieel middel, zoals dat met bijvoorbeeld een bacterie wel mogelijk is. Een enkele keer is het echter wel wenselijk het virus te diagnosticeren, zoals bij het vermoeden van een gevaarlijke virusziekte of als de verdenking bestaat op een nieuw virus waar wetenschappelijk onderzoek gewenst is. In dat geval kan men proberen de antigene structuur van het virus te bepalen. Dit gebeurt met behulp van reeds in het laboratorium aanwezige antilichamen. Deze antilichamen zijn zeer specifiek, ze passen bij één bepaald virus (monoklonale antilichamen). In de regel komt het virus enkele dagen achtereen in het bloed voor vlak na het uitbreken van de virusziekte, soms ook al vóórdat de symptomen verschijnen. Het aanwezig zijn van virussen in het bloed heet *viremie*. Op dit moment moet het bloed voor onderzoek worden afgenomen. De antilichamen zijn eveneens in het bloed te meten, maar pas op een later moment, als de aanmaak van deze antilichamen goed op gang is gekomen. Je kunt de diagnostiek dan weer uitvoeren met behulp van in het laboratorium aanwezige antigenen.

Het is mogelijk virussen te kweken, maar dan wel in levende cellen. Tegenwoordig worden daarvoor weefselcultures gebruikt, vroeger (hoewel ook nu nog wel) bebroede kippeneieren. Ook de DNA-probetechniek (zie onder bacteriediagnostiek) kan worden gebruikt voor identificatie van het virus. Tot slot kunnen virussen duidelijk met de elektronenmicroscoop worden gezien, waarbij hun typische vorm kan worden herkend.

3.3.3 SCHIMMELS (FUNGI) EN GISTEN

3.3.3.1 Bouw, fysiologie en ziekmakend vermogen

Schimmels en gisten worden tot de lagere plantensoorten gerekend. Zij groeien op een organische bodem. Het zijn saprofyten, dat wil zeggen dat ze leven van dode stof. De meeste schimmels schuwen levende weefsels. Schimmels en gisten zijn eencellige, soms meercellige, organismen die lange draden (hyfen, afb. 3.10) vormen en daarmee een netwerk (zwamvlok of mycelium) maken. De voortplanting, via sporen, kan geslachtelijk en niet-geslachtelijk plaatsvinden. Er bestaat geen wezenlijk onderscheid tussen schimmels en gisten. Bij gisten is er minder sprake van vorming van mycelia zoals bij schimmels en deze laatste kunnen zich alleen bij een andere omgevingstemperatuur als gist gaan gedragen. Onder de duizenden schimmelsoorten zijn er slechts enkele ziekmakend voor de mens. Het ziekmakende vermogen berust in dat geval op verstoring van de continuïteit van de weefsels. Ook kunnen voor de mens giftige stoffen worden geproduceerd.

Een schimmelziekte wordt *mycose* genoemd. Schimmelinfecties beperken zich meestal tot de huid, nagels en haren (dermatomycosen), een enkele maal worden organen aangetast (systeemmycosen).

De redenen dat mycosen meestal aan de oppervlakte blijven zijn de volgende:
- schimmels groeien het beste bij een temperatuur tussen de 24 en 30°C, in het lichaam is het dus te warm;

Afbeelding 3.10 Trigomonas vaginalis, een protozoair micro-organisme dat beweeglijk is door een bundel zweepdraden. Bij afkoeling verdwijnt de beweeglijkheid snel. Onderzoek moet ook gebeuren op een enigszins verwarmd glaasje en snel na het afnemen van het materiaal.

- in de weefsels bevinden zich antifungoïde (antischimmel)stoffen, waardoor het uitgroeien van de schimmels wordt bemoeilijkt;
- schimmels groeien het liefst op dode organische stof (bijvoorbeeld de hoornlaag van de huid) in een niet al te vochtig milieu, in de weefsels is het veel te vochtig.

Systeemmycosen ontstaan alleen onder bijzondere omstandigheden, zoals in geval van een verminderde lokale of algehele weerstand. Schimmels die systeemmycosen veroorzaken groeien het beste bij een temperatuur van 37°C en wijken ook verder in eigenschappen af van andere schimmels, waardoor ze zich kunnen handhaven en vermeerderen. Een voorbeeld van een dermatomycose is zwemmerseczeem, een voorbeeld van een systeemmycose is histoplasmose. De Candida-infectie (een infectie met *Candida albicans*, een gist/schimmel) staat eigenlijk tussen deze twee vormen in. Onder normale omstandigheden is de *Candida albicans* niet ziekmakend. Het is zelfs zo dat deze bij 65% van de populatie als 'vaste bewoner' voorkomt op de huid, slijmvliezen en in het maag-darmkanaal. Alleen bij een verminderde weerstand kan een infectie ontstaan, bijvoorbeeld in de mond, de ingewanden, de huid of de vagina. Candida albicans kan bij lokaal verminderde weerstand een chronische nagelriemontsteking veroorzaken. Oorzaken voor een lokale of algehele weerstandsvermindering worden besproken in hoofdstuk 4.

3.3.3.2 *Diagnostiek*

Schimmels kunnen met behulp van microscopisch onderzoek worden gediagnosticeerd. Het te bestuderen materiaal wordt daartoe op een objectglaasje aangebracht, waarna met KOH wordt gefixeerd (gedood) en gekleurd volgens de Gram-methode of volgens Ziehl-Neelsen. Schimmels kunnen ook in een broedstoof worden gekweekt, maar dan wel op een voedingsbodem van dood organisch materiaal en bij een lagere temperatuur dan bij bacteriën gebruikelijk is. Schimmels kunnen tot antilichaamvorming prikkelen, bepaling van deze antilichamen in het bloed kan bijdragen tot de diagnostiek.

3.3.4 PROTOZOËN

3.3.4.1 *Bouw, fysiologie en ziekmakend vermogen*

De Protozoa of protozoën zijn eencellige organismen, behorend tot het dierenrijk. Het zijn parasieten en dus voor hun levensverrichtingen afhankelijk van hun gastheer. Tijdens hun leven worden vaak verschillende gastheren aangedaan. Onder de voor de mens pathogene protozoën kennen we drie soorten:
– de flagellaten zijn in het bezit van zweepdraden waardoor zij zich in hun omgeving kunnen verplaatsen. Een voorbeeld van een flagellaat is de *Trichomonas vaginalis*, die ontstekingen kan veroorzaken aan de vagina en de urethra;
– de Rhizopoda zijn in staat amoeboïd te bewegen en zich zo met schijnvoetjes te verplaatsen. Als voorbeeld geldt de *Entamoeba histolytica*. De amoebendysenterie, die in de derde wereld vrij vaak voorkomt, wordt erdoor veroorzaakt. Er zijn verschillende verschijningsvormen van deze entamoebe; een niet gevaarlijke kleinere vorm kan bij de mens in de darmen als vaste bewoner voorkomen;
– de Plasmodia of Sporozoa zijn onbeweeglijke protozoën die zichzelf niet kunnen verplaatsen. Malaria, een ziekte waaraan jaarlijks miljoenen mensen sterven, is het bekendste voorbeeld van een door een Plasmodium veroorzaakte aandoening. Verder worden waarschijnlijk veel mensen met het protozoë *Toxoplasma gondii* besmet, vooral kattenbezitters. In de kattenbak komt namelijk een bepaald stadium van deze protozoë voor, de oöcyt, die daar met de uitwerpselen van de kat in terechtkomt. Maar behalve katten kunnen

onder meer ook varkens de tussengastheer zijn. De mens wordt als regel niet echt ziek na een besmetting. Alleen een ongeboren kind kan, na besmetting via de moeder, sterk beschadigd raken (onder andere ogen en centraal zenuwstelsel) en overlijden. Daarom wordt zwangere vrouwen ontraden zelf de kattenbak te verschonen of in de tuin te werken (daar komt nogal eens een kat langs) en geadviseerd liever geen halfgaar vlees te eten. Bij aidspatiënten kan reactivatie van toxoplasmose ten gevolge van weerstandsvermindering tot encefalitis leiden.

Mensen worden ziek van parasieten als deze kans zien cellen en weefsels te beschadigen.

3.3.4.2 Diagnostiek

De malariaparasiet kan worden aangetoond in een dikke-druppelpreparaat (bloedonderzoek). Tegenwoordig wordt ook de QBC-techniek (een fluorescentietechniek) gebruikt, die een waardevolle vervanging blijkt. In ontwikkelingslanden zijn sticks meer aangewezen, die weliswaar niet specifiek aantonen, maar toch een indicatie geven.

Van de entamoeba kan een bepaalde verschijningsvorm in de feces worden teruggevonden, de *Trichomonas vaginalis* (afb. 3.11) is heel mooi te zien in een op temperatuur gehouden microscopisch preparaat (de beweeglijkheid blijft daarin bestaan).

In de regel worden tegen parasieten antilichamen gevormd. Dit kan ook al gebeuren als de parasieten zich nog niet in het interne milieu bevinden maar ergens in de darmen of galwegen verblijven. De antilichaambepaling wordt in de diagnostiek gebruikt.

Zie voor meer informatie: www.microbiologie.info.

3.4 Epidemiologie

Epidemiologie is de wetenschap die onder meer de wijze waarop ziekten zich verspreiden (besmetting, overerving) bestudeert. Van oudsher ging het om besmettelijke ziekten, later werd ook de verspreiding via overerving epidemiologisch bestudeerd en tegenwoordig ook de factoren (zoals milieu) die van invloed zijn op het ontstaan van klachten bij chronische aandoeningen. Uit de epidemiologie zijn de begrippen *epidemie*, *pandemie* en *endemie* ontstaan.

Er wordt gesproken van een epidemie wanneer in een stad, een bepaald gebied of een geheel land plotseling veel personen tegelijk een bepaalde ziekte oplopen. Dit is vooral bekend in het kader van griepepidemieën. Wanneer een ziekte zich wereldwijd verspreidt, spreken we van een pandemie. Van een endemie wordt gesproken wanneer een

Afbeelding 3.11 *Candida albicans met hyfen en sporen.*

bepaalde ziekte in een gebied of land regelmatig voorkomt. Struma kwam vroeger endemisch voor in Limburg, malaria is een infectieziekte die nu nog endemisch voorkomt in grote gebieden in Afrika. Er worden verschillende epidemiologische maten gehanteerd. De *incidentie* betreft het aantal nieuwe gevallen binnen een bepaalde populatie gedurende een bepaalde periode. De *prevalentie* is het totale aantal ziektegevallen binnen een bepaalde bevolkingsgroep op een bepaald moment (puntprevalentie) of binnen een bepaalde periode (periodeprevalentie). De *morbiditeit* betreft het aantal ziektegevallen per 10 000 of 100 000 van de bevolking, de *mortaliteit* het aantal sterfgevallen per 100 000 van de bevolking, en de *letaliteit* de sterfte per 100 of per 1000 ziektegevallen.

Het doel van de epidemiologie is het opsporen van determinanten. Dat zijn de factoren die bepalend zijn voor het bestaan van ziekten onder de bevolking.

Voor een goed inzicht met betrekking tot infectieziekten is het noodzakelijk om relevante infectieziekten in de bevolking systematisch en continu op te sporen, deze gegevens te registreren en tevens de geëigende preventieve maatregelen aan te geven. Relevante infectieziekten, gericht op dit doel, zijn ingedeeld in drie groepen:
- groep A: de ziekte moet meteen worden gemeld omdat de gevolgen (zeer) ernstig kunnen zijn;
- groep B: melding van deze ziekte is nodig om een opeenhoping van ziekten te kunnen vaststellen;
- groep C: melding is statistisch van belang.

Nadere informatie en protocollen zijn te vinden op www.infectieziekten.info.

In de epidemiologie van infectieziekten is het verder belangrijk dat een antwoord kan worden gegeven op een aantal cruciale vragen.
- Welk micro-organisme is bij de ziekte betrokken?
- Waar bevindt zich de bron van besmetting?
- Op welke wijze worden de micro-organismen van de ene persoon op de andere overgebracht (transmissieroute)?

3.4.1 HET VASTSTELLEN VAN HET BETROKKEN MICRO-ORGANISME

In het voorgaande is al ingegaan op de verschillende manieren waarop micro-organismen gediagnosticeerd kunnen worden.

3.4.2 OP ZOEK NAAR DE BESMETTINGSBRON

Het vinden van de besmettingsbron is niet altijd even eenvoudig. De bron van besmetting kan een mens of dier zijn, maar verwekkers kunnen ook uit de buitenwereld afkomstig zijn (modder, stof, straatvuil enzovoort).

Als een mens of dier zelf ook ziek zijn, maakt dat herkenning eenvoudiger. Veelal echter ontbreken ziekteverschijnselen doordat de infectie subklinisch (dat wil zeggen zonder duidelijke verschijnselen) verloopt. Een enkele maal is de besmettingsbron een 'drager'; het pathogene micro-organisme bevindt zich lange tijd ergens op de huid of in de ingewanden van de betreffende persoon, zonder aanleiding te geven tot ziek zijn. Dit is moeilijk te ontdekken, omdat de dragers immers geen klachten hebben en dus ook geen reden zien om zich te laten onderzoeken. Dit is een verraderlijke situatie; een drager kan veel mensen besmetten voordat hij of zij als drager wordt herkend.

3.4.3 WELKE BESMETTINGSWEG WORDT GEVOLGD?

De wijze waarop micro-organismen worden overgebracht (tabel 3.1) kan heel verschillend zijn. In de eerste plaats is het zinvol vast te stellen of de ziekte door *directe* besmetting (dat is via direct lichamelijk contact) dan wel door *indirecte* besmetting (via voedsel, water of lucht) wordt overgebracht.

In de tweede plaats moet bekend zijn op welke plaats het micro-organisme het lichaam binnendringt. Dit kan op verschillende manieren, maar het is wel zo dat een micro-organisme pas ziek maakt als het op een passende wijze is binnengekomen, de zogenoemde 'porte d'entrée'. In dit verband worden vier besmettingswegen (transmissieroutes) onderscheiden:
- *enteraal* (via het spijsverteringskanaal);
- *aërogeen* (via de luchtwegen), bij de mens waarschijnlijk de belangrijkste weg;
- *hematogeen* (via het bloed);
- *cutaan* (via de huid) en via slijmvliezen.

Het begrip 'porte d'entrée' kan het beste aan de hand van een voorbeeld worden uitgelegd. Het influenzavirus geeft aanleiding tot griep als het is ingeademd (aërogeen). Maar wordt het virus opgegeten (enteraal) of zou het op de huid worden aangebracht (cutaan), dan ontstaat geen ziekte. Om ziekte te veroorzaken is het dus noodzakelijk het virus in te ademen: de porte d'entrée is aërogeen.

3.4.4 BESMETTING EN INFECTIE

Een besmetting, ook wel *contaminatie* genoemd (afgeleid van het Engelse woord voor besmetting 'contamination'), houdt in feite alleen maar in dat het lichaam in contact komt met micro-organismen, waarbij deze soms in de weefsels doordringen.

> **Besmetting houdt in dat het lichaam contact maakt met micro-organismen.**

Zien deze micro-organismen kans zich in het lichaam te handhaven, te vermenigvuldigen en zich vervolgens te verspreiden, dan wordt gesproken van infectie.

> **Infectie is het zich vermeerderen en verspreiden van micro-organismen in het lichaam.**

Een besmetting hoeft niet altijd te worden gevolgd door een infectie als de micro-organismen weinig virulent zijn of als de omstandig-

3 Medische microbiologie

Tabel 3.1 Besmettingsbron, besmettingsweg en porte d'entrée bij enkele bekende infectieziekten.

infectieziekte	besmettingsbron	besmettingsweg	porte d'entrée
bacteriële infectieziekten			
paratyfus	feces van de patiënt met paratyfus of 'drager'	indirect (besmet voedsel en drank)	enteraal
tetanus	straatvuil, roestig prikkeldraad e.d.	komt direct in de wond	cutaan
tuberculose	aërosol bij hoesten geproduceerd bij patiënt met open tbc	indirect (hoesten)	aërogeen
gonorroe	afscheiding uit urethra/vagina	direct (via seksueel verkeer)	slijmvlies
Virale infectieziekten			
hepatitis A	feces van hepatitispatiënt (besmet voedsel en drank)	indirect	enteraal
ziekte van Pfeiffer	speeksel van patiënt met de ziekte van Pfeiffer of 'drager'	direct (speeksel)	enteraal
bof	speeksel van de patiënt met de bof	indirect	aërogeen
polio	feces van de patiënt met polio	indirect	enteraal
waterpokken	patiënt met waterpokken (blaasjesvocht)	indirect	aërogeen
rodehond	keelvocht van de patiënt met rode hond	inidrect direct (via placenta)	aërogeen hematogeen
aids	bloed van dragers van het HIV-virus (seropositieven)	direct en indirect (resp. seksueel contact en contact met bloed)	hematogeen
hepatitis B	bloed van dragers van delen van het hepatitis B-virus (seropositieven)	direct en indirect (resp. seksueel contact en contact met bloed)	hematogeen
SARS	aërosol bij hoesten geproduceerd door patiënt met SARS-infectie	indirect	aërogeen
influenza	aërosol bij hoesten geproduceerd door patiënt met influenz	indirect	aërogeen
vogelgriep	kippen/vogels besmet met H5N1-virus	direct/indirect	aërogeen
protozoaire infectieziekten			

infectieziekte	besmettingsbron	besmettingsweg	porte d'entrée
dysenterie (*Entamoeba histolytica*)	feces van patiënt met dysenterie	indirect (besmet voedsel en drank)	enteraal
malaria	bloed van patiënt met malaria	indirect (mug)	hematogeen

heden op de plaats waar ze het lichaam binnenkomen weinig gunstig zijn om te kunnen overleven (bijvoorbeeld door een goede afweer). Een infectie daarentegen vindt niet anders plaats dan na besmetting. Zodra er een infectie is, wordt het lichaam geprikkeld tot de inwendige afweer. Ziet de infectie toch kans zich te ontwikkelen, dan zullen op den duur ziekteverschijnselen ontstaan. De tijd die verstrijkt tussen het moment van besmetting en het uitbreken van de ziekte wordt *incubatietijd* genoemd.

3.5 Belangrijke micro-organismen in de medische praktijk

3.5.1 COMMENSALE FLORA

Onder commensale flora verstaan we die micro-organismen die dag en nacht bij ons wonen op huid en slijmvliezen (residiënte flora) maar ons onder normale omstandigheden niet ziek maken. Deze micro-organismen zijn daar ooit na de geboorte terechtgekomen als vaste bewoners in een vast patroon (kolonisatie) en blijven daar in principe het leven lang. Sommige commensalen zijn overigens wel pathogeen, maar alleen onder speciale omstandigheden, bijvoorbeeld als ze op abnormale plaatsen terechtkomen waar de weerstand tegen juist dit micro-organisme minder is. Ook bij een totale weerstandsvermindering kunnen commensale infecties optreden.

De commensale flora speelt een belangrijke rol in de bescherming tegen pathogene ziektekiemen en is daarin onmisbaar voor mens en dier. Een commensale flora voorkomt dat pathogene ziektekiemen van buitenaf zich op huid en slijmvliezen nestelen. In dit kader wordt gesproken van de *kolonisatieresistentiefactor*. Het blijkt een belangrijk onderdeel van de afweer te zijn (zie verder hoofdstuk 4).

Tot de commensale micro-organismen (kunnen) onder andere behoren: streptokokken, stafylokokken, colibacillen en lactobacillen (melkzuurbacteriën). Maar niet alleen bacteriën, ook de *Candida albicans*, bepaalde herpesvirussen en nog vele andere micro-organismen kunnen deel uitmaken van de commensale flora.

3.5.2 ALLEDAAGSE ZIEKTEVERWEKKERS

De meeste ziekteverwekkers zullen worden besproken bij de behandeling van de ziekten die ze veroorzaken. Toch is het nuttig om iets meer te weten over infecties die door alledaagse bacteriën, zoals streptokokken en stafylokokken (waar we ons op deze plaats toe beperken), worden veroorzaakt.

Voor streptokokken (Gram-positief) zijn dit:
- *rhinitis purulenta* (etterige neusverkoudheid, vooral bij kinderen, zie par. 11.2);
- *otitis media* (middenoorontsteking, vooral bij kinderen);
- *sinusitis* (neusbijholteontsteking, zie par. 11.2);
- *acute pharyngitis* (keelontsteking) en *tonsillitis* (ontstoken keelamandelen). Bij beide zijn witte puntjes (etterkopjes) ter plekke zichtbaar;
- *impetigo* (krentenbaard, afb. 3.12), kan ook door stafylokokken veroorzaakt worden;
- *erysipelas* (wondinfectie/wondroos). De porte d'entrée is vaak een kleine verwonding, die alweer genezen kan zijn op het moment dat erysipelas zich manifesteert. Erysipelas kan ook als complicatie bij een operatiewond optreden. Aan de huid is een vaak scherp begrensde ontsteking waar te nemen, pusvorming treedt eigenlijk niet op. De patiënt heeft koorts en voelt zich ziek. Wondroos wordt altijd met antibiotica behandeld;
- *folliculitis*, een ontsteking die uitgaat van een haarfollikel. Het begint meestal met een klein, rood en jeukend papeltje, met daarna een pustel (etterkopje). De aandoening komt veel voor en is niet ernstig. Ook een stafylokok kan de veroorzaker zijn.

Het aspect van het pus bij een streptokokkeninfectie is over het algemeen lichtgeel-plakkerig-vloeibaar.

Bij bovenstaande infecties is vaak de S. *pyogenes* (pyogeen betekent pusvormend) betrokken. Een andere streptokok, de S. *viridans* (vergroenende streptokok, pus is groen van kleur), kan endocarditis (ontsteking van de hartklep) veroorzaken, die in principe alleen optreedt bij mensen met een hartziekte. Aangezien de bacterie normaliter tot de commensale flora van de mondholte behoort, is men gewend tandheelkundige ingrepen bij deze personen altijd onder antibiotische bescherming, een 'antibioticaparaplu', uit te voeren.

Veel streptokokken produceren een stof die erytrocyten uiteen doet vallen (hemolyse). Een voorbeeld waarbij deze eigenschap ook in de naam is opgenomen is de β-hemolytische streptokok-A (Lancefield). Deze bacterie is verbonden aan het in tweede instantie op immuno-

Afbeelding 3.12 Een patiëntje met een krentenbaard.

logische basis (antilichamen gevormd tegen het toxine, blijken beschadigende reacties op te wekken) ontstaan van het ziektebeeld 'acuut reuma'. Daarbij kunnen acute ontstekingen aan de grote gewrichten, hartafwijkingen (vooral klepgebreken) en acute glomerulonefritis (een bepaalde vorm van nierontsteking) ontstaan. Dit gebeurt dan na een doorgemaakte keelontsteking of roodvonk. De bacteriën zijn in deze fase al gedood en dus ook niet te vinden in de nu zieke organen/weefsels.

Voor stafylokokken (Gram-positief) zijn dit:
- *folliculitis* (zie boven);
- *furunkels* (steenpuisten), dit is een folliculitis die veel dieper doordringt en ook veel ernstiger verloopt. Er is een vaste, soms harde, ontsteking (infiltraat) aanwezig met in het centrum pusvorming. Steenpuisten bevinden zich vaak in de nek, in de bilstreek, aan de onderbenen en soms in het gezicht. Zij zijn nogal pijnlijk en geven ongemak. Ze komen vaker voor bij personen met een verminderde weerstand, vooral suikerpatiënten kunnen er last van hebben. Meerdere furunkels bij elkaar noemt men een karbunkel (negenoog);
- *mastitis* (borstklierontsteking), stuwing in de borstklier bij zogende vrouwen kan mastitis uitlokken. Het ontstaat meestal twee tot drie weken na de bevalling en abcedeert gemakkelijk;

- omloop (nagelriemontsteking of paronychium), kan ook door Candida albicans veroorzaakt worden;
- panaritium, een etterende ontsteking aan de palmaire kant van vingers en tenen, ontstaan door een lokale verwonding. Men moet erop bedacht zijn dat als complicatie infectie van aangrenzende structuren, zoals pezen en botweefsel, kan optreden;
- 'scheetje' op het hordeolum (oog);
- wondinfecties (zie boven).

Het pus ziet er bij een stafylokokkeninfectie lichtgeel-romig-lobbig uit.
Verder kan de S. aureus de oorzaak zijn van:
- maagdarminfecties, deze kunnen zeer acuut en ernstig verlopen (uitdroging). Exotoxinen zijn er voor verantwoordelijk (zie par. 13.4.3);
- de 'tamponziekte' met als gevolg een toxische shock;
- de pneumonie die als complicatie bij influenza optreedt;
- osteomyelitis (beenmergontsteking).

Vanuit deze infectiehaarden kunnen bacteriën in de bloedbaan terechtkomen en zo ontstekingen in inwendige organen veroorzaken. Komen stafylokokkeninfecties vaak bij dezelfde persoon voor, dan is hij waarschijnlijk drager (dus besmettingsbron) van de S. aureus.

Van de twintig soorten stafylokokken worden de S. aureus, de S. epidermidis en de S. hemolyticus het vaakst bij mensen aangetroffen. Ongeveer 30% van hen draagt de S. aureus bij zich (vooral in de neus en op het perineum), bij medisch personeel ligt dit percentage nog hoger. De S. aureus, maar ook wel de S. epidermidis, zijn vooral verantwoordelijk voor bovenstaande ziektebeelden.

Behandeling

In het algemeen kan worden gezegd dat indien pus aanwezig is dit, als het maar enigszins kan, moet worden verwijderd. Dit kan gebeuren via incisie (insnijden) of met behulp van Daroderm, ichthammol ('trekzalf'), waardoor de pushaard sneller doorbreekt. Vaak ook wordt de patiënt geadviseerd, als dit tenminste gemakkelijk uitvoerbaar is, zoals bij infecties aan handen en voeten, om de aangedane plek enkele malen per dag in Biotex of Sunil-water te dompelen. Dat moet ook worden volgehouden nadat het abces, op welke wijze dan ook, is opengegaan.

Afhankelijk van de ernst van de infectie moeten antibiotica worden gegeven. Lokale desinfectie (bijvoorbeeld met Hibiscrub) kan het herstel versnellen en tevens uitbreiding van de ontstekingen helpen voorkomen. De ontstekingsverschijnselen kunnen afnemen door een nat verband te geven.

3.5.3 INFECTIES EN INFECTIEZIEKTEN, BACTERIËMIE EN SEPSIS

Er wordt onderscheid gemaakt tussen infecties en infectieziekten. Uiteraard is bij beide de gezondheid verstoord. Een infectie is echter een ziektebeeld dat door meer dan een micro-organisme kan worden veroorzaakt. Een infectieziekte is een ziektebeeld met symptomen die bij iedereen in meer of mindere mate aanwezig zijn, maar alleen kan worden veroorzaakt door een bepaald micro-organisme. Een voorbeeld van een infectie is blaasontsteking, een voorbeeld van een infectieziekte is waterpokken.

Bij vele bacteriële infecties komen tijdens het verloop ervan regelmatig bacteriën in de bloedbaan terecht. Deze verdwijnen echter vrij snel ten gevolge van het functioneren van de afweer. In dit geval wordt gesproken van *bacteriëmie*, het tijdelijk aanwezig zijn van bacteriën in de bloedbaan. Ziet de bacterie kans zich in het bloed te handhaven (dus te vermenigvuldigen), dan ontstaat vooral als het een pathogene bacterie betreft een gevaarlijke situatie die levensbedreigend is, de zogenoemde *sepsis* (bloedvergiftiging). Sepsis gaat vaak gepaard met hoge koorts en ernstig ziek zijn.

3.5.4 ZIEKENHUISINFECTIES (NOSOCOMIALE INFECTIES)

Onder ziekenhuisinfecties worden infecties verstaan die bij een patiënt optreden ten minste 48 uur na opname en die geen relatie hebben tot de ziekte waarvoor de patiënt is opgenomen. Een ziekenhuisinfectie wordt vaak veroorzaakt door in het ziekenhuis aanwezige ziektekiemen, meestal afkomstig van andere patiënten. Ook is het mogelijk dat commensale micro-organismen ten gevolge van medische ingrepen de kans hebben gekregen op plaatsen te komen waar ze normaliter niet thuishoren en zo tot ziekte aanleiding geven. Als een patiënt bijvoorbeeld met antibiotica wordt behandeld, bestaat de kans dat ziekenhuisbacteriën deel gaan uitmaken van de commensale flora omdat de antimicrobiële behandeling het evenwicht in de normale commensale flora heeft verstoord (zie hierboven).

Ziekenhuisinfecties zijn vaak het gevolg van *kruisbesmetting*. Hieronder verstaat men het ontvangen van ziektekiemen die afkomstig zijn van andere zieken of van voorwerpen. Vooral het medisch en paramedisch

personeel (artsen, verpleegkundigen) zijn heel belangrijke overbrengers. De infectie die op deze wijze ontstaat, noemt men *kruisinfectie*. Het grote probleem van ziekenhuisinfecties is dat bestrijding moeilijk is, omdat de bacteriën, doordat ze in een omgeving verkeren waarin antimicrobiële middelen veel meer dan elders worden gehanteerd, tegen deze middelen resistentie hebben ontwikkeld. Er zal in gevallen van resistentieontwikkeling dus van andere antibiotica gebruik moeten worden gemaakt om de bacteriën alsnog te bestrijden. Bovendien heeft men juist in het ziekenhuis te maken met mensen met een verminderde weerstand. Daarbij moet vooral rekening worden gehouden met bepaalde patiëntencategorieën waarvan bekend is dat de afweer duidelijk is afgenomen. Deze categorieën zijn:
- patiënten met een duidelijk verminderde algehele weerstand. Hiertoe behoren onder andere patiënten met suikerziekte, patiënten met een slechte voedingstoestand of door een ziekte uitgeteerde patiënten (cachexie), patiënten met ernstige uitdrogingsverschijnselen (dehydratie) en patiënten met beenmergarmoede of andere vormen van immunodeficiëntie (zie hoofdstuk 4);
- patiënten die bepaalde geneesmiddelen ontvangen. Denk hierbij aan het gebruik van immunosuppressiva (afweeronderdrukkers) die de leukocytenfunctie sterk verminderen. Ze worden onder andere gebruikt bij patiënten bij wie een orgaan getransplanteerd is om de afstoting van het nieuwe orgaan te remmen. Het verschijnsel is ook bekend bij de toepassing van cytostatica (middelen tegen kanker). Deze middelen beïnvloeden sneldelende cellen, dus ook stamcellen in het beenmerg die betrokken zijn bij de vorming van witte bloedcellen. De gevolgen van antibioticagebruik in dit kader zijn reeds ter sprake gekomen;
- patiënten bij wie de mechanische of biologische barrières (zie hoofdstuk 4) zijn doorbroken. Dit treedt op bij operatieve ingrepen, gebruik van catheters, infusen, drains enzovoort en bij medische onderzoeken en behandelingen zoals endoscopieën, intubaties van luchtwegen en dergelijke.

Bekende ziekenhuisbacteriën zijn de Klebsiella, de stafylokok (methicilline resistente *staphylococcus aureus*, MRSA), de Pseudomonas en de Gram-negatieve Enterobacter. Typische ziekenhuisinfecties treffen de urinewegen, de huid, de longen en de luchtwegen (deze laatste twee vooral bij personen die daar extra gevoelig voor zijn, zoals CARA- of COPD-patiënten). Ook aderontsteking (phlebitis) ten gevolge van een infuus wordt tot de ziekenhuisinfecties gerekend. Heel gevaarlijk is een complicerende sepsis, die tot de dood kan leiden.

3.5.5 HULP VAN BUITENAF

De mens levert zelf een belangrijke bijdrage aan het voorkomen en bestrijden van infectie. Tot deze maatregelen behoort in de eerste plaats het bevorderen van een goede gezondheid waardoor te verwachten valt dat de afweer optimaal functioneert. Een andere belangrijke maatregel is het bevorderen van hygiëne en in het ziekenhuis bovendien het hanteren van asepsis en steriliteit. Er wordt mee bereikt dat het aantal besmettingsbronnen sterk vermindert en besmettingswegen onderbroken.

Als medische maatregelen kunnen antimicrobiële middelen worden toegepast en kan de specifieke immuniteit worden bevorderd of ondersteund.

3.5.5.1 Antimicrobiële middelen

Antimicrobiële middelen zijn gericht tegen micro-organismen. Het doel van het gebruik ervan is het aantal micro-organismen in de buitenwereld (desinfectantia) sterk te beperken en in de binnenwereld het lichaam te ondersteunen bij het overwinnen van de infectie (antibiotica en chemotherapeutica). De desinfectantia zullen hier niet verder worden besproken, ze vallen buiten het kader van dit boek.
Antibiotica en chemotherapeutica kunnen micro-organismen in het lichaam onschadelijk maken door ze te doden (*bactericide werking*) of door de groei van de micro-organismen te blokkeren (*bacteriostatische werking*). Zij worden verder besproken in hoofdstuk 6.
Bacteriën zijn voor bepaalde middelen gevoelig, terwijl ze voor andere middelen ongevoelig (resistent) zijn. Het kwam al eerder ter sprake dat deze resistentie van nature aanwezig kan zijn (natuurlijke resistentie), maar ook kan zijn verworven (verworven resistentie). Een verworven resistentie kan voortkomen uit mutaties in de genen van de bacteriën als gevolg van een net even te gering contact met het antibioticum. Daardoor is de bacterie blijven leven en de nakomelingen blijken nu resistent te zijn. Het kan ook zijn dat de resistentie is overgedragen via een plasmide. Plasmiden kunnen namelijk langs een 'brug' van de ene naar de andere bacterie gaan. Als een bacterie resistent is geworden voor een bepaald antibioticum, dan blijkt zij ook ongevoelig voor andere antibiotica uit dezelfde groep. Dit wordt *kruisresistentie* genoemd. Een voorbeeld is resistentie voor tetracycline; in dat geval is de bacterie ongevoelig voor alle tetracyclinesoorten.
Hoe nuttig antibiotica en chemotherapeutica ook zijn, ze moeten toch worden gezien als ondersteunende middelen. Functioneert de eigen afweer van de patiënt, om welke reden dan ook, niet goed, dan zijn de gegeven antimicrobiële middelen toch niet in staat de ziekte te ge-

nezen. Bij een verminderde afweer zal men bij voorkeur een bactericide middel kiezen.

3.5.5.2 Ondersteunen/bevorderen van de specifieke immuniteit

Immuniteit betekent ongevoeligheid voor een bepaald micro-organisme (afb. 3.13). In de praktijk kan deze ongevoeligheid kunstmatig worden bevorderd met behulp van vaccinaties (inentingen) en het geven van kant-en-klare antilichamen (antisera). Wat daarmee wordt bewerkstelligd is een op *actieve* dan wel *passieve* manier verkrijgen van een specifieke afweer. Actief betekent in dit verband dat het lichaam zelf de antilichaamvorming heeft georganiseerd. Deze immuniteit is effectief en kan jaren blijven bestaan, soms zelfs het hele leven. Passief betekent dat het lichaam zelf niet actief is geweest in de vorming van antilichamen, maar ze kant-en-klaar heeft ontvangen. Deze vorm van immuniteit is tijdelijk, het lichaam beschouwt de ontvangen immunoglobulinen als lichaamsvreemd en zal er antilichamen tegen gaan vormen. Ze verdwijnen dus na korte tijd uit het bloed. Ook 'kent' het lichaam het betreffende antigeen niet, een nieuw contact zal dus gelden als de eerste keer.

specifieke immuniteit

actieve immuniteit
het lichaam heeft de
de antilichamen zelf
aangemaakt

voordeel:
deze immuniteit is
duurzaam, soms zelf
levenslang

passieve immuniteit
het lichaam heeft de
de antilichamen van
buiten ontvangen

nadeel:
deze immuniteit is
van korte duur

natuurlijke
actieve
immuniteit
(via het zelf
doormaken van
een infectieziekte)

kunstmatige
actieve immuniteit (via
vaccinatie)

nadeel
geen directe
bescherming het
duurt enige tijd
voordat voldoene
antilichamen zijn
aangemaakt

natuurlijke
passieve
immuniteit
(via passeren
van de placenta
van moeder

kunstmatige
passieve
immuniteit
(toediening
van kant-en-klare
antilichamen)

voordeel
er is een
directe
bescherming

Afbeelding 3.13 *Overzicht van de actieve en passieve immuniteit en de voor- en nadelen ervan.*

Vaccineren gebeurt met behulp van entvloeistoffen (vaccins) waarin zich verzwakte of gedode micro-organismen bevinden of onschadelijk gemaakte toxinen. Veel toegediende vaccins zijn die tegen polio, difterie, kinkhoest, tetanus, bof/rodehond, haemophilus influenza type-B (HIB), hepatitis B, meningokokken C-infectie en mazelen. Ieder kind in Nederland ontvangt deze vaccinaties in zijn of haar jeugd volgens een vastgesteld inentingsschema. Verder zijn vaccins tegen influenza en de pneumokok beschikbaar. Deze vaccins worden alleen toegepast bij mensen die behoren tot een 'risicogroep'. Er zijn ook vaccins beschikbaar tegen in de derde wereld regelmatig voorkomende infectieziekten; personen die daar naar toegaan worden ertegen ingeënt. De aldus verkregen immuniteit noemen we een *kunstmatige actieve immuniteit*. Naast de inentingen kan ook het zelf doormaken van de ziekte leiden tot een actieve immuniteit. In dit geval zijn geen hulpmiddelen van buiten af gebruikt, maar is de natuur zijn gang gegaan. Deze vorm van immuniteit wordt dan ook *natuurlijke actieve immuniteit* genoemd.

Voorbeelden van immunoglobulinen die in de praktijk worden gegeven, zijn die tegen het rodehondvirus, het hepatitisvirus, het waterpokkenvirus, het cytomegalievirus en tegen het tetanus-toxine. Verder worden immunoglobulinen ingezet bij resusantagonisme. Immunoglobulinen worden alleen toegediend in acute situaties. Naast het toedienen van bijvoorbeeld een serum, waardoor een kunstmatige passieve immuniteit ontstaat, is het ook mogelijk op natuurlijke wijze antilichamen te verkrijgen, bijvoorbeeld doordat sommige van de bij de moeder aanwezige antilichamen de placenta kunnen passeren. Het kind zal na de geboorte daardoor enige tijd voor bepaalde ziekten immuun zijn (natuurlijke passieve immuniteit).

4 Afweer van het menselijk lichaam en immunopathologie

4.1 Inleiding

Het is voor micro-organismen niet eenvoudig om de mens ziek te maken. Direct al vanaf het eerste contact krijgt een micro-organisme te maken met de weerstand (afweersysteem) van de mens. Om het lichaam binnen te dringen, moeten namelijk eerst beschermende barrrières worden gepasseerd en eenmaal binnen in het weefsel wordt de verdediging vanuit het lichaam zo sterk dat micro-organismen in de regel niet zullen overleven.

Er is een evenwicht tussen enerzijds de aanval (door de ziektekiem, de gast) en anderzijds de verdediging (door de mens, de gastheer). Bepalend voor het resultaat is de verdediging. Het is belangrijk dat deze goed functioneert, wat onder normale (gezonde) omstandigheden ook is gegarandeerd. Dat toch infecties kunnen optreden, heeft te maken met de virulentie van het pathogene micro-organisme, of met een, al dan niet tijdelijke, verminderde lokale of algehele afweer.

De weerstand omvat een *uitwendig* en *inwendig* deel. Tot de uitwendige afweer wordt het afdekkend epitheel naar de buitenwereld en relatieve buitenwereld met hun specifieke fysiologische kenmerken gerekend. Bij de inwendige afweer spelen witte bloedcellen een centrale rol. Deze vorm van afweer wordt weer onderverdeeld in een *niet-specifiek* en een *specifiek* gedeelte. Een overzicht hiervan geeft afbeelding 4.1.

4.2 Afweer van het menselijk lichaam

4.2.1 UITWENDIGE AFWEER DOOR HUID, SLIJMVLIEZEN EN ANDERE WEEFSELS

Tot de barrières die micro-organismen belemmeren om het menselijk lichaam binnen te komen, behoren *mechanische barrières* en *biologische barrières*.

Met betrekking tot mechanische barrières geldt dat de dekweefsels die

```
                    TOTALE INWENDIGE AFWEER
                    ┌───────────┴───────────┐
niet-specifieke afweer              specifieke afweer
• granulocyten
• monocyten ──▶ macrofagen    ┌───────────┴───────────┐
• interferon                  B-lymfocyten         T-lymfocyten
• complementsysteem         (humorale immuniteit) (cellulaire immuniteit)
                                   │                     │
                           productie van antilichamen  fagocytose
```

Afbeelding 4.1 *Overzicht van de inwendige afweer.*

het lichaam afgrenzen van de buitenwereld en de relatieve buitenwereld een uitstekende bescherming vormen tegen invasie van micro-organismen. Voorbeelden zijn de huid en de slijmvliezen.
Voorbeelden van biologische barrières zijn:
- *de huid*. De lage relatieve vochtigheid, de lagere temperatuur en de lagere pH vormen voor vele micro-organismen een onvriendelijke omgeving om zich te handhaven. Bovendien is de huid al bevolkt door een vast patroon van bewoners (kolonisatie met commensale flora, zie par. 3.4.1) die niet toestaan dat daar pathogene bacteriën tussen gaan groeien;
- *de luchtwegen*. Het trilhaarepitheel (afb. 4.2) is zeer functioneel als het gaat om het verwijderen van ingeademde micro-organismen en andere partikeltjes die er niet thuishoren. In het luchtwegslijm bevinden zich bovendien veel witte bloedcellen;
- *de mond*. Het speeksel bevat stoffen die bacteriegroei kunnen remmen. Speeksel is daarom belangrijk voor het handhaven van de normale mondflora. Evenals op de huid het geval was, zal een normale mondflora uitgroei van pathogene micro-organismen verhinderen. Is er sprake van verstoring van de mondflora, dan zie je ontstekingen van het mondslijmvlies optreden. Voor het reinigen van het mondslijmvlies worden in de praktijk nogal eens lemon swaps (waar citroenglycerine in zit) gebruikt of wordt gespoeld met oplossingen van citroenglycerine. De zurige citroenglycerine stimuleert de speekselproductie en helpt zo de mondflora in balans te houden;
- *De keel*. In de keelwand en achter in de mond bevindt zich veel lymfatisch (afweer-)weefsel, de ring van Waldeyer genaamd (afb. 4.3);

- de maag. De meeste micro-organismen overleven de lage pH in de maag niet (de tuberkelbacil overleeft wel, hij is zuurvast). Toch passeren verwekkers van ingewandstoornissen in de regel wel eerst de maag. Ze zijn dan vaak overmatig aanwezig of passeren 'verstopt' in voedsel de maag. Als het om virulente micro-organismen gaat, hoeven er maar een paar de dunne darm te bereiken en de patiënt wordt ziek;
- de darm. In de wand van de darm bevindt zich veel afweerweefsel, ook hier weer vaak in concentraties (plaques van Peyer). Bewegingen van de darm kunnen het vasthechten van micro-organismen aan de darmwand duidelijk belemmeren. Kolonisatie met micro-organismen is ook in de darmen aanwezig (darmflora) en zoals dat ook voor de huid en de mondholte is beschreven, speelt deze een beschermende rol. Vernietiging van deze commensale flora, bijvoorbeeld door het gebruik van breedspectrumantibiotica, zal dan ook betekenen dat er een grotere kans is om een infectie van het maag-darmkanaal op te lopen;
- de vagina. In de vagina bij de vrouw heerst een lage pH. Dit is een natuurlijke bescherming ter voorkoming van 'opstijgende' infecties (naar baarmoeder en eileiders) die anders gemakkelijk zouden kunnen ontstaan ten gevolge van de open verbinding met de buitenwereld. De lage pH wordt gehandhaafd door een in de vagina aanwezige lactobacil (melkzuurbacterie), naar de ontdekker ervan het staafje van Döderlein (afb. 4.4) genoemd. Deze lactobacil leeft van glycogeen dat regelmatig vrijkomt uit afstervende cellen van het meerlagige plaveiselepitheel dat de vagina bekleedt.

Afbeelding 4.2 *Tekening van het microscopisch beeld van trilhaarepitheel met de slijmdeken waarin zich enkele leukocyten bevinden.*

Afbeelding 4.3 *Macroscopisch beeld van de ring van Waldeyer, de onderdelen zijn in blauw aangegeven.*

Afbeelding 4.4 *Tekening van het microscopisch beeld van vagina-epitheel en Döderlein-bacteriën.*

Lukt het de ziektekiem ondanks de uitwendige verdedigingslinies toch om de weefsels binnen te dringen en zich daar te handhaven, dan zal het lichaam worden gealarmeerd. Lokaal ontwikkelt zich een ontstekingsreactie met als doel:
- onschadelijk maken van de beschadigende factor;
- afschermen van het zieke weefsel ten opzichte van het gezonde weefsel;
- herstellen van het beschadigde weefsel.

Daarnaast zullen veelal antilichamen worden gevormd tegen aanwezige lichaamsvreemde stoffen, teneinde deze stoffen en daarmee structuren/reacties waaraan ze zijn verbonden, onschadelijk te maken. De ontstekingsreactie is al sinds lange tijd bekend; zij is reeds beschreven rond het begin van onze jaartelling, al wist men toen nog niet de erbij optredende symptomen te verklaren. Zowel bij de ontstekingsreactie als bij de antilichaamvorming vervullen witte bloedlichaampjes een centrale functie.

4.2.2 DE INWENDIGE ALGEMENE (NIET-SPECIFIEKE) NATUURLIJKE AFWEER

De algemene afweer is gericht op alles wat niet in het lichaam thuishoort. Het wordt de natuurlijke afweer genoemd. Dat wil zeggen dat deze vanaf de geboorte aanwezig en beschikbaar is.

In de ontwikkeling van de ontstekingsreactie, waarin zich deze vorm van afweer manifesteert, spelen verschillende leukocyten een rol. Daarbij onderscheiden we een *cellulaire* en een *humorale* component. De cellulaire component van de natuurlijke immuniteit wordt verzorgd door neutrofiele granulocyten en monocyten. Zij fagocyteren het beschadigende agens (zoals bacterie en tumorcel). Bovendien neemt hieraan een kleine groep lymfocyten deel, de zogenaamde natural killer (NK-)cellen. Deze produceren cytotoxische (celdodende) stoffen gericht op vooral tumorcellen en op cellen die door virussen zijn geïnfecteerd. De humorale component van de natuurlijke immuniteit wordt verzorgd door verschillende in het bloed aanwezige eiwitten, zoals:
- *interferonen* (α, β en γ). Deze stoffen vergroten de weerstand van cellen tegen virussen en remmen daarmee de vermenigvuldiging van virussen af;
- *complementbindingssysteem*. Dit is een systeem dat bestaat uit een twintigtal eiwitten die via een reeks aan kettingreacties zoals ook binnen het stollingssysteem gebeurt, de niet-specifieke cellulaire immuniteit stimuleren;
- *tumornecrose factoren a en b* (TNF-α, TNF-β). Deze zijn celdodend voor tumorcellen, maar geven ook aanleiding tot koorts en dragen bij aan het tot stand komen van de ontstekingsreactie.

4.2.2.1 Ontstekingsreactie

Een ontstekingsreactie is in feite een lokale reactie van het lichaam op cel- en weefselbeschadiging. Het wordt door het lichaam in eerste instantie georganiseerd als de in hoofdstuk 1.4 beschreven mechanismen van celbiologische aanpassingen ontoereikend zijn gebleken.

Vele oorzaken (noxen, agentia) kunnen weefselbeschadiging geven, in iedere situatie zal het lichaam echter als lokale afweervorm met de ontstekingsreactie reageren.
Tot de oorzaken rekenen we:
- micro-organismen;
- verbrandingen;
- immunologische reacties zoals bij een allergie;
- chemische stoffen zoals etsende stoffen of sommige injectievloeistoffen;
- wonden;
- maligniteiten.

Alleen als micro-organismen de oorzaak vormen, zullen deze ook in de ontsteking zijn terug te vinden. Bij de ontstekingen ten gevolge van de andere genoemde oorzaken zijn geen micro-organismen aanwezig, tenzij deze in tweede instantie erbij gekomen zijn. Er is hier dan ook sprake van steriele ontstekingen.
Micro-organismen zijn verreweg de belangrijkste oorzaak voor ontstekingen.

In de praktijk worden begrippen als ontsteking en infectie vaak door elkaar gebruikt. Alhoewel dit strikt genomen niet juist is (zie par. 3.3.1) wordt het algemeen geaccepteerd. Ook wordt de term infectie gebruikt voor het ziek-zijn (klinische beeld) door micro-organismen.

Zodra er sprake is van weefselbeschadiging komen er ten gevolge van de prikkeling stoffen vrij uit de cellen van de aangetaste weefsels. Deze stoffen, *ontstekingsmediatoren* genoemd (hiertoe worden gerekend interleukine, histamine en ook de in tweede instantie gevormde prostaglandinen), zetten lokaal de ontstekingsreactie in gang. Andere ter plekke gevormde stoffen komen in het bloed terecht en bereiken zo een specifiek soort witte bloedcellen die de antilichaamvorming reguleren (lymfocyten). Deze stoffen zorgen er ook voor dat bijvoorbeeld het hormoonstelsel geprikkeld wordt teneinde het lichaam in een staat van paraatheid te brengen zodat het de beschadigende factoren zo goed mogelijk kan bestrijden.
Uit het beenmerg worden granulocyten gemobiliseerd. Deze zullen in

aantallen in het bloed toenemen (leukocytose), wat in het laboratorium kan worden vastgesteld. De granulocyt kan zich vervormen (amoeboïd bewegen), waardoor het passeren van de bloedvatwand gemakkelijker verloopt. Dit proces begint met aanhechting van de leukocyten aan de vaatwand ter plaatse van de ontsteking door vorming van hechtingsmoleculen. Vervolgens worden pseudopodia gevormd waarmee de leukocyt zich tussen de enotheelcellen door kan wringen (diapedese). Chemotactische factoren leiden de leukocyten naar het ontstekingsgebied. Eenmaal daar aangekomen, fagocyteren de granulocyten de beschadigende factoren (zoals bacteriën) (afb. 4.5). Deze directe afweer, die direct na het beschadigen van het weefsel wordt georganiseerd, is veelal zeer effectief. Alles wat niet in het lichaam thuishoort, wordt aangevallen. De granulocyten zijn niet kieskeurig en er is ook geen sprake van een noodzakelijk geheugen zoals dat wel bij de specifieke afweer het geval is (zie par. 4.1.3).

Afbeelding 4.5 A Schematische voorstelling van het optreden van diapedese van granulocyten door de capllairwand. B. Het verloop van fagocytose van een bacterie door een granulocyt. Bron: Bouman en Bernards, 2002.

De leukocyten worden wel geholpen doordat op het oppervlak van het micro-organisme markeermoleculen (opsoninen: IgG en complement) zijn aangehecht (opsonisatie). Daardoor worden ze aangetrokken en tot fagocytose gestimuleerd (zie afbeelding 4.5). Fagocytose houdt in dat het micro-organisme in de cel wordt opgenomen, gedood en afgebroken.

Naast de granulocyt is ook de monocyt bij de directe of niet-specifieke afweer betrokken. De monocyt komt later in het ziektegebied aan. Eerst moest rijping tot macrofaag plaatsvinden; vervolgens is hij door de amoeboïde beweeglijkheid in staat de bloedbaan te verlaten. Dit is overigens een eigenschap die ook nodig is wil de monocyt (en de granulocyt) kunnen fagocyteren! Macrofagen zijn echte 'vreetcellen'. Omdat ze later aankomen in het zieke weefsel worden ze ook wel de 'late opruimers' genoemd.

Als een virus de oorzaak van weefselbeschadiging is, zal er veel minder sprake zijn van granulocytenactie. Virussen trekken granulocyten namelijk veel minder aan. Toch beschikt het menselijk lichaam bij een virusinfectie over een soort directe afweer, namelijk via lokale productie van interferon (zie eerder). Dit interferon wordt ter plekke gemaakt als er sprake is van virale beschadiging. Interferon werkt kort en wordt dan weer snel afgebroken. In het bloed is het dan ook niet te vinden. De stof is individuspecifiek en de werking bestaat uit het stabiliseren van de celmembraan tegen aanvallen van virussen. Het virus kan het 'slot van de deur' niet meer vinden (zie par. 3.2.2). Op deze wijze wordt de lokale beschadiging door de virussen ingedamd. Een ontstekingsreactie zoals hierna wordt beschreven zal wel volgen, maar minder heftig dan bijvoorbeeld bij een bacteriële weefselbeschadiging. Omdat naar verhouding weinig granulocyten worden aangetrokken, is er eigenlijk ook nooit sprake van pusvorming bij een virale ontsteking.

Alle besproken veranderingen in de weefsels leiden tot een vijftal verschijnselen die kenmerkend zijn voor ontstekingen. Het zijn de vijf symptomen aan de hand waarvan we constateren dat er sprake is van een ontsteking.

De vijf klassieke ontstekingssymptomen zijn:
- rubor (roodheid);
- calor (warmte);
- tumor (zwelling);
- dolor (pijn);
- functio laesa (functieverlies).

Roodheid ontstaat als gevolg van vasodilatatie (vaatverwijding), waardoor in verhouding meer (rood) bloed op de plek van de ontsteking aanwezig is. Deze vasodilatatie staat ook toe dat de polsslag zich voortplant tot in het ontstekingsgebied (kloppende vinger).

Warmte is voor een gedeelte het gevolg van de vasodilatatie. Er bevindt zich daardoor meer bloed op de plaats van de ontsteking. Dit bloed is afkomstig uit diepere lagen van het lichaam die warmer zijn dan de huid. Een tweede reden voor het ontstaan van lokale warmte is de verhoogde metabole activiteit van de aan de ontsteking deelnemende cellen.

Zwelling ontstaat doordat de verwijde bloedvaten zelf ruimte innemen, maar vooral doordat vocht en witte bloedcellen zijn uitgetreden naar de weefsels. Zijn in verhouding meer cellen uitgetreden, dan voelt een ontsteking vast-elastisch aan en spreekt men van een *infiltratieve ontsteking* of *infiltraat*. Is in verhouding meer vocht uitgetreden, dan voelt de ontsteking zachter aan en wordt van *exsudatieve ontsteking* gesproken. Het ontstekingsvocht heet *exsudaat*.

Pijn is het gevolg van verschillende factoren. De zwelling drukt op pijnprikkelgevoelige zenuwvezels. Vooral als er weinig mogelijkheden tot expansie bestaan, leidt dit tot pijn. De in de weefsels vrijkomende stoffen vormen eveneens een belangrijke reden voor pijn. Vooral prostaglandinen werken prikkeldrempelverlagend op de pijnprikkelgevoelige zenuwvezels.

Functieverlies betreft vooral het gehinderd zijn in bewegingen, veroorzaakt door zwelling en pijn.

4.2.2.2 Ontstekingsvormen en het verloop van een ontsteking

Ontstekingsreacties kunnen op verschillende manieren verlopen en ook het aspect kan wisselend zijn.

Bij acute ontstekingen komen de vijf klassieke symptomen het beste tot uiting. Vindt een acute ontsteking plaats in slijmvliezen, dan gaat die vrijwel altijd gepaard met extra vochtproductie door de in het slijmvlies gelegen klieren en slijmcellen. Een bekend voorbeeld is de neusverkoudheid die, zoals bekend, vergezeld gaat van een loopneus. Een dergelijke 'natte' ontsteking wordt een *catarre* genoemd.

Meestal is het zo dat een ontsteking na enige tijd weer verdwijnt en dat de weefselsamenhang herstelt. Het is echter ook mogelijk dat in het centrum van de ontsteking verweking plaatsvindt. Een directe aanleiding hiertoe is het ontstaan van ischemie (tekort aan bloeddoorstroming) in het centrum van de ontsteking. Deze ischemie vormt de aanloop tot de pusvorming. De vervloeiing, een belangrijk onderdeel in de pusvorming, komt tot stand door enzymen die vrijkomen uit de granulocyten. Omdat bacteriën granulocyten in groten getale aantrekken, zien we pusvorming voornamelijk bij bacteriële ontstekingen. Pus moet daarom als infectieus materiaal worden beschouwd. In pus kunnen naast dode en levende bacteriën ook dode en levende granulocyten en weefselresten worden aangetroffen. Grotere moleculen in pus worden afgebroken tot een groot aantal kleinere, waardoor de osmotische druk in de pus toeneemt en vocht wordt aangetrokken. De pushoeveelheid neemt daardoor toe, maar wordt ook dunner. Het pus bevindt zich in een ruimte in de weefsels die er eerst niet was, maar die tijdens het proces van pusvorming is ontstaan. We spreken in dit geval van een *abces*.

> Een abces is een niet eerder bestaande holte gevuld met pus.

Zolang er bacteriën aanwezig blijven, zullen meer granulocyten worden aangetrokken en zal er meer weefselversterf optreden. De pushoeveelheid blijft toenemen. Een abces heeft altijd een bolle vorm, behalve in die gevallen dat de structuren er omheen heel vast zijn (zoals bot), zodat het abces tot een andere vorm gedwongen wordt. Om de pushaard heen bevindt zich een dicht infiltraat als een soort kapsel. Vaak zie je het abces na enige tijd doorbreken, waarna genezing snel volgt. Grote abcessen gaan altijd vergezeld van een heftige ziekte met hoge koorts. Deze abcessen incideert men liever, zodat men zeker weet waar het uittredende pus terechtkomt. Als niet wordt ingegrepen en het natuurlijk beloop wordt afgewacht, dan bestaat de kans dat het pus op kritieke plaatsen terecht kan komen (bijvoorbeeld rechtstreeks in de bloedbaan), waardoor een ernstiger ziektebeeld kan ontstaan.
Het is ook mogelijk dat pusvorming optreedt in een natuurlijk bestaande lichaamsholte, zoals in de galblaas. In dat geval wordt niet gesproken van een abces, maar van een *empyeem*.

> Een empyeem is de aanwezigheid van pus in een natuurlijk bestaande lichaamsholte.

Behalve *acute ontstekingen* kennen we *chronische ontstekingen*. De grens tussen een acute en een chronische ontsteking is echter een kunstmatige. Acute ontstekingen kunnen overgaan in een chronische ontsteking en chronische ontstekingen kunnen acute episoden doormaken. Als een acuut ontstekingsproces overgaat in een chronisch ontstekingsproces komt dat meestal doordat er een ontstekingsonderhoudende factor aanwezig is, zoals bijvoorbeeld een stuk dood weefsel of straatvuil. De reden dat een chronische ontsteking een acute episode doormaakt, is meestal het gevolg van een superinfectie of een verminderde lokale of algemene weerstand. Een chronische ontsteking komt langzamer op gang en is veel minder explosief. De klassieke ontstekingskenmerken zijn daarom ook minder duidelijk aanwezig. Verder valt op dat reparatie van weefsels bij een chronische ontsteking al optreedt tijdens de ontsteking, terwijl dit bij een acute ontstekingsvorm pas veel later op gang komt, bijvoorbeeld pas na het ledigen van een abcesholte. Chronische ontstekingen komen nogal eens voor bij ziekten op basis van immunologische weefselbeschadiging, zoals bij reumatoïde artritis (chronisch reuma).

Naast lokale verschijnselen treden bij ontstekingen ook algemene symptomen op, zoals koorts, algemeen ziektegevoel, lusteloosheid, verlies van eetlust en een versnelde pols. Hoe ernstiger en uitgebreider de ontsteking, des te sterker zullen deze verschijnselen aanwezig zijn.

4.2.3 INWENDIGE, SPECIFIEKE (VERWORVEN) AFWEER

Behalve de niet-specifieke natuurlijke afweer beschikt het menselijk lichaam over de specifieke verworven afweer. Deze specifieke verworven afweer bestaat uit een *cellulaire* en een *humorale* component. De cellulaire component wordt gevormd door cytotoxische T-lymfocyten. Zij maken specifieke cytotoxische (celdodende) stoffen, gericht tegen tumorcellen en door virussen geïnfecteerde cellen.

De humorale component wordt verzorgd door antistoffen (antilichamen) die door B-lymfocyten worden gemaakt na contact met antigenen. Dit zijn lichaamsvreemde stoffen die in staat zijn antilichaamvorming te prikkelen. Toch zijn niet alle lichaamsvreemde stoffen hiertoe in staat. Daarvoor moet nog aan een aantal andere eisen zijn voldaan: de stoffen moeten grootmoleculair zijn en in ieder geval een gedeelte van het molecuul moet een antigene structuur (determinant) bezitten. Soms binden kleine moleculen met antigene eigenschappen (haptenen) aan grotere moleculen waardoor het geheel toch aan de eisen voldoet. Micro-organismen of onderdelen en/of producten ervan zijn vaak antigeen, waardoor de antilichaamproductie een belangrijk onderdeel in de afweer tegen microbiële infecties blijkt te zijn. Antilichamen zijn immers in staat zich aan antigenen te binden en ze zo onschadelijk te maken. Dat geldt ook voor structuren waar de antigenen onderdeel van zijn.

Antigenen worden voor herkenning aangeboden door zogenaamde antigeenpresenterende cellen (APC). Alle kernhoudende cellen kun-

nen antigenen presenteren, maar macrofagen en andere van monocyten afgeleide cellen (zoals de dendritische cellen in de huid) zijn hier in gespecialiseerd. Humane leucocyt antigenen (HLA) moeten voor deze functie op de celmembraan aanwezig zijn. HLA zijn immuunspecifieke immuunglobulinen die in verschillende klassen zijn onder te verdelen:
- *HLA klasse I* worden door alle lichaamscellen gemaakt. Ze binden zich aan brokstukken (peptiden) van abnormale eiwitten die ontstaan na infectie van de cel door virussen of door tumorgroei. Het complex HLA-peptide wordt herkend door cytotoxische T-lymfocyten (NK-cellen), ze kunnen na activatie de cellen doden;
- *HLA klasse II* worden door B-lymfocyten en door endotheelcellen gemaakt, ze kunnen zich binden aan vrij circulerende lichaamsvreemde antigenen (bijv. antigenen). Dit complex activeert een andere stam van lymfocyten, de T-helpercellen. Deze cellen vormen een belangrijke bron van cytokinen, waardoor verschillende specifieke en niet specifieke afweerreacties in gang worden gezet.

Van geactiveerde T- en B-lymfocyten worden klonen gevormd, daarvan blijven geheugencellen langdurig aanwezig. Bij hernieuwd contact met het antigeen is een veel snellere respons mogelijk. De geheugenfunctie is voor de verschillende antigenen wel van verschillende duur.

B-lymfocyten kunnen antigenen herkennen met behulp van een in het celmembraan gelegen receptor (een immuunglobuline, Ig). Wordt dit immuunglobuline gebonden, dan gaat de cel zich delen en de dochtercellen ontwikkelen zich tot plasmacellen; de producerende cellen voor specifieke antilichamen. Een plasmacel kan slechts één bepaalde antistof maken. Humorale antilichamen (gammaglobulinen, immunoglobulinen) circuleren vrij in bloed en lichaamsvloeistoffen (humorale antilichamen).

In tegenstelling tot wat bij de directe of niet-specifieke afweer het geval is, kan een mens bij zijn geboorte niet meteen over een specifieke afweer beschikken. Weliswaar krijgen we bij de geboorte cellen mee die betrokken zullen gaan worden bij de antilichaamvorming, maar de specifieke afweer zelf zal zich pas tijdens het leven verder ontwikkelen als contacten met ziekteverwekkers en andere lichaamsvreemde stoffen tot stand komen (afb. 4.6).

Tussen de specifieke en de niet-specifieke afweer bestaat een onmisbare samenwerking. Bovendien blijven beide vormen van afweer betrokken bij het functioneren van de biologische en mechanische barrières, zoals:

```
┌─────────────────────┐
│ IG in B-celmembraan │
│    bindt antigeen   │
└──────────┬──────────┘
           ▼
┌─────────────────────┐
│  IG-antigeencomplex │
│    in cel opgenomen │
└──────────┬──────────┘
           ▼
┌─────────────────────┐
│ bewerkt antigeen bindt│
│    aan HLA klasse II │
└──────────┬──────────┘
           ▼
┌─────────────────────┐      ┌──────────────────────────┐
│  HLA-peptidecomplex │◄────►│   T-helpercel herkent    │
│   naar B-celmembraan│      │ HLA-peptidecomplex op B-cel│
└──────────┬──────────┘      └──────────┬───────────────┘
           │                            ▼
           │                 ┌──────────────────────────┐
           │                 │  geactiveerde T-helpercel │
           │                 │  gaat delen en vormt kloon│
           │                 └──────────┬───────────────┘
           ▼                            ▼
┌─────────────────────┐      ┌──────────────────────────┐
│    B-cel gaat delen │◄─────│   T-helpercel produceert │
│     en vormt kloon  │      │        cytokinen         │
└────┬────────────┬───┘      └──────────────────────────┘
     ▼            ▼
┌──────────────┐ ┌──────────────┐
│plasmacellen  │ │ geheugencellen│
│produceren    │ │ blijven aanwezig│
│antilichamen  │ │              │
└──────────────┘ └──────────────┘
```

Afbeelding 4.6 *Schema van de reactie van een B-lymfocyt op het aanbieden van een antigeen en de vorming van antistoffen. Bron: Bouman en Bernards, 2002.*

- in slijmvliezen zijn monocyten, granulocyten en ook IgA-antilichamen aanwezig ter ondersteuning van de effectiviteit van deze barrières;
- micro-organismen die door antilichamen (opsoninen) zijn ingekapseld worden gemakkelijker gefagocyteerd en vernietigd;
- na antigeen-antilichaamreacties zijn wel weer fagocyterende leukocyten nodig voor de uiteindelijke opruiming van gevormde schadelijke stoffen en weefselresten;
- door T-cellen geproduceerde stoffen stimuleren de rijping van monocyt tot macrofaag.

In de regel duurt het na een eerste contact met het antigeen een aantal dagen tot weken voordat de antilichamen voldoende zijn aangemaakt om effectief met het antigeen te kunnen reageren. Er moet namelijk een bepaalde minimumconcentratie antilichaam in het bloed en weefselvocht aanwezig zijn. We spreken daarom van *indirecte afweer*. Bij een volgend contact gaat de aanmaak van antilichamen veel sneller. De specifieke afweer blijkt in de praktijk zeer effectief.

4.3 Immunopathologie

De immunopathologie is de wetenschap die zich bezighoudt met een abnormaal functionerend afweerapparaat. Bestudeerd worden ziekten en afwijkingen ten gevolge van de reactie op soortvreemde antigenen, de reactie op soorteigen antigenen en het tekortschieten van de afweer ten gevolge van defecten aan het afweerapparaat.

4.3.1 REACTIES OP SOORTVREEMDE ANTIGENEN

Herhaalde contacten met bepaalde soortvreemde antigenen kunnen soms aanleiding geven tot ziekteverschijnselen. In dat geval wordt gesproken van *allergische* of *overgevoeligheidsreacties*. Van de allergische reacties bestaan verschillende typen. Zo kennen we:
- overgevoeligheidsreacties van het onmiddellijke type ('immediate type') (type I);
- overgevoeligheidsreacties door afzetting van antigeen-antilichaam-complexen (type III);
- cellulaire reacties (type IV).

4.3.1.1 *Overgevoeligheidsreacties van het onmiddellijke type ('immediate type') (type I)*

De antilichamen (immunoglobulinen) die hierbij een rol spelen behoren alle tot de klasse E (IgE). Deze worden te sterk aangemaakt en zijn overdadig aanwezig in het lichaam. Ze binden zich aan mestcellen en basofiele granulocyten (afb. 4.7), maar kunnen antigenen blijven binden. Daarbij wordt een brug geslagen tussen twee aan de cel gebonden IgE-moleculen. Dat heeft tot gevolg dat er degranulatie van de cel plaatsvindt waardoor histamine en tryptase vrijkomen, terwijl de cellen snel leukotrienen en prostaglandines aanmaken. Deze stoffen beïnvloeden de weefsels ter plekke wat leidt tot:
- vasodilatatie en een verhoogde doorlaatbaarheid van kleinere bloedvaten;
- contractie van gladde spiercellen;
- zwelling van slijmvliezen;
- toename van secretie door kliercellen.

Er vindt infiltratie plaats van eosinofiele leukocyten en andere ontstekingscellen.

Dit type allergische reactie is meestal orgaangebonden. Voorbeelden ervan zijn allergische neusklachten (zoals hooikoorts), allergisch astantilichamen (IgE)

antigeen

gesensibiliseerde mestcel

granulae

Afbeelding 4.7 *Schematische voorstelling van een overgevoeligheidsreactie type I. Het antigeen slaat een brug tussen twee IgE-moleculen. Dit leidt tot degranulatie van de mestcel, waarbij primaire mediatoren (histamine en chemotactische factoren) vrijkomen. Het histamine leidt tot een bronchusobstructie (vroege reactie). De chemotactische factoren trekken leukocyten aan die gestimuleerd worden tot de productie van secundaire mediatoren (bijv. leukotrienen) die eveneens bronchusobstructie veroorzaken (late reactie).*

ma (wat zich in de onderste luchtwegen afspeelt), atopische dermatitis en voedingsallergieën. Bekende stoffen die hierbij als allergeen (antigeen dat in dit geval prikkelt tot antilichaamvorming) kunnen functioneren zijn huisstofmijten (overgevoeligheid voor huisstof), gras-/boompollen (vooral bij hooikoorts), huidschilfers van dieren (katten en honden) en schimmels. Het betreft hier stoffen die worden geïnhaleerd. Maar ook opgegeten bestanddelen kunnen een allergische reactie veroorzaken, die zich afspeelt in bijvoorbeeld de luchtwegen of in de huid (netelroos of urticaria; muggenbult zonder muggenprik). Bij mensen die daarvoor gevoelig zijn, kan op deze manier een ernstige astma-aanval optreden. Bij anderen leidt het eten van aardbeien, varkensvlees of chocola tot het ontstaan van urticaria.
Een enkele keer komt de 'immediate type'-reactie gegeneraliseerd voor. In dat geval wordt gesproken van een *anafylactische reactie*. Deze reactie speelt zich af buiten de contactplaats met het allergeen. Het antigeen is in de circulatie terechtgekomen en de bovengenoemde

vrijgekomen producten uit de mestcellen veroorzaken een gegeneraliseerde vasodilatatie en verhoogde doorlaatbaarheid van kleinere bloedvaten, waardoor shock wordt ingeleid. Het begint meestal met jeuk, waarna de gehele huid rood wordt. De patiënt krijgt het erg benauwd ten gevolge van plotseling optredende zwelling van het slijmvlies van het strottenhoofd (glottisoedeem) en kramp ter plekke. Een sterke bloeddrukdaling volgt, met bewusteloosheid en mogelijk zelfs overlijden van de patiënt. Een dergelijke anafylactische reactie komt niet uit de lucht vallen, maar is alleen mogelijk nadat de patiënt is gesensibiliseerd (gevoelig gemaakt) door eerdere contacten. Krijgt de patiënt vervolgens dezelfde stof opnieuw binnen, al is het maar in heel kleine hoeveelheden, dan kan een anafylactische reactie volgen. Uit de praktijk zijn de volgende voorbeelden bekend:
– toediening van dierlijk (anti)serum;
– wespensteek of bijensteek;
– penicilline;
– lokaal verdovingsmiddel (anaestheticum) procaïne.
Er moet acuut gehandeld worden door onmiddellijke toediening van adrenaline (dit vernauwt de vaten), gevolgd door een middel dat het effect van histamine tegengaat (antihistaminicum). Het vermogen tot allergisch reageren volgens het 'immediate type' blijkt erfelijk te zijn bepaald en wordt *atopie* genoemd. Atopische ziekten komen tegenwoordig vaker voor.

4.3.1.2 Overgevoeligheidsreacties door afzetting van antigeen-antilichaamcomplexen (type III)

Een overgevoeligheidsreactie door afzetting van antigeen-antilichaamcomplexen (type III) verloopt weer geheel anders. Na de reactie tussen het antigeen en het antilichaam komen hier geen stoffen vrij, maar worden complexen gevormd. Als dergelijke complexen neerslaan in het lichaam geeft dit aanleiding tot acute ontstekingsreacties. Als veel antilichamen ter beschikking staan, zal een complex snel neerslaan. De reactie blijft dan beperkt tot de plaats waar het antigeen binnendrong (Arthus-reactie). Zijn de antigenen in de meerderheid, dan worden oplosbare complexen gevormd die gegeneraliseerde reacties veroorzaken (serumziekte) en overal in het lichaam kunnen worden afgezet. Vergeleken met de 'immediate type'-reacties vinden al deze reacties veel later plaats. Het Arthus-fenomeen verschijnt na zes tot acht uur, de serumziekte doet zich pas na acht dagen voor. Serumziekte is het eerst beschreven na een injectie met dierlijk antiserum, maar kan ook optreden na toediening van bepaalde geneesmiddelen; vooral penicilline is berucht. De verschijnselen die optreden bij een serumziekte zijn koorts, zwellingen van de (voornamelijk regionale) lymfeklieren, miltvergroting, een rode huiduitslag en pijnlijke, gezwollen gewrichten. Zelfs hart- en nierontstekingen zijn mogelijk.

4.3.1.3 Cellulaire reacties

Bij cellulaire reactie gaan lichaamscellen kapot als gevolg van een antigeen-antilichaamreactie. Voorbeelden zijn: contactdermatitis, overgevoeligheid ten opzichte van bacteriële en andere eiwitten en insectenbeten (antigeen in speeksel van het insect). Ook de Mantouxreactie (controle op tuberculeuze infectie) berust op een cellulaire reactie.

Het meest bekende voorbeeld van contactdermatitis is de geïrriteerde huid van de oorlel door het dragen van oorbellen die niet van goud of zilver of kunststof zijn gemaakt, maar van een metaallegering waarin nikkel is verwerkt. Vooral bij gaatjes in de oorlel (meer vocht) en bij aanwezigheid van zeepresten lost nikkel op en is juist dan in staat op de bewuste plaats contactdermatitis te veroorzaken. Een ander voorbeeld is de sleutelbos die altijd in dezelfde broekzak gedragen wordt, waardoor op den duur contactdermatitis op het dijbeen kan ontstaan (ook door overgevoeligheid voor nikkel).

4.3.2 REACTIES OP SOORTEIGEN ANTIGENEN

Ieder mens is specifiek in zijn opbouw. Alleen bij wijze van hoge uitzondering zijn eiwitten bij verschillende personen identiek (eeneiige tweeling). Als regel is er sprake van grote verschillen in de samenstelling van antigenen. Dit betekent dat bij mensen weefsels van een ander individu niet zonder meer worden geaccepteerd, integendeel, zij zullen worden vernietigd. Toch wordt in de praktijk weefsel van de ene mens aan de andere gegeven: onder meer bloed, beenmerg, een nier, of een hart. Dit moet met vele voorzorgsmaatregelen gebeuren. Een daarvan is het vaststellen van de vreemde antigenen; deze moeten zo goed mogelijk passen bij die van de ontvangende persoon. De voor de praktijk belangrijkste antigenen zijn de bloedgroepantigenen van erytrocyten (ABO en resus), plasma-eiwitten en antigenen van het HLA-systeem die op elke lichaamscel te vinden zijn. Ondanks allerlei voorzorgsmaatregelen kunnen toch nog reacties optreden, zoals:
- bloedtransfusiereacties;
- zwangerschapsimmunisatie;
- orgaantransplantatiereacties.

4.3.2.1 Bloedtransfusiereactie

Voor de beschrijving van de verschillende soorten bloedgroepen en de kenmerken die daarbij horen wat betreft de rode bloedcellen en het bloedplasma wordt verwezen naar het boek *Anatomie* uit de serie Basiswerken.

In het algemeen kijkt men bij de donor naar het antigeen en bij de ontvanger naar het antilichaam (afb. 4.8). Als iemand in zijn bloed een bepaald antilichaam heeft, dan mag hij geen bloed ontvangen dat het corresponderende antigeen bevat (afb. 4.9). Gebeurt dit wel dan worden de rode bloedcellen in het toegediende bloed onmiddellijk afgebroken, wat met ernstige lichamelijke verschijnselen gepaard gaat en zelfs overlijden tot gevolg kan hebben. In de praktijk komt dit gelukkig weinig voor. De bloedgroep van zowel donor als ontvanger zijn immers bekend en in het laboratorium wordt ook nog eens een kruisproef verricht waarbij een kleine hoeveelheid donorbloed bij bloed van de ontvanger is gebracht. Bovendien worden bloedtransfusies tegenwoordig niet meer zo vaak gegeven, alleen in geval van acuut ernstig bloedverlies. Desondanks blijft het belangrijk op de hoogte te zijn van de reacties die bij een bloedtransfusie kunnen optreden. Deze zijn:
- een allergische reactie, die zich uit in het optreden van uitslag en urticaria. In veel gevallen kan de transfusie worden voortgezet;
- bij patiënten die al vaak transfusies hebben ondergaan, kan een reactie optreden tegen de leukocyten, zich uitend in koorts. De transfusie moet dan direct worden gestopt;
- hemolyse (uiteenvallen van rode bloedlichaampjes) treedt op wanneer bloed wordt gegeven waartegen de ontvanger antilichamen bezit. De eerste verschijnselen die hierbij optreden zijn pijn in de lendenen, pijn in de thorax, koude rillingen en koorts. De transfusie moet direct worden gestaakt, vóór het optreden van de ernstiger verschijnselen bloeddrukdaling, uitvallen van de nierfunctie en icterus (geel worden van huid en slijmvliezen). Anders overlijdt de patiënt.

4.3.2.2 Zwangerschapsimmunisatie

Als een ongeboren kind resuspositief is, dat wil zeggen dat het Rh-antigeen op de rode bloedcellen aanwezig is, en de moeder is resusnegatief, dan gaat de moeder antilichamen maken tegen dit antigeen. Passeren deze antilichamen de placenta, dan worden de rode bloedcellen van het kind afgebroken. De consequenties hiervan en de voorzorgsmaatregelen hiertegen komen in de boeken *Verloskunde* en *Kindergeneeskunde* uit de serie Basiswerken aan de orde.

bloedgroep	bloedcel bij resus ⊕ bloed	bloedcel bij resus ⊖ bloed	bloedplasma
A	AgA	AgA +Rh-Ag	AlB
B	AgB	AgB +Rh-Ag	AlA
AB	beide Ag	drie Ag	geen antilichamen
O	geen Ag	Rh-Ag	beide antilichamen

Afbeelding 4.8 De verschillende soorten bloedgroepen en de kenmerken die erbij horen wat betreft de rode bloedcellen en het bloedplasma.
Ag = antige(e)n(en)
Al = antilichaam
Rh = resus

Afbeelding 4.9 Schematische voorstelling van de bloedtransfusiemogelijkheden. Antilichamen kunnen vrij worden gegeven, antigenen niet (zie de tekst).

4.3.2.3 Orgaantransplantatie

Een geïmplanteerd orgaan zal onherroepelijk door de ontvanger als een vreemd lichaam worden ervaren, met als gevolg dat het lichaam van de ontvanger aanstalten maakt met het afweren (afstoten) van het orgaan. Bij dit proces speelt zowel de humorale als de cellulaire afweer een rol. Er ontstaat vorming van antilichamen tegen de antigenen, die in dit verband transplantatie- of histocompatibiliteitsantigenen worden genoemd. De belangrijkste antigenen bij een transplantatie zijn die van het ABO-(bloedgroepen)systeem en het human leucocyte antigen (HLA-)systeem, dat behalve op de witte bloedcellen op vele andere lichaamscellen voorkomt. Als de antigenen van beide systemen bij donor en ontvanger zo goed mogelijk bij elkaar passen, heeft de transplantatie een grotere kans van slagen. Dit wordt van tevoren uitgezocht; dit heet *weefseltypering*. Toch blijft het, behalve als de donor en de ontvanger een identieke tweeling vormen, noodzakelijk om na de transplantatie immunosuppressiva (afweeronderdrukkende middelen) te geven, zoals corticosteroïden, cyclosporine, cytostatica en dergelijke. Door immunosuppressiva vermindert echter ook de weerstand tegen infecties. Het is inmiddels ook bekend dat de kans op de ontwikkeling van kwaadaardige aandoeningen erdoor toeneemt.

4.3.2.4 Reactie op individu-eigen antigenen

In principe beschouwt het immuunapparaat onze eigen eiwitten niet als lichaamsvreemd, ze zullen dus niet worden afgebroken. Toch zijn er ziekten bekend waarvan de oorzaak ligt in het juist wel afbreken van eigen lichaamsstructuren. Waarom dit gebeurt, is nog grotendeels onduidelijk. De oorzaak wordt gezocht in een gestoord functioneren van het immuunsysteem. Het kan ook zijn dat de lichaamseigen eiwitten iets van structuur veranderen en nu niet meer lichaamseigen zijn. We noemen het vormen van antilichamen tegen lichaamseigen eiwitten *auto-immuniteit*.

Inmiddels is gebleken dat het ontstaan van veel aandoeningen mede of alleen door auto-immuniteit wordt bepaald. Een voorbeeld is de pernicieuze anemie, die al vrij lang bekend is als een auto-immuunziekte. Het is een vorm van bloedarmoede die berust op een gebrek aan vitamine B12 in het lichaam. Normaliter krijgen we vitamine B12 dagelijks binnen met het voedsel en wordt het in de dunne darm geresorbeerd. Deze resorptie vindt alleen plaats in aanwezigheid van de gastrale intrinsieke factor (GIF) die in de pariëtale (zoutzuur producerende) cellen van de maag wordt gemaakt. In geval van pernicieuze anemie heeft het lichaam echter antilichamen geproduceerd tegen onder andere de zoutzuurproducerende cellen van de maag, met als resultaat dat ze verdwijnen en er geen GIF meer wordt aangemaakt. Vanaf dat moment zal er nauwelijks nog resorptie van vitamine B12 plaatsvinden. Het gevolg is dat de aanmaak van rode bloedcellen sterk zal verminderen waardoor een ernstige bloedarmoede ontstaat. De behandeling van pernicieuze anemie bestaat uit het geven van vitamine B12 parenteraal, dat is buiten het maag-darmkanaal om, dus per injectie. De bloedarmoede blijft dan uit.

4.3.3 IMMUNODEFICIËNTIE

Onder immunodeficiëntie wordt het tekortschieten in het functioneren van het immuunapparaat verstaan. Zowel de niet-specifieke als de specifieke afweer kunnen stoornissen of defecten vertonen. Soms zijn die stoornissen of defecten aangeboren, in de meeste gevallen worden ze verworven tijdens het leven. Een verworven immunodeficiëntie kan meerdere oorzaken hebben.

- *Beschadiging van het immuunapparaat.* Een heel bekend voorbeeld is het vernietigd zijn van de T-helpercellen door het aidsvirus. De T-cel-afhankelijke immuunreactie blijft dan volledig uit. De T-helpercellen kunnen tijdens het leven niet worden bijgemaakt. Dit is de belangrijkste reden waarom aids een dodelijke afloop heeft. Zonder T-helpercellen kan de afweer het niet redden.
- *Beenmergarmoede.* Beenmergarmoede betekent een sterk tekort aan stamcellen waardoor de aanmaak onder andere van leukocyten (vooral granulocyten) sterk verminderd is. We zien dit optreden als bijwerking van bestraling, als gevolg van lokale ziekteprocessen (zoals bij leukemie), of door gebruik van bepaalde medicijnen, zoals cytostatica.
- *Eiwittekort in het lichaam.* De bouwstenen voor de opbouw en het onderhoud van het immuunapparaat zijn in te geringe mate aanwezig.

Aangeboren immunodeficiëntie is meestal genetisch bepaald en betreft vaak een tekort aan T- of B-cellen, of een afwijkend functioneren van fagocyterende leukocyten.

Immunodeficiëntie kan zowel in lichte vorm als in zeer ernstige vorm voorkomen. De ernstige vormen zullen onherroepelijk met ziek-zijn gepaard gaan, van de lichtere vormen hoeft iemand soms zijn hele leven niets te merken. Immunodeficiëntie heeft een sterk toenemen van de ontvankelijkheid voor microbiële infecties tot gevolg. Microorganismen die bij een gezond persoon nooit tot ziekte zouden leiden, zijn bij patiënten met een immunodeficiëntie dan wel in staat infecties te veroorzaken. Deze infecties worden *opportune* of *gelegenheidsinfecties* genoemd. Inmiddels staat vast dat in geval van immunodeficiëntie ook kanker vaker voorkomt.

Algemene oncologie 5

5.1 Inleiding

Oncologie is de wetenschap die tumoren (kanker) bestudeert. Niet alleen de wijze waarop tumoren ontstaan en zich in het lichaam manifesteren, maar ook de diagnostiek en behandelingsmogelijkheden ervan. Als wetenschapstak heeft de oncologie zich de laatste jaren sterk ontwikkeld. Daardoor is het mogelijk een tumor steeds vroeger te ontdekken en efficiënter te behandelen, zodat in veel gevallen genezing kan volgen. Kanker kan tegenwoordig gemiddeld in 50% van de gevallen worden genezen, al hangt dit wel af van het soort kanker en de lokalisatie ervan. Van basocellulair carcinoom aan de huid bijvoorbeeld kun je volledig genezen. De tumor vertoont slechts weinig kwaadaardige eigenschappen en is door de ligging aan de oppervlakte snel te herkennen en te behandelen. Daarentegen is het oatcellcarcinoom, een specifiek type longkanker, bijna altijd letaal. Het is behoorlijk kwaadaardig, bovendien vertonen longtumoren pas in een laat stadium verschijnselen, omdat ze lange tijd in lucht uitgroeien (de long is immers een luchthoudend orgaan), voordat er sprake is van weefselbeschadiging of functiebelemmering.

5.2 Normale celgroei en tumorvorming

Bij kanker is er sprake van ongeremde celdelingen. Nu vinden ook in het gezonde lichaam dagelijks miljoenen celdelingen plaats, maar deze dienen tot groei en herstel van weefsels.
Groei en herstel zijn mogelijk doordat enerzijds de genetische code het vermogen tot celdelen herbergt en de cel dit dus ook kan uiten, anderzijds doordat externe groeiregulerende factoren aanwezig zijn, zoals bijvoorbeeld groeihormoon. Ook contacten tussen de cellen in de weefsels werken groeiregulerend. Daarbij speelt de productie van bepaalde chemische stoffen door de buurcellen waarschijnlijk een rol.

De wisselwerking tussen de genetische code en groeiregulerende factoren bepaalt de mate van de groei van het weefsel.

Bij tumorgroei is er sprake van een verstoring van deze wisselwerking door veranderingen van het genoom (DNA-mutatie). De veranderingen zijn onomkeerbaar en betreffen met name de belangrijkste celgroeiregulerende genen (oncogenen). Bepaalde noxen (zie verderop) zijn verantwoordelijk voor deze veranderingen. Celdelingen vinden nu ongeremd plaats, de groei is ontregeld en gaat zijn eigen weg (autonome groei), en weefsels groeien tot abnormale proporties uit.

5.3 Tumor versus andere volumeveranderingen in weefsels

Een tumor wordt ook wel gezwel of neoplasma genoemd. Het begrip tumor of gezwel moet overigens worden onderscheiden van een *zwelling*. Hierbij is eveneens sprake van volumetoename, maar daarvoor zijn normale weefselcomponenten zoals vocht en cellen verantwoordelijk. Een zwelling is meestal tijdelijk. Voorbeelden zijn ontstekingen en bloeduitstortingen.

Een tumor moet ook worden onderscheiden van *hypertrofie*. Daarbij is ook sprake van een volumetoename, maar de cellen zijn in dit geval vergroot in verband met een functieaanpassing doordat zij meer dan normaal worden belast. Voorbeelden zijn spierhypertrofie (na krachttraining) en hypertrofie van de hartspier (sporthart). Ook eeltvorming wordt tot hypertrofie gerekend.

Het tegenovergestelde van hypertrofie is *atrofie*, dat vaak optreedt als de belasting vermindert, maar ook als de celdelingen in het weefsel afnemen, zoals bij de oudere mens. De huid bij ouderen kan daardoor atrofisch zijn. Verder kennen we nog *hyperplasie*, een toename van cellen in een verder normaal weefselverband. Het tegenovergestelde hiervan is *aplasie*.

Metaplasie, tot slot, is de verandering van cellen in een ander celtype, zoals bij chronische irritatie van weefsels kan voorkomen. Metaplasie kan het voorstadium zijn van een kwaadaardige aandoening en is evenals dysplasie ontstaan door chronische prikkeling. Sommige kenmerken van maligniteit zijn hier al herkenbaar, zonder dat er van een tumor kan worden gesproken.

5.4 Aard van de tumor

Tumoren kunnen goedaardig en kwaadaardig zijn. Goedaardige tumoren zijn in principe niet levensbedreigend, kwaadaardige tumoren daarentegen leiden (onbehandeld) vrijwel altijd tot de dood. Het goedof kwaadaardig zijn heeft te maken met specifieke eigenschappen van de tumor en de gedragingen van de tumor in het lichaam.

Bij goedaardige tumoren lijken de cellen nog op het oorspronkelijke weefsel, ze volgen de bedoelde differentiatie nog enigszins. Ook functionele eigenschappen kunnen nog behouden zijn, bijvoorbeeld de endocriene functie (schildkliertumoren, bijniertumoren). Goedaardige tumoren (zoals een darmpoliep, afb. 5.1) groeien meestal veel langzamer dan kwaadaardige tumoren en hebben de neiging expansief uit te groeien, dat wil zeggen dat omgevende weefsels worden weggeduwd. Er vormt zich zelfs vaak een bindweefselkapsel dat de tumor naar andere weefsels toe afgrenst.

Afbeelding 5.1
a Multiple poliepen in colon
b Poliep in rectum
c Solitaire poliep in colon
d Poliep in duodenum

Bij kwaadaardige tumoren wijken de cellen duidelijk af van het oorspronkelijke celtype, alhoewel hierin graderingen te onderscheiden zijn. Soms lijkt een kwaadaardige cel nog redelijk op de oorspronkelijke cel (goed gedifferentieerd tumorweefsel), soms maar weinig meer (weinig gedifferentieerd tumorweefsel), soms helemaal niet meer (anaplastisch of ongedifferentieerd tumorweefsel). Ongedifferentieerde tumoren groeien het snelst en gedragen zich agressiever. Kwaadaardige tumoren groeien in het algemeen snel, er bevinden zich veel tumorcellen in de eerste delingsfase en een goede vascularisatie (door tumorcellen zelf georganiseerd) zorgt voor adaequate aanvoer van voedingsstoffen. De groei verloopt *infiltrerend* (afb. 5.2), dat wil zeggen dat vertakkingen de omgevende weefsels ingroeien, wat vaak vernietiging van die weefsels tot gevolg heeft (destructieve groei). Anatomische grenzen worden daarbij niet gerespecteerd. De tumor kan dwars door bestaande structuren (bloedvaten, zenuwen en dergelijke) heen groeien. Een laatste eigenschap waarin zich een kwaadaardige tumor onderscheidt van een goedaardige is het vermogen tot *metastasevorming* (uitzaaiingen), waarbij tumorcellen loslaten van de oorspronkelijke tumor en elders in het lichaam uitgroeien tot nieuwe tumoren (er wordt dan gesproken van metastasen).

Afbeelding 5.2 *Infiltratieve groei van een maligne tumor (in kleur weergegeven).*

Zowel goed- als kwaadaardige tumoren hebben namen. Een overzicht daarvan is te vinden in tabel 5.1. In deze tabel wordt ook het weefsel genoemd waarvan de tumor is uitgegaan. Het is nuttig te onthouden dat namen van kwaadaardige tumoren die uitgaan van dekweefsels (en klierweefsels) op carcinoom eindigen, namen van kwaadaardige tumoren uitgaande van bind- en steunweefsel op sarcoom.

Tabel 5.1 Naamgeving van tumoren.

weefsel van oorsprong	goedaardige tumor (benigne transformatie)	kwaadaardige tumor (maligne transformatie)
epitheel	epithelioom poliep papilloom verruva vulgaris cyste	carcinoom
klierweefsel	adenoom	adenocarcinoom
bindweefsel	fibroom	fibrosarcoom
spierweefsel	myoom	myosarcoom
vetweefsel	lipoom	
bloedvatweefsel	hemangioom	
lymfevatweefsel	lymfangioom	
kraakbeen	chondroom	chondrosarcoom
botweefsel	osteoom	osteosarcoom
meningen	meningeoom	meningeosarcoom
gliaweefsel	glioom	glioblastoom
beenmerg		plasmocytoom leukemieën
pigmentcellen	pigmentnaevus	melanoom
lymfestelsel	lymfomen	maligne lymfomen
kiemcellen	teratoom	teratocarcinoom seminoom

5.5 Benigne tumoren (goedaardige tumoren)

Een goedaardige tumor is in principe niet levensbedreigend. Eventuele schadelijke gevolgen worden voornamelijk veroorzaakt door druk op de omgeving. Toch is het mogelijk dat een goedaardige tumor aanleiding geeft tot het overlijden van de patiënt en wel door zijn lokalisatie. Bevindt de tumor zich in de buurt van een vitaal orgaan of zelfs in dat orgaan zelf, dan kan dit ernstige gevolgen hebben. Een voorbeeld hiervan is een goedaardige tumor binnen de schedel. Uitgroei zal, ten gevolge van de geringe expansiemogelijkheden, aanleiding geven tot een verhoogde druk in de schedel met het gevaar van 'inklemming', wat snel tot de dood kan leiden. Een ander voorbeeld is een goedaardige tumor in het hart; verstoring van de klepwerking kan acuut leiden tot ernstige functiestoornissen die de dood tot gevolg kunnen hebben. Ook hebben sommige goedaardige tumoren de eigenaardigheid in tweede instantie te veranderen in een kwaadaardige tumor (maligne degeneratie). Poliepen en papillomen staan hierom bekend.

5.5.1 OORZAKEN

Hoe een goedaardige tumor ontstaat is in de meeste gevallen onbekend. Soms ligt er een virus aan ten grondslag (wrat), wat in die gevallen ook besmettelijk kan zijn. Soms is er sprake van chronische ontstekingen zoals bij een neuspoliep. Andere poliepen zijn erfelijk bepaald (bijvoorbeeld darmpoliepen, 'polyposis coli'). Adenomata en cysten (een cyste is een afgegrensde holte met een eigen wand, gevuld met vloeistof of een weke inhoud) kunnen door hormonale invloeden ontstaan.

5.5.2 DIAGNOSTIEK

De diagnose wordt gesteld op grond van klinische bevindingen en zo nodig vindt bevestiging plaats met behulp van microscopisch onderzoek van een via biopsie verkregen stukje weefsel. Een *biopsie* is een onderzoek waarbij een klein gedeelte van de tumor uit het lichaam verwijderd wordt zodat het onder de microscoop bekeken kan worden. Soms zijn andere, specifieke onderzoeksmethoden nodig om tot een juiste diagnose te komen (zie par. 5.6). Onder de microscoop is abnormaal (tumor)weefsel te zien, maar er is sprake van een rustig beeld. Er zijn weinig celdelingen die er bovendien normaal uit zien. Het is goed mogelijk om te herleiden van welk weefsel de cellen zijn uitgegaan (zie tabel 5.2).

5.5.3 BEHANDELING

Ondanks het feit dat je met een goedaardige tumor oud kunt worden, is het soms toch wenselijk tot behandeling over te gaan. Dit geldt bijvoorbeeld wanneer van de tumor mechanische bezwaren worden ondervonden of als de expansiemogelijkheden beperkt zijn. Tumoren die neigen tot maligne transformatie worden bij voorkeur verwijderd in plaats van af te wachten tot inderdaad kwaadaardigheid is gesignaleerd. De behandeling van goedaardige tumoren is chirurgisch, een eventueel kapsel moet mee worden verwijderd, dan volgt ook geen recidief.

5.6 Maligne tumoren (kwaadaardige tumoren)

Kwaadaardige tumoren (kanker) worden steeds vaker gezien. Dit heeft een aantal oorzaken. Kanker is vooral een ziekte van de oudere mens, waardoor het bij een vergrijzende bevolking vaker zal voorkomen. Aangezien kwaadaardige tumoren tot veel problemen aanleiding kunnen geven en daarin begeleidende zorg vragen van de verpleegkundige die dit niet alleen in ziekenhuizen maar in alle zorgvelden zal tegenkomen, is diepgaander kennis noodzakelijk.

5.6.1 WIJZE WAAROP KANKER IN HET LICHAAM TOT ONTWIKKELING KOMT

Bij kanker geeft de gewijzigde DNA-code aanleiding tot een veel sterker abnormaal gedrag dan bij goedaardige tumoren het geval is. Behalve dat zich de mutatie uit in een sterke toename van celdelingen heeft de gewijzigde DNA-code tevens tot gevolg dat de celmembraan andere eigenschappen vertoont, waardoor de celverhoudingen onderling veranderen: de cellen kleven minder goed aan elkaar en de weefselopbouw wordt minder samenhangend. Er ontstaat een infiltrerende groei in het omgevende weefsel. Cellen laten los en verspreiden zich in de directe omgeving waardoor satelliettumoren kunnen ontstaan. Losgeraakte tumorcellen kunnen zich zelfs met bloed en lymfe over grote afstand verplaatsen en elders uitgroeien tot nieuwe tumoren (metastasen). Tumorcellen en reagerende ontstekingscellen produceren bovendien stoffen (cytokinen, zoals interleukine en tumornecrosefactor, TNF) waardoor anorexie, malaise, koorts en anemie kunnen ontstaan. De patiënt vermagert, niet alleen door de anorexie, maar ook door het hoge energiegebruik van de tumor.

Vanuit de getransformeerde (nu maligne) cel vormt zich door deling een groepje maligne cellen, die in eerste instantie nog niet infiltrerend groeien: de normale grenzen van het gezonde weefsel worden nog niet doorbroken (tumor in situ). Je kunt zeggen dat de genetische factoren die invasieve groei mogelijk maken zich nog niet volledig hebben ontwikkeld. Het is heel moeilijk om de kwaadaardige tumor in dit stadium te ontdekken. In de praktijk lukt het alleen bij baarmoederhalskanker, dankzij het periodieke onderzoek bij vrouwen in de risicoleeftijd (uitstrijkje). Het kan maanden tot jaren duren voordat verdere uitgroei plaatsvindt. Zodra dit wel gebeurt, zie je dat de normale weefselafbakening wordt doorbroken: invasieve groei. De kwaadaardige cellen gaan vastzitten aan de basale membraan met behulp van adhesiemoleculen. Intussen maken ze proteases en worden proteaseremmers geremd. Het gevolg is dat lysis van de basale membraan optreedt. Doorgroei naar de omgeving vindt plaats. De weefselsamenhang wordt doorbroken en orgaanfuncties raken verstoord.

Uit de carcinogenese (wijze waarop de kwaadaardige cel zich ontwikkelt) blijkt dat (dominante) ontregelde oncogenen de celgroei/-vermenigvuldiging teveel stimuleren. Tegelijkertijd is er een verminderde activiteit van celgroeiremmende genen (zelden dominant), zoals tumorsuppressorgenen (anti-oncogenen). Er blijkt bovendien een verhoogde expressie van genen die celdood voorkómen. Genetische beschadigde cellen kunnen niet langer worden opgeruimd, ontsnappen aan geprogrammeerde celdood (apoptose) en blijven dus bijdragen aan uitbreiding van de tumor. Dan is er verder nog een verminderde activiteit van genproducten die, onder normale omstandigheden, beschadigd DNA herstellen.

5.6.2 HOE ZIET KANKER ERUIT?

Ontstaat de tumor aan huid of slijmvliezen, dan kan hij er eerst uitzien als een pareltje of een framboos. In tweede instantie vertoont de tumor *ulceratie* (afb. 5.3). Zo'n ulceratie ontstaat door de snelle groei, waardoor centraal in de tumor de bloedvoorziening te kort gaat schieten. Soms woekert de tumor boven de oppervlakte uit (bloemkoolachtig). Ook kan de tumor sterk infiltrerend naar de onderliggende lagen uitgroeien. Daarbij ontstaan dan een verharding en verdikking in het aangrenzende weefsel.

Ontstaat een tumor in dieper gelegen weefsels en organen, dan komt het er meestal op neer dat zich een naar de omgeving uitbreidende knobbel ontwikkelt, die soms kan worden gepalpeerd, maar waarvoor meestal aanvullend speciaal onderzoek nodig is om de diagnose te kunnen stellen. Rondom de tumor bevindt zich altijd een begeleidende hoeveelheid bindweefsel, stroma, dat daar wordt gevormd door chemische prikkels die van de tumorcellen uitgaan. Het stroma bevat nogal wat bloedvaatjes ten dienste van de voeding van de tumor. De tumor is voor zijn eigen groei in hoge mate afhankelijk van zijn vermogen een vaatsysteem in het stroma te ontwikkelen. Daartoe maakt de tumor angiogenetische factoren aan die tot bloedvatvorming prikkelen. Soms is, afhankelijk van de tumorsoort, een overvloedig fibreus (straf) stroma aanwezig, dat zeer hard kan zijn en knarst onder het mes van de chirurg. Dit wordt een *skirreus gezwel* genoemd. Voelt de

Afbeelding 5.3 *Lokale ontwikkeling van een kwaadaardige tumor aan huid en slijmvliezen.*

tumor zacht aan, dan is er vaak weinig fibreus stroma; dan wordt de tumor *medullair* genoemd.

Belangrijk voor de uiteindelijke diagnose kanker is datgene wat bij microscopisch onderzoek aan eigenschappen wordt gezien. Bij de diagnostiek van kanker wordt dit nader beschreven. In tabel 5.2 staan de microscopische kenmerken in het overzicht van de eigenschappen van tumoren genoemd.

5.6.3 METASTASEVORMING

Zoals eerder vermeld kunnen tumorcellen loslaten van de oorspronkelijke tumor en dan via weefselvocht, lymfe en bloed naar elders worden versleept. Indien daar de juiste groeivoorwaarden aanwezig zijn, groeien de tumorcellen uit tot nieuwe tumoren die *metastasen* worden genoemd.

Het is beslist niet zo dat ook iedere losgelaten tumorcel elders uitgroeit tot een nieuwe tumor. Het merendeel wordt namelijk door het afweermechanisme van het lichaam vernietigd. Bovendien moeten de

Tabel 5.2 Overzicht van eigenschappen van tumoren.	
benigne tumoren	**maligne tumoren**
autonome groei (langzaam)	autonome groei (snel)
expansieve groei	infiltrerende en destructieve groei
geen metastasevorming	metastasevorming
kan maligne transformeren	
microscopisch beeld: – rustig; – aantal celdelingen valt naar verhouding mee, de mitosen zien er 'normaal' uit en het oorspronkelijke weefsel is herkenbaar	microscopisch beeld: – onrustig, cellen en celkernen hebben wisselende grootte (cel en kern polymorfie). De kernen zijn te groot in verhouding tot de cel; – groot aantal deels abnormale mitosen; – oorspronkelijk weefsel is meestal moeilijk herkenbaar (afhankelijk van de mate van differentiatie); – donkere kernen (hyperchromasie)
in primaire gedrag niet levensbedreigend	leidt onbehandeld tot de dood

ontvangende organen een geschikte omgeving vormen, met de juiste groeifactoren en met afwezigheid van proteaseremmers. Verschillende soorten kanker blijken naar verschillende organen uit te zaaien, zodat een metastaseringspatroon vaak kan worden herkend in samenhang met plaats en histologische typen. Een zeer kwaadaardig kanker metastaseert vaak al in een vroeg stadium, gedifferentieerde typen doen dat daarentegen veel minder.

In de directe omgeving van de primaire tumor kan vorming van zogenaamde satelliettumoren optreden. Als op geheel andere plaatsen in het lichaam metastasen worden gevonden, hebben deze zich (naast bovengenoemde factoren) kunnen ontwikkelen doordat langs voorspelbare wegen losgelaten tumorcellen deze plekken konden bereiken. De ervaring heeft geleerd dat tumoren uitgaande van dek- en klierweefsel (carcinomen en adenocarcinomen) alsmede melanomen en lymfomen in eerste instantie metastaseren langs lymfogene weg. Tumoren uitgaande van steunweefsel (sarcomen) metastaseren in de eerste plaats langs hematogene weg.

In de praktijk wordt gerekend met een viertal metastaseringswegen:
– via de lymfevaten (lymfogene metastasering);
– via de bloedvaten (hematogene metastasering);
– via afvoerwegen/anatomische structuren;
– via het vocht in de sereuze holten.

5.6.3.1 Lymfogene metastasering

Het is voor tumorcellen vrij gemakkelijk in de lymfevaten terecht te komen. Immers, het lymfevatenstelsel ontspringt in de weefsels, de lymfecapillairen bezitten grote openingen waardoor de tumorcellen eenvoudig kunnen binnenkomen. Soms verstoppen de lymfevaten door de tumorcellen of raken ze ontstoken: lymfangitis carcinomatosa.

In de eerste lymfeklierstations worden de tumorcellen uitgezeefd en groeien de metastasen uit. De lymfeklier wordt daarbij groot en hard, doorgroei door het kapsel naar het omliggende weefsel kan volgen. De klier groeit in de omgeving vast. Vanuit de eerste klier kunnen weer tumorcellen naar volgende klieren worden versleept enzovoort.

Van bronchuscarcinoom zijn de uitzaaiingen primair in de hilusklieren te vinden. Mammacarcinoom metastaseert in eerste instantie naar de okselklieren, tenzij de oorspronkelijke tumor in het mediale deel van de mamma ligt. In dat geval zijn metastasen te vinden in de lymfeklieren aan de binnenkant van de thoraxwand.

5.6.3.2 Hematogene metastasering

De tumorcellen komen in de bloedvaten terecht en worden met de veneuze afvoer mee getransporteerd naar uiteindelijk een nieuw haarvatennet waar ze zich vasthechten en kunnen uitgroeien tot metastasen. Bij hematogene metastasering wordt een aantal vaste wegen gevolgd en aan de hand daarvan kan een drietal vormen van hematogene metastasering (afb. 5.4) worden onderscheiden:

– *type vena cava*. Vanuit het gehele lichaam worden de tumorcellen uiteindelijk vervoerd naar de vena cava (superior of inferior) en dan via het rechter deel van het hart en de arteria pulmonalis naar het haarvatenstelsel van de longen. Hier kunnen tumorcellen zich vasthechten en uitgroeien tot nieuwe tumoren;
– *type vena portae*. Vanuit het gebied dat zijn bloed stuurt naar de vena portae (het onderste eenderde deel van de oesophagus tot en met het bovenste deel van het rectum, plus pancreas en lever) komen de tumorcellen terecht in de lever en kunnen daar uitgroeien tot metastasen;
– *type vena pulmonalis*. Vanuit de longen, dus via de venae pulmonales (longaders), kunnen tumorcellen in principe via het linker deel van het hart en de aorta terechtkomen in het gehele lichaam. De praktijk heeft geleerd dat meestal sprake is van metastaseontwikkeling in hersenen, botten, wervels en lever (via de leverslagader).

Verder kennen we een hematogene metastaseringsmogelijkheid langs het axiale skelet (voornamelijk de wervelkolom) via een veneus

Afbeelding 5.4 Voorkeursplaatsen van hematogene metastasering.
A Primaire tumor in de darm
B Primaire tumor in bot
C Primaire tumor in de long
● = primaire tumor
○ = metastasen

bloedvatnet, waarbij het voor tumorcellen zelfs mogelijk is zich in wisselende richtingen te verplaatsen. Tumoren in de buurt van het axiale vaatnet geven dan ook vrij gemakkelijk metastasen in wervels, schedel, ribben en borstbeen.

Metastasering langs afvoerwegen of anatomische structuren is relatief zeldzaam, al lijkt het nog zo vanzelfsprekend. We zien het soms bij longkanker langs de bronchiën (tumorcellen in het sputum) en bij nierkanker langs de ureter. Ook verplaatsing langs zenuwbanen is wel gezien.

Grote lichaamsholten zoals de pleuraholte, de peritoneale holte en de liquorruimte kunnen dienst doen als metastaseringsroute. Dit is het geval als een gezwel (primair of metastatisch) doorbreekt naar de holte. De tumorcellen kunnen hierna uitzwermen door de holte, met het kleine beetje vloeistof mee dat zich altijd in de sereuze holten bevindt, of met het liquorvocht meegenomen worden. Groeien de metastasen uit in de weivliezen dan gaat dit altijd gepaard met extra vochtvorming. Treedt dit op in de buik, dan wordt gesproken van *ascites* (vocht in de vrije buikholte). Uitgroei in de borstkas wordt een *hydrothorax* (vocht in de pleuraholte) genoemd.

5.6.4 OORZAKEN

Over de oorzaken van kanker is nog veel onduidelijk. Het ontstaan van kanker is bovendien multicausaal (vele factoren spelen een rol) en is een gecompliceerd proces. Nooit is een bepaalde factor alleen verantwoordelijk. Van een aantal feiten weet men echter wel dat ze betrokken zijn bij het ontstaan van maligniteit.

- Chemische stoffen:
    - polycyclische koolwaterstoffen (teer/sigaretten), bevorderen ontstaan van longkanker;
    - aromatische aminen (ruber/verfindustrie), worden in de lever omgezet tot actieve carcinogene stoffen en via de urine uitgescheiden (tumoren urinewegen);
    - gebruik van bepaalde medicamenten, zoals sommige immunosuppressiva en cytostatica, zou de kans op kanker doen toenemen;
    - asbestvezels (natuurlijke silicaten in vezelvorm), inademen verhoogt sterk de kans op long- en pleuratumoren (mesothelioom).
- Sommige virussen:
    - humane papillomavirus bij cervixcarcinoom en sommige huidkankers;
    - hepatitis(B-)virus bij leverkanker;

- Epstein-Barr-virus bij Burkitt-lymfoom en nasopharynxtumoren;
- Herpes simplexvirus-8 bij Karposisarcoom.
- Bacteriën, *Helicobacter pylori* bij maagcarcinoom.
- Ioniserende straling zoals UV-licht bij huidkanker, gamma-straling bij schildklierkanker en leukemieën. Straling brengt directe schade toe aan DNA of maakt DNA instabiel.
- Hormonen:
  - oestrogenen kunnen betrokken zijn bij het ontstaan van mamma- en endometriumcarcinoom. Bij DES-dochters (de moeders gebruikten tijdens de zwangerschap diethielstilbestrol) kan carcinoom aan de vagina ontstaan;
  - testosteron kan groei van prostaatkanker stimuleren.
- Erfelijkheid:
  - erfelijke aanleg voor borstkanker, via BRCA1- en BRCA2-genen;
  - familiaire adenomateuze polyposis (FAP), multiple poliepen met gevaar voor maligne transformatie van het epitheel.
- Chronische irritatie van weefsels zou maligne transformatie van cellen bevorderen. Het proces verloopt via metaplasie en dysplasie ontwikkeling (zie eerder). Voorbeelden zijn chronische ontstekingen (colitis ulcerosa, fistels, refluxoesophagitis), maar ook het roken van een pijp (lipcarcinoom).
- Verkeerde voedingssamenstelling:
  - de directe rol van voedingsmiddelen is waarschijnlijk bescheiden en niet echt bewezen;
  - de relatie tussen maagdarmtumoren en voeding is wel verondersteld, maar tot nu toe niet wetenschappelijk onderbouwd;
  - bij personen met obesitas zouden onder meer vaker borstkanker, darmkanker en baarmoederkanker voorkomen, het is de vraag of voeding hier de oorzaak is;
  - alcohol, lever- en tongcarcinoom.

Een goede balans in de voedingssamenstelling, waarin groente, fruit, voedingsvezels en een bescheiden gebruik van voedingssupplementen zijn vertegenwoordigd wordt algemeen aanvaard als zinvol in de strijd tegen meerdere ziekten, ook tegen kanker.

Soms is het zinvol om bij personen met een verhoogd risico op vaste tijden onderzoek te verrichten (screening) met als doel de aanwezigheid van een tumor vroegtijdig vast te stellen. Dit moet per geval worden bekeken. In Nederland is het gebruikelijk om bij vrouwen boven de 50 jaar borstkankerscreening uit te voeren in de vorm van een bevolkingsonderzoek. Niet iedereen is echter van het nut van dit onderzoek overtuigd. Volgens critici dekt het de risico's niet volledig af, bovendien kan er bij de betrokken vrouwen een onterecht gevoel van veiligheid ontstaan. Nuttig is het wel bij vrouwen die een verhoogd erfelijk risico hebben op borstkanker, maar zij staan meestal toch al onder controle.

5.6.5 SYMPTOMEN

Een enkele keer wordt kanker geheel bij toeval ontdekt, bijvoorbeeld omdat om totaal andere redenen medisch onderzoek plaatsvond of bij een preventieve screening. Meestal echter bezoekt de patiënt de arts vanwege klachten die hij ondervindt. De klachten die aanwezig kunnen zijn bij kanker zijn in te delen in twee groepen, de *aspecifieke* klachten en de *specifieke* klachten.

Tot de aspecifieke klachten rekent men vermagering, koorts, moeheid, gebrek aan eetlust en bloedarmoede. Het zijn vage symptomen die meestal in het begin van de ziekte al aanwezig zijn. Als de tumor verder uitgroeit kunnen specifieke klachten ontstaan die het gevolg zijn van functiestoornissen van het orgaan waarin de tumorgroei plaatsvindt. Deze specifieke klachten kunnen daarom heel wisselend van aard zijn. Zij komen verder aan de orde bij de speciële oncologie. Er is echter nog een aantal min of meer specifieke verschijnselen, voor een ieder aan het lichaam waar te nemen, die kunnen wijzen op het bestaan van kanker en daarom serieus genomen moeten worden. Voorbeelden hiervan zijn:
– een slecht genezende zweer;
– elke afwijkende structuur aan de huid die in korte tijd groter wordt en er steeds afwijkender uit gaat zien of gaat bloeden; vooral moedervlekken en wratten staan hierom bekend;
– een niet genezende heesheid;
– een niet op behandeling reagerende hoest;
– een zwelling die in omvang toeneemt en waarvan men de oorzaak niet weet;
– veranderingen in een voorheen normaal defecatiepatroon;
– het gevoel dat bij doorslikken het voedsel niet weg kan zakken.

5.6.6 DIAGNOSTIEK

Voor de diagnostiek is vaak uitgebreid specieel medisch onderzoek noodzakelijk.
1 Radiologisch onderzoek:
   – *röntgenologisch onderzoek* (al of niet met behulp van contrastmiddelen);
   – *ct-scanning*;
   – *skeletscintigrafie*, radioactieve stof wordt in de bloedbaan gespoten

en is later terug te vinden in de botten. Botmetastasen kunnen er mee worden opgespoord;
- PET-scan, wordt gebruikt om uitzaaiingen op te sporen. De meeste kankercellen hebben een verhoogde stofwisseling, waarbij zeer veel suiker wordt gebruikt. Door aan suikermoleculen een radioactieve stof te koppelen is het mogelijk kankercellen zichtbaar te maken.

2 Echografisch onderzoek.
3 MRI.

Met deze drie onderzoeksmethoden kan heel goed informatie worden verkregen omtrent de lokatie van de tumor, metastasen en de uitgebreidheid ervan.

4 Endoscopisch onderzoek. Het voordeel van endoscopisch onderzoek is dat de tumor van nabij kan worden geïnspecteerd. Tevens kan uit het zieke weefsel een biopt (een uitgenomen stukje weefsel) worden genomen of kunnen, via spoeling en afzuiging, cellen voor onderzoek worden verkregen. Zowel het biopt als de verkregen losse cellen worden microscopisch onderzocht. Het onderzoek van cellen in weefselverband (het biopt dus) wordt histologisch onderzoek genoemd. Het onderzoek van losse cellen heet cytologisch onderzoek. Cytologisch onderzoek heeft als voordeel boven histologisch onderzoek dat het materiaal vaak eenvoudiger kan worden verkregen (bijv. door een uitstrijkje te maken van de baarmoederhals (afb. 5.5), of door de patiënt wat sputum op te laten hoesten) en er meestal hele cellen bestudeerd kunnen worden, zodat men zich een betere indruk kan vormen van de structuur van de cel. Andere methoden om materiaal te verkrijgen voor bovenstaande onderzoeken zijn weefselpuncties (lymfeklieren en borst) en het afnemen van secreten en excreten (sputum, urine, vocht uit de buik- en borstholte e.d.). Zowel histologisch als cytologisch onderzoek zijn onmisbaar voor de diagnostiek van kanker. We kunnen pas zeggen dat iemand kanker heeft als onder de microscoop een maligniteit is vastgesteld. Typische kwaadaardige weefsel-/celkenmerken zijn in tabel 5.2 te vinden.

5 Tumormarkers. Dit zijn (veelal abnormale) stoffen die door de tumorcellen worden geproduceerd en in het bloed kunnen worden gemeten. Tumormarkers blijken ook wel te kunnen worden geproduceerd door andere lichaamscellen, ze zijn dus niet altijd tumorspecifiek. Voorbeelden zijn: alfafoetoproteïne (AFP) bij leverkanker en kiemceltumoren, zure fosfatase, prostaat specifiek antigeen (PSA) bij prostaatcarcinoom, carcino-embryonaal antigeen (CEA)

bij bepaalde maagdarmtumoren, maar ook hormoonproducten bij endocriene tumoren.
6 Erfelijkheidsonderzoek, waar dit aan de orde is.
7 Bloedonderzoek:
    - BSE; bij de aanwezigheid van tumoren is deze meestal verhoogd;
    - Hb-waarde; deze kan behalve door eerder genoemde oorzaken ook verlaagd zijn ten gevolge van chronisch bloedverlies vanuit tumorweefsel of door aantasting van het beenmerg (productieplaats van erthrocyten);
    - leverfunctietests zoals ALAT, ASAT, gamma-gt en alkalische fosfatase. Bij beschadiging van levercellen kunnen deze enzymen vanuit de cellen direct in de bloedbaan komen. De hoogte van het enzymgehalte in het bloed geldt als een maat voor de beschadiging van levercellen. Alhoewel de bepalingen altijd worden uitgevoerd, blijkt in de praktijk niet altijd een correcte correlatie met in de lever aanwezige metastasen te bestaan. Leverfunctiestoornissen kunnen soms pas laat ontstaan en sommige van de genoemde enzymen kunnen ook uit cellen van andere organen vrijkomen, bij botmetastasen bijvoorbeeld is het gehalte aan alkalische fosfatase eveneens verhoogd.
8 Schildwachtklieronderzoek, ook wel sentinel node scintigrafie (SND) genoemd of lymfklierscan. Het is een nucleair geneeskundig onderzoek, waarbij radioactieve stof (technetium) op een strategisch punt wordt geïnjecteerd, zodanig dat het langs dezelfde weg met lymfe wordt afgevoerd als de tumorcellen. De volgende dag worden met een gamma scanner foto's genomen, waarmee de lokalisatie bekend wordt van de lymfeklier (1e lymfeklier = schildwachtklier) die het dichtstbij de tumor is gelegen. Deze lymfeklier wordt verwijderd voorafgaand aan de operatie (onder lokale verdoving) of het gebeurt gelijktijdig met de operatie, om beoordeeld te worden op aanwezige maligne cellen. Als de schildwachtklier geen uitzaaiingen bevat, hoeven ook de volgende klieren niet te worden verwijderd. De operatie is minder verminkend en complicaties zoals lymfoedeem, verhoogde gevoeligheid voor infecties, gevoelloosheid en verminderde beweeglijkheid in het drainagegebied zijn voorkomen. Men gebruikt ook wel in plaats van technetium een blauwe kleurstof, tijdens de operatie wordt dan gezocht naar de blauw verkleurde lymfeklier. Het schildwachtklieronderzoek wordt standaard gedaan bij mammacarcinoom, maar ook wel bij andere maligniteiten zoals melanomen.

Afbeelding 5.5 *Microscopisch beeld van een cervixuitsrijkje. Het betreft een zogenaamde PAP-V, d.w.z. de cellen vertonen duidelijke morfologische kenmerken van een maligniteit.*

5.6.7 STADIUMBEPALING OF STAGERING

Alvorens de juiste behandeling in te kunnen stellen is niet alleen de diagnostiek van de aard van de tumor van belang, maar ook het vaststellen van de uitgebreidheid van het proces in het lichaam, ofwel het stadium waarin de ziekte verkeert. Afhankelijk daarvan wordt tot een bepaalde behandeling besloten. Daartoe is het zogenaamde TNM-systeem ontwikkeld. De hoofdletter T wordt gebruikt voor het beschrijven van de lokale uitbreiding van de tumor, de N voor de regionale lymfeklier (nodus-)aantasting en de M voor metastasen. De indeling van T gaat van T1, een kleine tumor in het orgaan van oorsprong, tot en met T4, waarbij doorgroei bestaat in andere organen. Voor regionale lymfeklieren betekent N0 dat er geen verdachte klieren te voelen of vast te stellen zijn, voor vergrote maar nog beweeglijke lymfeklieren wordt N1 gebruikt en vastgegroeide lymfeklieren worden met N2 aangeduid. Metastasen op afstand worden als volgt aangegeven: M0 geen metastasen, M1 wel metastasen aangetoond. De verzamelde TNM-gegevens leveren een stadiumomschrijving op die weer een relatie vertoont met de prognose. Voor eigenlijk iedere tumorvorm is het TNM-systeem beschreven.

Bij sommige tumoren wordt een andere classificatie gehanteerd, zoals bij de ziekte van Hodgkin. Men onderscheidt stadia op grond waarvan de behandeling wordt ingesteld:
- stadium 1 = aandoening beperkt zich tot één helft van het diafragma en tot één lichaamshelft;
- stadium 2 = een helft van het diafragma maar beide lichaamshelften;
- stadium 3 = beide zijden van het diafragma en de milt;
- stadium 4 = andere organen zijn aangedaan.

5.6.8 BEHANDELING

De belangrijkste pijlers waarop de behandeling van een kwaadaardige aandoening rust zijn chirurgie, radiotherapie en chemotherapie. Genezing kan slechts volgen als alle tumorcellen zijn verwijderd of vernietigd of zich op zijn minst niet meer kunnen vermenigvuldigen. Als er microscopisch kleine tumorresten achterblijven, kunnen die weer leiden tot een volledige uitgroei van tumorweefsel.

Naast chirurgie, radiotherapie en chemotherapie wordt ook een aantal meer ondersteunende behandelmethoden gebruikt, te weten hyperthermie, hormonale therapie, immunotherapie en algemene ondersteunende therapie (waaronder we elke andere vorm van behandeling verstaan die de kwaliteit van leven van de patiënt op dat moment verbetert). Fotodynamische therapie en angiosyntheseremmers zijn daar de laatste tijd bijgekomen.

5.6.8.1 Chirurgie

De methode die het langst wordt toegepast is de chirurgische behandeling, waarbij al het kwaadaardige weefsel wordt weggehaald. Het is noodzakelijk daarbij een vrij ruime rand gezond weefsel mee te nemen om alle niet met het blote oog zichtbare uitlopers van de tumor eveneens te verwijderen. Zijn regionale lymfeklierstations ook aangetast, dan moeten ook die worden weggenomen. Meestal vindt de resectie 'en bloc' plaats. Dit betekent dat de oorspronkelijke tumor, de regionale lymfeklieren en een ruim deel van het omliggende normale weefsel worden verwijderd (dit heet radicale resectie). Het doel van de chirurgische behandeling is in principe curatief, alhoewel operaties ook wel palliatief worden toegepast ter voorkoming van complicaties.

5.6.8.2 Radiotherapie

De behandeling met behulp van ioniserende stralen (radiotherapie) berust op een ander principe. Uitgangspunt is dat tumorweefsel gevoeliger is voor straling dan het omringende weefsel. De tumor kan dan in principe volledig worden vernietigd zonder noemenswaardige beschadiging van het omringende weefsel. Nu is het niet zo dat iedere tumor even gevoelig is voor straling; daarin bestaat nogal verschil. Is de tumor minder stralingsgevoelig, dan is meer straling nodig en daarvan ondervindt het omringende weefsel zeker wel beschadiging. In die gevallen kan radiotherapie nauwelijks een nuttige rol spelen. Men gaat over tot radiotherapie indien er voldoende gevoeligheid voor straling bestaat en als de tumor chirurgisch moeilijk te benaderen is, anders dan met uitgebreide verminkingen, zoals bij tumoren aan de nasopharynx het geval kan zijn.

De moderne radiotherapeutische apparatuur laat het toe bestraling uit te voeren met een minimum aan ongewenste bijwerkingen. Het passeren van straling door de huid kan tijdelijk roodheid, schilfering en pigmentatie geven (stralingsdermatitis). Het is daarom beter niet in de zon te gaan zitten. Als het maag-darmkanaal wordt bestraald, treden stomatitis, misselijkheid, braken en diarree op. Als het beenmerg in het stralenveld ligt, kan de bloedcelvorming onderdrukt worden wat zich uit in anemie, leukopenie en trombocytopenie. Dan is er nog de zogenoemde 'röntgenkater' die vooral optreedt als grote weefseldelen worden bestraald, waardoor veel afbraakproducten ontstaan. De verschijnselen zijn moeheid, hoofdpijn, misselijkheid, braken en duizeligheid. Afhankelijk van het gebied wat wordt bestraald kunnen oogafwijkingen (cataract, conjunctivitis), stralingspneumonie en beschadiging van de voortplantingsorganen optreden. Als late complicatie zijn uitingen van versnelde lichaamsveroudering mogelijk: atrofie van weefsel, osteoporose en dergelijke, vooral als er een maximaal toelaatbare dosis aan straling is gegeven. Tumorinductie door de straling kan na jaren een nieuwe tumor doen ontstaan, een voorbeeld is het ontwikkelen van mammacarcinoom na bestraling voor de Ziekte van Hodgkin.

Het is gebleken dat grote hoeveelheden straling in één keer leidt tot grote weefselbeschadiging. Daarom verdeelt men liever de stralingsdosis over een bepaalde periode (fractionering).

We onderscheiden *teletherapie* (uitwendige bestraling) en *brachytherapie* (inwendige bestraling; brachy betekent dichtbij).

De uitwendige bestraling kan vanuit één richting worden gedaan of vanuit meerdere richtingen. In het laatste geval wordt het gezonde weefsel minder beschadigd en kan de stralingsdosis daarom hoger zijn. Soms wordt rotatie van de stralingsbron om een centraal in het veld gelegen tumor (bijv. halstumoren of hypophysetumoren) toegepast.

Totale lichaamsbestraling wordt uitgevoerd voorafgaand aan een beenmergtransplantatie; het eigen beenmerg wordt daarbij gedood. Na de behandeling is de patiënt extreem kwetsbaar en ontvankelijk voor infecties.

Inwendige bestraling houdt in een bestraling ter plekke van de tumor. Dit gebeurt bij baarmoederhalskanker, prostaatkanker, maar ook bij slokdarm- en longkanker. Naalden of catheters met miniscule stralingsbronnen (125J, 103Pd of 192Ir) worden aangebracht. Er is een zeer kort stralingsbereik: alleen tumorweefsel wordt bestraald.

Bestralingstechnieken worden in combinatie met beeldvormende technieken uitgevoerd, zoals dit gebeurt in Intensity Modulated Radiotherapie (IMRT) en Image Guided Radiotherapie (IGRT, beeldgestuurd met behulp van CT, MRI en PET).

Radiotherapie kan ook uitgevoerd worden met radiofarmaca. Het voorbeeld hiervan is behandeling van schildklieraandoeningen met radioactief Jodium.

Er wordt nogal eens besloten tot een gemengde behandeling, chirurgisch en radiologisch, omdat dan betere resultaten worden verkregen. Een voorbeeld hiervan is de behandeling van testistumoren. Lokaal wordt de primaire tumor verwijderd, terwijl de eventueel aanwezige abdominale (in de buik) lymfekliermetastasen worden behandeld met bestraling.

Evenals de chirurgische benadering kan ook straling zowel curatief als palliatief worden ingezet.

5.6.8.3 Chemotherapie

De chemotherapie (cytostatica) heeft zich vooral de laatste dertig jaar ontwikkeld en blijkt een waardevolle aanwinst te zijn in de strijd tegen kanker. In tegenstelling tot bij operatie en bestraling is er bij toediening van chemotherapeutica sprake van een algemene therapie. Dat wil zeggen dat de toegediende geneesmiddelen, de cytostatica, via de circulatie overal in het lichaam terechtkomen. Daarom kan deze behandelingsmethode onder andere van nut zijn als er sprake is van een gemetastaseerde tumor. Cytostatica zullen het beste resultaat geven als er voorafgaande aan de toediening voor is gezorgd (bijvoorbeeld door operatie of bestraling) dat zo veel mogelijk tumorweefsel is verwijderd of vernietigd. Slechts in die gevallen is het soms alsnog mogelijk genezing te bereiken.

Alle cytostatica zijn in principe celdodende stoffen. De wijze waarop dit gebeurt is bij de diverse cytostatica telkens anders. We kennen:
– stoffen die het DNA dermate beïnvloeden dat de celstofwisseling verstoord raakt en de cel afsterft (alkylerende stoffen). Voorbeelden

van ankylantia zijn Endoxan®, Chloorambucil®, Myleran® en Platinol®;
- stoffen die de celstofwisseling op enzymatisch niveau blokkeren. Stoffen die daartoe in staat zijn lijken erg op voor de groei belangrijke stoffen en nemen dan ook de plaats van deze stoffen in de cel in (antimetabolieten). De cel sterft daardoor af. Voorbeelden van dergelijke cytostatica zijn methotrexaat, 6-mercaptopurine en 5-fluorouracil;
- stoffen die de vorming van m-RNA voorkomen, waardoor de celstofwisseling ernstig in gevaar komt. Voorbeelden hiervan zijn bleomycine en Adriblastina®;
- stoffen die de celmitosen remmen. Voorbeelden zijn vincristine en vinblastine.

Cytostatica hebben ernstige bijwerkingen omdat niet alleen de tumorcellen maar ook heel wat normale cellen beschadigd worden, zoals in het beenmerg, de slijmvliezen en de huid. Het betreft hier het beschadigen of doden van stamcellen die voor het onderhoud van de weefsels zeer belangrijk zijn. Ze zijn fylogenetisch jong en daarom zo kwetsbaar. De verschijnselen die hierdoor optreden zijn:
- stomatitis (m.n. candida albicans), misselijkheid, braken en diarree;
- anorexie (gebrek aan eetlust);
- gevolgen van beenmergonderdrukking zoals leukopenie (tekort aan leukocyten, wat gevaar voor infecties inhoudt) trombocytopenie (tekort aan bloedplaatjes met als gevolg een bloedingsgevaar) en anemie (vooral bleekheid en moeheid);
- ontstekingen van het mondslijmvlies en het darmslijmvlies;
- haaruitval;
- verminderde vruchtbaarheid door amenorroe (wegblijven van de menstruatie) en oligospermie (te gering aantal zaadcellen, vast te stellen met semenonderzoek).

Cytostatica zijn verder vaak toxisch voor het hart, de longen, de lever, de nieren en het zenuwstelsel en kunnen teratogeen zijn (kunnen mutaties geven). Ook kunnen cytostatica, indien intraveneus toegediend, soms aanleiding geven tot phlebitis. Dit laatste kan worden voorkomen door het cytostaticum in een snel lopend infuus in te spuiten. Cytostatica worden alleen toegepast bij tumoren die er gevoelig voor zijn, soms in combinatie met een operatie of bestraling teneinde micrometastasen te vernietigen. Met het begrip micrometastasen wordt bedoeld de metastasen die besproken zijn in paragraaf

5.6.3, maar die nog zo klein zijn dat ze met de huidige onderzoekmethoden niet zijn aan te tonen.

Cytostatica worden veelal in combinatie met elkaar toegepast, maar dan wel volgens speciale eisen: ieder middel moet tegen die specifieke tumorsoort helpen waartegen het gegeven wordt terwijl de toxiciteit van de verschillende middelen niet tegen hetzelfde weefsel gericht mag zijn. Soms wordt bovendien gecombineerd met corticosteroïden (palliatief effect). Soms wordt toediening gecombineerd met een geneesmiddel dat gezonde cellen helpt zich sneller te herstellen (rescue therapie) op die manier kan de dosis worden verhoogd zonder onaanvaardbaar toxisch risico. Een voorbeeld is de combinatie van metrotexaat met foliumzuur.
Het intermitterend toedienen, dat wil zeggen met tussenpozen hoge doses geven, is effectiever en minder toxisch voor de gezonde cellen omdat die kans krijgen zich tussendoor te herstellen.
Het is mogelijk dat er resistentie voor het gegeven middel bestaat. Men denkt daaraan als het effect van toediening niet naar verwachting is. Resistentie kan bij de persoon van nature bestaan, maar ook zijn verworven doordat het middel al eerder werd gegeven.

Naast het feit dat cytostatica via de lichaamscirculatie hun doel bereiken, kunnen ze ook via lokale perfusie worden toegepast. Het middel wordt dan via de aanvoerende arterie toegediend en afgevoerd via de afvoerende vene, zonder dat contact met de rest van de circulatie plaatsvindt. Omdat er daardoor geen orgaanbeschadiging in de rest van het lichaam optreedt, kan het middel hoog worden gedoseerd. Men past deze behandeling wel toe bij bijvoorbeeld een osteosarcoom aan het been.

Het is wel duidelijk dat behandeling met cytostatica weloverwogen dient te gebeuren, ze kunnen niet aan iedereen worden gegeven ook al is de indicatie juist. Er blijven contra-indicaties, zoals weerstandvermindering om andere redenen, waarbij bij weerstand betrokken cellen een relatief (bijv. door een infectieziekte) of absoluut (bij beenmergarmoede) tekort tonen (zie par. 4.3.3). Ook kan er een allergie tegen het middel bestaan.

Behalve de zojuist beschreven behandelmethoden bestaan nog enkele andere minder frequent gebruikte of meer aanvullende therapievormen.

5.6.8.4 Hormonale therapie

Sommige tumoren bezitten receptoren voor hormonen waardoor zij in hun groei worden gestimuleerd. Verwijdert men hormoonproducerende weefsels (klieren) of geeft men een antagonistisch hormoon, dan kan de groei van de tumor worden geremd of stilgelegd. Enkele voorbeelden van tumoren waarbij dit aan de orde is, zijn:
- *mammacarcinoom*, dat kan worden gestimuleerd door oestrogene hormonen. Verwijdert men de ovaria via operatie of bestraling, dan kan dit soms een gunstig effect hebben (uiteraard alleen maar zinvol voor de menopauze), tegenwoordig worden ook anti-oestrogenen gebruikt zoals Tamoxifen®;
- *prostaatcarcinoom*, dat sterk in zijn groei kan worden geremd door castratie of toediening van oestrogenen. Hierdoor kan gynecomastie zich ontwikkelen, men geeft daarom tegenwoordig liever anti-androgenen (Andracur®) of een op LHRH gelijkende Zoladex®, waardoor de LH-productie uitgeput raakt;
- *baarmoedercarcinoom*, dat soms heel gunstig kan reageren op een progesteronpreparaat.

Hormonale behandeling leidt niet tot genezing, maar kan heel goed een remissie van de ziekte bewerkstelligen. Er is altijd sprake van een combinatie met een of meer van de eerder genoemde methoden van behandeling.

5.6.8.5 Hyperthermie

Dit is een warmtebehandeling waarbij met behulp van microgolfstraling de temperatuur in de tumor op 40-42 °C wordt gebracht. Hyperthermie is celdodend, vooral cellen in een gebied met weinig doorbloeding zijn gevoelig. Delen van de tumor die wel weer goed doorbloed zijn, zijn weer gevoelig voor straling of chemotherapie. Verwarming kan het totaal effect van radiotherapie en chemotherapie verhogen.

5.6.8.6 Immunotherapie

Het doel van immunotherapie is kanker te bestrijden met het eigen afweersysteem. Men gaat er daarbij vanuit dat kankercellen, ondanks het feit dat ze zwak antigeen zijn, door het afweersysteem worden herkend als afwijkend, waarna bepaalde cellen in dit systeem worden geprikkeld en/of zich vermeerderen. Er worden monoklonale antilichamen gevormd die kankercellen weer herkennen aan eigenschappen aan het celoppervlak. Er vindt binding plaats waarna de cel wordt gedood. Aan het antilichaam kan eventueel een gif worden gekoppeld (cytostaticum of radioactief materiaal; radioimmunotherapie).

Veel aspecten van deze techniek zijn nog in ontwikkeling waaronder het ontwikkelen van vaccins tegen kanker. Middelen die momenteel al worden gebruikt om de eigen afweer te versterken zijn Interferon, Interleukine-2 en monoklonale antilichamen.

Immunotherapie wordt op dit moment toegepast als adjuvant middel in de palliatieve behandeling, met als doel uitbreiding te remmen/ voorkomen en klachten te verminderen.

5.6.8.7 Diversen

Fotodynamische therapie

Deze therapievorm wordt tot nu toe alleen toegepast bij kleine tumoren en is gebaseerd op twee principes: een chemische (kleurstof) en een fysische (licht); apart zijn ze onwerkzaam. Er zijn kleurstoffen die zich sterker in tumorcellen ophopen en met licht geactiveerd kunnen worden. Door inwerking van het licht (meestal laserstraal) ontstaat er een chemische reactie, die tot vernietiging van de tumor leidt. Het voordeel is dat de behandeling vrijwel pijnloos is, het omliggende weefsel spaart en weinig verlittekening geeft. Het kan alleen worden toegepast bij tumoren die zich aan het oppervlak bevinden, al dan niet endoscopisch bereikbaar.

Angiogeneseremmers

Dit zijn stoffen die de nieuwvorming van bloedvaten door tumorweefsel, georganiseerd ten bate van de eigen groei en overleving (zie eerder), afremmen

5.6.8.8 Algemeen ondersteunende behandeling

Hiermee bedoelen we elke andere vorm van behandeling die de kwaliteit van het leven van de patiënt op dat moment verbetert. Belangrijk is in dit verband de pijnbestrijding of de bestrijding van misselijkheid en braken ten gevolge van het gebruik van cytostatica. Maar ook het geven van 'packed cells' (erytrocyten) bij ernstige bloedarmoede en tijdige bestrijding van infecties ten gevolge van de verminderde weerstand horen erbij.

Behandeling van de kankerpatiënt kan alleen dan goed gebeuren als er sprake is van een multidisciplinair overleg tussen specialisten (medici, verpleegkundigen e.a.) in een oncologisch team.

Na de behandeling moet een zo volledig mogelijke revalidatie plaatsvinden en integratie in het dagelijkse leven, zowel lichamelijk als psychisch. Kanker is voor iedere patiënt belastend. Er is een angst voor de ziekte zelf, patiënten vragen zich voortdurend af wanneer het weer de kop op zal steken. Men ziet op tegen de langdurige behandeling en tegen de pijn die moet gaan komen. Er bestaat angst om verminkt raken, men ziet de dood in de ogen en moet dit verwerken. Sommigen nemen hun toevlucht tot alternatieve geneeswijzen; de meesten pas wanneer de reguliere geneeskunde geen resultaat meer kan geven. Daar moet begrip voor zijn, maar wat de patiënt ook probeert, de weg naar de reguliere geneeskunde moet voor hem open blijven staan.

5.6.9 PROGNOSE EN VERLOOP

Wanneer is iemand genezen van kanker? Dat is vaak moeilijk te zeggen. Ook al is na intensieve behandeling geen tumorweefsel meer aantoonbaar, dan nog mag je niet spreken van genezing. De ervaring heeft geleerd dat ook na jaren de kanker nog kan terugkomen.
Toch valt er wel iets over genezing te zeggen. Ingeburgerd is het begrip *vijfjaarsoverleving*. Daarmee wordt bedoeld dat vijf jaar na het stellen van de diagnose geen tumorweefsel meer in het lichaam is aan te tonen. De ervaring heeft geleerd dat dit dan vaak zo blijft en de patiënt genezen kan worden verklaard.
Hoe een tumor zich zal gedragen hangt af van de differentiatiegraad, het groeipatroon en het totaal aan uitgebreidheid van het proces in het lichaam.

Als kanker op zijn beloop wordt gelaten, zal het eigenlijk altijd eindigen met de dood. Echter, ook na uitgebreid te zijn behandeld kan kanker leiden tot het sterven van de patiënt. Deze belandt dan in een terminale fase, waarin allerlei ziekteverschijnselen optreden, die stuk voor stuk een correcte medische begeleiding behoeven. Welke verschijnselen zijn dit?
- *Cachexie* (uittering, atrofie van alle weefsels). Dit is een gevolg van de in het lichaam aanwezige negatieve eiwitbalans. Alle weefsels worden daardoor slecht onderhouden, cellen voor onderhoud worden niet tijdig aangemaakt. Dit heeft onder meer tot gevolg dat de weerstand tegen infecties afneemt, er een bloedarmoede ontstaat en zich gemakkelijk decubitus ontwikkelt. De patiënt wordt uiteindelijk heel mager.
- *Trombosevorming* op plaatsen waar bloedvaten zijn aangevreten, waardoor bloedingen kunnen ontstaan. In de eindfase van de ziekte kunnen zich verspreid in het bloedvatenstelsel kleine stolsels ontwikkelen die vaak het sterven inleiden. We spreken in dat geval van een algemene intravasale stolling (AIS).

- *Oedeemvorming* (lokaal) ten gevolge van het samengedrukt/aangevreten worden van aders of het verstopt raken van het lymfevatenstelsel.
- *Ischemie* doordat slagaders afgesloten raken.
- *Verlammingen, gevoelloosheid, incontinentie en pijn* doordat het zenuwstelsel is aangedaan.
- Als tumorweefsel zich in de schedel bevindt geeft dit aanleiding tot een *verhoogde druk in de schedel*, waardoor ernstige hoofdpijnen ontstaan en coma en 'inklemming' mogelijk zijn.
- *Benauwdheid en verstikking* kunnen zich voordoen door het dichtgroeien of dichtgedrukt worden van de grote luchtpijp en/of het doorgroeien in de longen van tumorweefsel. Ernstige gasuitwisselingsproblemen kunnen ontstaan door het volwoekeren van de longen met tumorweefsel.
- *Leverafwijkingen* kunnen ontstaan doordat het functionele leverweefsel wordt verdrongen en vervangen door tumorweefsel. Hierdoor kunnen ook galgangen vernauwd of afgesloten raken, waardoor naast leverfunctiestoornissen geelzucht ontstaat.
- *Belemmering van de afvloed van urine* vanuit de nier naar de blaas kan ontstaan doordat de ureters worden dichtgedrukt. Daardoor kan zich zelfs uitval van de nierfunctie ontwikkelen.
- *Botmetastasen* zijn vaak aanwezig bij de terminale patiënt. Deze geven aanleiding tot ernstige pijn en kunnen bovendien leiden tot pathologische botfracturen zoals ingezakte wervels. Bij wervelmetastasen kunnen eveneens letsels van ruggenmerg en zenuwwortels optreden.
- *Darmafsluiting* als gevolg van doorgroei van de tumor.

De lijst is zeker niet volledig. Wat zich bij een individuele patiënt zal voordoen wordt voor een belangrijk deel ook bepaald door de aard van de tumor, de lokalisatie van het oorspronkelijke proces en de wegen waarlangs metastasering is opgetreden.

6 Algemene farmacologie

6.1 Inleiding

Grondige kennis van de algemene farmacologische principes is van groot belang om op een juiste manier om te gaan met geneesmiddelen. Hoe is de weg van het geneesmiddel door het lichaam en wat doet het geneesmiddel met het lichaam? Wat zijn de bijwerkingen en de interacties met andere geneesmiddelen? Het voorschrijven van geneesmiddelen behoort nu nog tot het medische domein. In de toekomst zullen mogelijk ook de verpleegkundig specialist (of *advanced nurse practitioner*) en de *physician assistant* medicijnen mogen voorschrijven. Verpleegkundigen delen medicijnen en observeren de gevolgen van medicatie voor de patiënt. Zij moeten dus op de hoogte zijn van de werking van middelen en bijwerkingen kunnen interpreteren en analyseren.

Dit hoofdstuk behandelt een aantal groepen geneesmiddelen die vaak worden voorgeschreven, zoals analgetica, antimicrobiële middelen en anticoagulantia. Het hoofdstuk wordt afgesloten met een paragraaf over infusen en bloedtransfusie.

Het Griekse woord *pharmakon* betekent oorspronkelijk werkzame stof, maar ook toverkruid, geneeskrachtig kruid en giftig kruid. Later kreeg het de betekenis van geneesmiddel. Aangezien de meeste geneesmiddelen niet genezen, is de term geneesmiddel eigenlijk niet correct.

Volgens de Wet op de geneesmiddelenvoorziening wordt onder een geneesmiddel verstaan:
een substantie of samenstelling van substanties, die is bestemd voor:
- het genezen, verlichten of voorkomen van een ziekte of ziekteverschijnsel;
- het herstellen, verbeteren of wijzigen van het functioneren van organen;
- het stellen van een medische diagnose.

Binnen de wetgeving worden twee categorieën geneesmiddelen onderscheiden: *vrij verkrijgbare* en *op recept verkrijgbare* geneesmiddelen. De vrij verkrijgbare medicijnen, de naam zegt het al, kunnen zonder recept verkocht worden. Voor het verkrijgen van een middel behorende tot de tweede categorie moet een recept worden overlegd, dat uitgeschreven is door een bevoegde beroepskracht (arts, tandarts, verloskundige). In de wet is vastgelegd voor welke geneesmiddelen een recept nodig is en welke geneesmiddelen (de zogenaamde zelfzorgmiddelen) vrij verkocht mogen worden.

6.1.1 ORGANISATIE IN NEDERLAND

De toelating van geneesmiddelen in Nederland is wettelijk geregeld in de Wet op de geneesmiddelenvoorziening (WOG). Tot 1963 konden geneesmiddelenfabrikanten ieder willekeurig geneesmiddel op de markt brengen. In 1963 is een toelatingbeleid ingevoerd, mede naar aanleiding van de Softenonaffaire. Thalidomide (Softenon®) is een geneesmiddel dat eind jaren vijftig op de markt werd gebracht als slaapmiddel en als middel tegen ochtendmisselijkheid. Na een aantal jaren bleek het middel bij pasgeborenen ernstige (aangeboren) afwijkingen te veroorzaken indien de moeder het middel tussen de derde en achtste week van de zwangerschap had gebruikt. De aangedane kinderen hadden focomelie, een aandoening waarbij de ledematen verkort of geheel afwezig zijn.

Voordat een geneesmiddel in Nederland in de handel mag worden gebracht, moet het een registratie (handelsvergunning) verkrijgen van het College ter Beoordeling van Geneesmiddelen (CBG). Ook stelt het CBG de afleverstatus vast (of het middel met of zonder recept verkrijgbaar is). De beoordeling gebeurt op basis van criteria die staan omschreven in de wet. Bij de beoordeling staan de werkzaamheid, veiligheid en kwaliteit van het geneesmiddel centraal.
Als het geneesmiddel positief is beoordeeld, krijgt de producent een handelsvergunning en wordt het geneesmiddel ingeschreven in het Register van Geneesmiddelen. Sinds 1995 heeft een fabrikant de keuze uit twee handelsvergunningen voor een geneesmiddel: een nationale (CBG) en een Europese, via de European Medicines Evaluation Agency (EMEA) in Londen. Bij een positieve beoordeling is het geneesmiddel geldig in alle EU-lidstaten.

6.1.2 INDELING

Geneesmiddelen kunnen op verschillende manieren worden ingedeeld, bijvoorbeeld naar toepassingsgebied (antidepressiva, slaap-

middelen, anti-epileptica, antihypertensiva), naar chemische verwantschap (steroïden) en naar werking. Met betrekking tot de werking wordt een onderscheid gemaakt in:
- *causale (curatieve) werking*; het geneesmiddel bestrijdt de oorzaak, bijvoorbeeld penicilline bij een pneumokokkenpneumonie;
- *profylactische (preventieve) werking*; het geneesmiddel probeert een aandoening te voorkomen, bijvoorbeeld anticoagulantia ter voorkoming van trombose;
- *symptomatische werking*; bijvoorbeeld postoperatieve pijnbestrijding met paracetamol;
- *substitutie werking*; het geneesmiddel vult een tekort op, zoals bijvoorbeeld insuline bij diabetes mellitus;
- *placebowerking*; dit zijn preparaten die op een geneesmiddel lijken, maar geen werkzame stof bevatten. Placebo's worden onder andere gebruikt bij klinisch wetenschappelijk onderzoek als vergelijkingsmateriaal.

6.2 Ontwikkeling van geneesmiddelen

6.2.1 GESCHIEDENIS

De geschiedenis van de farmacotherapie begint in de oudheid met de ontdekking van het feit dat sappen, bladeren en bloemen van bepaalde planten een geneeskrachtige uitwerking hadden. Zo bevat de boomschors van de teenwilg salicylzuur. Bereidingen van deze schors werden al in de oudheid gebruikt. In de negentiende eeuw werd de werkzame stof salicylzuur geïsoleerd. Salicylzuurgel of -zalf wordt nog steeds lokaal toegepast bij onder andere acne vulgaris (jeugdpuistjes) en hyperkeratotische (overmatige verhoorning) huidafwijkingen.

Parasympathicolytica worden sinds de oudheid al toegepast bij de behandeling van astma. In het oude India en Egypte was het gebruikelijk ter voorkoming van astmatische klachten een extract van de plant Datura te gebruiken dat atropine bevatte. Ook andere planten werden voor dit doel gebruikt, zoals de Atropa belladonna. In het midden van de negentiende eeuw is uit de bladeren van deze plant voor het eerst het alkaloïd atropine geëxtraheerd. Tinctura belladonnae werd veel toegepast bij de behandeling van astma. De nieuw ontwikkelde parasympathicolytische geneesmiddelen zijn vaak van atropine afgeleid.

Al in de middeleeuwen werden bepaalde planten (vingerhoedskruid, lelietjes-van-dalen) gebruikt bij de bestrijding van oedeem. Aan het einde van de achttiende eeuw werden digitalisbladeren (vingerhoedskruid) gebruikt tegen oedeem ten gevolge van decompensatio cordis. Nog steeds wordt digoxine gewonnen uit de plant, omdat de synthese te kostbaar is.

Om geneeskrachtige planten langer houdbaar te maken, werden ze gedroogd of in olie of alcohol gelegd. Bij het drogen ontstonden drogerijen, in het Engels *drugs*, hetgeen zowel geneeskrachtig kruid als bedwelmend middel betekent.

Veel geneesmiddelen zijn per toeval gevonden. In 1928 werd de antibacteriële stof penicilline ontdekt door de Britse bacterioloog Flemming. Hij verrichte onderzoek naar de stafylokok, toen hij op een van zijn voedingsbodems de schimmel Penicillium Notatum aantrof en opmerkte dat rondom deze schimmel alle bacteriën verdwenen waren. In de twintiger jaren van de vorige eeuw werd bij toeval in Noord-Amerika een stof ontdekt die er voor zorgde dat de bloedstolling werd vertraagd. Koeien die ingekuild gras met veel zoete klaver hadden gegeten, gingen dood aan enorme bloedingen. Na onderzoek bleek dat die klaver een stof bevatte die ervoor zorgde dat het bloed minder snel stolde. In het laboratorium werd de stof verder onderzocht; op die manier ontstonden de orale anticoagulantia (coumarinederivaten, zoals Sintrom®).

Ook werden medicijnen uit dierlijke organen geïsoleerd. In 1889 toonden Von Mering en Minkowski aan, dat bij een hond diabetes mellitus ontstaat als de pancreas wordt verwijderd. Daarmee was duidelijk dat de pancreas een stof aanmaakt die het lichaam in staat stelt glucose op te nemen en als brandstof te gebruiken. Al snel werden extracten van de pancreas gemaakt, waarmee viel aan te tonen dat injectie daarvan leidde tot een daling van de glucosespiegel in het bloed. Deze extracten waren echter onzuiver en veroorzaakten veel bijwerkingen, zoals hoge koorts. In 1922 werden de eerste patiënten succesvol behandeld met insuline uit de pancreas van runderen of varkens. Inmiddels is dierlijke insuline vervangen door humane insuline dat door genetisch gemanipuleerde gisten en bacteriën wordt gemaakt.

Het groeihormoon werd oorspronkelijk ontdekt als een eiwit in de hypofyse van ratten en bleek in laboratoriumonderzoek vooral (bot)-groei te bevorderen. Dierlijk groeihormoon is bij de mens niet werkzaam, omdat de moleculaire structuur dermate afwijkt, dat het niet door menselijke receptoren als groeihormoon wordt herkend. Aanvankelijk werd daarom groeihormoon verkregen uit hypofyseweefsel van overleden mensen. Na zuivering werd dit humane groeihormoon gebruikt om patiënten met onvoldoende lengtegroei, door bijvoorbeeld een tekort aan groeihormoon, te behandelen. In 1985 werd het humane groeihormoon echter verboden, omdat bleek dat door toediening van dit hormoon de ziekte van Creutzfeldt-Jacob overgebracht kon worden. Er is toen een overstap gemaakt naar synthetisch groeihormoon dat wordt gemaakt met behulp van de zogenaamde recombinant-DNA-techniek. Hierbij worden bacteriën of andere niet-menselijke cellen aangezet om op grote schaal humaan groeihormoon aan te maken. Het op deze manier verkregen groeihormoon is een biosynthetisch product dat dezelfde structuur heeft als het humane groeihormoon.

Bij de recombinant-DNA-techniek wordt een stukje DNA van de donorcel van een bepaald organisme overgebracht in de gastheercel van een ander organisme. Op deze manier brengt men de genen van verschillende soorten bij elkaar (recombinatie). In de gastheercel komt erfelijke informatie terecht, waardoor deze cel eigenschappen krijgt die hij daarvoor niet had. Dit wordt *genetische modificatie* of *manipulatie* genoemd.

Ook dieren kunnen genetisch gemanipuleerd worden. Door het inbouwen van DNA in dierlijke cellen kunnen nieuwe genen worden toegevoegd of bestaande genen worden uitgeschakeld. Nieuwe genen worden aan volgende generaties doorgegeven. Transgene zoogdieren maken op die manier menselijke eiwitten aan in hun melk. Voorbeelden van op deze wijze geproduceerde geneesmiddelen zijn de bloedstollingeiwitten factor VIII en factor IX voor hemofiliepatiënten.

Werden nieuwe geneesmiddelen vroeger per toeval ontdekt of door proeven met dieren en mensen, tegenwoordig worden ze meestal ontwikkeld voor specifieke aandoeningen. Eerst wordt gezocht naar de pathologische en biochemische veranderingen in de cellen, waardoor de ziekte ontstaat. Vervolgens worden chemische verbindingen gezocht die de pathologische veranderingen kunnen voorkomen of genezen. Wanneer een dergelijke verbinding gevonden is, wordt de structuur systematisch vele malen veranderd in de hoop uiteindelijk een geneesmiddel te verkrijgen dat optimaal werkt met zo weinig mogelijk bijwerkingen.

6.2.2 HUIDIGE GANG VAN ZAKEN

De ontwikkeling van een potentieel nieuw geneesmiddel omvat verschillende stadia.

6.2.2.1 Preklinisch onderzoek
Farmacologische fase
Allereerst moet worden vastgesteld of een stof de gewenste werking heeft. Tevens wordt onderzoek gedaan naar mogelijke andere effecten op hart, bloedvaten, zenuwstelsel et cetera. Daartoe wordt gebruikgemaakt van farmacologische modellen die een voorspellende waarde hebben voor het klinische effect. Eerste worden proeven gedaan met geïsoleerde cellen en organen; later worden potentiële geneesmiddelen op dieren getest.

Toxicologische fase
Het toxicologisch onderzoek geeft een eerste indruk over de veiligheid van het potentiële geneesmiddel. Er wordt onderzoek gedaan naar mutagene (veranderingen in het erfelijke materiaal van de cel veroorzakende), carcinogene (kankerverwekkende) en teratogene (schade aan de vrucht veroorzakende) effecten bij eenmalig en chronisch gebruik van een stof.
Per jaar worden er ongeveer tweehonderdduizend nieuwe stoffen onderzocht. Preklinisch onderzoek duurt gemiddeld vier jaar. Slechts een heel klein deel van de verbindingen is daadwerkelijk geschikt voor toepassing bij de mens. Na een positieve beslissing begint het klinisch onderzoek.

6.2.2.2 Klinisch onderzoek
Fase I
Om te controleren of de bij dieren waargenomen werking ook bij de mens optreedt, wordt de betreffende stof toegediend bij tien tot honderd gezonde proefpersonen. Wanneer de verwachting bestaat dat het potentiële geneesmiddel bij gezonde mensen ernstige en irreversibele bijwerkingen (bijvoorbeeld in geval van cytostatica) zou kunnen veroorzaken, wordt medewerking gevraagd van patiënten die mogelijk een kleine kans op een gunstig effect hebben.
De samenhang tussen dosis en werking wordt vastgesteld. Verder wordt onderzoek gedaan naar de veiligheid en de bijwerkingen. Fase I duurt ongeveer een jaar. Veel stoffen vallen in deze fase af.

Fase II
In fase II wordt de stof toegediend aan vijftig tot vijfhonderd geselecteerde patiënten met de ziekte waarvoor het potentiële geneesmiddel is bedoeld. Er wordt gekeken naar werking en bijwerkingen. Tevens wordt de optimale dosering (de laagst mogelijk dosering waarbij het gewenste effect optreed) vastgesteld. Fase II duurt ongeveer twee jaar.

Fase III

Dit is de fase waarin bij grote groepen patiënten (driehonderd tot dertigduizend) clinical trials worden uitgevoerd. Het meest effectieve doseringsschema wordt vastgesteld en er wordt meer inzicht verkregen in effectiviteit en bijwerkingen. Het onderzoek wordt dubbelblind opgezet. Dat wil zeggen dat zowel de patiënt als de behandelaars niet weten of de patiënt het potentiële geneesmiddel of een placebo krijgt. Fase III duurt gemiddeld 3,5 jaar.

Als alle onderzoeken aangeven dat het geneesmiddel effectief en veilig is, wordt registratie aangevraagd. Dit duurt ongeveer een half jaar tot een jaar.

Fase IV

Na registratie wordt het geneesmiddel door grotere groepen patiënten voor een langere tijd gebruikt. Hierdoor komen meer gegevens beschikbaar over de veiligheid, vooral over nieuwe of zeldzame bijwerkingen. Zowel een landelijk als een Europees bewakingssysteem registeren en onderzoeken ongewenste bijwerkingen en onverwachte wisselwerkingen tussen medicijnen. In Nederland is het CBG verantwoordelijk voor de coördinatie van de geneesmiddelenbewaking. Bijwerkingen van geneesmiddelen worden in een meldingssysteem opgenomen. Het CBG beheert dit systeem. De dagelijkse uitvoering is in handen van de Stichting Registratie Evaluatie Bijwerkingen (Lareb). Bijwerkingen worden gemeld door de artsen en apothekers, maar ook de farmaceutische industrie is daartoe verplicht.

Om de kwaliteit en de veiligheid van homeopathische farmaceutische producten te vergroten is besloten dat per 1 juni 2002 alleen geregistreerde homeopathische middelen verkocht mogen worden. Ook die registratie vindt plaats bij het CBG.

Het duurt gemiddeld elf jaar om van een in het laboratorium werkzame stof tot een geregistreerd geneesmiddel te komen. Slechts 1 op de 10 000 gesynthetiseerde stoffen komt uiteindelijk als geneesmiddel op de markt. Voor de farmaceutische industrie betekent dit een grote investering in geld en nieuwe technologieën. Uiteindelijk zou tegen een fractie van de ontwikkelingskosten de 'uitvinding' van het nieuwe medicijn vervolgens door andere bedrijven kunnen worden gekopieerd en op de markt worden gebracht. Het octrooirecht beschermt hier tegen. Is een octrooi toegekend, dan heeft een bedrijf maximaal twintig jaar het alleenrecht om het geneesmiddel te produceren.

De gemiddelde effectieve octrooitijd ligt tussen de acht en tien jaar. Deze beschermingsduur is vaak ontoereikend om de investeringen terug te verdienen. Vandaar dat een farmaceutische producent een aanvullende beschermingscertificaat (ABC) kan aanvragen. Dit ABC geldt vanaf het verstrijken van het basisoctrooi voor een maximale duur van vijf jaar. Na deze periode kunnen andere fabrikanten de werkzame stof onder een andere handelsnaam (merknaam®) of als stofnaam (locopreparaat) op de markt brengen. Omdat deze fabrikanten geen onderzoekskosten hebben gemaakt, kunnen zij deze preparaten goedkoper aanbieden. Voordat het in de handel gebracht mag worden, moet ook hiervoor registratie aangevraagd worden.

Het Europese Parlement heeft in september 2005 farmaceutische bedrijven een extra patentperiode van zes maanden toegestaan in ruil voor uitbreiding van onderzoek naar geneesmiddelengebruik door kinderen. Het Europese Parlement wil met deze beslissing de farmaciebranche aanmoedigen om geneesmiddelen beter af te stemmen op de jeugd. De meeste middelen worden tot nu toe niet of nauwelijks getest op kinderen.

6.3 Nomenclatuur (naamgeving)

Er zijn verschillende mogelijkheden om een geneesmiddel aan te duiden. De chemische brutoformule, bijvoorbeeld van digoxinum ($C_{41}H_{64}O_{14}$), zegt niets over de eigenschappen van de stof, omdat deze formule niet laat zien hoe de atomen in het molecuul gerangschikt zijn. Er is een groot verschil tussen glucose en galactose, maar beiden hebben de formule $C_6H_{12}O_6$. De structuurformule geeft juist wel inzicht in de eigenschappen van de stof. Van de structuurformule is de chemische naam afgeleid (3-tridigitoxoside van 3ß,12ß,14ß-trihydroxy-5ß-card-20(22)-enolide).

Zowel de chemische brutoformule als de structuurformule en de chemische naam zijn met name van belang voor chemici en farmacologen.

Meestal wordt de internationaal geaccepteerde (door de Wereldgezondheidsorganisatie WHO gegeven) stofnaam gebruikt (bijvoorbeeld digoxinum). Dit wordt ook wel de *generische naam* genoemd. Deze naam is afgeleid van de chemische stofnaam.

De *handelsnaam* (merknaam) is de naam die de fabrikant aan het geneesmiddel geeft (bijvoorbeeld Lanoxin®). Achter de merknaam wordt meestal de afkorting ® gezet. Dit betekent *Registered Trademark*, ofwel beschermd handelsmerk.

6.4 Toedieningsvormen

Voor de toedieningsvorm van een geneesmiddel bestaan in principe drie mogelijkheden: de *droge, natte* en *vette* afleveringsvorm.

6.4.1 DROGE TOEDIENINGSVORMEN

De werkzame stof of een combinatie van stoffen kan worden toegediend door middel van een poeder. Poeders hebben als nadeel dat zij zich in de mond over een groot oppervlak verdelen en veel smaakpapillen prikkelen met als gevolg overheersing van de smaak. Een ander nadeel is dat het poedermengsel water kan aantrekken, waardoor de houdbaarheid beperkt is. Meestal wordt aan een poeder een indifferente stof toegevoegd om een behoorlijk volume te krijgen. Poeders worden tegenwoordig bijna alleen nog voorgeschreven in de vorm van een sachet, dat is een afgesloten zakje waarin de benodigde hoeveelheid poeder zich bevindt. Bij gebruik moet het poeder worden opgelost in een glas water. Voorbeeld van pakkingen in sachets zijn carbasalaatcalcium (Ascal®) en acetylcystiëne (Fluimicil®).

Vroeger werden de meeste geneesmiddelen afgeleverd in de vorm van pillen: bolletjes gemaakt van een gestolde oplossing, die de werkzame stof bevatten met bindmiddel (dropwater, zoethoutwortelsap). De bolletjes werden op een speciale pillenbank gedraaid. Een nadeel van dit proces was dat de bereiding niet altijd constant was. Zo was de pil de ene keer te zacht, de andere keer te hard, zodat hij in het maagdarmkanaal niet uiteen viel en met de feces uitgescheiden werd. Pillen zijn inmiddels geheel vervangen door tabletten en capsules.

Een tablet is een onder hoge druk geperst poeder of mengsel van poeders (samen met toevoegingen zoals zetmeel en cellulose en lactose), dat in water of maagsap uiteen valt. De soort en de hoeveelheid toevoegingen, alsmede de mate van compressie bepalen de snelheid waarmee een tablet uiteen valt en het geneesmiddel wordt geresorbeerd.
Er zijn specifieke soorten tabletten ontwikkeld. Dragees zijn tabletten met een suikermantel, meestal bedoelt om het slikken van een vies smakend medicijn te vergemakkelijken.
Een enteric-coatedtablet is een dragee voorzien van een maagzuurbestendig laagje. Het valt pas uiteen in de dunne darm, zodat het de maagwand niet kan beschadigen of door het maagzuur onwerkzaam kan worden gemaakt.
Een bruistablet valt in water uiteen tot een bruisende drank. Acetyl-

salicylzuur kan maagklachten veroorzaken. Door de oplosbaarheid te vergroten en het zuurkarakter van het preparaat te verminderen, neemt de kans op maagklachten af (bijvoorbeeld Aspro-bruistabletten).

Kauw- en zuigtabletten zijn vaak bedoeld voor lokale werking in het mond-keelgebied, zoals Strepsils-zuigtabletten.

Nicotinekauwgum of -zuigtabletten kunnen worden voorgeschreven bij de verlichting of bestrijding van nicotine-onthoudingsverschijnselen. Bij langzaam kauwen van de gom wordt gedurende een half uur de nicotine afgegeven en via het mondslijmvlies geresorbeerd.

Implantatietabletten worden subcutaan ingebracht. Zij zorgen voor een geleidelijke en langdurige opname van de werkzame stof in het lichaam.

Subcutane implantatie van estradioltabletjes kan worden toegepast bij de hormonale behandeling van oestrogeendeficiëntie in de postmenopauze of na ovariëctomie.

Bij een retard-tablet (vertraagde afgifte) wordt de werkzame stof geleidelijk en min of meer geregeld over een bepaalde tijd afgegeven. De dosering werkt langere tijd en de plasmaspiegel vertoont minder schommelingen. Omdat pieken in de plasmaconcentratie worden vermeden, zullen ook de bijwerkingen minder zijn. Zo zal het analgeticum Diclofenac (Voltaren®) voorgeschreven worden bij acuut optredende pijn en Voltaren® Retard bij chronische pijn.

Er bestaan verschillende soorten retardtoedieningsvormen, zoals een durette of matrixtablet; een kunststof sponsje waarin in de poriën de werkzame stof is ingebracht. Het sponsje geeft tijdens de passage door het maagdarmkanaal het geneesmiddel langzaam af. Het sponsje wordt later onveranderd met de ontlasting uitgescheiden.

Dragees, enteric-coatedtabletten en matrixtabletten mogen niet fijngewreven worden voor bijvoorbeeld toediening via een sonde. Het beoogde effect (onder andere bescherming) gaat dan verloren.

Een capsule is een kokertje van (gekleurd) gelatine (denk aan vegetariërs), gevuld met een poedervormig geneesmiddel. De capsule valt binnen enkele minuten in de maag uiteen. De inhoud kan dan weer wel of niet enteric-coated of van het retardprincipe zijn.

Steeds meer geneesmiddelen worden via de huid toegediend, waarbij het medicijn onder een pleister is verwerkt. Men spreekt van een transdermaal toedieningssysteems (TTS). Door middel van deze toedieningwijze wordt een langzame en continue (uren, dagen of zelfs langer) afgifte verkregen. Zo wordt de plasmaspiegel relatief constant gehouden.

Voorbeelden van een TSS zijn nicotinepleisters, scopolaminepleisters ter voorkomen van verschijnselen bij reisziekte en nitroglycerine transdermaal voor onderhoudsbehandeling bij angina pectoris.

6.4.2 NATTE TOEDIENINGSVORMEN

De natte toedieningsvormen omvatten onder andere dranken, klysmata, neus-, oor- en oogdruppels, inhalatievloeistoffen, sprays, injectievloeistoffen en infusen.
De vloeistoffen kunnen worden ingedeeld in oplossingen, suspensies en emulsies.
Bij een oplossing is de werkzame stof geheel opgelost in het oplosmiddel (meestal water, soms alcohol). In het maagdarmkanaal komt de werkzame stof snel vrij (bijvoorbeeld Lanoxin® Elixer Paediatric/Geriatric (een elixer is een zoet, waterig, alcoholisch mengsel). Een voorbeeld van een oplossing voor uitwendig gebruik is Betadine. Dit is een 1% povidone-jodiumoplossing, bestemd voor desinfectie.

Een suspensie is een viskeuze vloeistof, waarin het geneesmiddel zich in fijn verdeelde toestand bevindt. Om fijne verdeling te verkrijgen zijn suspenseermiddelen en stabilisatoren toegevoegd. Het geneesmiddel is vermengd en niet opgelost, het zal na enige tijd weer naar de bodem zakken. De suspensie moet dus voor het gebruik goed worden geschud om een gelijkmatige verdeling van het geneesmiddel over de vloeistof te verkrijgen. Een voorbeeld is het antacidum Antagel-suspensie, dat voorgeschreven kan worden bij lichte tot matige maagklachten.

Een emulsie is een samenvoeging van twee niet met elkaar mengbare stoffen, bijvoorbeeld olie in water of water in olie. Bij een olie/water-emulsie is de olie met behulp van een emulgator fijn verdeeld over het water. Bij een water/olie-emulsie is het water fijn verdeeld over de olie. Een voorbeeld van een emulsie is mayonaise: hierin zijn water en azijn geëmulgeerd in plantaardige olie door gebruik te maken van de natuurlijke emulgator eigeel.
Andere voorbeelden van emulsies zijn dimeticon (Aeropax®), dat wel voorgeschreven wordt bij overmatige gasophoping in het maagdarmkanaal, en paraffine-emulsie, dat zich vermengt met de darminhoud en deze week maakt.

Injectievloeistoffen kunnen in een ampul, vial (falcon), of in een voorgevulde injectiespuit afgeleverd worden. Infuusvloeistoffen worden geleverd in flesjes van glas of kunststof, of in zakken. Het zijn meestal waterige oplossingen. Als het geneesmiddel niet in water oplosbaar is, zoals de vetoplosbare vitamines A, D, E en K, wordt olie bij de ampul gebruikt. Dit geldt ook wanneer een vertraagde werking gewenst is.

6.4.3 VETTE TOEDIENINGSVORMEN

Zalven, crèmes en pasta's bestaan uit een basis met daarin verwerkt de werkzame stof.

Zalven bestaan voor het grootste gedeelte uit vetten, zodat ze niet met water kunnen worden afgewassen. Een zalf trekt niet of nauwelijks in de huid. Dit heeft als voordeel dat het de huid afsluit en beschermd. Door de occlusie is de effectiviteit van een corticosteroïde zalf groter dan van een corticosteroïdbevattende crème.

Een crème is een mengsel van water en vetten. Om een crème mengbaar te maken zijn emulgatoren toegevoegd die verzachtend en beschermend op de huid werken. Er zijn twee vormen: een *hydrofiele* crème. Deze is met water afwasbaar, trekt snel de huid in en laat nauwelijks een zichtbaar laagje achter. Een *hydrofobe* crème is een emulsie waar het water fijn verdeeld is in het vet. Deze crèmes hebben meer de eigenschappen van zalven.

Pasta's zijn zalven die meer dan 50% poedervormige bestanddelen bevatten. Hierdoor ontstaat een zodanige vaste basis dat op de huid een taaie, niet meer uitvloeibare laag ontstaat. Pasta's hebben een sterke indrogende werking en worden dan ook gebruikt bij nattende huidaandoeningen.

6.5 Farmacokinetiek

De farmacokinetiek beschrijft de lotgevallen van de geneesmiddelen in het lichaam, anders gezegd: wat doet het lichaam met het geneesmiddel? De processen waaraan het geneesmiddel in het lichaam wordt onderworpen zijn: absorptie (opname), distributie, metabolisme (de omzetting in (on)werkzame stoffen) en excretie.

6.5.1 ABSORPTIE

Er zijn verschillende wegen waarlangs een geneesmiddel door het lichaam kan worden opgenomen. De toedieningsweg is een hulpmiddel om de werkzame stof(fen) op de juiste plaats te krijgen. Geneesmiddelen kunnen op verschillende manieren worden toegediend, waarbij een onderscheid wordt gemaakt tussen *lokale* en *systemische* toediening.

6.5.1.1 Lokale toediening

Het doel van lokale toediening is om de werkzame stof direct op de plaats van werking aan te brengen. Dit kan op verschillende manieren.

Cutane toediening

Het geneesmiddel wordt op de huid aangebracht, bijvoorbeeld bij de behandeling van eczeem of huidinfectie. Om het contact met de huid en het binnendringen van de huid te verbeteren, wordt de werkzame stof gemengd met onwerkzame stoffen. Zo ontstaat, afhankelijk van de consistentie van de onwerkzame stoffen, een zalf, crème, of gel. Een nadeel van cutane toediening is de kans op het ontstaan van sensibilisatie; het veelvuldig gebruik van geneesmiddelen op de huid kan leiden tot overgevoeligheidsreacties. Bij toediening van geneesmiddelen aan patiënten moet dan ook contact tussen het geneesmiddel en de eigen huid worden voorkomen.

Oculaire toediening

Oogdruppels moeten aan speciale eisen voldoen wat betreft pH, osmotische waarde, steriliteit en houdbaarheid. Ze moeten steriel zijn en de pH mag niet te veel afwijken van de normale pH van het lichaam (ideaal voor het oog is een pH van 7,4). Oogdruppels hebben een beperkte houdbaarheid. De gebruikstermijn na aanbreken is maximaal een maand. Aan oogdruppels voor eenmalig gebruik zijn geen conserveringsmiddelen toegevoegd. Deze druppels kunnen na openen niet worden bewaard. Oogdruppels worden afhankelijk van de aandoening een of meerdere keren per dag toegediend; niet meer dan één druppel per keer in de conjunctivaalzak van het oog, aangezien deze niet meer dan één druppel kan bevatten. De opname van het geneesmiddel in het oog wordt vergroot door na toediening van de druppel het oog een minuut te sluiten. Tachtig tot negentig procent van de oogdruppel wordt via het slijmvlies van de traanwegen en neus-keelholte geresorbeerd en komt dus in de circulatie terecht. Dit kan worden tegengegaan door na toediening van de oogdruppel gedurende één tot drie minuten de traanbuis in de mediale ooghoek dicht te drukken.

Oogzalven worden gemaakt uit een niet-prikkelende zalfbasis en verspreiden zich snel in de conjunctivaalzak of over het oog. Oogdruppels en -zalven mogen nooit toegediend worden tijdens het dragen van zachte contactlenzen. De toegediende genees- en conserveringsmiddelen kunnen zich namelijk ophopen in de contactlenzen.

Orale toediening

Antiseptica en anesthetica kunnen lokaal in de mond worden toegepast, bijvoorbeeld in de vorm van een gorgeldrank of zuigtablet. Lidocaïnespray wordt toegepast voor het plaatselijk verdoven van mond en farynx. Oppervlakkige candida in de mond- en keelholte kan lokaal worden behandeld met miconazolgel.

Soms is het niet de bedoeling dat een geneesmiddel in de darm wordt geresorbeerd omdat de werking juist in de darm moet plaatsvinden, bijvoorbeeld als laxeermiddel, zoals psyllium (Metamucil®) en lactulose (Duphalac®), of als ontstekingsremmend middel bij de ziekte van Crohn en colitis ulcerosa, zoals mesalazine (Salofalk®, Pentasa® en Asacol®).

Bij de behandeling van astma en COPD wordt de voorkeur gegeven aan geneesmiddelen die door middel van inhalatie worden toegediend. Door de directe lokale toediening komt het effect snel tot stand; er is een lagere dosis nodig. Dit leidt tot een lagere bloedconcentratie met als gevolg minder bijwerkingen dan bij systemische toediening. Het probleem bij het inhaleren is dat slechts een klein gedeelte van de werkzame stof op de plaats komt waar het moet werken. Een goede inhalatietechniek is daarom van belang.

Nasale toediening

Een neusspray heeft meer effect dan neusdruppels. De fijne druppeltjes uit de spray bereiken een groter oppervlak van het slijmvlies. Bovendien loopt de vloeistof niet weg via de keel. Neussprays en druppelflacons zijn niet langer dan een maand houdbaar en zijn bestemd voor één persoon. Sommige neusdruppels bevatten conserveringsmiddelen die bij langdurig gebruik de trilhaarfunctie van de neus irreversibel remmen. Neusdruppels die zwelling van het slijmvlies verminderen (decongestiva) mogen niet langer dan vijf dagen gebruikt worden vanwege het optreden van rebound-congestie.

Ten gevolge van resorptie via het neusslijmvlies kunnen systemische bijwerkingen optreden. Bij jonge kinderen is die kans groter, omdat het resorberend slijmvliesoppervlak in verhouding tot het lichaamsgewicht veel groter is dan bij volwassenen.

Soms wordt nasale toediening juist gebruikt om het geneesmiddel in de grote circulatie te brengen.

Vaginale toediening

Bij vaginale infecties is vaak in eerste instantie een lokale behandeling aangewezen. Bij de lokale toediening van antimicrobiële middelen zijn nauwelijks (ernstige) bijwerkingen beschreven. De rubberkwaliteit in condooms en pessaria kan verminderen door de aanwezigheid van een vetbasis in vaginale crèmes en ovules.

Anticonceptiva kunnen ook lokaal worden toegediend in de vorm van spermatocide crèmes en een zogenoemd intra-uterien device (IUD). Spermatocide crèmes bevatten kwikverbindingen die de spermatozoa proberen te doden. De betrouwbaarheid is klein. Aan sommige IUD's zijn hormonen (zoals progestageen) toegevoegd, waardoor de betrouwbaarheid toeneemt. Zij veroorzaken onder andere atrofie van het endometrium waardoor de innesteling van de bevruchte eicel wordt voorkomen.

6.5.1.2 Systemische toediening

Meestal bereiken geneesmiddelen hun doelorgaan via het bloed. Het geneesmiddel moet dus eerst in de bloedbaan terecht komen. Om dit te bereiken kan het *enteraal* (via het maagdarmkanaal) of *parenteraal* (buiten het maagdarmkanaal om) worden toegediend.

Enterale toediening

De meest gebruikte enterale toedieningsvorm is de *orale toediening*. De vertering kan al in de mond beginnen, maar de meeste medicijnen worden zonder te kauwen doorgeslikt. De duur van de omzetting in de maag kan variëren van enkele minuten tot een uur. Het tablet of de capsule zwelt op en valt uit elkaar. Medicijnen kunnen door het maagzuur gedeeltelijk onwerkzaam worden gemaakt, zoals in het geval van penicilline.

In de maag kan ook resorptie plaatsvinden. Dit geldt vooral voor zure medicijnen, zoals acetylsalicylzuur (Aspirine®) en NSAID's zoals diclofenac (Voltaren®). Deze resorptie wordt sterk beïnvloed door de vullingtoestand van de maag (zoals men ook sneller dronken wordt bij het drinken van alcohol op een lege maag). Wanneer een geneesmiddel voor de maaltijd (dus op een nuchtere maag) met vocht wordt ingenomen, wordt de stof sneller doorgegeven naar het darmstelsel en treedt er ook een betere resorptie in de darm op.

Een gedeelte van het geneesmiddel zal, als het in de darm komt, altijd met de feces worden meegevoerd. Dit is in sterkere mate het geval als het geneesmiddel bij of na het eten wordt ingenomen. Dit geldt ook als het middel met melk wordt ingenomen.

Een nadeel is dat sommige geneesmiddelen bij een lege maag een beschadigende werking op het maagslijmvlies hebben. Deze middelen, waaronder acetylsalicylzuur (Aspirine®) moeten daarom bij voorkeur met voedsel worden ingenomen. Het grootste gedeelte van de resorptie vindt plaats in de dunne darm. Dit gebeurt meestal door diffusie, waarbij de stof zich door de darmwand beweegt van de plaats met een hoge concentratie (in de darm) naar de plaats met een lagere concentratie (in het bloed of de lymfe). Het grote resorberende vermogen van de dunne darm wordt bepaald door het grote oppervlak (plooien en villi), de sterke bloedvoorziening van het dunne slijmvlies en de lymfestroom. De mate van resorptie hangt onder andere af van de conditie van het slijmvlies en is dan ook verminderd in geval van onder meer een ontsteking of zwelling als gevolg van decompensatio cordis.

Een versnelde darmpassage (diarree, gebruik van laxeermiddelen) verhindert voor een deel de resorptie.

Bij gelijktijdig gebruik van meerdere medicijnen kan de resorptie van de geneesmiddelen nadelig worden beïnvloed. Wanneer bijvoorbeeld het antibioticum tetracycline (Doxycycline®) tegelijkertijd wordt ingenomen met metaalionen (magnesium, ijzer, calcium), ontstaat in de darm een onoplosbaar complex. Gelijktijdige toediening van tetracycline met onder andere antacida (maagzuurbindende middelen), ijzertabletten en melk moet dus worden vermeden.

Het geneesmiddel moet eerst de darmwand en vervolgens de lever passeren. Veel geneesmiddelen worden door de darmwand en de lever chemisch omgezet (gemetaboliseerd), waardoor een kleinere hoeveelheid in de vena cava inferior terecht komt (first-pass-effect, zie verderop). Ook moet de werkzame stof eerst de longen passeren voordat het de grote circulatie bereikt. In het longweefsel kunnen vooral hydrofobe stoffen worden tegengehouden.

De *biologische beschikbaarheid* is dat gedeelte van de dosis dat uiteindelijk onveranderd in de circulatie terechtkomt. Bij orale toediening is dit altijd minder dan 100%.

Bij *oromucosale* (via het mondslijmvlies) en *rectale toediening* komt het geneesmiddel eerder in het bloed dan bij orale toediening omdat de plaats van inname ook de plaats van de resorptie is. De opname wordt niet verstoord door de binding aan voedsel. Ook de maag en de lever (first-pass-effect) worden omzeild, omdat het rectum- en het mondslijmvlies niet afwateren in de vena porta, maar rechtstreeks in de vena cava inferior. Hierdoor zal de plasmaspiegel van het geneesmiddel hoger zijn en de schadelijkheid voor de lever kleiner.

Een voorbeeld van oromucocale toediening is nitroglycerinespray bij een aanval van angina pectoris. Nitroglycerine heeft een groot first-pass-effect, het wordt in de lever snel omgezet in inactieve en minder actieve metabolieten. Als spray wordt het onvolledig en wisselend, maar wel snel door het mondslijmvlies geresorbeerd; het effect treedt soms op na twintig tot dertig seconden.

Veel geneesmiddelen kunnen ook rectaal worden toegediend, bijvoorbeeld als zetpil (suppositorium) of rectiole (vloeibare oplossing van het geneesmiddel in een flacon met tuitje). Door de dunne wand en de goede bloedvoorziening van het rectum wordt het geneesmiddel snel geresorbeerd. De werking is meestal na een kwartier tot een half uur merkbaar. Rectale toediening van een geneesmiddel kan vooral van nut zijn bij patiënten die veel braken of bewusteloos zijn.

Parenterale toediening
Intraveneuze toediening geeft een zeer snelle werking van het geneesmiddel, doordat het geneesmiddel direct in de bloedbaan wordt gespoten, de resorptiefase wordt overgeslagen. De biologische beschikbaarheid is 100%. Een nadeel is dat het geneesmiddel, eenmaal ingespoten, moeilijk uit het lichaam te verwijderen is. Ook kunnen bij te snelle werking complicaties optreden, zoals ernstige bloeddrukdaling en hartritmestoornissen.

Bij *subcutane toediening* wordt het geneesmiddel in het onderhuidse bindweefsel geïnjecteerd. Het bereikt de bloedbaan via de lymfevaten of wordt direct door de capillairen in het subcutane weefsel opgenomen. Eiwithoudende geneesmiddelen zoals insuline worden vaak subcutaan toegediend, omdat bij orale toediening de eiwitten verteerd worden.
Lipofiele medicijnen worden sterk aan het vetrijke onderhuidse bindweefsel gebonden en weinig aan het relatief vetarme spierweefsel. Subcutane toediening heeft daarom de voorkeur. Bij hydrofiele geneesmiddelen is de situatie omgekeerd.
Bepaalde geneesmiddelen kunnen subcutaan via een kunststof capsule worden ingebracht. Een voorbeeld is etonogestrel (Implanon®). Dit anticonceptiemiddel moet na drie jaar (bij vrouwen met overgewicht na twee jaar) worden vervangen.

Bij *intramusculaire toediening* kunnen grotere hoeveelheden van een middel worden toegediend dan bij de subcutane vorm. Ook is de resorptiesnelheid groter, omdat spierweefsel beter doorbloed is dan subcutaan vetweefsel. Bij toename van de spieractiviteit neemt de bloeddoorstroming toe en dus ook de resorptiesnelheid. Intramusculaire injecties worden meestal in de spieren van de bovenarm, dij of bil gegeven.
De resorptiesnelheid van een geneesmiddel hangt ook samen met de

oplosbaarheid van het middel. Hiervan wordt gebruikgemaakt bij een depotpreparaat. Het geneesmiddel wordt in een in water slecht oplosbare vorm in de spier geïnjecteerd. Het oplossen van het middel vindt plaats over een langere periode (soms maanden). Als voorbeeld geldt een depotpreparaat van penicilline. Door penicilline te koppelen aan procaïne ontstaat een slecht oplosbare verbinding. Door het vertraagd vrijkomen van penicilline wordt het minder snel uitgescheiden waardoor het minder vaak hoeft te worden toegediend. Door de vertraagde afgifte wordt overigens wel een lagere bloedspiegel bereikt. Een ander voorbeeld is de zogenoemde 'prikpil' (Depoprovera®). Dit middel moet elke twaalf weken geïnjecteerd worden.

Intrathecale toediening wordt toegepast wanneer het geneesmiddel de bloed-hersenbarrière niet kan passeren. Het middel (bijvoorbeeld een antibioticum ter bestrijding van meningitis) wordt tussen de hersenvliezen geïnjecteerd.

Gassen, zoals bijvoorbeeld lachgas, die bij een narcose worden gebruikt, worden via *inhalatie* toegediend. De resorptie is snel door het grote oppervlak en de goede bloedvoorziening van de longen.

Nasale toediening vindt meestal plaats door middel van een spray. Door de goede bloedvoorziening van het neusslijmvlies kunnen de medicijnen goed worden geresorbeerd. Een voorbeeld is sumatriptan (Imigran®)neusspray, dat gebruikt wordt om een aanval van migraine te couperen.

Via een pleister die op de huid wordt aangebracht kunnen sommige geneesmiddelen in de bloedbaan komen, de zogenoemde *transdermale toediening*. Soms wordt het geneesmiddel vermengd met alcohol om een betere doorlaatbaarheid van de huid te bewerkstelligen. Via deze toedieningsvorm kan het geneesmiddel langzaam en continu gedurende lange tijd worden toegediend. De bloedspiegel kan zo relatief constant worden gehouden. Voorbeelden zijn de nitroglycerinepleister als profylaxe bij angina pectoris en de scopalaminepleister (scopoderm TTS®) ter voorkoming van symptomen bij reisziekte.

6.5.2 DISTRIBUTIE

Na de absorptie en de eventuele passage door de lever wordt het geneesmiddel via de bloedbaan over het lichaam verspreid. Distributie houdt een reversibel transport in, namelijk van het geneesmiddel vanuit de bloedbaan naar de perifere weefsels, maar ook het transport vanuit de weefsels en organen naar de bloedbaan. Ieder geneesmiddel heeft zijn eigen distributiepatroon. Lipofiele stoffen, zoals het narcosegas halothaan, hebben de neiging zich op te hopen in het vetweefsel. De long is een zeer lipiderijk orgaan met een groot oppervlak. Het longweefsel neemt een groot deel van het lipofiele middel op om het bij dalende plasmaspiegel weer langzaam af te geven. Zo beschermt de long het hart tegen een te hoge dosis bij snelle toediening van een middel.

Ook kunnen lipofiele geneesmiddelen gemakkelijker de celmembraan passeren dan hydrofiele middelen. Geneesmiddelen die zich in het vetweefsel ophopen, verlaten dit langzaam. Zo kan het gebeuren dat dagen na het staken van het geneesmiddel de stof nog in de bloedbaan aangetroffen wordt.

Sommige middelen stapelen zich op in een bepaald orgaan (jodium in de schildklier, digoxine (Lanoxin® in het hart). Ook worden sommige geneesmiddelen door transportmechanismen geholpen de weefsels binnen te dringen of te verlaten. De distributie van geneesmiddelen over de verschillende organen is tevens afhankelijk van de bloeddoorstroming van de organen. In slecht doorbloede organen, zoals vetweefsel, zijn geneesmiddelen minder werkzaam dan in goed doorbloede organen (nier, lever, hersenen).

De distributie van een geneesmiddel kan individueel verschillen. Adipeuze personen kunnen meer vetoplosbare middelen opslaan dan magere personen. Ouderen hebben relatief meer vetweefsel door de afname van hydrofiele weefsels (spieren); zij kunnen dan ook meer vetoplosbare geneesmiddelen opslaan, ook al zijn zij niet adipeus.

Veel geneesmiddelen worden in het bloed voor een deel gebonden aan eiwitten, voornamelijk aan albumine. In gebonden vorm is het geneesmiddel onwerkzaam, alleen de vrije fractie (de niet-gebonden vorm) is werkzaam. Daalt de vrije fractie in het bloed, dan zal een deel van de gebonden fractie losgekoppeld worden van albumine. De gebonden vorm dient in het bloed als geneesmiddelreservoir.

Sommige geneesmiddelen binden zich sterker aan albumine dan andere (acetylsalicylzuur).

Wanneer meerdere geneesmiddelen gelijktijdig in de bloedbaan aanwezig zijn, kunnen zij elkaar uit de eiwitbinding verdringen zodat interacties kunnen optreden. Bijvoorbeeld bij gelijktijdige inname van een oraal antidiabeticum (tolbutamine, Rastinon®) en acetylsalicylzuur (Aspirine®) wordt het orale antidiabeticum van de eiwitbinding verdrongen. De vrije fractie neemt toe met als gevolg kans op hypoglycaemie. Hetzelfde geldt voor het gelijktijdig gebruik van een oraal anticoagulantium (acenocoumarol (Sintrom®) en acetylsalicylzuur. Een afname van de albumineconcentratie, zoals bij leverziekten, ondervoeding en het nefrotisch syndroom kan leiden tot een stijging van de vrije fractie van het geneesmiddel in het bloed met eventueel toxiciteit als gevolg.

6.5.3 BIOTRANSFORMATIE

Het is nauwelijks mogelijk dat een geneesmiddel onveranderd de lever passeert. Door stapsgewijze omzetting ontstaan metabolieten (stofwisselingsproducten). Deze omzetting wordt *biotransformatie* genoemd. Sommige geneesmiddelen worden door de lever direct afgebroken tot onwerkzame stoffen (nitrobaat), andere geneesmiddelen worden in onwerkzame vorm toegediend en in de lever tot werkzame stof gemetaboliseerd. Een doel van de metabolisering is lipofiele moleculen om te zetten in hydrofiele. Een hydrofiele stof kan namelijk makkelijker door de nier worden uitgescheiden.

Er bestaan twee typen metaboliseringsreacties. Bij fase-1-reacties speelt het cytochroom P-450 een belangrijke rol. Bij fase-2-reacties is er sprake van conjugatie (koppeling) van het geneesmiddel aan bijvoorbeeld glucuronzuur waardoor sterk hydrofiele moleculen ontstaan die door de nier worden uitgescheiden. Sommige geneesmiddelen ondergaan fase-1-omzetting voordat deze koppeling kan plaatsvinden.

De levercellen bevatten een groot aantal enzymen die nodig zijn voor de stofwisseling. In het glad endoplasmatisch reticulum van vooral de lever, maar ook van de maag- en darmwandcellen en in de placenta, bevinden zich de enzymen die een rol spelen bij de stofwisseling van geneesmiddelen. Het belangrijkste bestanddeel van dit enzymsysteem is het cytochroom P-450. Bij de mens zijn tot nu toe veertig genen voor deze cytochroomenzymen bekend. Er komen genetische verschillen voor in de 'enzymuitrusting'. Dit heeft tot gevolg dat de biotransformatie individueel kan verschillen.

Bij 8% van de Europeanen komt een genetisch defect voor in een van de cytochroomenzymen (iso-enzym 2D6). Dit leidt tot een vertraagde eliminatie van veel medicijnen, waaronder de ß-blokker metoprolol en het antidepressivum amitriptyline.

In de farmacogenomics wordt onderzoek gedaan naar de wisselwerking tussen genen en geneesmiddelen. Wanneer een genetische test beschikbaar is die voorspelt hoe iemand op een bepaald geneesmiddel zal reageren, hoeven bijwerkingen niet meer voor te komen. In de toekomst worden misschien medicijnen op maat ontwikkeld, dat wil zeggen naar iemands unieke DNA-profiel.

De concentratie van de cytochroomenzymen regelt de snelheid van de biotransformatie van geneesmiddelen. Wanneer de plasmaspiegel van een geneesmiddel te hoog wordt of er meerdere geneesmiddelen in het bloed aanwezig zijn die door het zelfde enzym worden afgebroken, raakt het enzymsysteem overbelast en zullen er op een gegeven moment te weinig enzymen aanwezig zijn om alle geneesmiddelen af te breken. Blijft de dosisfrequentie gehandhaafd, dan kan cumulatie ontstaan. Ter illustratie: alcohol remt de biotransformatie. De afbraak van alcohol neemt de enzymen zodanig in beslag dat andere geneesmiddelen niet meer gelijktijdig kunnen worden afgebroken. Hierdoor houdt hun werking langer aan en dreigt cumulatie.

Bij heel jonge kinderen is de leverfunctie nog niet rijp en bij ouderen is de functie van de lever door atrofie afgenomen. Beide situaties leiden tot vermindering van de biotransformatie. Hetzelfde geldt voor vermindering van de leverfunctie als gevolg van leveraandoeningen.
Bij een langdurig gebruik van geneesmiddelen of vreemde stoffen (bijvoorbeeld alcohol en tabaksrook) kan een uitbreiding plaatsvinden van het glad endoplasmatisch reticulum. Dit leidt tot een toename van de aanmaak van de cytochroomenzymen. Deze zogenaamde enzyminductie leidt tot een versnelling van de biotransformatie van het geneesmiddel, maar ook voor geneesmiddelen die door hetzelfde enzym worden afgebroken. De enzyminductie kan zich binnen enkele dagen ontwikkelen en verdwijnt weer na beëindiging van de blootstelling van de stof. Door de enzyminductie kan de biotransformatie twee tot drie maal verhoogd worden.
Geneesmiddelen of stoffen die tot verhoging van de cytochroomenzymen leiden, worden *cytochroom-indicatoren* genoemd. *Cytochroomremmers* zijn stoffen die zich aan de enzymen binden en zo de afbraak van geneesmiddelen remmen. Zo zijn tabaksrook en Omeprazol (maagzuurremmer) cytochroom-indicatoren voor onder andere theofyline (bronchusverwijdend medicijn). Rifampicine (een antibioticum) is een cytochroom-indicator voor onder andere estradiol en progesteron, zodat bij gelijktijdig gebruik de anticonceptiepil minder betrouwbaar is.
Het antimycoticum ketoconazol is een cytochroomremmer voor onder andere cyclosporine (immuunsupressivum). Bij gelijktijdig gebruik kan de plasmaspiegel van cyclosporine zodanig stijgen dat beschadiging van de nier ontstaat.

Vooral bij patiënten die in verband met multipathologie veel verschillende medicijnen gebruiken, moet voor het starten van de therapie altijd gekeken worden of zich onder de middelen ook cytochroomindicatoren of -remmers bevinden.

6.5.4 EXCRETIE

Zodra een geneesmiddel in de bloedbaan is gekomen, begint tegelijkertijd ook de uitscheiding. De meeste geneesmiddelen en hun metabolieten, vooral de wateroplosbare, worden door de nieren uitgescheiden. Er zijn echter slechts weinig geneesmiddelen die onveranderd door de nieren worden uitgescheiden. Dit komt onder andere voor bij sommige antibiotica. Als zij in de urine worden uitgescheiden, is hun concentratie groter dan in het bloed, omdat het volume van de urine kleiner is. Van dit feit wordt gebruikgemaakt bij de behandeling van urineweginfecties.

De meeste geneesmiddelen en hun metabolieten komen door glomerulaire filtratie in de primaire urine terecht. Sommige geneesmiddelen worden door middel van bepaalde transportsystemen actief uitgescheiden. Dit proces kost energie, terwijl de transportsystemen slechts een beperkte capaciteit hebben. Wanneer meerdere stoffen van hetzelfde transportsysteem gebruik moeten maken, zal de uitscheiding vertraagd worden.

De mate en snelheid van de uitscheiding is afhankelijk van diverse factoren, zoals de doorbloeding en de conditie van de nieren. Daalt de nierfunctie door een nieraandoening of fysiologisch door ouderdom, dan zal het langer duren voordat de stoffen uitgescheiden worden. Bij de dosering van het geneesmiddel moet hier dus rekening mee worden gehouden.

Ook de pH van de urine kan van invloed zijn op de snelheid van uitscheiding. Verandert de pH van het bloed (en dus van de urine) door gebruik van bijvoorbeeld diuretica of antacida, dan kan dit de uitscheiding van zwakzure of zwakbasische geneesmiddelen verhinderen. Door de urine te alkaliseren, bijvoorbeeld door een combinatie van kinine (antimalariamiddel) en antacida te gebruiken, kan een kinine-intoxicatie ontstaan. Maar ook kan door de urine aan te zuren of juist basisch te maken de uitscheiding van sommige stoffen juist versneld worden. Hiervan wordt gebruikgemaakt bij de behandeling van sommige vergiftigingen. Zo wordt bij een methamfetamine-intoxicatie de giftige stof versneld uitgescheiden door de urine te verzuren.

Lipofiele stoffen worden niet door de nieren uitgescheiden, omdat zij gebonden aan albumine niet kunnen worden uitgefilterd. Zij worden door de lever uitgescheiden in de gal. Dit geldt onder andere voor benzodiazepinen en tricyclische antidepressiva. In de darm wordt een deel van de stof weer opnieuw geresorbeerd. Door deze enterohepatische kringloop kan de werkingsduur van het geneesmiddel worden verlengd. Bij intoxicatie met deze stoffen moet hiermee rekening worden gehouden.

Narcosegassen worden met name uitgescheiden door de longen. Dit verklaart de fetor ex ore (stank uit de mond) na een operatie. Sommige medicijnen worden ook via speeksel, traanvocht, zweet en/of moedermelk uitgescheiden. Dit laatste is vooral van belang als het middel schadelijk is voor het zogende kind.

6.5.5 BEGRIPPEN IN DE FARMACOKINETIEK

6.5.5.1 Plasmaconcentratie
Een onderdeel van de farmacokinetiek is de beschrijving van het beloop van de plasmaconcentratie in de tijd. Het beloop wordt weergegeven in curven. De tijd wordt uitgezet op de x-as, terwijl op de y-as de plasmaspiegel wordt weergegeven.

De manier waarop het geneesmiddel is toegediend bepaalt voor een groot deel het verloop van de curve. Wanneer het geneesmiddel intraveneus of intra-arterieel wordt toegediend, is de concentratie in het plasma meteen erg hoog. De concentratie daalt vervolgens door distributie en eliminatie. Na orale toediening is de concentratie in het plasma korte tijd na toediening nog laag. Naarmate meer geneesmiddel wordt geresorbeerd en de lever is gepasseerd, stijgt de plasmaconcentratie, om daarna weer te dalen als de omzetting en uitscheiding de overhand krijgen.

Bij intramusculaire toediening wordt het geneesmiddel geleidelijk uit het spierweefsel in de bloedbaan opgenomen. De snelheid waarmee dit gebeurt, bepaalt de steilheid van de curve. Bij een hydrofiele stof zal dit sneller gebeuren dan bij een lipofiele stof. De snelheid van stijging van de curve geeft de absorptiesnelheid weer, de snelheid van daling de eliminatiesnelheid.

6.5.5.2 Verdelingsvolume
Het verdelingsvolume is het getal dat de verhouding weergeeft tussen de hoeveelheid van het geneesmiddel dat in het gehele lichaam aanwezig is en de concentratie in het plasma. Het verdelingsvolume van verschillende geneesmiddelen kan sterk wisselen, afhankelijk van de mate waarin het middel zich in bepaalde weefsels ophoopt. Wanneer

het geneesmiddel zich sterk ophoopt buiten het plasma in perifere weefsels is de plasmaconcentratie laag en het verdelingsvolume groot. Het verdelingsvolume is een fictief volume. Het is het volume waarover de stof zich zou moeten verdelen om de concentratie even hoog te laten zijn als in het plasma.

6.5.5.3 Therapeutische breedte

Ieder geneesmiddel heeft zijn eigen optimale therapeutische bloedspiegel. Beneden deze waarde heeft het middel onvoldoende therapeutisch effect, daarboven neemt de kans op bijwerkingen en intoxicatieverschijnselen (sterk) toe.

De plasmaspiegel tussen de dosis die toxische verschijnselen veroorzaakt en de dosis die een optimaal therapeutisch effect heeft, is de therapeutische breedte. Hoe hoger de therapeutische breedte, des te veiliger is het geneesmiddel. Lithium (stemmingsstabilisator) heeft een geringe therapeutische breedte. Regelmatig bepalen van de bloedspiegel is daarom noodzakelijk. Vanwege de kans op intoxicatie mag een vergeten dosis lithium niet ingehaald worden. Ook bij digoxine (Lanoxin®) is de therapeutische breedte gering.

6.5.5.4 Klaring

De klaring geeft aan hoeveel plasma per tijdseenheid van een geneesmiddel wordt gezuiverd. Alleen de vrije fractie van het geneesmiddel kan worden geklaard. Hoewel een middel het plasma via vele wegen kan verlaten, worden de meeste geneesmiddelen door de lever en de nier geklaard.

De totale klaring is de som van alle klarende organen. Wordt een verminderde nierfunctie vermoed, dan kan een klaringstest inzicht geven. Meestal wordt de creatinineklaring bepaald.

De creatinineklaring wordt als volgt bepaald:

$$\text{Klaring} = \frac{\text{hoeveelheid 24 uurs urine} \times \text{concentratie kreatinine in urine}}{\text{gemiddelde plasmakreatinineconcentratie in 24 uur}}$$

Afbeelding 6.1 Formule creatinineklaring.

6.5.5.5 Plasmahalfwaardetijd ($T_{1/2}$)

De plasmahalfwaardetijd is de tijd die nodig is om een bepaalde plasmaconcentratie tot de helft te verminderen. Hoe korter de halfwaardetijd des te sneller de excretie de overhand krijgt.

De plasmahalfwaardetijd is afhankelijk van het verdelingsvolume (onder andere afhankelijk van de eiwitbinding) en de klaring (het functioneren van de lever en de nieren).

De formule voor het berekenen van de halfwaardetijd luidt:

$$T1/2 = \frac{0{,}7 \times \text{verdelingsvolume}}{\text{klaring}}$$

Afbeelding 6.2 *Formule voor het berekenen van de halfwaardetijd.*

Een verlengde halfwaardetijd betekent meestal dat de biotransformatie en/of de renale klaring verminderd is. Bij oudere mensen is de halfwaardetijd vaak verlengd door atrofie van de lever en de nieren. De klaring van het antibioticum gentamycine en het digoxine verschilt niet veel, maar door het grote verdelingsvolume van digoxine is de plasmahalfwaardetijd van digoxine veel groter.

6.5.5.6 Biologische beschikbaarheid

De biologische beschikbaarheid is dat gedeelte van de dosis dat uiteindelijk onveranderd in de circulatie terechtkomt. De biologische beschikbaarheid na intraveneuze toediening is 100%, bij orale toediening hangt deze af van de mate van resorptie van het geneesmiddel en het first-pass-effect en is dus altijd kleiner dan 100%.

6.5.5.7 Plasmaconcentratie bij meerdere doseringen

Wanneer een stof intraveneus met een constante snelheid wordt toegediend, stijgt de plasmaconcentratie eerst snel, vervolgens vlakt de stijging af. Een constante concentratie wordt bereikt als per tijdseenheid evenveel geneesmiddel wordt toegediend als er geëlimineerd wordt. Dit wordt de *steady-state-concentratie* genoemd.

Ook bij orale toediening kan, wanneer een dosis volgens een vast schema herhaald wordt toegediend, een redelijk constante plasmaspiegel van het geneesmiddel worden verkregen. Meestal is na de eerste toediening de concentratie in het plasma nog niet voldoende om therapeutisch effect te verkrijgen. Om dit te ondervangen wordt soms voorgeschreven om de eerste keer een hogere dosis (bijvoorbeeld twee tabletten) te nemen.

Wanneer meer geneesmiddel wordt toegediend dan geëlimineerd, ontstaat cumulatie; de plasmaconcentratie valt niet langer binnen de therapeutische breedte. Dit kan ontstaan door te hoge of frequente dosering, maar ook door lever of nierfunctiestoornissen. Bij geneesmiddelen die traag elimineren en daarom een grotere kans op cumulatie geven, duurt het bij het toedienen van een onderhoudsdosering lang voordat de effectieve plasmaspiegel bereikt is. Een voorbeeld hiervan is digoxine (Lanoxin®). Bij het instellen op deze therapie wordt gesproken van *digitaliseren*. Eerst wordt een oplaaddosis gegeven totdat de optimale effectieve spiegel bereikt is, vervolgens volgt een onderhoudsdosis. Deze onderhoudsdosis is gelijk aan de hoeveelheid die per doseringsinterval uitgescheiden wordt. Ook bij de behandeling met methadon wordt gestart met een hoge oplaaddosis (verzadigingsdosis), gevolgd door een lagere onderhoudsdosis.

Wanneer een geneesmiddel regelmatig, volgens een vast schema, wordt toegediend, hoeft de plasmaspiegel toch niet altijd constant te blijven. De biotransformatie kan veranderen door enzyminductie of een verminderde renale klaring. Zo is lithium nefrotoxisch, zodat de klaring op den duur zal verminderen.

6.6 Farmacodynamiek

De farmacodynamiek beschrijft wat het geneesmiddel met het lichaam doet. Het beschrijft het aangrijpingspunt van het geneesmiddel en het werkingsmechanisme met zowel het therapeutische effect als de bijwerkingen.
Nadat het geneesmiddel op de plaats van bestemming in het lichaam is aangekomen, moet het op de cellen en weefsels het gewenste effect gaan uitoefenen. In het lichaam worden vier verschillende soorten eiwitten onderscheiden, die als aangrijpingspunt voor de geneesmiddelen kunnen dienen.

6.6.1 RECEPTOREN
De meeste geneesmiddelen oefenen hun werking uit op *receptoren*. Een receptor is een aan de cel- of kernmembraan gebonden eiwitstructuur. Stoffen die zich aan de receptor binden worden *liganden* genoemd. Elke receptor wordt herkend door een lichaamseigen ligand (hormoon, neurotransmitter). Bindt de stof aan de receptor, dan wordt de activiteit van de cel beïnvloed. Veel geneesmiddelen lijken op de endogene liganden waardoor zij zich op dezelfde manier aan de receptor kunnen binden. Sommige geneesmiddelen hechten zich aan één type receptor, andere aan verschillende soorten. Dit verklaart de mate van selectiviteit van het geneesmiddel.
Wanneer het geneesmiddel (bijna) hetzelfde effect heeft als de li-

chaamseigen stof, wordt gesproken van een *agonist*. Dat wil zeggen: de agonist beïnvloedt de receptor zodanig dat de functie van de cel verandert (intrinsieke activiteit). Een volledige agonist heeft een intrinsieke activiteit van 1, bij een partiële agonist ligt die waarde tussen de 0 en 1.

Antagonisten binden zich ook aan de receptor, maar leiden niet tot activiteit. Zij blokkeren de toegang van de endogene liganden of de agonisten en gaan zo hun werking tegen.

Er wordt gesproken van *functioneel antagonisme* als twee agonisten via twee verschillende receptoren leiden tot tegenovergesteld effect. Stimulatie van de ene receptor door adrenaline leidt bijvoorbeeld tot bronchodilatatie, terwijl stimulatie van de histaminereceptor tot bronchoconstrictie leidt.

Bij de behandeling van astma bronchiale wordt soms gebruikgemaakt van zowel een agonist als een antagonist. Salbutamol (Ventolin®) is een agonist van de ß2-receptor, ipatropium (Atrovent®) is een antagonist van de acetylcholinereceptor. Beiden geneesmiddelen leiden op verschillende manier tot bronchodilatatie.

Er zijn verschillende soorten (klassen) receptoren (tabel 6.1).

Tabel 6.1 Overzicht van de verschillende soorten (klassen) receptoren.

Klasse	Receptor
1	acetylcholine-receptor
	serotonine-receptor
2	α1-adreno-receptor
	α2-adreno-receptor
	ß1-adreno-receptor
	ß2-adreno-receptor
	histamine 1-receptor
	histamine 2-receptor
	dopamine D2-receptor
3	insuline-receptor
4	eiwitsynthese regulerende receptoren (liggen op de kern) (glucocorticoïden, mineralocorticoïden, androgenen, oestrogenen, schildklierhormoon)

De indeling in subtypes binnen een bepaalde klasse is gebaseerd op de affiniteit en de selectiviteit van verschillende liganden.

De ß-receptor bevindt zich onder meer op hartcellen (ß1) en cellen van de luchtwegen (ß2). Simulatie leidt tot verhoging van de hartfrequentie en bronchodilatatie.

Door verdeling in subtypes konden geneesmiddelen met een selectieve werking worden ontwikkeld. De ß2-receptoragonist salbutamol (Ventolin®) als bronchusverwijdend middel en de ß1-receptorantagonist metoprolol (Selokeen®, Lopressor®), dat de invloed van adrenerge prikkels op het hart vermindert.

6.6.2 IONENKANALEN

De ionenconcentratie binnen en buiten de cel verschilt aanzienlijk van samenstelling. Transporteiwitten (zie verderop) en kanalen zorgen voor het ionentransport van binnen naar buiten en omgekeerd.
Transporteiwitten zijn eiwitstructuren die aangrijpingspunten vormen voor zowel endogene liganden als geneesmiddelen.
De belangrijkste kanalen (en de vele subtypes) zijn de kanalen voor natrium-, kalium- en calciumionen. Blokkade (door lokale anesthetica) van de natriumkanalen in zenuwweefsel leidt tot plaatselijke verdoving.
Bij elektrische prikkeling van de celmembraan van gladde spiercellen en de hartspiercellen ontstaat onder andere een instroom van calciumionen. Calciumantagonisten remmen de instroom van calciumionen zonder te veel beïnvloeding van het transport van de natrium- en kaliumionen. Er zijn twee groepen calciumantagonisten. De ene groep (voorbeeld nefedipine (Adalat®)) veroorzaakt relaxatie van de gladde spieren van de arteriën met als gevolg daling van de bloeddruk. De andere groep (voorbeeld verapamil (Isoptin®)) werkt ook op de hartspier, waar het leidt tot daling van de hartfrequentie en de contractiliteit van het hart.

6.6.3 ENZYMEN

De werking van veel geneesmiddelen berust op de beïnvloeding van een bepaald enzym. Dit kan stimulering van een bepaald enzym zijn, zoals optreedt bij enzyminductie (zie eerder), maar ook remming. Zo remt acetylsalicylzuur (Aspirine®) het enzym cyclo-oxigenase, dat nodig is voor de aanmaak van de verschillende prostaglandinen, die weer een rol spelen bij het ontstekingsproces en het ontstaan van koorts. Een ander voorbeeld zijn de ACE-remmers, zoals captopril (Capoten®) en enalapril (Renitec®). Deze medicijnen beïnvloeden het RAAS-systeem zoals weergegeven in afbeelding 6.3.
ACE-remmers remmen dus de omzetting van angiotensine I naar angiotensine II. Hierdoor ontstaat vasodilatatie en vermindering van het aldosterongehalte met als gevolg bloeddrukdaling.

6 Algemene farmacologie

```
      Renine              ACE
        ↓                  ↓
angiotensinogeen  →  angiotensine I  →  angiotensine II
```

Afbeelding 6.3 *De beïnvloeding van medicijnen op het RAAS-systeem.*
ACE = angiotensine converting enzym
I vasoconstrictie
II verhoging aldosteronproductie

6.6.4 TRANSPORTEIWITTEN

Voor het transport van hydrofiele ionen over de celmembraan zijn soms transporteiwitten nodig. Zoals hiervoor is uitgelegd, kunnen hydrofiele ionen niet zelfstandig de lipofiele celmembraan passeren. Dit geldt ook voor de neurotransmitters.

Bij de impulsgeleiding van een zenuwcel worden aan het uiteinde van de axon neurotransmitters vrijgemaakt. Wanneer deze vrijkomen in de synaps binden zij zich aan de receptoren van de postsynaptische zenuwcel. Als de neurotransmitter zijn werk gedaan heeft, wordt hij afgebroken of weer heropgenomen (re-uptake) in het presynaptische uiteinde van de zenuwcel. Deze heropname vindt plaats met behulp van transporteiwitten. Bij de behandeling van een depressie wordt vaak gebruikgemaakt van re-uptakeremmers, zoals de selectieve serotonine heropnameremmers (SSRI's) paroxetine (Seroxat®) en fluoxetine (Prozac®).

6.7 Bijwerkingen

Er wordt gesproken van een bijwerking van een middel als de daadwerkelijke werking van een medicijn anders is dan de bedoelde werking. De definitie van de Wereldgezondheidsraad WHO luidt: elke reactie, die schadelijk en onbedoeld is en die optreedt bij doseringen die voor profylaxe, diagnose en therapie gebruikelijk zijn.

Bijwerkingen kunnen *reversibel* zijn, maar ook *irreversibel*. Dit kan voorkomen in het centrale zenuwstelsel, het gehoor, de lever en de nier. Zo is Lithium nefrotoxisch en kan het antibioticum streptomycine gehoorbeschadiging geven.

Er wordt onderscheid gemaakt tussen *specifieke* en *aspecifieke* bijwerkingen. De meeste bijwerkingen zijn (orgaan)specifiek. Zij zijn voorspelbaar op grond van het werkingsmechanisme van het geneesmiddel. Butylscopolamine (Buscopan®) remt de werking van acetylcholine op de receptoren in het maagdarmkanaal. Het wordt gegeven bij darmkrampen. Niet alleen de acetylcholinereceptoren van de gladde spieren van de darm worden beïnvloed, maar onder andere ook de acetylcholinereceptoren in de blaas en speekselkieren, waardoor urineretentie en een droge mond kunnen ontstaan.

Aspecifieke bijwerkingen (allergieën) zijn onvoorspelbaar. Zijn kunnen niet verklaard worden door de farmacologische eigenschappen van het geneesmiddel, maar ontstaan door een veranderde immunologische gevoeligheid van de patiënt.
Het immuunsysteem heeft als doel vreemde stoffen te inactiveren en te verwijderen. Bij een allergische reactie op geneesmiddelen is er sprake van een overdreven reactie van het immuunsysteem. Bij het eerste contact met het geneesmiddel wordt het immuunsysteem gesensibiliseerd (verhoogd gevoelig gemaakt). In de lymfeknopen vermenigvuldigen de T- en de B-lymfocyten zich. Later worden geheugencellen gevormd. In dit stadium heeft de patiënt meestal geen klachten.
Bij het tweede contact zijn al antistoffen aanwezig en vermenigvuldigen de geheugencellen zich. Er ontstaat een allergische reactie. Er bestaan vier verschillende soorten reacties.

Type I, Anafylactische reactie
Type-I-reacties ontstaan door een te sterke reactie van IgE op de aanwezigheid van allergeen.
De IgE-antilichamen binden zich aan de receptoren van de mestcellen. De mestcel gaat open en histamine komt vrij. De vrijgekomen stoffen veroorzaken vasodilatatie, constrictie van gladde spieren (luchtwegen, darmen), verhoogde doorlaatbaarheid van de vaatwand en verhoogde slijmsecretie.
Er kan een lokale of een systemische reactie ontstaan.
Mensen met een type-1-reactie hebben een atopische constitutie en kunnen last hebben van allerlei uitingen van type-1-reacties. De meest ernstige vorm is de *anafylaxie*. Kort na blootstelling aan het gesensibiliseerde allergeen (bijvoorbeeld een antibioticum) krijgt de patiënt een rood gezicht. Ook jeuk, hartkloppingen en kortademigheid kunnen ontstaan. In het meest ernstige geval treedt een *anafylactische shock* op met larynxoedeem, bronchospasmen en urticaria (galbulten).

Type II, Cytotoxische reactie
Bij de type-II-reactie binden de circulerende geneesmiddel-antistofcomplexen zich aan het celoppervlak van bloedcellen. Aan de complexen vindt een activering van complementfactoren plaats. Dit zijn eiwitten die in inactieve vorm in het bloed aanwezig zijn. Zij worden

voornamelijk gemaakt door de lever, maar ook lymfocyten zijn in staat bepaalde factoren van het complement te vormen. Door bepaalde stimuli worden de factoren geactiveerd. Bepaalde factoren hebben een enzymachtige werking en zijn sterk chemotaxisch (aantrekken van granulocyten). Complementactivering leidt tot vernietiging van de celmembraan, bevordert de fagocytose en de ontstekingsreactie. De activering van complement op de celmembraan van bloedcellen leidt tot hemolytische anemie, granulopenie en trombopenie.

Type III, Immuuncomplexvasculitis
De type-III-reactie ontstaat door het neerslaan van geneesmiddel-antistofcomplexen op de vaatwand of andere weefsels. De complexen activeren het complementsysteem. Uit de aangetrokken neutrofiele granulocyten komen enzymen vrij die de vaatwand beschadigen. Hierdoor ontstaat een vasculitis. Naast koorts en exantheem kunnen ook lymfadenopathie, arthritis, neuritis en nefritis ontstaan.

Type IV, Contacteczeem
De type-IV-reactie wordt veroorzaakt door gesensibiliseerde T-lymfocyten. Een op de huid aangebracht geneesmiddel bindt zich met een gesensibiliseerde T-lymfocyt. Deze geeft stoffen af (lymfokinen) die macrofagen activeren en een ontstekingsreactie veroorzaken.

6.8 Interacties en veranderingen in werking

6.8.1 INTERACTIES
Er wordt gesproken van een interactie wanneer verschillende stoffen (geneesmiddelen, voedingsmiddelen, genotsmiddelen) elkaars (bij)-werking beïnvloeden. De werking van geneesmiddelen kan door de interactie versterkt worden, maar ook (ten dele) teniet worden gedaan. Men spreekt van *additie* als het effect de som is van de verschillende effecten (1+1=2). Dit treedt bijvoorbeeld op als een geneesmiddel dat het centrale zenuwstelsel dempt, tegelijk wordt ingenomen met een ander geneesmiddel met een dempende werking.
Bij *potentiëring* is sprake van het 1+1=3-effect. Dit doet zich voor bij het gelijktijdig gebruik van alcohol en een benzodiazepine.
Interacties kunnen plaatsvinden in alle fasen van de weg die het geneesmiddel in het lichaam aflegt.

Interactie in de resorptiefase
Wanneer het antibioticum tetracycline (Doxycycline®) tegelijkertijd met metaalionen (magnesium, ijzer, calcium) wordt ingenomen, ont-

staat in de darm een onoplosbaar complex. Gelijktijdige toediening van tetracycline met onder andere antacida (maagzuurbindende middelen), ijzertabletten en melk moet dus vermeden worden.
Salicylaten beschadigen de maagwand. In combinatie met alcohol is de beschadiging ernstiger.

Interactie in de distributiefase
Veel geneesmiddelen (salicylaten, antibiotica, orale anticoagulantia en orale antidiabetica) worden in het bloed voor een deel gebonden aan eiwitten, voornamelijk aan albumine. In gebonden vorm is het geneesmiddel onwerkzaam, alleen de vrije fractie (de niet-gebonden vorm) is werkzaam. Sommige geneesmiddelen binden zich sterker dan andere aan albumine (bijvoorbeeld acetylsalicylzuur).
Wanneer meer geneesmiddelen gelijktijdig in de bloedbaan aanwezig zijn, kunnen zij elkaar uit de eiwitbinding verdringen. Dit gebeurt bijvoorbeeld bij gelijktijdige inname van een oraal antidiabeticum (tolbutamine (Rastinon®)) en acetylsalicylzuur (Aspirine®): het orale antidiabeticum van de eiwitbinding wordt verdrongen. De vrije fractie neemt toe met als gevolg kans op hypoglycaemie. Hetzelfde geldt voor het gelijktijdig gebruik van een oraal anticoagulantium (acenocoumarol (Sintrom®)) en acetylsalicylzuur.

Interactie tijdens de fase van biotransformatie
Rifampicine (een antibioticum) stimuleert de enzyminductie, zodat bij gelijktijdig gebruik van een oraal anticonceptiemiddel dit laatste middel sneller wordt afgebroken en dus minder betrouwbaar is.

Interactie in de excretiefase
Diuretica verhogen de plasmaspiegel van lithium of kunnen een alkalose veroorzaken.

6.8.2 VERANDERDE WERKING
Het effect van het geneesmiddel kan op verschillende manieren veranderen. Hierbij wordt een onderscheid gemaakt tussen *tachyfylaxie* en *tolerantie*. Sommige geneesmiddelen worden na herhaalde toediening minder werkzaam. Bij de behandeling van astma bronchiale met ß2-receptorstimulerende medicijnen nemen na herhaalde toediening de bijwerkingen (tremoren, tachycardie) vaak af.
Bij tachyfylaxie treedt de gewenning zeer snel op, bij tolerantie duurt dit langer. Tolerantie treedt ook op bij het gebruik van alcohol. Bij langdurig gebruik is steeds meer nodig om hetzelfde effect te bereiken. Tolerantie kan zich ontwikkelen doordat de stof minder goed

wordt opgenomen in het maagdarmkanaal, door enzyminductie in de lever en door veranderde gevoeligheid van de weefsels.

Men spreekt van *kruistolerantie* als de tolerantie voor de ene stof een tolerantie voor de andere stof veroorzaakt. Een alcoholist heeft bijvoorbeeld veel meer narcosemiddelen nodig om het
effect (narcose) te bereiken.

6.8.3 RESISTENTIE

In geval van resistentie is ongevoeligheid voor een bepaald geneesmiddel ontstaan. Als voorbeeld geldt het ontwikkelen van resistentie van bacteriën tegen antibiotica. Is de bacterie resistent tegen een antibioticum, dan is hij ook resistent tegen antibiotica uit dezelfde groep. Dit fenomeen wordt *kruisresistentie* genoemd. Is een geneesmiddel uit de penicillinegroep resistent tegen een bepaald micro-organisme, dan zullen alle verschillende vertegenwoordigers uit die groep dat zijn. Om de kans op resistentie te verminderen of te voorkomen, wordt vaak een combinatietherapie gegeven, zoals bij de behandeling van aids, tbc, maar ook bij maligniteiten.

6.8.4 REBOUNDFENOMEEN

Bij langdurig gebruik van geneesmiddelen kan een rebound-effect ontstaan. Dat wil zeggen dat na plotseling staken van de medicatie de symptomen ernstiger terugkomen dan voor de aanvang van de therapie. Het reboundfenomeen komt voor bij langdurig gebruik van benzodiazepinen.

6.9 Geneesmiddelen tijdens zwangerschap, lactatie, bij kinderen en ouderen

6.9.1 GENEESMIDDELEN TIJDENS DE ZWANGERSCHAP

De meeste geneesmiddelen kunnen via de placenta in het bloed van de foetus terechtkomen. Het transport door de placenta verloopt voor de meeste geneesmiddelen traag, zodat als een geneesmiddel vlak voor de geboorte aan de moeder wordt toegediend, er meestal bij de foetus nog geen tijd is geweest om een hoge concentratie in het bloed op te bouwen. Tijdens het transport kunnen enzymen uit de placenta sommige geneesmiddelen (anti-epileptica) omzetten tot stoffen die schadelijk zijn voor de foetus.

Geneesmiddelen met schadelijke gevolgen voor het kind tijdens de zwangerschap kunnen ingedeeld worden in twee groepen. Zo zijn er geneesmiddelen waarvan de schadelijke gevolgen zijn te herleiden uit het farmacologische effect van het middel. Als voorbeeld geldt het optreden van een hersenbloeding door het gebruik van salicylaten en virilisatie door het gebruik van androgene stoffen. En er zijn geneesmiddelen met teratogene effecten. Onder teratogene afwijkingen worden aangeboren afwijkingen verstaan die bij de foetus ontstaan door het gebruik van genees- of genotsmiddelen tijdens de zwangerschap. Het tijdstip waarop het geneesmiddel gebruikt is, speelt hierbij een grote rol. De meeste geneesmiddelen zijn schadelijk tijdens de embryogenese (de eerste acht tot tien weken). Cheilognatopalatoschisis (gespleten lip-kaak-gehemelte) en aangeboren hartafwijkingen komen het meeste voor.

Een paar voorbeelden:
- *foetale alcoholsyndroom*. Alcoholgebruik tijdens de zwangerschap komt regelmatig voor, 9% van de zwangeren gebruikt in het eerste trimester twaalf of meer consumpties alcohol per week. Het syndroom wordt onder andere gekenmerkt door groeiachterstand, mentale retardatie, microcefalie, palatoschisis en hartafwijkingen;
- *congenitale Warfarine syndroom* met aangeboren afwijkingen aan de armen en hypoplasie (onvolkomen ontwikkeling) van de neus door het gebruik van orale anticoagulantia in de eerste twaalf weken van de zwangerschap;
- anti-epileptica zoals carbamazepine (Tegretol®) en valproïnezuur (Depakine®, Convulex®) kunnen leiden tot *neurale buisdefecten* (spina bifida). Het gebruik door de moeder van foliumzuur acht weken voor de conceptie tot enkele weken er na vermindert het risico;
- gebruik van tetracycline veroorzaakt bij het kind een gele verkleuring van de tanden en kiezen en een slechte kwaliteit van het gebit doordat het antibioticum zich ophoopt in het bot en tandweefsel van de foetus. Dit effect treedt van af de derde maand van de zwangerschap op als de mineralisatie van bot en tanden begint.

Wanneer een geneesmiddel voor de bevalling gegeven wordt kan het leiden tot het floppy-infantsyndroom. Een slappe hypotone baby door het gebruik van sedativa zoals benzodiazepinen.

Een enkele keer wordt juist een geneesmiddel tijdens de zwangerschap toegediend om een effect bij de foetus te bewerkstelligen. Is het bekend dat er kans is op de geboorte van een kind met het adrenogenitaal syndroom, dan kan dexamethason (een krachtig glucocorticoïd), vroeg in de zwangerschap aan de moeder gegeven, virilisatie van haar dochter voorkomen. Als de vlokkentest uitwijst dat het een jongetje is, kan de behandeling worden gestaakt.

Een ander voorbeeld is het toedienen van dexamethason aan de moeder binnen 48 uur voor de bevalling om de aanmaak van surfactant bij de foetus te stimuleren. Dit om bij een prematuur geboren kind de kans op infant respiratory distress syndrome (IRDS) te verminderen.

Als behandeling met een geneesmiddel tijdens de zwangerschap noodzakelijk is, moet rekening gehouden worden met een veranderde farmacokinetiek. De resorptie van het geneesmiddel duurt langer vanwege de vertraagde maagontlediging. Doordat het plasmavolume sterk toeneemt en het de totale hoeveelheid lichaamswater moeten hydrofiele geneesmiddelen vaak hoger gedoseerd worden. Door toename van de doorbloeding van de nieren stijgt de glomerulaire filtratie en neemt de renale klaring toe.

6.9.2 GENEESMIDDELEN TIJDENS DE LACTATIEPERIODE

Geneesmiddelen die door de moeder gebruikt worden, kunnen in de moedermelk worden uitgescheiden. De concentratie in de moedermelk hangt onder andere af van de vrije plasmaconcentratie van de moeder (geneesmiddelen die sterk aan eiwit zijn gebonden worden niet in de moedermelk uitgescheiden) en de mate van vetoplosbaarheid. Sommige geneesmiddelen worden actief in de moedermelk uitgescheiden. Hun concentratie in de melk is hoger als in het plasma van de moeder.
Voor de meeste geneesmiddelen bestaat er geen absolute contra-indicatie voor het geven van borstvoeding. Om de dosis in de moedermelk zo laag mogelijk te laten zijn, wordt aangeraden de moeder de laagste effectieve dosis te geven en zo mogelijk het geneesmiddel vlak na de borstvoeding te laten innemen.
Voorbeelden van (groepen) geneesmiddelen, die niet tijdens de lactatieperiode door de moeder gebruikt mogen worden zijn: antipsychotica, lithium, hormonen (zoals androgenen, oestrogenen, corticosteroïden) en anti-epileptica. Alcohol en nicotine wordt ook in de moedermelk uitgescheiden.

6.9.3 GENEESMIDDELEN BIJ KINDEREN

De farmacokinetiek en -dynamiek verschillen bij kinderen ten opzichte van volwassenen. Ook tijdens de ontwikkeling van neonaat tot adolescent verandert de farmacokinetiek.
De resorptie van hydrofiele geneesmiddelen verschilt bij kinderen niet veel van die bij volwassenen. De resorptiesnelheid voor lipofiele stoffen is bij kinderen van vier tot dertien jaar toegenomen.
Het verdelingsvolume van neonaten verschilt van dat van de andere

leeftijdsgroepen. Dit heeft te maken met de veranderde hoeveelheid vet en water. De hoeveelheid vetweefsel is bij een pasgeborene laag (bij prematuren en dysmaturen nog lager). Het stijgt vanaf negen maanden tot het zesde jaar. Daarna neemt het weer af. In de pubertijd wordt het gelijk aan dat van een volwassene. De totale hoeveelheid lichaamswater per kilogram lichaamsgewicht bij een pasgeborene is meer dan anderhalf maal zo groot als bij een volwassene. Dit heeft grote invloed op de verdeling van geneesmiddelen. De dosering van hydrofiele geneesmiddelen is daarom relatief hoger dan bij volwassenen.

De meeste geneesmiddelen hebben bij kinderen een lagere plasma-eiwitbinding. Er bestaat een lagere albumineconcentratie in het bloed. Op ongeveer twaalfjarige leeftijd wordt dezelfde concentratie als bij volwassenen bereikt en ook het aantal bindingsplaatsen aan albumine is bij neonaten minder. Hierdoor stijgt de vrije fractie.

Geneesmiddelen kunnen andere stoffen die zich ook aan albumine binden, zoals bilirubine, verdringen, zodat hyperbilirubinemie kan ontstaan.

De eerste maanden na de geboorte werkt de bloedhersenbarrière nog niet optimaal, zodat hogere doseringen de hersenen bereiken en de kans op cerebrale bijwerkingen is toegenomen. Vooral in de neonatale periode is er sparake van een nog niet rijpe biotransformatie. Er bestaat een lage activiteit van de cytochroom-P-450-enzymen. Ook de fase-2-reactie verloopt traag, waardoor toxiciteit van geneesmiddelen (bijvoorbeeld van chlooramfenicol) kan ontstaan. Door de verminderde biotransformatie kan het floppy-infantsyndroom ontstaan (zie eerder) na toediening van benzodiazepinen.

De uitscheiding door de nier is bij pasgeboren kinderen veel minder dan bij oudere kinderen als gevolg van een verminderde functie van glomerulus en tubulus. Tot ongeveer een half jaar na de geboorte moet de dosering voor geneesmiddelen die door de nieren worden uitgescheiden, aangepast worden.

Ook de farmacodynamiek bij kinderen verschilt van die bij volwassenen. Zo kunnen benzodiazepinen bij kinderen paradoxale reacties veroorzaken, zoals onrust en agressiviteit.

De dosering voor een kind wordt vaak afgeleid van die voor volwassenen. Dit kan aan de hand van de leeftijd, het gewicht of het lichaamsoppervlak van het kind. Meestal wordt uitgegaan van het lichaamsgewicht. Wanneer het geneesmiddelen betreft met een geringe therapeutische breedte wordt bij de dosering uitgegaan van het lichaamsoppervlak in vierkante meter (m²). Het lichaamsoppervlak wordt berekend met de formule van Hyacock:

Lichaamsoppervlak (m²) = (gewicht in kg)^{0,5378} x (lengte in cm)^{0,3964} x 0,024265

De therapietrouw bij kinderen wordt onder andere bepaald door de smaak van het geneesmiddel, maar ook door angst van ouders of verzorgers voor bijwerkingen. Goede voorlichting is van groot belang om de therapietrouw te bevorderen. Het toevoegen van smaakverbeterende stoffen aan geneesmiddelen, heeft als nadeel dat zij 'te lekker' kunnen gaan smaken. Kans op intoxicatie is dan aanwezig.

6.9.4 FARMACOTHERAPIE BIJ OUDEREN

Ouderen gebruiken, vergeleken met jongere personen, gemiddeld veel geneesmiddelen en vaak verschillende soorten geneesmiddelen tegelijkertijd, waardoor de kans op interacties en bijwerkingen toeneemt. In 1997 was meer dan 60% van de geneesmiddelenrecepten bestemd voor ouderen. Van de mensen boven de 65 jaar gebruikt 90% gemiddeld 3,8 geneesmiddelen per dag. Het medicijngebruik is vaak langdurig, omdat ouderen vaker chronische aandoeningen hebben. Ongeveer 10% van de ziekenhuisopnamen bij ouderen boven de 75 jaar is een gevolg van bijwerkingen van geneesmiddelen.

Een probleem bij ouderen is de verandering van symptomatologie met *symptoomverarming* (bijvoorbeeld een stilinfarct), *symptoomverschuiving* (verschijnselen van een delier in plaats van pijn bij een hartinfarct) en *symptoomomkering* (onrust in plaats van sedatie bij gebruik benzodiazepinen). Dit bemoeilijkt de diagnostiek, maar ook de evaluatie van de werking van geneesmiddelen.

Ook komen vaak praktische problemen bij het gebruik van geneesmiddelen voor, zoals het niet open krijgen van doordrukstrips, het niet goed kunnen hanteren van een (nitroglycerine-)spray. Zo kunnen ook problemen met de visus (het etiket niet goed kunnen lezen) en het geheugen leiden tot het niet goed innemen van medicijnen.

Op hoge leeftijd treden veranderingen op in zowel de farmacokinetiek als farmacodynamiek.

6.9.4.1 Veranderingen in farmacokinetiek

Door de vertraagde peristaltiek van de oesofagus bij ouderen kunnen grote tabletten en capsules makkelijker blijven steken. Dit kan tot beschadiging van de oesofagus leiden.

Het slijmvlies van de dunne darm behoudt ook op hoge leeftijd een zeer groot resorberend oppervlak. Daardoor is de opname van een geneesmiddel meestal niet afwijkend. Uit onderzoek blijkt dat alleen voor ijzer verminderde resorptie optreedt.

Soms kan een tragere maagontlediging het begin van de resorptie later doen vallen, waardoor er een vertraging van het effect optreedt.

De resorptie kan verminderen wanneer oedemen van de darmwand ontstaan ten gevolge van ernstige rechtsdecompensatie (bijvoorbeeld therapieresistentie voor een oraal gebruikt diureticum).

De verdeling van het geneesmiddel verandert ten gevolge van wijziging in de lichaamssamenstelling. Het lichaamsgewicht neemt af, vooral ten koste van de extracellulaire vloeistof. De hoeveelheid (waterig) dwarsgestreept spierweefsel neemt af en de hoeveelheid vetweefsel neemt toe. Vetoplosbare geneesmiddelen zoals diazepam (Valium®) kunnen daardoor een groot verdelingsvolume hebben. De plasmaconcentratie zal in het begin relatief laag zijn en het duurt lang voordat de stof wordt uitgescheiden.

Een ander voorbeeld is digoxine, dit is wateroplosbaar met een kleine therapeutische breedte. Het wordt gedoseerd per kilogram lichaamsgewicht. Vooral bij adipeuze bejaarden kan, als er geen rekening gehouden wordt met het berekende vetvrije gewicht, een oplaaddosis al tot intoxicaties leiden (dit geldt natuurlijk ook voor andere adipeuze personen).

Zoals eerder vermeld, worden veel geneesmiddelen voor een deel aan albumine gebonden. Alleen het niet gebonden deel van het geneesmiddel in het bloed, de vrije fractie, heeft een therapeutische werking. Op oudere leeftijd neemt de albumineconcentratie met ongeveer 25% af. Hierdoor stijgt de vrije fractie, wat kan leiden tot een hogere frequentie van bijwerkingen.

Veel geneesmiddelen worden door cytochroom-P-450-enzymen in de lever omgezet tot stoffen die door de nieren worden uitgescheiden. Op oudere leeftijd neemt het volume van de lever af. Dit leidt tot vermindering van de enzymsystemen. Ook neemt de leverdoorstroming af. Dit speelt vooral een rol bij geneesmiddelen die een groot first-pass-effect hebben, zoals morfine. Deze geneesmiddelen moeten meestal lager gedoseerd worden.

De glomerulaire filtratie en de excretie van de tubulus nemen met het stijgen van de leeftijd af. Geneesmiddelen worden trager in de urine uitgescheiden. Geneesmiddelen, die voornamelijk door de nieren worden uitgescheiden, kunnen aanleiding geven tot het optreden van

bijwerkingen. Dit geldt onder andere voor ACE-remmers en diuretica. Een lagere dosering is vooral van belang bij geneesmiddelen met een geringe therapeutische breedte zoals digoxine en lithium. Voorzichtigheid is ook geboden bij het gebruik van medicijnen die de nierfunctie nog verder kunnen doen verminderen (NSAID's).
Om de functie van de nier te bepalen, is het beter om uit te gaan van de kreatinineklaring dan van het plasmakreatininegehalte, omdat door afname van de spiermassa bij ouderen er een verlaging van het kreatininegehalte in het bloed is.

6.9.4.2 Veranderingen in farmacodynamiek

Op oudere leeftijd neemt de gevoeligheid voor geneesmiddelen vaak toe. Dit komt onder andere door de afname van de receptordichtheid en de toename van de gevoeligheid van de receptoren. Dit geldt vooral voor geneesmiddelen die het centrale zenuwstelsel beïnvloeden zoals opiaten, anticholinergica, slaapmiddelen en anxiolytica.
Voorbeelden van gevolgen van veranderde farmacodynamiek:

Anticholinergica en delier
Het delier (acute verwardheidstoestand) is een veelvoorkomende tijdelijke psycho-organische aandoening, waarbij een dysfunctie ontstaat ten gevolge van een hersenaandoening of een lichamelijke ziekte die secundair de hersenfunctie verstoort. Het delier ontstaat door een vermindering van de stofwisseling in de hersenen (zuurstoftekort, onvoldoende glucose, schade aan de enzymsystemen en celmembranen) en een verstoring in de balans van de neurotransmitters (tekort aan acetylcholine). Mogelijk spelen ook interleukinen een rol.
De klinische verschijnselen ontstaan (sub)acuut binnen enkele uren tot enkele dagen en wisselen in de tijd. Naast directe primaire of secundaire organische oorzaken zijn er factoren die de kwetsbaarheid om een delier te ontwikkelen vergroten.
Om een delier te doen ontstaan, moet een bepaalde drempelwaarde worden overschreden om een cerebrale dysfunctie te veroorzaken. Deze drempelwaarde ligt bij ouderen lager dan bij jongvolwassenen. De uitlokkende factor (bijvoorbeeld een infectie) moet bij jongeren veel ernstiger zijn dan bij volwassenen om een delier te veroorzaken. De oorzaak van een delier hangt vooral bij ouderen vaak van vele factoren af.
Ouderen hebben grotere kans op bijwerkingen van anticholinergica, omdat het aantal acetylcholinereceptoren met het stijgen van de leeftijd afneemt. Anticholinergica blokkeren dus relatief meer acetylcho-

linereceptoren. Tevens is men op oudere leeftijd minder in staat om de hoeveelheid acetylcholine die nog beschikbaar is te gebruiken.

Veel geneesmiddelen hebben een anticholinerg-effect, zoals anti-Parkinsonmiddelen, antidepressiva, atropine (ook in oogdruppels) en spasmolytica. Bij deze geneesmiddelen dient men extra alert te zijn op verschijnselen van verwardheid. Zonodig moet de dosis worden verlaagd.

Ouderdom en het risico van vallen

De risicofactoren voor vallen op oudere leeftijd zijn inherent verbonden aan de toestand van de oudere patiënt, zoals verminderde evenwichtcontrole en factoren die samen hangen met een chronische ziekte (orthostatische hypotensie, neurologische aandoening zoals een CVA) en factoren buiten het individu om, zoals de omgeving en de activiteiten van de betrokkene.

De evenwichtsproblematiek kan ontstaan door één ziekte of stoornis, maar meestal is de oorzaak multicausaal: er zijn verschillende kleine afwijkingen in verschillende systemen die gezamenlijk verantwoordelijk zijn voor het ontstaan van de evenwichtsproblematiek. Samen doen ze een bepaalde drempelwaarde overschrijden waardoor ze een risico worden voor vallen.

Geneesmiddelengebruik kan de kans op vallen extra verhogen door bijvoorbeeld verminderd cognitief functioneren, orthostatische hypotensie, moeheid, dehydratie en stoornissen in de electrolytenbalans. Het gebruik van diuretica, sedativa, antihypertensiva en antidepressiva verhogen het valrisico. Polifarmacie (meer dan vier geneesmiddelen gelijktijdig) komt bij ouderen veel voor. Hierdoor neemt het valrisico nog meer toe.

Bij bepaalde groepen geneesmiddelen kunnen specifieke problemen optreden bij gebruik door ouderen. Een aantal (groepen) geneesmiddelen wordt nader toegelicht.

Hartglycosiden

Digoxine wordt voor een groot deel door de nier uitgescheiden. Bij een verminderde nierfunctie zal de eliminatie dus langzaam verlopen.

In het verpleeghuis komen bij 10% van de met digoxine behandelde patiënten bijwerkingen voor. Deze kunnen zijn: verwardheid, nachtmerries, pseudo-hallucinaties, zenuwachtigheid, moeheid, anorexie, malaise en visusstoornissen (veranderd kleuren zien).

De oplaad- en onderhoudsdosis moeten bij bejaarden met ongeveer de

helft worden verlaagd. Er zijn tabletten in de handel met lagere dosis (0,00625 mg): Lanoxin Paediatic/Geriatic®.
Bij de meeste ouderen kan de behandeling met digoxine overigens helemaal worden gestaakt als de acute symptomen (bij decompensatio cordis) verdwenen zijn, of als de aritmie (atriumfibrilleren) gecorrigeerd is.

Diuretica

Omdat veel geriatrische patiënten een hoge bloeddruk of decompensatio cordis hebben, worden diuretica veel voorgeschreven. De neiging tot uitdroging die bij veel bejaarden bestaat, wordt voornamelijk door de krachtige, snelwerkende diuretica (bijvoorbeeld furosemide (Lasix®)) veroorzaakt als gevolg van de snelle ontwatering. Tevens wordt de neiging tot trombose versterkt.
Ook hypokaliëmie (bijwerking van veel diuretica) moet worden gecontroleerd, vooral bij patiënten die ook digitalispreparaten gebruiken. Hyperkaliëmie wordt veroorzaakt door kaliumsparende diuretica (Aldactone A®, Dytac®) en combinatiepreparaten (DytaUrese®, Moduretic®) vooral bij vermindering van de nierfunctie.

Sympaticominetica (ß-blokkers)

Atenolol (Tenormin®) en sotolol (Sotacor®) worden door de nieren uitgescheiden. Bij een verminderde nierfunctie moet lager gedoseerd worden.
Obstructieve longziekten (astma en COPD) zijn een contra-indicatie voor het gebruik van ß-blokkers. Ook dit geldt natuurlijk voor alle leeftijden.

Orale anticoagulantia

Vitamine-K-tekort, een verminderde aanmaak van stollingsfactoren en een afname van de eiwitbinding van coumarinederivaten vormen redenen om bij bejaarden aanzienlijk lager te doseren.
Bloedingen kunnen ontstaan door het per ongeluk combineren van coumarinederivaten met acetylsalicylzuur of met een niet steroïd anti-inflammatoir middel (NSAID).
Vanaf 65 jaar (eventueel 70 jaar) moet het voorschrijven van onder andere Sintrom® worden afgeraden, vanwege het sterk verhoogde risico van bloedingen ten gevolge van 'brosheid' van de atherosclerotische vaten, vooral als er tegelijkertijd hypertensie bestaat.

Laxantia

De trage stoelgang bij veel ouderen leidt dikwijls tot het chronische

gebruik van laxantia, vooral als zelfmedicatie. Dit kan leiden tot uitdroging, hypokaliëmie en op den duur beschadiging van het darmslijmvlies.
Daarom dienen eerst maatregelen zoals een vezelrijk dieet en regelmatige lichaamsbeweging te worden genomen, voordat een laxeermiddel, bijvoorbeeld lactulose (Dupholac®), kan worden voorgeschreven. In laatste instantie pas een krachtig werkend middel, zoals bisacodyl (Dulcolax®).

Orale bloedsuikerverlagende middelen
Geneesmiddelen met een lange halfwaardetijd (Daonil®, Glibenese®, Diamicron®) kunnen nachtelijke hypoglykemie-aanvallen veroorzaken met als gevolg blijvend hersenletsel.

Niet-steroïde anti-inflammatoire drugs (NSAID's)
Deze middelen geven op hogere leeftijd vaker complicaties (maagbloedingen, -perforaties). Dit komt ten eerste door het massaal voorschrijven (pijnklachten bij arthrosis deformans) en ten tweede door de specifieke eigenschappen van de middelen.
NSAID's met een korte halfwaardetijd (bijvoorbeeld diclofenac en ibuprofen) verdienen de voorkeur. Alle NSAID's (behalve Aspirine®) zijn nefrotoxisch.

Psychofarmaca (Benzodiazipinen)
Veel middelen uit deze groep worden zeer traag uitgescheiden, waardoor cumulatie ontstaat en de werking zich ook over de volgende dag uitstrekt met als gevolg katergevoel, plotseling vallen, verwardheid en dementachtige symptomen. Ouderen hebben twee keer zoveel last van paradoxale bijwerkingen, zoals ataxie, prikkelbaarheid, nachtmerries en hallucinaties.
Middelen die niet cumuleren en een gemiddelde werkingsduur hebben, zijn oxazepam (Seresta®) en temazepam (Normison®). Men dient de dosis te halveren en de behandeling niet oneindig te continueren. Abrupt staken kan tot ernstige slapeloosheid leiden.

Preventie van ziekenhuisopname ten gevolge van geneesmiddelengebruik bij ouderen
Een deel van de geneesmiddelen die aan ouderen worden voorgeschreven, zijn niet noodzakelijk of blijken ineffectief te zijn. Uit een Brits onderzoek is gebleken dat bij 24% van de oudere patiënten die opgenomen waren in het ziekenhuis, er sprake was van contra-indicaties of geneesmiddeleninteracties. Tweederde van deze gevallen was

te voorkomen geweest; of door het staken van de therapie, of door een betere keuze van het geneesmiddel.

Enkele preventieve maatregelen:
- bij geriatrische patiënten moet regelmatig de totale lijst van voorgeschreven geneesmiddelen gecontroleerd worden;
- ouderen moet geleerd worden om te gaan met zelfmedicatie;
- geen geneesmiddelen voorschrijven met ernstige bijwerkingen;
- geschikte afleveringsvormen voor ouderen toepassen;
- zelden of nooit combinatiepreparaten gebruiken;
- therapietrouw van de patiënt achterhalen.

6.10 Veelgebruikte geneesmiddelen

6.10.1 ANALGETICA

Analgetica worden ingedeeld in verschillende groepen. De *opioïden* en de *niet-opioïden*. Deze laatste groep wordt weer ingedeeld in *prostaglandinesyntheseremmers* en de *overige niet-opioïden*.

6.10.1.1 Opioïde analgetica

Opioïde analgetica, ook wel narcotische of centrale analgetica genoemd, oefenen hun werking uit op het centrale zenuwstelsel.

Ruwe opium bestaat uit het gedroogde sap uit de zaaddozen van de papaverplant. Door het inleggen van de plant in alcohol worden farmacologische bestanddelen aan de plant onttrokken. Zo ontstaan de alkaloïden (plantaardige stikstofverbindingen), zoals morfine (genoemd naar Morfeus, de god van de slaap), codeïne, papaverine en narcotine. Heroïne wordt synthetisch uit morfine gemaakt. Het is sterker analgetisch. Apomorfine wordt ook uit morfine bereid. Het is een dopamine-agonist en wordt soms bij de behandeling van de ziekte van Parkinson toegepast.

De natuurlijk voorkomende opiumalkaloïden en de daarvan afgeleide half-synthetische stoffen worden opiaten genoemd. Opioïden zijn stoffen die farmacologisch nauw verband zijn aan de opiaten, maar in chemisch opzicht verschillen.

Opioïde receptoren bevinden zich op zenuwcellen in verschillende hersengebieden en het ruggenmerg. Zij zijn in grote getale aanwezig in zenuwweefsels die betrokken zijn bij de pijnwaarneming in het gedeelte van het zenuwstelsel dat een rol speelt bij de pijnbeleving (limbisch systeem). Zij komen ook voor op andere plaatsen van het lichaam, zoals in de wand van het maagdarmkanaal en de blaas. Hier beïnvloeden zij de motiliteit.

De opioïde receptoren worden fysiologisch gestimuleerd door in het lichaam geproduceerde (endogene) stoffen met eigenschappen die lijken op morfine (enkafalinen, endorfinen). De endorfinen veroorzaken bij proefdieren analgesie en ademhalingsdepressie. Bij langdurige toediening ontstaat tolerantie en afhankelijkheid. Bij de mens spelen de endorfinen waarschijnlijk een rol bij de pijnwaarneming, de tolerantie voor de pijn en de emotionele beleving.

Er zijn verschillende opioïde receptoren; de δ-, κ- en μ-receptoren. Stimulering van de μ-receptoren zou tot analgesie leiden en stimulering van de κ-receptoren zou remming van de voorgeleiding van de pijnprikkels in het ruggenmerg tot gevolg hebben.

Werking en bijwerkingen

De werking van opioïden berust op de binding aan en stimulering van de opioïdreceptoren. Door de stimulering worden de cellen minder prikkelbaar. Ook kan morfine de afgifte van neurotransmitters beïnvloeden. Door binding aan de postsynaptische receptoren wordt de afgifte van neurotransmitters uit de presynaptische zenuwuiteinden verminderd en wordt de transmissie over de synaps belemmerd. Het gaat zowel om de serotonine, acetylcholine en de noradrenaline neurotransmitters.

Morfine kan tevens leiden tot afgifte van histamine uit de mestcellen. Dit veroorzaakt jeuk en daling van de bloeddruk.

De invloed van morfine veroorzaakt onder andere:

- *analgesie* door remming van de impulsoverdracht in het ruggenmerg, afzwakking van de impulsuitbreiding, remming van de pijngewaarwording en vermindering van de pijnbeleving in de hersenen;
- *stemmingsverandering en sufheid*. De stemming van patiënten met pijn verbetert vaak. De patiënt voelt zich minder angstig, ook kan slaperigheid optreden. Mensen zonder pijn voelen zich vaak minder plezierig (dysforie). De alertheid en het concentratievermogen worden beperkt, de angstbeleving wordt versterkt en er ontstaat sufheid.

Bij patiënten met en zonder pijn ontstaat vooral bij intraveneuze toediening, dus bij een snelle toename van de concentratie morfine in de hersenen, een verhoogd gevoel van welzijn (euforie). Het verlangen dit gevoel weer te beleven kan leiden tot het ontwikkelen van afhankelijkheid. Bij patiënten die morfine krijgen om de pijn te bestrijden, ontstaat meestal geen psychische afhankelijkheid. Bij hoge doseringen kan wel lichamelijke afhankelijkheid ontstaan. Bij het staken van de behandeling kunnen onthoudingsverschijnselen ontstaan zoals stoornissen in de circulatie;

- *ademhalingsdepressie, braken en onderdrukken van de hoest.* Bij een hoge dosis morfine wordt het ademcentrum minder gevoelig voor CO_2-stijging in het bloed, daarom wordt de ademfrequentie drastisch verlaagd.
Een hoge dosis morfine kan door afgifte van histamine leiden tot bronchoconstrictie. Bij astmapatiënten moet men hier bedacht op zijn. Misselijkheid en braken ontstaat door prikkeling van de chemoreceptorprikkelzone. Vanuit deze zone worden de prikkels naar het braakcentrum in het verlengde merg gestuurd. Vaak wordt ter preventie van braken preventief een anti-emeticum gegeven. Bij regelmatig gebruik verdwijnen misselijkheidklachten omdat het braakcentrum geremd wordt. Door remming van het hoestcentrum wordt hoesten onderdrukt. De werking van het opiaat codeïne berust daarop;
- *hypothermie en hormonale effecten.* Morfine beïnvloedt het temperatuurregulatiecentrum in de hypothalamus. Hierdoor kan een lichte daling van de temperatuur ontstaan. Door beïnvloeding van hormonale regulatie van de hypothalamus wordt de hypofyse minder gestimuleerd. Hierdoor daalt de afgifte van onder andere ACTH, TSH en de gonadotrope hormonen, waardoor bijvoorbeeld de concentratie testosteron in het bloed kan dalen;
- *hypotensie.* Vaatverwijding ontstaat door verminderde stimulatie van het sympathische zenuwstelsel. Dit kan leiden tot duizeligheid. Vooral bij oudere mensen, waar de sedatie sterker kan zijn, moet men hier op bedacht zijn;
- *miosis* (pupilvernauwing) ontstaat door stimulering van het parasympathische deel van de kern van de nervus occulomotorius;
- *obstipatie en urineretentie.* Door stimulering van de zenuwplexus in de wand van de darm veroorzaakt morfine een afname van de motiliteit van het maagdarmkanaal en een toename van tonus van de gladde spieren in de wand en in de sfincters. Dit leidt door vertraging van de passage door het maagdarmkanaal tot obstipatie. De maagontlediging wordt vertraagd. Door spasmen van de sfincter Oddi is de afvoer van gal en pancreassap belemmerd (bij een galsteenkoliek moet dus geen morfine gegeven worden!). Door de verhoogde tonus in de musculus sfincter ani wordt de obstipatie versterkt. Hierbij geldt ook nog dat door de centrale werking van de opiaten de gevoeligheid voor sensorische stimulatie (defecatiedrang) afgenomen is. Bij langdurig gebruik van opiaten moet dus altijd een laxeermiddel worden voorgeschreven. Het mag niet gebeuren dat een terminale oncologische patiënt die wegens de botmetastasen morfine krijgt fecaal gaat braken.

Dezelfde principes gelden voor de blaas en urinewegen. De motiliteit neemt af, de tonus van de blaassfincter neemt toe en de mictiedrang wordt minder waargenomen. Dit alles leidt tot urineretentie;
- *jeuk*. Door het vrijmaken van histamine uit de mestcellen ontstaan jeuk en soms urticaria (galbulten). Ook kan hierdoor hypotensie ontstaan;
- *tolerantie*. Bij langdurige toediening van morfine ontstaat een selectieve tolerantie. Dat wil zeggen dat tolerantie ontstaat voor de remmende functies (pijn, sedatie), maar niet voor de stimulerende (pupilvernauwing, obstipatie, urineretentie). Voor de euforie wordt meestal geen tolerantie ontwikkeld. Bij staken van het gebruik bij een patiënt bij wie gewenning is ontstaan, kunnen abstinentieverschijnselen (ontwenningsverschijnselen) ontstaan: gapen, tranenvloed, zweten, onrust, angst, gevolgd door pupilverwijding, braken en diarree, hypertensie, tremoren en spierkrampen.

Indicaties en interacties

Opioïde geneesmiddelen worden intraveneus of subcutaan toegediend bij acute hevige pijn zoals bij ongevallen, bij een hartinfarct, postoperatieve pijn of bij ernstige dyspneu bij longoedeem ten gevolge van links decompensatio cordis.

Bij hevige chronisch pijn zoals bij maligniteiten kunnen de middelen per drank, tablet (eventueel met retard-werking) of per pleister worden toegediend. Ook kan epidurale toediening door een katheter plaatsvinden met een continupomp of door de patiënt zelf gecontroleerd.

De dempende werking van de opioïden op het centrale zenuwstelsel wordt versterkt door andere centraal dempende stoffen zoals alcohol, sedativa en antipsychotica. Antihypertensiva kunnen het bloeddrukverlagend effect versterken.

Opiumwet

De opioïden vallen onder de Opiumwet. Deze wet bevat onder andere bepalingen waaraan recepten voor geneesmiddelen die vallen onder de opiumwet moeten voldoen.

Enkele eisen zijn: het recept moet met onuitwisbare inkt geschreven zijn en voorzien zijn van de volledige handtekening van de arts. Ook de volledige naam, adres en telefoonnummer van de arts moeten vermeld staan. Op het recept mag slechts één middel worden voorgeschreven. De hoeveelheid van het middel moet in letters geschreven zijn. Ook het toegestane aantal herhalingen dient in letters geschreven zijn.

De recepten moeten door de apotheker per arts afzonderlijk worden bewaard. Evenals het betreffende medicijn en de afleverdatum.

Ook gelden regels voor de omgang met opioïde middelen in het ziekenhuis. Zo moeten op de afdeling de opiaten in een afgesloten aparte kast bewaard worden in combinatie met een boek waarin de ontvangst en de voorraad staan vermeld. Ook de uitgifte van het opioïde middel moet hierin nauwkeurig bijgehouden worden.

Indeling

Opiaten en opioïde middelen worden ingedeeld in *agonisten, partiële agonisten* en *antagonisten*.

– Agonisten:
  - morfine is hiervan het bekendste voorbeeld en wordt als analgeticum nog veel toegepast. MS Contin® is een retard morfine-preparaat;
  - codeïne is een matig analgeticum. Het wordt vaak in combinatie met paracetamol of acetylsalicylzuur voorgeschreven. Het wordt tevens voorgeschreven om de hoestprikkel te onderdrukken. Codeïne valt niet onder de Opiumwet;
  - tramadol (Tramal®) heeft een analgetische werking die bijna even groot is als codeïne, maar de bijwerkingen zoals obstipatie en sedatie zijn minder. Bij een therapeutische dosis bestaat er nauwelijks effect op de ademhaling. Bijwerkingen zijn vooral misselijkheid (in het begin) en duizeligheid;
  - pethidine is minder krachtig dan morfine en geeft ook minder bijwerkingen (sedatie, obstipatie, urineretentie). Het wordt wel toegepast als injectie bij acute hevige pijn;
  - methadon (Symoron®) heeft een iets minder sterke werking als morfine, maar door de langere halfwaardetijd houdt de werking langer aan. Het wordt toegepast bij hevige pijn en als hulp- en vervangingsmiddel bij ontwenning van opioïden;
  - piritramide (Dipidolor®) heeft een sterk analgetische werking. Het wordt wel toegepast bij hevige pre-, peri- en postoperatieve pijn;
  - fentanyl (Durogesic®) heeft een twintigmaal sterkere werking dan morfine. Het wordt wel gebruikt bij postoperatieve pijnbestrijding en pijn ten gevolge van een hartinfarct. Ook wordt het in de vorm van pleisters gebruikt bij langdurige pijn. Hier van afgeleid is Carfentanyl. Dit is vijfduizend maal krachtiger dan morfine. Het wordt in de diergeneeskunde gebruikt om grote

wilde dieren algeheel te verdoven. Dit middel zou in 2002 gebruikt zijn in het muziektheater in Moskou om de gijzeling door Tsjetsjenen te beëindigen. Omdat er onvoldoende morfine-antagonisten ter beschikking waren, zijn toen tientallen doden gevallen.
- Partiële agonist/antagonist. Pentazocine (Fortral®) is een partiële agonist met zwakke antagonistische werking. De analgetische werking is bij maximale dosis minder dan bij morfine, maar er treden meer bijwerkingen op. Bij hoge doseringen kunnen hallucinaties en angst ontstaan.
- Opioïdeantagonist. Naloxon (Narcan®) wordt toegepast bij overdosering van opioïde-agonisten (zoals heroïne).

6.10.1.2 *Niet-opioïde analgetica*
Deze werden vroeger ook wel perifere analgetica genoemd. Ze worden gebruikt bij verschillende soorten aandoeningen waarbij pijn ontstaat, bijvoorbeeld hoofdpijn, menstruatiepijn, kiespijn, spierpijn et cetera.

Prostaglandinesyntheseremmers
Prostaglandinesyntheseremmers worden ook wel niet-steroïde anti-inflammatoire middelen (NSAID's) genoemd. Ze hebben meestal zowel een direct pijnstillend effect (analgetisch) als een ontstekingsremmend effect (antiflogistisch, anti-inflammatoir). Dit tweede effect zal secundair ook tot afname van de pijn lijden. Tevens hebben deze middelen een koortsverlagend (anti-pyretisch) effect. Ze werken bij lichte tot matige pijn en worden voorgeschreven bij onder andere reumatische aandoeningen.

Bij weefselbeschadiging komt arachidonzuur vrij. Dit wordt door enzymen omgezet tot een aantal ontstekingsmediatoren waaronder leukotriënen en prostaglandinen. De leukotriënen zijn voornamelijk afkomstig uit leukocyten en mestcellen. Zij bevorderen de ontstekingsreactie, mobiliseren fagocyterende cellen, zijn vaatverwijdend en kunnen bij overgevoeligheidsreacties leiden tot bronchoconstrictie. Cyclo-oxygenase (COX) is het enzym dat arachidonzuur omzet in prostaglandine H2.
Dit wordt door andere enzymen omgezet in verschillende prostaglandinen, prostacycline en tromboxaan.
Prostaglandinen werden voor het eerst geïsoleerd uit prostaatvocht. Buiten de prostaat worden ze in grote hoeveelheden aangemaakt als reactie op ontstoken of beschadigd weefsel. Prostaglandinen bevorderen de ontstekingsreactie, wekken weeën op, stimuleren de urine-

productie en beschermen de maagwand door onder andere het bevorderen van de mucusproductie en remming van de maagzuurproductie.
Prostacycline werkt vaatverwijdend en remt de trombocytenaggregatie, tromboxaan bevordert de aggregatie.

De werking van prostaglandinen bij een ontstekingsreactie is als volgt: Door lokale vasodilatatie en verhoogde doorlaatbaarheid van de vaatwand ontstaat oedeem. De uiteinden van sensibele zenuwen (nocireceptoren) worden door prostaglandine gevoeliger gemaakt voor pijnprikkels. De prostaglandinen komen in de grote circulatie terecht en activeren het temperatuurregulatiecentrum in de hypothalamus waardoor koorts ontstaat. Ook stimuleren de prostaglandinen processen waardoor kraakbeen- en botbeschadiging kan ontstaan.

Er zijn verschillende enzymen cyclo-oxygenase (COX):
COX-1 wordt in de meeste weefsels gevormd, maar voornamelijk in de trombocyten, maag en nier.
COX-2 is verantwoordelijk voor de aanmaak van prostaglandinen in een ontsteking.
Prostaglandinesyntheseremmers oefenen hun ontstekingsremmend, pijnstillend en koortsverlagend effect uit door remming van COX-2. De bijwerkingen ontstaan door remming van COX-1.
De mate van antipyretische, antiflogistische en analgetische werking verschilt per prostaglandineremmer. Ze worden op basis van hun chemische structuur onderverdeeld in verschillende groepen zoals de *salicylaten, overige niet-selectieve COX-remmers* en de *selectieve COX-2 remmers*.

Salicylaten
Salicylaten zoals acetylsalicylzuur (Aspirine®) en cabasalaatcalcium (Ascal®) geven naast de drie hoofdwerkingen ook nog remming van de trombocytenaggregatie door vermindering van de aanmaak van tromboxaan. Bij relatief lage dosering zijn zij al pijnstillend. Voor het ontstekingsremmende effect is een hogere dosis nodig.
Doordat de productie van prostaglandine in de maag ook geremd wordt, kunnen maagklachten ontstaan. In combinatie met alcohol kan dit leiden tot ernstige aantasting van het maagslijmvlies.
Methoden om maagklachten te verminderen zijn:
– innemen met voedsel of melk;
– de oplosbaarheid vergroten (Aspro Bruis®, Alka-Selzer®, Ascal®-poeder);

– enteric-coatedtabletten, zodat de werkzame stof pas in de darm vrijkomt (Rhonal®, Acenterine®).

Acetylsalicylzuur kan allergische reacties veroorzaken zoals exantheem, oedeemvorming en trombocytopenie. Bij mensen die daar aanleg voor hebben, kan een astma-aanval worden opgewekt. Langdurig gebruik van hoge doses kan salicylisme veroorzaken met hoofdpijn, oorsuizen, duizeligheid en misselijkheid.

Acetylsalicylzuur mag niet worden gegeven aan patiënten die een verhoogde bloedingsneiging hebben en/of ook orale anticoagulantia (bijvoorbeeld Sintrom®) gebruiken. Als een patiënt spontaan blauwe plekken krijgt of inwendige bloedingen heeft, kan acetylsalicylzuur fataal zijn, omdat het dagenlang de trombocytenaggregatie remt. Hoge dosering salycylaten kan leiden tot gehoorstoornisen.

Bij kinderen met waterpokken, griep of andere virale infecties kan in combinatie met acetylsalicylzuur het syndroom van Reye ontstaan: een acute hersen- en leverontsteking met hoge mortaliteit. Het syndroom kan op een virusinfectie volgen, maar bij sommige kinderen, die door een genetische variatie acetylsalicylzuur niet goed afbreken, is het syndroom het gevolg van het slikken van acetylsalicylzuur.

Acetylsalicylzuur mag niet aan het einde van de zwangerschap genomen worden wegens de kans op weeënzwakte en het verhoogde bloedingrisico.

De overige niet-selectieve COX-remmers behoren tot verschillende chemische groepen. Enkele voorbeelden zijn: ibuprofen (Brufen®), naproxen (Femex®, Naprocyne®), diclofenac Voltaren®), indomethacine (Indocid®) en piroxicam (Feldene®). Zij zijn relatief zwak pijnstillend. Ze hebben een antiflogistisch effect en worden primair gebruikt bij rheumatische aandoeningen en luxaties.

Diclofenac, indomethacine, piroxicam en naproxen zijn werkzaam bij een acute jichtaanval. Diclofenac is ook sterk werkzaam bij nier-, galblaas- en darmkolieken.

Dysmenorrhoe gaat gepaard met een verhoogde aanmaak van prostaglandinen wat leidt tot heftige contracties. Naproxen kan de pijn verlichten door remming van de prostaglandine aanmaak.

Intra-uterien wordt de ductus Botalli onder andere open gehouden door prostaglandinen. Bij een open ductus Botalli na de geboorte wordt soms sluiting bevorderd door het geven van indomethacine.

De bijwerkingen zijn vooral van gastro-intestinale aard (ulcera, bloedingen). De kans op bijwerkingen is onder andere groter bij oudere mensen, in geval van reeds bestaande maagklachten en bij het gebruik van orale corticosteroïden. Een patiënt kan bij het ene middel meer last van bijwerkingen hebben dan bij het andere.

Bij een verhoogd risico op maag-darmcomplicaties wordt vaak preventief een maagbeschermend middel voorgeschreven, zoals het prostaglandine misoprostol (Cytotec®) of de maagzuurremmer omeprazol (Losec®).

Prostaglandinen spelen een rol bij de vocht en electrolytenbalans. Bij patiënten met een nierfunctiestoornis, maar ook bij anderen kunnen prostaglandineremmers leiden tot verminderde doorbloeding van de nier, vochtretentie en nierinsufficiëntie, vooral als de prostaglandinen in combinatie met diuretica worden genomen.

Er zijn specifieke COX-2 remmers ontwikkeld, zoals celecobix (Celebrex®), valdecobix (Bextr®) en parecobix (Dynastat®). Zij zouden minder maag-darmbijwerkingen geven. Onderzoek heeft aangetoond dat chronisch gebruik van rofecobix een verhoogd risico op een hartinfarct geeft. Het is daarom ook uit de handel genomen. Onderzocht wordt of dit ook geldt voor de ander selectieve COX-2 remmers.

Overige niet-opioïde analgetica
Paracetamol (Hedex®, Panadol®, Finimal®) is een matige pijnstiller. Het werkt waarschijnlijk op centraal niveau, mogelijk door remming van de prostaglandinesynthese in het centrale zenuwstelsel. Het is tevens sterk antipyretisch, maar niet antiflogistisch. Paracetamol beïnvloedt de bloedstolling niet en heeft geen bijwerkingen op het maagdarmkanaal. Overgevoeligheidsreacties kunnen voorkomen met erytheem, galbulten en, na langdurig gebruik, agranulocytose. Paracetamol 500 mg kan vier tot zes keer per dag worden voorgeschreven. Chronisch gebruik met hoge dosering (3-4 gram per dag) kan nier- en leverbeschadiging veroorzaken. Bij een eenmalige dosering van 10 gram of meer kan er een irreversibele levercelnecrose optreden (suïcidepogingen). Bij overdosering kan na maagspoeling, N-acetyl-cysteïne als anti-dotum gegeven worden.

Chronische inname van grote hoeveelheden alcohol potentieert de toxische effecten van paracetamol. Hierdoor kunnen de gebruikelijke therapeutische doseringen leiden tot leverfalen. Paracetamol wordt door de lever afgebroken. Het grootste gedeelte wordt omgezet (door glucuronidering) in stoffen die door de nier worden uitgescheiden. Minder dan 5% wordt omgezet in het zeer toxische NAPQI. Bij deze omzetting spelen leverenzymen een rol. Bij langdurig alcoholgebruik treedt enzyminductie op, zodat de levertoxische stof in hogere mate gevormd wordt.

In de tweede plaats veroorzaakt chronisch alcoholgebruik niet zelden ondervoeding waardoor de glucuronidering van paracetamol afneemt. Hierdoor ontstaat relatief veel NAPQI.
De sterfte van door paracetamol veroorzaakte leverbeschadiging bij chronisch alcoholgebruik bedraagt 20%. Aan mensen die meer dan zestig gram alcohol (ongeveer vier tot zes eenheden) per dag gebruiken, moet men aanraden hiernaast niet meer dan twee gram paracetamol per dag te nemen.

Combinatiepreparaat
Acetylsalicylzuur en paracetamol komen in veel geneesmiddelenpreparaten voor. Het wordt niet verstandig geacht analgetica met andere analgetica of sedativa te combineren. De toxiciteit neemt toe met kans op nierfunctiestoornissen. Ook de halfwaardetijd van de verschillende middelen kan verschillen, zodat bij verhoging van de dosis van sommige middelen een te hoge dosering kan ontstaan.
Combinatiepreparaten zoals Saridon® en Witte Kruis® zijn niet beter dan paracetamol alleen en kunnen meer bijwerkingen geven. Een gunstig effect is wel aangetoond in de toevoeging van codeïne aan paracetamol of acetylsalicylzuur. Hierdoor wordt het analgetisch effect van paracetamol of acetylsalicylzuur versterkt. De dosering van codeïne kan nog verhoogd worden, men moet dan wel rekening houden met de kans op obstipatie.

6.10.1.3 Co-analgetica
Met co-analgetica kan de pijngewaarwording c.q. pijnbeleving worden beïnvloed. Ook kan het pijnstillend effect van analgetica worden versterkt. Combinatie met alcohol kan ongewenste effecten geven. Voorbeelden zijn slaapmiddelen en anxiolytica, zoals diazepam (Valium®), en antidepressiva. Sommige co-analgetica hebben naast een stemmingsverbeterend effect ook een direct pijnstillend effect bij fantoompijn en littekenpijn. Tevens versterken zij het effect van morfine. Neuroleptica zoals haloperidol (Haldol) worden gewoonlijk voorgeschreven bij psychotische verschijnselen. Deze stoffen hebben een sterk anti-emetisch effect. Anti-epileptica zoals carbamazepine (Tegretol®) is werkzaam bij neuralgieën. Corticosteroïden verminderen het oedeem in de hersenen en worden gegeven in geval van hoofdpijn door hersenmetastasen. Het pijnstillend effect berust op de remming van de aanmaak van prostaglandine. Verder hebben zij een stemmingsverbeterend effect (euforie).

Principes bij de behandeling van pijn

Wanneer het enigszins mogelijk is moet de oorzaak van de pijn weggenomen worden. Dit kan op velerlei manieren, waaronder operatief. Voor de medicamenteuze behandeling geldt een aantal principes:
- bij de eerste toediening moet hoog genoeg gedoseerd worden. Op deze wijze wordt de therapeutische effectieve concentratie sneller bereikt;
- pas bij onvoldoende werking overgaan op de volgende stap;
- medicatie op vaste tijden, die zijn afgestemd op de momenten waarop de pijn het hevigste is;
- medicatie ook 's nachts of indien mogelijk een dubbele dosis voor de nacht;
- bijwerkingen preventief behandelen zoals laxantia bij opioïde gebruik.

Meestal wordt het volgende pijnschema gehanteerd:
- behandeling met niet-opioïde analgetica;
- behandeling met niet-opioïde analgetica en codeïne;
- orale toediening van opioïde en niet-opioïde analgetica;
- parenterale toediening van opioïde analgetica. Vaak in combinatie met co-analgetica.

6.10.2 ANTIBACTERIËLE MIDDELEN

De eerste antibacteriële geneesmiddelen waren synthetische verbindingen. Deze werden chemotherapeutica genoemd. Van oorsprong zijn antibiotica middelen van natuurlijke oorsprong. Het zijn stoffen die gevormd worden door micro-organismen, die groei of stofwisseling van andere micro-organismen verstoren of remmen. Tegenwoordig spreekt men van antimicrobiële geneesmiddelen omdat het onderscheidt tussen de chemotherapeutica en de natuurlijke antibiotica de laatste tientallen jaren verdwenen is. Ze worden zowel synthetisch als organisch bereid.

Bacteriostatische geneesmiddelen zijn stoffen die de groei van een bacterie remmen. De vermenigvuldiging van de bacterie wordt tegengegaan, maar het oorspronkelijke aantal micro-organismen blijft bestaan en moet door de mens zelf onschadelijk gemaakt worden. Bactericide middelen zijn in staat de bacterie te doden.

Afhankelijk van het feit of het antimicrobiële middel weinig of juist heel veel verschillende soorten bacteriën kan beïnvloeden, spreekt men van *smalspectrum antibiotica*, dat wil zeggen antibiotica werkzaam tegen een gering aantal bacteriën (bijvoorbeeld alleen Gram-positieve of Gram-negatieve bacteriën), en *breedspectrum antibiotica*, antibiotica die werkzaam zijn tegen het merendeel van de Gram-positieve en Gram-negatieve bacteriën.

Wanneer een bacterie niet gevoelig is voor het antimicrobiële middel is sprake van *resistentie*. Indien dit ook geldt voor andere middelen uit dezelfde groep spreekt men van *kruisresistentie*. Wanneer een patiënt allergisch reageert op verwante groepen geneesmiddelen spreekt men van *kruisovergevoeligheid*.

6.10.2.1 Resistentie ontwikkeling

Bijna in elke bacteriepopulatie zijn eenlingen aanwezig, die van nature resistent zijn. Bij de behandeling blijven deze ongevoelige soorten over (selectie). Men spreekt van *natuurlijke of primaire resistentie*.

Een bacterie kan ook resistente eigenschappen ontwikkelen (*verworven resistentie*). Door een toevallige verandering in het erfelijke materiaal (mutatie) ontstaat een ongevoelige bacterie. De andere bacteriën worden door het geneesmiddel wel onschadelijk gemaakt, de ongevoelige bacteriën blijven zich vermenigvuldigen. Dit kan berusten op verandering van de permeabiliteit van de membraan voor de werkzame stof. Antimicrobiële middelen dringen in het algemeen de bacterie binnen via zogenaamde poriën. Dit zijn eiwitstructuren waarvan de samenstelling genetisch bepaald is. Bij verandering in de genetische code kan de structuur van de poriën veranderen, waardoor de permeabiliteit voor bepaalde stoffen kan veranderen. Als meerdere stoffen één porie gebruiken ontstaat resistentie tegen meerdere middelen.

Het is ook mogelijk dat het aangrijpingspunt verandert door mutatie. Sommige middelen werken doordat zij zich binden aan zogenaamde penicillinebindende proteïnen (PBP). Binding aan de PBP's zal leiden tot stopzetting van de celwandsynthese en uiteindelijk tot de dood van de bacterie. Wanneer een bacterie door mutatie de informatie verkrijgt voor het maken van veranderde PBP's, is de binding van het antimicrobiële middel afwezig en is de bacterie ongevoelig geworden.

Plasmiden met enzymatische interacties

Een bijzondere vorm van resistentie ontstaat door plasmiden. Een plasmide is een cirkelvormige streng DNA dat zich buiten het chromosomaal DNA bevindt van sommige eencellige organismen. Met dit DNA kan genetische informatie tussen bacteriën onderling en zelfs tussen verschillende soorten worden uitgewisseld. Via plasmiden kunnen onder andere eigenschappen die zorgen voor resistentie tegen antimicrobiële middelen worden doorgegeven. Zo is waarschijnlijk de meticilline resistente *staphylococcus aureus* (MRSA) ontstaan. Het plasmide dat dit bewerkstelligd heeft is mogelijk afkomstig uit enterokokken, die van nature resistent zijn tegen meticilline.

Bacteriën kunnen zich enzymatisch tegen antibiotica beschermen door productie van specifieke enzymen die antibiotica actief afbreken of onwerkzaam maken. De bekendste enzymen zijn de ß-lactamasen die penicilline (penicillinase) en cefalosporinen afbreken, maar ook enzymen die aminoglycosiden (acetyltransferase) en macroliden afbreken zijn bekend.

De mogelijkheid tot productie van de enzymen kan op het chromosoom gecodeerd staan, maar ook op kleine stukjes DNA (transposonen), die zich niet alleen kunnen verplaatsen op het chromosoom zelf, maar ook kunnen overspringen naar plasmiden van andere bacteriën en zo de verspreiding van resistentie bevorderen.

Breed gebruik van antimicrobiële middelen leidt in het algemeen tot resistentie. Uit onderzoek in Europa is gebleken dat op de intensive-care afdeling 60% van de *Staphylococcus aureus* resistent is tegen meticilline (in Frankrijk en Italië 80%; in Nederland 20%). Steeds meer varkens en ook een aantal varkenshouders dragen de MRSA-bacterie bij zich. Volgens de Voedsel en Waren autoriteit (VWA) en het Rijksinstituut voor Volksgezondheid en Milieu (RIVM) heeft de bacterie de afgelopen jaren langzaam maar zeker 'vrij massaal' de Nederlandse varkensstapel besmet (maart 2006). Toevoegen van antimicrobiële middelen in veevoer heeft waarschijnlijk gezorgd voor resistentie tegen chinolonen en tetracycline. Langdurig gebruik van deze middelen (onderhoudsdosering) en onnodig breedspectrumgebruik dragen bij tot vorming van resistentie.

In de Verenigde Staten is het gebruik van antimicrobiële middelen in de periode 1980-1992 verdubbeld. Zelfs bij verkoudheidsziekten (viraal!) werd in 60% van de gevallen een antibioticum voorgeschreven. Maatregelen ter voorkoming van resistentie zijn:
- alleen antibiotica gebruiken indien noodzakelijk;
- antibiotica geven op geleide van kweek;
- zo gericht (zo smal) mogelijk antibiotica geven;
- de kuur afmaken;
- combinatietherapie geven (bijvoorbeeld bij TBC);
- reserve-antibiotica behouden voor specifieke situaties (als laatste redmiddel);
- antibiotische profylaxe kort voor of tijdens een ingreep starten.

6.10.2.2 Werking van antimicrobiële middelen

Antimicrobiële middelen kunnen de celwandsynthese verstoren tijdens de celdeling. De celwand beschermt de bacterie tegen schadelijke invloeden van buiten. De stevigheid van de celwand berust op een mureïneskelet. De bouwstenen hiervan worden door de bacterie gemaakt en door de celmembraan naar buiten getransporteerd. Door de celwandaanmaak te remmen worden gaten geslagen in de celwand, waardoor de inhoud verloren gaat. Celwandsyntheseremmers zijn dus bactericide. Op deze wijze werken onder andere β-lactamantibiotica, zoals de penicillinen en cefalosporinen.

Sommige antibacteriële middelen verhinderen de synthese van bepaalde bouwstoffen (zoals foliumzuur) die nodig zijn voor de celgroei en celdeling. Sulfonamiden zijn een voorbeeld van antibacteriële geneesmiddelen die de aanmaak van foliumzuur remmen. Zij zijn bacteriostatisch omdat de celvermenigvuldiging geremd wordt. De mens maakt zelf geen foliumzuur aan, maar moet het met de voeding opnemen. Daarom beïnvloeden sulfonamiden wel de groei van bacteriën, maar niet de deling van de menselijk cellen.

Andere geneesmiddelen remmen de bacteriële eiwitsynthese. Er zijn verschillende stappen te onderscheiden in de eiwitsynthese van de bacterie. De afzonderlijke stappen zijn te remmen met antimicrobiële middelen van verschillende groepen. Hier vallen bijvoorbeeld de tetracyclinen en aminoglycosiden onder. Deze laatste groep remt de DNA-synthese van de bacterie door remming van bepaalde enzymen. Synthese van DNA is een voorwaarde voor de celdeling. Geneesmiddelen die het aflezen van de erfelijke informatie op de DNA-matrix remmen, beschadigen het besturingssysteem van de celstofwisseling. Een voorbeeld is Rifampicine. Dit remt in bacteriën het enzym dat het RNA samenstelt in overeenstemming met de DNA-matrix. Het is bactericide, maar het vernietigd menselijke cellen niet.

De werking van antimicrobiële middelen is afhankelijk van de mate en de snelheid waarmee de micro-organismen zich delen.
De gonokok is sneldelend (ongeveer iedere twintig minuten); een eenmalige dosis is voldoende om alle micro-organismen te doden. De verwekker van syfilis, de *Treponema pallidum* deelt zich iedere zesendertig uur. Hier moet de behandeling veel langer worden doorgezet. Antimicrobiële middelen werken het beste in goed doorbloede organen en zijn minder werkzaam in een cyste of een abces. Bij een furunkel of panaritium is het dan ook beter chirurgisch in te grijpen.

Algemene bijwerkingen

Overgevoeligheidsreacties zijn meestal niet dosisafhankelijk. Vaak bestaat er kruisovergevoeligheid, dat wil zeggen dat tevens overgevoeligheid voor chemisch verwante stoffen bestaat. Herhaalde toediening kan leiden tot anafylactische shock. Door lokale toediening kan men sensibiliseren, daarom moeten antimicrobiële middelen zoveel mogelijk geweerd worden uit zalven. De eerste allergische reactie bestaat meestal uit exantheem en koorts. Als een patiënt nog een keer hetzelfde middel krijgt toegediend, kunnen ernstiger reacties optreden (anafylactische shock).

Diarree kan ontstaan als het bacteriële evenwicht in de darm wordt verstoord. Vooral breedspectrumantibiotica veroorzaken vaak diarree. Bij langdurige en grootschalige toediening kunnen avitaminosen ontstaan doordat de darmbacteriën die betrokken zijn bij de aanmaak van vitamine K en B vernietigd worden.

Toepassing van vooral breedspectrumantibiotica stelt ongevoelige micro-organismen in staat ongebreideld te groeien, zodat bijvoorbeeld candida in mond en vagina kan ontstaan.

Verschillende groepen antibacteriële middelen

β-lactamantibiotica hebben een zogenaamde β-lactamring in hun molecuul. De β-lactamring is noodzakelijk voor de antibacteriële werking. Hiertoe behoren de penicillinen en de cefalosporinen.

6.10.3 PENICILLINEN

De penicillinen kunnen onderverdeeld worden in penicillinen met een smalspectrum, die bestand zijn tegen β-lactamase, en penicillinen met een breedspectrum.

Smalspectrum penicillinen zijn vooral werkzaam tegen Gram-positieve kokken (streptokokken, pneumokokken en sommige stafylokokken) en Gram-negatieve kokken, zoals gonokokken en meningokokken.

Benzylpenicilline/penicilline G is een smalspectrum en bactericide antibioticum. Het is niet maagzuurbestendig, omdat maagzuur de β-lactamring splitst en hierdoor het antibioticum onwerkzaam wordt; het moet daarom worden geïnjecteerd. De β-lactamring kan ook door enzymen (β-lactamese/penicillase) worden afgebroken. Stafylokokken die penicillase produceren zijn dus resistent geworden. Penicilline G heeft een korte halfwaardetijd, daarom moet het vier tot zes keer daags gegeven worden. Procaïne-benzathinebenzylpenicilline (Penidural®) is een depotpreparaat dat eenmaal per maand toegediend kan worden.

Depotpreparaten worden gebruikt bij syfilis en als profylaxe bij patiënten die acuut reuma hebben gehad.
Fenticilline (Broxil®) en fenoxymethylpenicilline (Acipen®) zijn maagzuurbestendig en kunnen dus oraal worden gebruikt. De resorptie hangt af van de vullingtoestand van de maag. Men moet het middel een half uur voor de maaltijd of twee uur na de maaltijd nemen (op een nuchtere maag).

Voorbeelden van penicillinen die bestand zijn tegen β-lactamase (penicillase) zijn Cloxacilline (Orbenin®) en Flucloxacilline (Floxapen®, Stafoxil®). Zij zijn vooral bij penicillasevormende stafylokok-infecties, zoals bij osteomyelitis, van belang.

Breedspectrumpenicillinen zijn Ampicilline (Amfipen®) en Amoxicilline (Clamoxyl®, Flemoxin®). Zij zijn niet bestand tegen β-lactamase. Door amoxicilline te combineren met clavulaanzuur (Augmentin®) is dit middel wel werkzaam tegen β-lactamasevormende bacteriën. Ampicilline wordt slecht geresorbeerd en beschadigt daardoor de darmflora met als gevolg diarree; het kan derhalve beter alleen parenteraal worden toegediend.

Bijwerkingen
Allergische reacties komen veel voor; het minst na orale toediening. Er worden twee typen reacties onderscheiden: de *onmiddellijke reactie* treedt een half uur na toediening op met jeuk en urticaria (galbulten), maar ook kunnen laryngospasmen, astma, hypotensie en een anafylactische shock ontstaan. IgE speelt hierbij een rol. De *uitgestelde reactie* met jeuk en huiduitslag ziet men vooral bij lokale toediening op de huid.
Door penicilline op de huid toe te dienen kan men sensibiliseren. Wanneer men overgevoelig is voor een specifiek penicilline is men ook overgevoelig voor de andere antibiotica uit deze groep (kruisovergevoeligheid).
De intramusculaire injecties zijn pijnlijk. Na intramusculaire injectie kan spiernecrose en ontsteking op de plaats van de injectie ontstaan. Bij een intraveneuze injectie kan een tromboflebitis ontstaan. De injectie dient kort voor gebruik klaargemaakt te worden, omdat het in opgeloste vorm sneller ontleedt en nog sneller bij toename van de temperatuur.

6.10.4 CEFALOSPORINEN

De cefalosporinen zijn chemisch nauw verwant aan de penicillinen. Zij zijn eveneens afkomstig van schimmels en hebben een breedspectrum en bactericide werking. De cefalosporinen worden aan de hand van het werkingsmechanisme ingedeeld in drie groepen, ook wel drie generaties genoemd. Cefalosporinen zijn zowel werkzaam tegen Gram-positieve als Gram-negatieve bacteriën. Door verandering van de chemische structuur zijn nieuwe cefalosporinen ontwikkeld die bestand zijn tegen β-lactamase en een grote activiteit hebben tegen Gram-negatieve bacteriën, maar minder tegen Gram-positieve.

Voorbeelden van β-lactamase-ongevoelige cefalosporinen zijn cefuroximaxetil (Zinnat®) voor oraal gebruik, en cefotaxim (Claforan®) en ceftazidim (Fortum®) voor parenteraal gebruik.

Oraal moeten cefalosporinen bij voorkeur op een nuchtere maag worden ingenomen, omdat voedsel de resorptie vertraagt. Intramusculaire injecties zijn erg pijnlijk.

Cefalosporinen moeten beschouwd worden als reserve-antimicrobiële middelen.

Bijwerkingen

De overgevoeligheidsreacties zijn hetzelfde als bij penicilline, maar komen minder vaak voor. In 10% van de gevallen bestaat er een kruisovergevoeligheid met penicilline.

Superinfecties, zoals candida, kunnen voorkomen. Sommige cefalosporinen zijn bij hoge dosering nefrotoxisch. Bij een gestoorde nierfunctie moet de dosering daarom worden aangepast.

6.10.5 AMINOGLYCOSIDEN

De aminoglycosiden hebben een breedspectrum en bactericide werking. Zij zijn afkomstig van streptomyces (schimmelsoorten) en half synthetische afgeleiden hiervan. De toepassing is voornamelijk parenteraal omdat de absorptie bij orale inname gering is. Neomycine wordt, omdat het nauwelijks geresorbeerd wordt, gebruikt bij preoperatieve darmsterilisatie en bij hepatische encefalopathie ter vermindering van de ammoniakvorming. Ook kan het lokaal toegepast worden in oog-, oordruppels en zalven. Gentamycine wordt ook in kralen (Septopal®) of sponzen (Garacol®) verwerkt voor implantatie in botweefsel bij osteomyelitis en in beencement. Ook zuurvaste bacteriën, zoals de tuberkelbacil, zijn vaak gevoelig voor streptomycine. In het algemeen worden aminoglycosiden voorgeschreven bij ernstige infecties, vaak in combinatie met penicilline of cefalosporine. Na intensief gebruik kan resistentie ontstaan, meestal doordat de bacteriën enzymen produceren (fosforylase, acetylase) die het geneesmiddel afbreken. Via plasmiden kan deze informatie overgebracht worden op andere bacteriën.

Bijwerkingen
Wanneer aminoglycosiden langer dan enkele dagen worden gebruikt, vindt stapeling plaats in het gehoor- en evenwichtsorgaan en in het nierweefsel. De middelen zijn daarom nefrotoxisch en ototoxisch (irreversibele doofheid en duizeligheid). Ook kunnen zij een neurotoxische werking hebben.

6.10.6 CHLOORAMFENICOL
Chlooramfenicol heeft een bacteriostatische en breedsprectrumwerking. Het remt de bacteriële eiwitsynthese. Door de ernstige bijwerkingen heeft het middel echter een beperkt indicatiegebied, zoals bij Salmonella (para)typhi-infecties.

Bijwerkingen
Chlooramfemicol (Globenicol®) heeft een grote toxische werking op het beenmerg. Het remt de opname van ijzerionen in het beenmerg waardoor anemie ontstaat. Tevens ontstaat leucopenie en trombopenie. Soms treedt een irreversibele beenmergbeschadiging op. Dit kan niet alleen ontstaan bij oraal gebruik, maar ook wanneer het toegepast wordt in oogzalven, omdat resorptie kan optreden. Ander bijwerkingen zijn onder andere maagdarmstoornissen, hoofdpijn, depressie, delier en bij gebruik in het oor gehoorverlies.
Bij zuigelingen kan Chlooramfenicol leiden tot het gray-syndroom met een grauwe huidskleur, opgezette buik, braken, daling van de lichaamstemperatuur, ademhalingsstoornissen en shock. Het wordt veroorzaakt door een onvoldoende afbraak in de lever en uitscheiding in de nier.

6.10.7 TETRACYCLINEN
Tetracyclinen zijn breedspectrum en bacteriostatisch, waardoor ze de bactericide werking van penicillinen en cefalosporinen belemmeren. Door het ontwikkelen van resistentie en de bijwerkingen bij zwangere vrouwen en jonge kinderen, is het indicatiegebied beperkt. Tetracyclinen, met name doxycyline (Vibra-S®) worden vaak toegepast bij infecties van de luchtwegen en longen, maar ook bij bijzondere infecties zoals gonorroe, de ziekte van Lyme, psittacosis en Legionella pneumonie. Ook bij ernstige geïnfecteerde acne wordt het middel voorgeschreven.

Bijwerkingen

Door de prikkelende werking op het maag-darmslijmvlies en beschadiging van de natuurlijke darmflora met overgroei van ander micro-organismen zoals candidaschimmels, komen maagdarmstoornissen zoals misselijkheid, braken, buikpijn en diarree vaak voor, evenals superinfecties met candida in slijmvliezen van mond, keel, vagina en/of anus.

Gelijktijdige inname van metaalionen (Ca/Mg/Al/Fe) leidt tot het ontstaan van onoplosbare complexen in de darm, waardoor de medicijnen niet geresorbeerd worden, maar uitgescheiden.

Tetracyclinen vormen een verbinding met calcium en worden in het groeiende bot en gebit opgenomen. Door opname in het groeiende botweefsel bij de foetus of bij kinderen kan groeivertraging optreden. Dit is reversibel. Bij staken van de behandeling wordt de botopbouw ingehaald. Door opname in de ontwikkelende tanden en kiezen (zowel in het melk- als blijvende gebit) ontstaat een gele verkleuring, die kan overgaan in een irreversibele geel/grijsbruine verkleuring. Daarom mogen tetracyclinen niet vanaf de derde zwangerschapsmaand tot aan het achtste levensjaar van het kind worden voorgeschreven.

Bij orale inname moeten de tetracyclinen staand of zittend met voldoende water worden ingenomen, omdat zij kunnen blijven steken in de slokdarm en daar tot beschadiging kunnen leiden. Andere bijwerkingen zijn fotosensibiliteit (verhoogde lichtgevoeligheid van de huid bij blootstelling aan zonlicht) en nier- en leveraandoeningen, vooral bij intraveneus gebruik (Vibramycin®).

6.10.8 MACROLIDEN

Macroliden werken vooral bacteriostatisch (in hoge dosis bactericide) en hoofdzakelijk tegen Gram-positieve micro-organismen. Ze worden vooral voorgeschreven bij penicillineresistentie en penicilline- overgevoeligheid. Macroliden zijn ook werkzaam bij onder andere Legionella en mycoplasmapneumonie en *Helicobacter pylori*-infecties. Zij remmen de bacteriële eiwitsynthese; langdurig gebruik leidt tot resistentie. Voorbeelden zijn erythromycine (bij orale preparaten van een maagzuurbestendig laagje voorzien), azitromycine (Zithromax®) en claritromycine (Klacid®).

Bijwerkingen

Erythromicine veroorzaakt remming van de cytochroom-P450-enzymen in de lever waardoor de briotransformatie van verschillende geneesmiddelen, zoals orale anticoagulantia, sommige benzodiazepinen en theofylline, wordt vertraagd.

Bij gebruik van erythromycine komt door verhoging van de maag-darmmobiliteit soms diarree met misselijkheid, braken, buikpijn en winderigheid voor. Bij een verminderde nierfunctie kan bij een hoge dosis een reversibele gehoorsvermindering ontstaan.

6.10.9 RIFAMYCINEN

Rifamycinen zijn bactericide, smalspectrum. Bij herhaald gebruik ontstaat resistentie. Rifampicine (Rifadin®) wordt vooral voorgeschreven bij tuberculose en lepra, de andere rifamycinen worden zelden toegepast.

Bijwerkingen
Rifamycine is rood van kleur en veroorzaakt een rode verkleuring van huid en slijmvliezen. Het veroorzaakt een rode verkleuring van urine, zweet, speeksel, traanvocht, sputum en moedermelk. Alhoewel dit op zich een onschuldig verschijnsel is, kan rifampicine echter wel een blijvende verkleuring van zachte contactlenzen en kleding geven. Ook kunnen maagdarmstoornissen, zoals maagpijn, misselijkheid, braken en diarree, jeuk en huiduitslag voorkomen.

Rifamycine veroorzaakt enzyminductie in de lever, waardoor andere middelen sneller worden afgebroken, bijvoorbeeld de sub.50-anticonceptiepil, orale anti-coagulantia, ß-blokkers, hartglycosiden en calciumantagonisten. De werking van deze medicijnen worden dus minder.

Rifamycine werd op 12 januari 2006 bij een bloedproef aangetroffen in het bloed van Slobodan Milošević.

6.10.10 CHINOLONEN

Chinolonen hebben een bactericide effect. Zij grijpen in op de groeifase van bacteriën door remming van het enzym DNA-gyrase. Chinolonen worden ook wel gyraseremmers genoemd. Het enzym komt alleen bij bacteriën voor en niet bij de mens.

De oudste chinolonen waren voornamelijk werkzaam tegen Gram-negtieve micro-organismen. De nieuwere preparaten (Fluorochinolonen) hebben een breed werkingsspectrum. Hiertoe behoren norfloxacine (Noroxin®), voorgeschreven bij hardnekkige urineweginfecties en ciprofloxacine (Ciproxin®). De laatste wordt onder andere gebruikt bij ernstige luchtweginfecties en osteomyelitis.

Bijwerkingen
Bijwerkingen zijn onder meer maagdarmstoornissen zoals misselijkheid, braken en diarree en neurologische klachten zoals hoofdpijn,

duizeligheid, slaapstoornissen, verwardheid, visusstoornissen en convulsies. Ook kunnen allergische huidreacties voorkomen. Voorzichtigheid is daarom geboden bij patiënten met epilepsie.
Bij proeven bij jonge dieren zijn afwijkingen in het kraakbeen van de gewrichten aangetroffen. Vandaar dat het gebruik tijdens de zwangerschap en tot het zestiende jaar wordt ontraden.

6.10.11 SULFONAMIDEN

De sulfonamiden waren de eerste chemotherapeutica. Zij werken breedspectrum en bacteriostatisch.
De sulfonamiden verstoren de foliumzuursynthese van bacteriën en protozoa. Resistentievorming kan ontstaan als gevolg van afbraak van het middel door micro-organismen, een veranderde stofwisseling van de bacterie of door vorming van een antagonist. Om resistentievorming te voorkomen moet het middel niet te lang, maar wel in voldoende dosering genomen worden. Ook wordt aangeraden combinatietherapie toe te passen.
Co-trimoxazol (Bactrimel®) is een combinatie tussen trimethoprim en sulfamethoxazol. Beide middelen versterken onderling de werking, zodat een bactericide werking ontstaat. Bovendien treedt resistentie niet snel op. Het wordt voorgeschreven bij luchtweginfecties en urineweginfecties en bij *Pneumocystis carinni*-pneumonie.

Bijwerkingen
Maagdarmstoornissen komen veel voor, evenals overgevoeligheidsreacties zoals galbulten, jeuk, koorts en fotosensibiliteit. Door de grote kans op sensibilisatie dienen sulfonamiden niet op de huid te worden aangebracht.
Bij een hoge dosis kan ook de foliumzuurstofwisseling van de patiënt zelf verstoord raken met anemie als gevolg. Door het effect op de foliumzuurhuishouding moet het middel niet in de zwangerschap en het eerste half jaar na de geboorte worden voorgeschreven. Ook kan leucopenie en trombopenie optreden en bij hoge dosering nierfunctiestoornis.

6.10.12 TUBERCULOSTATICA

Tuberculose wordt veroorzaakt door de bacterie *Mycobacterium tuberculosis*. Besmetting vindt meestal aerogeen plaats door geïnfecteerde druppels die verspreid worden tijdens het hoesten door een patiënt met open tuberculose. Omdat de tubercelbacil een zeer langzame groei heeft en de neiging heeft zich in te kapselen (verkazende haarden), is de behandeling altijd langdurig (zes tot twaalf maanden). Er wordt altijd een combinatietherapie gegeven om resistentie te voorkomen.

Vanaf 1990 komen steeds meer multiresistente infecties met tubercelbacillen voor. Deze worden met name gezien bij patiënten met een verminderde cellulaire immuniteit zoals bij aidspatiënten.

De belangrijkste tuberculostatica zijn: isoniazide, ethambutol, pyrazinamide, rifampicine en streptomycine. De laatste twee zijn al eerder besproken.

- Isoniazide (isonicotinezuurhydrase, INH) wordt het meest frequent gebruikt. Het is ook geschikt als profylaxe bij grote kans op besmetting bij contact met een patiënt met open tuberculose. De werking berust op een verstoring van de aanmaak van mycolzuur, een bestanddeel van de wand van de tubercelbacil. INH is een krachtig werkend bactericide middel. Er treedt bij gebruik snel resistentie op. De bijwerkingen zijn polyneuropathie (om dit te voorkomen wordt profylactisch vitamine B6 toegevoegd) en leverbeschadiging.
- Pyrazinamide werkt afhankelijk van de dosis bacteriostatisch of bactericide. Het werkingsmechanisme is niet bekend. De belangrijkste bijwerking is een verhoging van de urinezuurconcentratie in het bloed met soms jicht tot gevolg.
- Ethambutol (Myambutol®) werkt bacteriostatisch. Het geeft weinig bijwerkingen, maar bij langdurig gebruik en hoge dosering kunnen visusstoornissen (roodgroen-blindheid en gezichtsvelduitval) ontstaan. Bij staken van de therapie zijn deze reversibel.

6.11 Antimycotica

Antimycotica (zie ook par. 3.2.3) zijn middelen die schimmels (fungi) kunnen doden (fungicide) of de groei van schimmels kunnen remmen (fungistatisch). Men onderscheidt cutane mycosen (huid, slijmvliezen, nagels, haren), waarbij de therapie vaak gedurende enkele weken tot maanden voortgezet dient te worden omdat schimmels slechts langzaam groeien, en gegeneraliseerde/systemische mycosen. Hierbij bevindt de infectie zich in de bloedbaan of in organen. Deze infecties verlopen vaak ernstig. De kans op een schimmelinfectie is vergroot bij gebruik van antibiotica, cytostatica en corticosteroïden, bij een verlaagd globulinegehalte in het bloed, bij diabetes mellitus, na een transplantatie, bij leukemie en andere maligne aandoeningen, bij langdurige intra-veneuze katheterisatie en in geval van aids.

Er wordt een onderscheid gemaakt in *antibiotische* en *chemotherapeutische* antimycotica. Tot de eerste groep behoren:

- *amfotericine B* (Fungizone®); is van bacteriële herkomst en verhoogt de doorlaatbaarheid van de celmembraan van de schimmels en gisten zodat ze afsterven. Het wordt na orale inname nauwelijks geresorbeerd en wordt daarom alleen oraal bij infecties in het maagdarmkanaal gegeven. Meestal wordt het lokaal bijvoorbeeld bij candida-infecties en intraveneus bij systemische infecties toegepast. Amfotericine B kan ernstige nierfunctiestoornissen veroorzaken, bij intraveneuze toediening treden vaak koorts, misselijkheid, braken, hoofdpijn en tromboflebitis op;
- *nystatine* (Nystatin®); heeft de zelfde herkomst en werkingsmechanisme als amfotericine B. Het wordt alleen lokaal (ook profylaxtsch) bij candida-infecties gebruikt, omdat het middel bij parenterale toediening te toxisch is.

Tot de chemotherapeutische antimycotica behoren:
- *de imidazolen*; zijn afhankelijk van de dosis fungistatisch of fungicide. Zij remmen de aanmaak van ergosterine, een bestanddeel van de cytoplasmamembraan van schimmels. Hierdoor neemt de doorlaatbaarheid van de membraan toe en gaan celbestanddelen verloren. De meeste imidazolen, zoals clotrimazol (Canesten®) worden alleen lokaal toegepast, als zuigtablet, op de huid of vaginaal, omdat ze slecht geresorbeerd worden in het maagdarmkanaal en te veel bijwerkingen geven bij systemische toediening. Miconazol (Daktarin®) en ketoconazol (Nizoral®) kunnen ook oraal worden toegediend. Bij systemische toediening kunnen ze cytochroom-P450-enzymen remmen waardoor de vorming van sommige steroïde hormonen wordt geremd en de werking van geneesmiddelen zoals orale anticoagulantia wordt versterkt. De resorptie van ketoconazol neemt af bij gebruik van maagzuurremmers en kan tot de volgende bijwerkingen leiden: misselijkheid, braken, gynaecomastie door verminderde synthese van testosteron en hypofunctie van de bijnierschors door een verminderde productie van glucocorticoïden.
- *de triazolen*; zijn verwant aan de imidazolen. Flucoconazol (Diflucan®) en itraconazol (Trisporal®) worden alleen oraal toegepast, terconazol (Gyno-Terazol®) vaginaal. Ook deze medicijnen kunnen door enzyminductie de werking van sommige medicijnen versterken (calciumantagonisten, digitalispreparaten, orale anticoagulantia).

6.12 Antivirale middelen (virustatica)

Vroeger konden virale infecties alleen profylactisch door middel van vaccinatie bestreden worden. Tegenwoordig kunnen sommige virale infecties behandeld worden door de groei van de virussen te remmen. Een virus kan zich slechts intracellulair in een gastheercel vermenigvuldigen (zie ook par. 3.2.3). Hiervoor moet het virus zich eerst aan de gastheercel hechten (1). Nadat het virus de cel is binnengekomen (2) vindt ontmanteling (uncaoting) van het virus plaats (3). Nu kan het virus de stofwisseling van de cel sturen en worden nieuwe onderdelen van het virus gevormd (4). De afzonderlijke componenten worden samengevoegd en nieuwe dochtervirussen zijn ontstaan (5). Deze kunnen zich weer intracellulair vermenigvuldigen of de gastheercel verlaten (6) en een nieuwe gastheercel opzoeken.

Antivirale middelen kunnen op de verschillende aangrijpingspunten (1 t/m 6) aangrijpen. Antivirale middelen worden onderverdeeld in *antiretrovirale middelen* en de *overige antivirale middelen*.

De anti-retrovirale middelen worden toegepast in de behandeling bij infecties met het humane immunodefficiëntie virus (HIV).
- De proteaseremmers, zoals ritonavir (Norvir®) en saquinavir (Invirase®), remmen het enzym protease. Hierdoor wordt stap 5 (samenstellen van het virus uit nieuwe onderdelen) geremd. De bijwerkingen zijn naast maagdarmklachten onder andere insulineresistentie, hyperlipidemie en veranderde vetverdeling (lipodystrofie).
- De reverse-transcriptiedaseremmers remmen het enzym reverse-tanscriptase waardoor de omzetting van viraal RNA in DNA geremd wordt (onderdeel van stap 4). Voorbeelden hiervan zijn zidovudine (Retrovir®), didanosine (Videx®) en nevirapine (Viracept®). Zidovudine heeft als belangrijkste bijwerking beenmergdepressie met anemie, leucopenie en trombopenie. Ook treden vaak misselijkheid, hoofdpijn en slaapstoornissen op. Didanosine kan perifere neuropathie, hoofdpijn, slaapstoornissen, misselijkheid en diarree veroorzaken. Dit kan ook voorkomen bij neviparine. Bij de laatste kan door enzyminductie geneesmiddeleninteractie ontstaan.
- Fusieremmers, zoals enfuvirtide (Fuzeon®) werken op de laatste stap die het HIV zet wanneer het de cel binnendringt (stap 2). Het gevolg is dat het HIV de cel niet binnen kan komen en zich dus niet kan vermenigvuldigen. Enfuvirtine is een reservegeneesmiddel.

Tot de overige antivirale middelen behoren:
- aciclovir (Zovirax®); remt de virale DNA-synthese, zonder dat de

lichaamseigen DNA-synthese wordt beïnvloed. Dit middel is bij vele virussen actief, zoals Herpes simplex I en II, en varicella zoster (waterpokken, gordelroos). Aciclovir wordt vaak lokaal toegepast als crème voor de behandeling van herpes labialis of herpes genitalis, maar ook in oogzalven. Het kan leiden tot pijn of een branderig gevoel. Na orale toediening kunnen hoofdpijn, maag-darmklachten en duizeligheid ontstaan. Bij intraveneuze toediening in geval van gegeneraliseerde herpes infecties kunnen naast maag-darmklachten ook nierfunctiestoornissen en een tromboflebitis ontstaan;
- ganciclovir (Cymevene®); is verwant aan aciclovir, maar werkzamer tegen het Epstein Barr-virus en cytomegalievirusinfecties. Het is echter ook toxischer (leukopenie). Ganciclovir wordt toegepast bij ernstige cytomegalie-infecties (retinitis);
- amantadine (Symmetrel®); wordt als profylaxe en symptomatische behandeling gegeven bij influenza-A-virus. Het remt in een vroeg stadium (stadium van uncoating) de vermenigvuldiging van het influenza-A-virus. Ook wordt het gegeven bij de ziekte van Parkinson. Het stimuleert de dopamine-afgifte en kan leiden tot duizeligheid en hallucinaties.

6.13 Antitrombotica

6.13.1 INLEIDING

Het stoppen van een bloeding (primaire homeostase) wordt verzorgd door de trombocyten en de bloedvatwand. De trombocyten kleven, dankzij de Von Willebrandfactor, aan blootliggend collageen in beschadigd endotheel (de Von Willebrandfactor wordt door de endotheelcellen gemaakt). Ook het prostaglandine tromboxaan (uit de trombocyten) speelt een rol: het zorgt voor vasoconstrictie en het stimuleert passerende trombocyten tot aggregatie aan de al aan de vaatwand vastgekleefde trombocyten. Op die manier ontstaat een zwakke hemostatische bloedprop die nog gestabiliseerd moet worden met fibrinedraden.

De stollingsfactoren worden bijna allemaal, behalve factor VIII in de lever gemaakt. De stollingseiwitten bevinden zich in een nog niet actieve vorm in het bloedplasma. Zij kunnen elkaar activeren in twee reeksen: de *extrinsieke* en *intrinsieke* stolling. Beide eindigen in activering van factor X, die vervolgens factor V activeert, waardoor protrombine wordt omgezet in trombine. Dit zorgt voor de vorming van fibrinedraden, die de trombocytenprop verstevigen. Bij dit gemeenschappelijke proces speelt calcium een onmisbare rol.

De extrinsieke stolling komt op gang wanneer bij een geheel beschadigde vaatwand een weefseltromboplastine (factor III) vrijkomt en de volgende stollingsfactor activeert. Na activeren van enkele andere factoren volgt het gemeenschappelijke pad.

De extrinsieke stolling is een soort noodprocedure waarbij snel fibrine gevormd wordt omdat het vat echt kapot is.

Bij een vitamine-K-tekort is de extrinsieke stolling verstoord. Vitamine K is namelijk nodig voor de carboxylering van factor II, VII, IX en X. Pas na carboxylering kunnen deze factoren goed calcium binden, wat nodig is om snel trombine te maken (zie later).

De intrinsieke stolling komt op gang wanneer factor XII contact maakt met beschadigd endotheel. De geactiveerde factor activeert vervolgens een andere factor, deze activeert weer een volgende et cetera. Daarna volgt het gemeenschappelijk pad met uiteindelijk de vorming van fibrine.

Geactiveerde stollingsfactoren kunnen door verschillende plasmafactoren weer geïnactiveerd worden. De belangrijkste zijn: antitrombine III en proteïne C.

Proteïne S is een co-enzym voor proteïne C. Antitrombine III wordt in de lever gemaakt en remt vooral de actieve factoren II en X door ze te binden. De gevormde complexen worden weggevangen door het reticulo-endotheliale systeem.

Heparine versterkt de werking van antitrombine III en schakelt zo de actieve vormen II en X uit.

Vermindering van de concentratie van remmers van de stollingsfactoren kan aangeboren of verworven zijn. Het leidt tot het ontstaan van spontane trombose.

Eenmaal gevormd fibrine kan worden afgebroken door plasmine. Dit fibrinolytische effect kan worden versterkt door streptokinase en urokinase (zie voor verdere uitleg het boek *FysiologieenAnatomie* uit de serie Basiswerken.

6.13.2 ANTITROMBOTICA

De antitrombotica kunnen naar werkingsmechanisme worden onderverdeeld in anticoagulantia, trombocytenaggregatieremmers en trombolytica.

6.13.2.1 Anticoagulantia

Er wordt een onderscheidt gemaakt tussen indirect werkende (de orale anticoagulantia) en de direct werkende anticoagulantia, zoals heparine en verwante stoffen.

De orale anticoagulantia (cumarinederivaten) verminderen in het bloed de concentratie van de inactieve vitamine-K-afhankelijk stollingsfactoren door de aanmaak in de lever te remmen. Ze verdringen vitamine K en hierdoor ontstaan abnormale vormen van de stollingsfactoren, de zogenaamde proteins induced by vitamin-K absence (PIVKA's).

In Nederland wordt meestal gebruikgemaakt van acenocoumarol (Sintrom®) en fenprocoumon (Marcoumar®). Het eerste betreft een kortwerkend en het tweede een langwerkend preparaat.

De orale anticoagulantia worden voor een groot aantal indicaties toegepast, zoals diepveneuze trombose, preventie van trombose bij atriumfibrilleren, hartklepgebreken en implantatie van hartklepprothesen.

De instelling en bewaking van de patiënt geschiedt op geleide van de International Normalized Ratio (INR). Een INR van 2,1 tot 2,8 vermindert de neiging tot veneuze trombose. Spontane bloedingen kunnen optreden bij een INR hoger dan 7,5.

Acenocoumarol heeft een halfwaardetijd van veertien uur; het duurt drie tot vijf dagen voordat voldoende antistolling is verkregen. Fenprocoumon heeft een halfwaardetijd van 160 uur en de antistolling wordt bereikt na vijf tot zeven dagen.

Peri-operatief moet aanvankelijk dagelijks de INR worden bepaald, omdat de benodigde dosis wisselt onder invloed van voeding, geneesmiddelengebruik en het ziekteproces.

Bij een doorgeschoten INR wordt vitamine K gegeven en de dosering van coumarine aangepast. Bij bloedingen kunnen stollingsfactoren (PPSB) worden toegediend.

Bij gebruik in de eerste helft van de zwangerschap kunnen orale anticoagulantia een teratogeen effect hebben, het gebruik later in de zwangerschap kan tot bloedingen leiden.

Interacties met orale anticoagulantia treden vaak op. Bij een leverziekte worden minder stollingsfactoren aangemaakt en versterkt dus het effect van orale anticoagulantia. Oestrogenen verhogen de aanmaak van stollingsfactoren en verminderen zo de werking van de orale anticoagulantia.

De biotransformatie van de cumarinederivaten verloopt onder invloed van bepaalde cytochroom-P450-enzymen. Het is van belang om bij patiënten die ook andere medicijnen gebruiken de INR extra te controleren.

Zoals eerder beschreven kunnen de orale anticoagulantia door acetylsalicylzuur uit de plasma-eiwitbinding worden verdreven, waardoor het antistollingseffect toeneemt.

Heparine
Het belangrijkste antistollingseffect van heparine is activering van de werking van antitrombine III. Heparine en verwante stoffen worden toegepast om het ontstaan en de groei van stolsels te voorkomen. In tegenstelling tot de coumarinederivaten komt het antistollingseffect onmiddellijk tot stand. Heparine kan intraveneus en subcutaan worden toegediend. Intramusculaire toediening mag niet geschieden vanwege de kans op bloedingen.

De belangrijkste bijwerking van de behandeling met heparine is de kans op het ontstaan van bloedingen. Door heparine kan een trombopenie ontstaan door vorming van antilichamen die samen met heparine neerslaan op de trombocyten. Bij ernstige bloedingen kan de werking van heparine opgeheven worden door een injectie met protamine.

Tegenwoordig worden laagmoleculaire heparinefracties zoals enoxaparine (Clexane®), nadroparine (Fraxiparine®) en delteparine (Fragmin®) toegepast. Zij geven mogelijk minder kans op bloedingen.

6.13.2.2 *Trombocytenaggregatie remmers*
NSAID's en in het bijzonder acetylsalicylzuur remmen de trombocytenaggregatie door remming van de aanmaak van tromboxaan (zie par. 6.10.1).

Carbasalaatcalcium (Ascal®) is een oplosbaar calciumzout van acetylsalicylzuur. Acetylsalicylzuur en carbasalaatcalcium moeten op de nuchtere maag worden ingenomen, omdat voedselinname de opname van acetylsalicylzuur kan vertragen. Ze worden voorgeschreven in de behandeling bij secundaire preventie van de vorming van arteriële trombose.

Clopidogrel (Plavix®) remt de trombocytenaggregatie door specifieke irreversibele receptorblokkade van de trombocyten. Het wordt onder andere voorgeschreven als profylaxe van atherotrombotische complicaties na een doorgemaakt hartinfarct.

6.13.2.3 Trombolytica

Trombolytica (fybrinolytica) kunnen reeds gevormde trombi en emboliën oplossen. Streptokinase en urokinase zijn enzymen die de vorming van plasmine uit plasminogeen kunnen stimuleren. Plasmine breekt het fibrine netwerk af, maar ook andere plasma-eiwitten zoals fibrinogeen.

Indicaties voor toediening zijn andere diep veneuze trombose, getromboseerde shunts, longembolie en een acuut hartinfarct. Trombolyse van de afsluitende trombus binnen vier tot zes uur na het ontstaan van het hartinfarct kan er toe leiden dat de schade aan het myocard beperkt blijft. Bij een herseninfarct geldt het tijdscriterium van drie uur.

Als complicaties van trombolytica kunnen bloedingen optreden. Gebruik van streptokinase geeft kans op allergische reacties. Bij een volgende toediening kan een anafylactische shock optreden. Voorbeelden van trombolytica zijn alteplase (Actilyse®) en reteplase (Rapilysin®).

6.14 Infusen

6.14.1 INLEIDING

Onder infusie wordt verstaan het toedienen van hoeveelheden vloeistof rechtstreeks in de bloedbaan (meestal intraveneus) of eventueel onder de huid (hypodermoclyse). Onder transfusie verstaat men het intraveneus toedienen van (donor)bloed. Zie hiervoor de volgende paragraaf.

Voor het aanleggen van een infuus worden katheters gebruikt van diverse materialen. De aard van het materiaal is van invloed op de kans dat een flebitis ontstaat. De meeste katheters die gebruikt worden zijn gemaakt van Venflon®. De katheters worden in diverse diktes gemaakt. In principe wordt een zo dun mogelijke katheter gebruikt. Onderzoek heeft aangetoond dat bij gebruik van poly-urethaan of siliconenkatheters de kans op flebitis geringer is. Het spreekt voor zich dat er voor kinderen andere katheters gebruikt worden dan voor volwassenen. De keuze voor de diameter is mede afhankelijk van de indicatiestelling. Moet er veel vloeistof geïnfundeerd worden, dan zal men een iets dikkere katheter gebruiken. Ook is de keuze afhankelijk van de vloeistof. Is er sprake van een voedingsinfuus, dan zal men om bovenstaande redenen vaak kiezen voor een centrale lijn (bijvoorbeeld een subclaviakatheter) in plaats van een perifeer infuus.

De diameter van de Venflonkatheter wordt uitgedrukt in *Gauge* (een

hoge Gauge betekent een kleinere doorsnede). De grootte, de lengte en breedte van de katheter bepalen de doorgang per minuut.
Voor de Venflonkatheters geldt tabel 6.1.

Tabel 6.1 Gaugewaarde en doorgang per minuut van Venflonkatheters.

kleurcodering	Gauge	dikte	lengte	ml per minuut
rose	20	1.0 mm	31 mm	47 ml/min
groen	18	1.2 mm	45 mm	65 ml/min
wit	17	1.4 mm	45 mm	125 ml/min

Bij kinderen wordt vaak de zogenaamde Butterflykatheter gebruikt. Ook deze zijn in verschillende Gauges verkrijgbaar.

Er wordt naar gestreefd het infuus op die plaats in te brengen, waar de patiënt er het minste hinder van ondervindt en de grootst mogelijke bewegingsvrijheid behoudt. Een perifeer infuus wordt meestal in de armvene ingebracht; in een been geeft het een grotere kans op complicaties evenals een infuus in handrug of pols. In de regel wordt het infuus aan de niet dominante zijde ingebracht, dat wil zeggen als een patiënt 'rechts' is, wordt het infuus 'links' ingebracht.
Een infuus mag niet worden ingebracht in een extremiteit wanneer er sprake is van een arterio-veneuze shunt (nierdialyse), trauma, infectie, trombose of verdenking daarvan aan de betreffende extremiteit. Dit geldt ook voor de extremiteit aan de zijde van een radicale mastectomie met verwijdering van lymfeknopen in de oksel.
Aangezien bij het inbrengen van het infuus de huidbarrière wordt doorbroken moet de huid van te voren altijd gedesinfecteerd worden. De naald mag pas ingebracht worden als het desinfectans is opgedroogd.

Indicaties voor het aanleggen van een perifeer infuus zijn: behoefte aan vocht, bij uitdroging of shock, verstoring van de elektrolytenbalans, toedienen van medicamenten, bloed of bloedvervangende middelen. Een perifere katheter kan ook dienen als waakinfuus. Dit wordt aangebracht bij patiënten die continu geneesmiddelen toegediend moeten krijgen of bij patiënten die in shock kunnen geraken. De katheter wordt dan in een vroeg stadium ingebracht omdat in geval van shock het meestal moeilijk is een katheter in te brengen.

Bij langdurige toediening van vloeistoffen kan ook een centraal veneuze katheter worden gebruikt. Dit geldt tevens als langdurig voeding moet worden gegeven zoals bij darmziekten en cachexie. Ook kan gebruik worden gemaakt van implanteerbare katheters (Port à Cath, Hickmankatheter). Bij patiënten die gedurende een bepaalde tijd veelvuldig geprikt moeten worden (bijvoorbeeld bij cytostaticakuren), kan het plaatsen van een subcutaan toegangssysteem tot de veneuze bloedbaan een uitkomst zijn. Het aanprikken van dit systeem is relatief eenvoudig en maakt het mogelijk om medicijnen toe te dienen, maar ook om bloed af te nemen of te transfunderen.
Intra-arteriële katheters worden meestal gebruikt voor het meten van de arteriële druk.

Voor het inbrengen van een infuus wordt standaard NaCl 0,9% gebruikt. Dit is een isotone oplossing. Een isotone oplossing is een oplossing met een gelijke osmotische druk als de omgeving; in dit geval het bloedplasma.
In sommige gevallen is de NaCl 0,9% gecontra-indiceerd, bijvoorbeeld bij decompensatio cordis. Men gebruikt dan NaCl 0,65%. Dit is een hypotone oplossing. Er bestaan ook hypertone oplossingen, bijvoorbeeld glucose 10%.
Het is mogelijk om in bepaalde infuusvloeistoffen medicijnen bij te spuiten. Dit geldt niet voor alle infuusvloeistoffen (bijvoorbeeld niet voor bloedproducten) en er is ook slechts een beperkt aantal combinaties van geneesmiddelen mogelijk.

Infuusvloeistoffen worden geleverd in flessen en in plastic zakken. De vloeistoffen moeten aan een aantal voorwaarden voldoen. Onder andere moeten zij steriel zijn en pyrogeen vrij (dat wil zeggen zonder koortsverwekkende stoffen), de pH dient ongeveer gelijk te zijn aan die van het bloed, de vloeistof moet helder zijn (uitzondering intraveneuze voeding en packed cells) en de osmotische waarde moet ongeveer gelijk zijn als die van het bloed (soms moeten hypotone of hypertone oplossingen worden gegeven).
De infuusvloeistoffen kunnen via de ziekenhuisapotheek geleverd worden of via een fabrikant. De functie van de vloeistoffen kan zeer verschillend zijn en de keuze is afhankelijk van de indicatie tot het infuus.

6.14.2 INDELING INFUUSVLOEISTOFFEN

In grote lijnen zijn de infuusvloeistoffen in te delen in repairvloeistoffen, voedingsinfusen en bloedvervangende middelen en bloedproducten.

Repairvloeistoffen dienen om de vocht- en elektrolytenbalans van de patiënt te herstellen of de pH van het bloed te corrigeren. Toepassing vindt onder andere plaats bij dehydratie en electrolytentekort bij braken en diarree. Om het zuur-base-evenwicht te corrigeren bij een acidose wordt afhankelijk van de oorzaak natriumbicarbonaat toegediend. Bij een metabole acidose die gepaard gaat met hypoxie (zoals bij longoedeem en een hartinfarct) wordt geadviseerd alleen bij een ernstige acidose (pH kleiner dan 7,1) bicarbonaat toe te dienen, omdat toediening van bicarbonaat tot meer productie van CO_2 leidt, waardoor op weefselniveau de acidose toeneemt. Bij een metabole acidose zonder hypoxie (zoals bij uremie, salicylaatvergiftiging en chronische diarree) is correctie op deze manier wel goed mogelijk. Bij een metabole alkalose wordt gebruikgemaakt van oplossingen met ammoniumchloride of argininehydrochloride.

De bekendste infusen voor het corrigeren van vocht en electrolytenbalans zijn: 0,9% NaCl, 0,6% NaCl (hypotoon), oplossing volgens Ringer (bevat natriumchloride, kaliumchloride en calciumchloride), Ringer-glucose-oplossing en Ringer-lactaatoplossing (Hartmann) en een combinatie van NaCl 0,45% en glucose 5%. Ontwateringsinfusen bevatten sorbitol (20-40%).

Voedingsinfusen bestaan uit koolhydraten of uit combinaties van aminozuren met koolhydraten, vaak aangevuld met vetten. Wanneer er sprake is van een totale parenterale voeding (TPV) zullen ook vitaminen, elektrolyten en mineralen aan de oplossing worden toegevoegd. Aminozuuroplossingen en glucosevoedingsinfusen zijn hyperosmolaire en zure oplossingen. Ze veroorzaken snel tromboflebitis. Daarom worden ze toegediend via een centraal-veneus infuus. Vetemulsies (zoals bijvoorbeeld Intralipid) mogen wel via een perifeerinfuus worden gegeven.

De indicaties voor het geven van voedingsinfusen zijn velerlei. Bij patiënten met chronische darmontstekingen (zoals bij colitis ulcerosa en de ziekte van Crohn), bij oncologische patiënten met cachexie, bij patiënten met brandwonden et cetera.

Bloedvervangende middelen en bloedproducten (zie volgende paragraaf). Plasmavervangers zijn colloïdale oplossingen. Colloïden zijn stoffen

met een hoog molecuulgewicht, waardoor ze de wand van de capillairen niet tot nauwelijks passeren. Zij zorgen er voor dat de colloïdosmotische druk in het plasma gehandhaafd blijft en dat voldoende bloed in de bloedbaan gehouden wordt. Plasmavervangende middelen hebben vergeleken met plasma verschillende voordelen: ze zijn makkelijker en goedkoper te maken, beter op te slaan en kunnen geen ziekteverwekkers bevatten (hepatitis- en hiv). Ze worden toegepast bij hypovolemie (shock, brandwonden etc.). Voorbeelden van colloïdale oplossingen zijn:
- oplossingen met (gemodificeerd) gelatine; bevatten polypeptiden. Zij trekken geen vocht aan uit het weefselvocht en hebben dus alleen een substitutie effect (bijvoorbeeld Gelofusine® en Haemaccel®);
- dextranen zijn polysacchariden en geven vaker overgevoeligheidsreacties dan gelatines. Dextran 40 (Rheomacrodex®) en dextran 70 10% (Macrodex®) zijn hyperosmotisch. Doordat zij vocht uit de interstitiële vloeistof aantrekken naar de bloedbaan, neemt het plasmavolume toe. Dextran 40 5% (Isodex®) heeft alleen een substitutie effect;
- hydroxyethylzetmeel (Venofundin®) wordt uit zetmeel gemaakt. Wat betreft eigenschappen en toepassingsgebied lijkt het op de dextranen. Een bijwerking is langdurige jeuk.

6.14.3 COMPLICATIES
Het inbrengen van een infuus kan een levensreddende handeling zijn. Er zijn echter wel wat gevaren bij deze handeling.

6.14.3.1 Infectie
De meest voorkomende complicatie is infectie. Bij het inbrengen van een infuuskatheter wordt de huid doorboord. De micro-organismen die altijd op de huid aanwezig zijn, kunnen met de katheter het weefsel en de bloedbaan binnendringen. Ook kunnen via de verbindingsstukken en kraantjes micro-organismen binnenkomen. In principe veroorzaakt een perifeer infuus altijd een tromboflebitis. De huid ziet rood, voelt warm aan en er bestaat zwelling en pijn. Soms is een streng palpabel. Het ontstaan in afhankelijk van de individuele verschillen in gevoeligheid van de wand van de venen, de toegediende medicijnen en/of infuusvloeistof, de dikte van de katheter ten opzichte van de diameter van de vene en de duur van de aanwezigheid van het infuus. Immobilisatie en verbandwisseling zijn van minder belang.
Er wordt onderscheid gemaakt tussen een *mechanische, chemische* en *bacteriële* ontsteking. De mechanische ontsteking wordt vooral veroor-

zaakt door de katheter, hoe dikker de katheter, hoe groter de kans op ontsteking. Een dikke katheter in een kleine vene veroorzaakt snel ontstekingsverschijnselen.

Een chemische ontsteking wordt vooral veroorzaakt door de vloeistof. Sommige vloeistoffen geven eerder irritatie en ook is de doorloopsnelheid van belang. Bloedtransfusie en toediening van cytostatica leiden snel tot een tromboflebitis. Een bacteriële ontsteking wordt vooral veroorzaakt door langdurige aanwezigheid van de infuusnaald. Als de eerste verschijnselen van een ontsteking zich voordoen, moet het infuus worden verwijderd. Zolang het infuus op de ontstoken plaats aanwezig is, kan geen genezing optreden. Het infuus moet bij voorkeur in de andere extremiteit ingebracht worden. Bij een al bestaande tromboflebitis kan het hoogleggen van de extremiteit op een kussen, natte verbanden en eventueel een analgeticum (NSAID) de pijn verminderen.

6.14.3.2 Luchtembolie

Een andere complicatie bij het inbrengen van een infuus is het ontstaan van een luchtembolie. De kans op een luchtembolie bij het inbrengen van een perifeer infuus is beduidend kleiner dan bij het aanleggen van bijvoorbeeld een subclaviakatheter, maar heeft wel aandacht nodig.

Een luchtbel in de bloedsomloop kan leiden tot een hartstilstand en een longembolie. Het hart is afgestemd op een voortdurende bloedstroom en kan een luchtpauze niet verwerken. Bij het inbrengen van een subclaviakatheter is er sprake van drukverschil tussen de druk in de vaten en de buitenlucht. Is er een open verbinding, dan wordt de lucht aangezogen.

Dit is niet het geval bij een perifeer infuus. Bij een perifeer infuus kan een luchtembolie veroorzaakt worden door een slechte aansluithandeling, wanneer het infuussysteem wordt aangesloten op de katheter of wanneer er lucht zit in het infuussysteem. Hierbij is er dus een voorbereidingsfout gemaakt. Een luchtembolie kan dus voorkomen worden door het systeem luchtvrij te houden en het infuus lopend in te brengen in de bloedstroom.

6.14.3.3 Decompensatio cordis

Decompensatio cordis is niet alleen een complicatiemogelijkheid op langere termijn. Ook bij het inbrengen van een infuus is het van belang of er sprake is van decompensatio cordis of de kans hierop. Dat heeft in de eerste plaats te maken met de vloeistof die gebruikt wordt bij het inbrengen, maar ook met de inloopsnelheid.

Bij het bestaan van, of een kans op decompensatio cordis wordt NaCl 0,65% gebruikt bij het aansluiten. Dit wordt gedaan om de natriumhoeveelheid te beperken. De hoeveelheid per minuut wordt door de arts bepaald, maar bij de start van een infuus laat men het infuus vaak even doorlopen, dit kan echter niet bij deze groep patiënten. De snelheid moet direct beperkt worden.

6.14.3.4 Door het vat schieten van de katheter
Het kan voorkomen dat bij het inbrengen de katheter aanvankelijk in het bloedvat zat, maar toch doorschiet in het weefsel. Het infuus zit subcutaan. Dit kan gebeuren door een onverwachte beweging van de patiënt of door een foutieve aansluiting, waarbij de katheter teveel bewogen is. Dit is te constateren aan de druppelsnelheid (het infuus zal niet goed doorlopen omdat de uitgang belemmerd is), pijnklachten van de patiënt (na het aanprikken hoort het infuus geen pijnklachten meer te geven) en oedeemvorming rond het uiteinde van de katheter (dit is overigens een late constatering). Er is nu slechts één handeling mogelijk: het verwijderen van het infuus.

6.15 Bloedtransfusie

6.15.1 DONORSELECTIE EN PRETRANSFUSIETESTEN
Voor het geven van bloed geldt een leeftijdsgrens van tenminste achttien jaar en ten hoogste zeventig jaar. Het aantal keren per jaar dat men bloed kan geven is maximaal drie keer voor vrouwen en vijf keer voor mannen. In Nederland geldt dat alleen bloed wordt gebruikt van vrijwillige onbetaalde donoren (600 000 per jaar). Door bloed te doneren op basis van ideële gronden hoopt men het risico te verminderen dat mensen met een verhoogd risico op bloedoverdraagbare aandoeningen hun bloed afstaan. Elke donor wordt voor afname van het bloed gekeurd. Een vragenlijst moet worden ingevuld, bloeddruk en pols worden gemeten en het hemoglobinegehalte wordt bepaald. Men mag geen bloed geven bij een Hb lager dan 8,4 mmol/l (man) en 7,8 mmol/l (vrouw). Wanneer men voor de eerste keer bloed geeft, is de keuring uitgebreider.
Na afname wordt het bloed getest op de aanwezigheid van bloedoverdraagbare aandoeningen: lues (TPHA), hepatitis B (HBsAG), hepatitis C, aids (antistoffen HIV1 en HIV2), antistoffen tegen humaan-T-celleukemievirus (type I en type II). Donoren die besmet zijn met een van deze virussen worden afgekeurd en op de hoogte gesteld van de besmetting.
Toch blijft er een kleine kans bestaan dat donorbloed besmet is met

virussen of andere ziektekiemen. Het kan zijn dat de besmetting zo kort geleden heeft plaats gevonden dat nog geen antistoffen aantoonbaar zijn (bijvoorbeeld in geval van HIV drie tot zes maanden). Daarom houden de bloedbanken in Nederland het vers bevroren plasma dat bestemd is voor directe transfusie minimaal zes maanden in quarantaine. Dit is het quarantaineplasma. Als minimaal zes maanden na donatie de testen voor bloedoverdraagbare virussen bij de betreffende donor nog steeds negatief zijn, mag het plasma worden toegediend aan een patiënt.

Ook zijn er aandoeningen waarvoor nog geen testen bestaan (ziekte van Creutzfeldt-Jakob), of waarbij de incidentie in Nederland zo laag is, dat er niet op wordt getest (bijvoorbeeld malaria). Het spreekt voor zich dat het dus van groot belang is dat donoren elke mogelijke infectie zelf melden.

In Nederland wordt de kans op overdracht van het hepatitis-B-virus door middel van een bloedtransfusie geschat op 1 op de 200 000 transfusies en die op HIV en hepatitis C op 1 op de 1 à 2 miljoen.

Omdat 50 tot 60% van de bevolking symptoomloos een CMV-infectie doormaakt en een deel van de geïnfecteerden jarenlang asymptomatisch een viraemie houdt, komt CMV-overdracht bij bloedtransfusie vaak voor. Het virus is vaak latent aanwezig in de leukocyten, waardoor overdracht via cellulaire bloedproducten kan plaatsvinden. Patiënten met verminderde afweer (na transplantatie, bij aidspatiënten of na behandeling met cytostaticakuren) lopen hierbij de kans op een ernstige CMV-infectie. In deze gevallen kan het donorbloed gescreend worden op antistoffen tegen CMV. Sinds 2002 zijn alle standaard cellulaire producten leukocytenvrij.

Voordat een patiënt een bloedtransfusie krijgt, wordt bij hem de bloedgroep en resusfactor bepaald. Het is de bedoeling dat iemand bloed toegediend krijgt die bij hem past (compatibel). Voor elke transfusie van erytrocyten wordt de kruisproef gedaan. Dit houdt in dat men de erytrocyten van de donor (antigeen) en het serum (antistoffen) van de patiënt bij elkaar brengt en kijkt of er agglutinatie optreedt van de erytrocyten van de donor. Agglutinatie wijst erop dat de patiënt antistoffen heeft tegen de erytrocyten van de donor. Geeft men bij een positieve kruisproef toch de transfusie, dan kan een hemolytische transfusiereactie ontstaan.

6.15.2 BLOEDBEREIDING

Er zijn twee manieren om de grondstof voor de bereiding van bloedproducten te verwerven. Bij een volbloeddonatie wordt een halve liter bloed na afname verwerkt met een antistollingsmiddel en direct gekoeld tot ongeveer 22°C. Binnen vierentwintig uur na afname wordt het bloed door centrifugeren gescheiden in erytrocyten, buffycoat (de laag tussen de erytrocyten en het plasma, waar het grootste gedeelte van de leukocyten en trombocyten zich bevinden) en plasma. Vervolgens wordt een bewaarstof bij de erytrocyten gevoegd en de erytrocytensuspensie gefiltreerd over een leukocytenverwijderingsfilter.

De trombocyten worden geïsoleerd uit de buffycoat en ook hier worden de leukocyten verwijderd door filtratie. Het plasma dat direct wordt ingevroren (-25°C tot -30°C) bevat meer dan 75% van de oorspronkelijke hoeveelheid stollingsfactoren en praktisch alle overige eiwitten. Plasma kan worden gesplitst in afzonderlijke bestanddelen. De verschillende bloedeiwitten worden geïsoleerd, gezuiverd en aan een virusinactiverende behandeling onderworpen.

Bij aferese wordt het donorbloed door een aferesemachine geleid en gescheiden in verschillende componenten. Een specifiek deel, bijvoorbeeld plasma of trombocyten, wordt afgenomen en de andere bloedcomponenten worden weer aan de donor teruggegeven.

6.15.3 BLOEDPRODUCTEN

Specifieke bloedproducten zijn:
- *erytrocytenconcentraat* (packed cells). Transfusie van erytrocyten is geïndiceerd wanneer het zuurstoftransporterend vermogen van het bloed zo gering is geworden dat de patiënt klachten krijgt (bij acuut bloedverlies staat in het begin de hypovolemie op de voorgrond; primair is dan de toediening van vocht). Toediening van één eenheid geeft een Hb-stijging van ongeveer 0,6 mmol/l;
- *trombocytenconcentraat*. Transfusie met trombocyten is geïndiceerd bij patiënten met een ernstige trombopenie of trombopathie;
- *transfusie van plasma/Fresh Frozen Plasma (FFP)*. Indicaties voor het toedienen van versbevroren plasma zijn onder andere bloedingen in samenhang met een tekort aan stollingsfactoren, bijvoorbeeld bij levercirrose en acute diffuse intravasalestolling (DIS). Het ontdooien van FFP moet snel en gelijkmatig gebeuren door de plasmazak in een plastic verpakkingszak in water van maximaal 37°C onder te dompelen. Na het ontdooien van FFP moet het plasma binnen één uur toegediend worden.

Uit het plasma worden verschillende stoffen bereid:
- *albumine* wordt wel gebruikt bij verbrandingen met shock en een tekort aan serumeiwit, bijvoorbeeld bij levercirrose en nefrotisch syndroom (aan het nut hiervan wordt de laatste tijd getwijfeld);
- *stollingsfactoren* zoals Factor VIII en IX-concentraat kunnen gegeven worden als profylaxe en behandeling van bloedingen bij hemofilie A en B;
- *cryoprecipitaat* is een eiwitpreparaat bestaande uit verschillende stollingsfactoren. Het wordt toegepast bij de profylaxe en behandeling van bloedingen door een tekort aan stollingsfactoren;
- *protrombinecomplex* (PPSB, 4-stollingsfactorenconcentraat) kan gegeven worden bij een tekort aan vitamine-K-afhankelijke stollingsfactoren;
- *immuunglobulinen* kunnen gegeven worden aan patiënten met immuundeficiënties. Ook kunnen specifieke immuunglobulinen toegediend worden, zoals Anti-Rhesus-D-immuunglobuline bij preventie van rhesusimmunisatie bij Rhesus-negatieve vrouwen, anti-Hepatitis-A- of -B-immuunglobuline, anti-Varicellea zoster-immuunglobuline en anti-tetanus-immuunglobuline.

6.15.4 TOEDIENING VAN BLOEDPRODUCTEN

Bloedproducten worden toegediend met een systeem waarin een filter is opgenomen. De snelheid van transfusie is afhankelijk van de conditie van de patiënt. Een erytrocytenconcentraat moet binnen een periode van maximaal zes uur worden toegediend. Nooit mag medicatie worden toegevoegd aan erytrocytenconcentraat of andere bloedcomponenten. De vloeistoffen voor intraveneuze toediening moeten isotoon zijn en mogen geen calcium of glucose bevatten.

Een overmaat aan glucose (meer dan 2,5%) kan de overlevingsduur van de erytrocyten beïnvloeden en hemolyse veroorzaken (0,9% NaCl is geschikt).

Na elke eenheid erytrocytenconcentraat moet het infuussysteem met isotone zoutoplossing worden doorgespoeld. Het verdient aanbeveling het infuussysteem frequent (elke vierentwintig à achtenveertig uur) te verwisselen ter voorkoming van bacteriegroei.

6.15.5 TRANSFUSIEREACTIES

Een acute hemolytische transfusiereactie ontstaat wanneer een transfusie plaatsvindt met incompatibel bloed. Op het antigeen van de donorerytrocyten binden zich antistoffen van de ontvanger. Hierdoor ontstaat een antigeen-antistofcomplex. Dit leidt tot agglutinatie van de donorerytrocyten, ruptuur van de celmembraan en het vrijkomen van

hemoglobine in het plasma. Tevens komen op tromboplastine lijkende stoffen vrij. Dit kan leiden tot intravasale stolling. De wand van de mestcel gaat kapot en vaso-actieve stoffen (histamine, bradykinine) komen vrij. Tevens kan er contractie van glad spierweefsel ontstaan. De ernst van de verschijnselen kan variëren. Dit hangt af van de antistoftiter van de ontvanger, de aard van het antigeen, de hoeveelheid transfusiebloed en de toestand van de patiënt voor de transfusie.
Bij ABO-incompatibiliteit kan al na enkele minuten intravasculaire hemolyse plaatsvinden, bij de aanwezigheid van irregulaire antistoffen tegen erytrocyten kan de reactie pas na uren beginnen (irregulaire antistoffen zijn normaal niet in het bloed aanwezig. Het zijn antistoffen tegen andere bloedgroepen dan A en B. Ze kunnen ontstaan na bloedtransfusie of zwangerschap).
Symptomen zijn pijn aan de insteekplaats, toenemende rusteloosheid en angst, hoofdpijn, een rood gezicht, urticaria (galbulten), misselijkheid en braken. Wanneer vaso-actieve stoffen vrijkomen ontstaan bloeddrukdaling en tachycardie en in ernstige gevallen shock. Andere symptomen zijn hoge koorts, stijfheid, dyspneu, pijn op de borst en pijn in rug en lenden.
Bij het vrijkomen van tromboplastine-achtige stoffen wordt de bloedstolling geactiveerd. Dit kan leiden tot intravasale stolling: blauwe plekken (purpura), bloedingen.
Uit de afgebroken erytrocyten komt hemoglobine vrij in het plasma: hemoglobinemie met icterus, hemoglobinurie (urine rood-bruin).
De ischaemie, hypotensie en diffuse intravasale stolling vormen een grote bedreiging voor de nierfunctie.

Een uitgestelde hemolytische reactie kan ontstaan wanneer de antistoffen voorafgaand aan de transfusie nog niet aantoonbaar waren. De nieuwe erytrocytentransfusie werkt als een boosterinjectie.
De transfusie veroorzaakt een secundaire immuunrespons, waardoor de vorming van antistoffen na drie tot zeven dagen zodanig toeneemt, dat hemolyse kan optreden. De frequentie van deze reacties neemt toe doordat het percentage patiënten, dat in het verleden transfusies ontvangen heeft, stijgt. Ook een uitgestelde reactie kan fataal zijn.
Maatregelen ter voorkoming van en in geval van transfusiereacties zijn:
– naleving van het beleid ten aanzien van toediening van bloed voor transfusie (een menselijke fout is de meest voorkomende oorzaak);
– vraag de patiënt meteen te waarschuwen als hij tijdens of na de transfusie iets ongewoons voelt;

- start met een lage toedieningssnelheid (slechts 10 ml bloed kan een acute reactie veroorzaken) en blijf liefst de eerste tijd (ongeveer 15 tot 30 minuten) bij de patiënt; een ernstige reactie treedt meestal in deze periode op;
- staak transfusie bij het vermoeden van een acute hemolytische reactie en waarschuw een arts;
- verwijder bij een ernstige reactie direct het infuussysteem, maar laat de infuusnaald zitten; een nieuw systeem moet aangesloten worden met 0,9% NaCl;
- bewaak de vitale functies;
- hypotensie moet bestreden worden en de perfusie van de nier gewaarborgd;
- zonodig behandeling van de hoge koorts en stollingstoornissen.

Transfusiereacties veroorzaakt door leukocyten
Op de leukocytenmembraan komen HLA-antigenen voor. Bij transfusie van leukocytenbevattende bloedproducten ontstaan bij de meeste ontvangers antistoffen tegen HLA-antigenen. Tijdens (maar meestal enkele uren na) de transfusie ontstaat dan koorts, vaak met een koude rilling. Sinds 2001 worden de leukocyten verwijderd uit alle cellulaire bloedproducten.
Door transfusie van leukocytenbevattende bloedproducten kan onderdrukking van de immunologische afweer van de ontvanger ontstaan.
Bij de ontvanger treedt er, mogelijk levenslang, een vermindering op van de lymfocyten en 'natural killer'-cellen. Dit blijkt uit een transplantatietolerantie (transfusie van leukocytenbevattende producten leidt tot verminderde afstoting van het transplantaat) en bevordering van postoperatieve infecties. Bij ontvangers van leukocytenbevattende bloedtransfusies is een ongeveer 15% hogere frequentie van vooral Gram-negatieve postoperatieve infecties waargenomen (infecties in wondgebied, maar ook long- en urineweginfecties).
Mogelijk zou er ook een negatief effect op de kankersurveillance ontstaan.

Door transfusie van donorleukocyten kan een graft-versus-host disease (GVHD) ontstaan. Deze aandoening kan optreden na transfusie van bloedproducten waarin nog vitale T-lymfocyten aanwezig zijn. Het is een vaak dodelijk verlopende ziekte met huidafwijkingen, leverenzymstoornissen, diarree en beenmergdepressie. De GVHD wordt gezien bij patiënten met een verminderde afweer, zoals prematuren en patiënten met een aangeboren of verworven immuundeficiëntie.

Posttransfusie GVHD kan voorkomen worden door de bloedproducten met gammastraling te behandelen.

Transfusiereacties veroorzaakt door trombocyten

Post-transfusie purpura is een transfusiereactie die vijf tot twaalf dagen na de transfusie kan optreden en wordt gekenmerkt door een ernstige trombopenie met uitgebreide purpura. Ook kunnen maagdarmbloedingen en bloedingen in de urinewegen voorkomen. Meestal wordt het veroorzaakt door antitrombocyten-antistoffen bij de ontvanger. Het komt meestal voor bij vrouwen die door eerdere zwangerschappen of transfusies geïmmuniseerd zijn.

Transfusiereacties ten gevolge van antistoffen tegen plasma-eiwitten van de donor

Meestal ontstaat slechts een lichte reactie. Deze wordt gekenmerkt door degranulatie van de mestcellen en het vrijkomen van histamine. Dit leidt tot vaatverwijding en een verhoogde capillaire doorlaatbaarheid met als gevolg galbulten. Er kan ook sprake zijn van jeuk, uitslag, koorts en misselijkheid. Bij patiënten met een IgA-deficiëntie kan, indien zij een IgA-bevattend bloedproduct krijgen, een zeer heftige tot dodelijke reactie optreden (glottisoedeem en anafylactische shock).

Infectueuze reacties

Dit wordt voor een groot deel tegengegaan door donorselectie en keuringstesten (zie eerder). Het is echter ook mogelijk dat bloed of bloedproducten bij afname, verwerking, toediening et cetera besmet zijn geraakt met bacteriën. De transfusie van dergelijk micro-organismen kan leiden tot sepsis. Het is daarom van groot belang erytrocytenconcentraat continu bij +4°C te bewaren. Wanneer bloed langer dan een half uur buiten de koelkast blijft, stijgt de temperatuur boven de 10°C en kunnen eventuele micro-organismen zich vermenigvuldigen.

Overige transfusiereacties

Het transfunderen van grote hoeveelheden bloed in korte tijd kan lijden tot overvulling van de circulatie met als gevolg overbelasting van de longvaten, hypertensie, hoofdpijn en in ernstige gevallen longoedeem. Dit treedt vooral op bij oudere patiënten en patiënten met een gestoorde hartfunctie. Wanneer overvulling optreedt, moet de transfusie gestopt worden.
Onderkoeling kan optreden bij snelle transfusie van grote hoeveelheden koud bloed. Het risico is vooral groot bij patiënten in shock of

patiënten die onder narcose zijn, omdat bij hen de temperatuurregulatie al beïnvloed is.

Bij chronisch transfusie-afhankelijke patiënten (bijvoorbeeld bij patiënten met thalassemie major, die maandelijks een transfusie met erytrocyten nodig hebben) treedt na vijftig eenheden bloed ijzerstapeling op in de weefsels. Deferipron (Ferriprox®) en deferoxamine (Desferal®) vormen een complex met ijzer waardoor de uitscheiding van ijzer bevorderd wordt.

DEEL II KLINISCH OBSERVEREN

Herkennen en verklaren van ziekteverschijnselen en het plaatsen ervan binnen ziektebeelden die in de verpleegkundige beroepsuitoefening regelmatig voorkomen, waaronder bedcomplicaties

Veranderingen en afwijkingen aan de huid

7.1 Inleiding

Van de huid, het grootste orgaan van het lichaam, is op zijn minst een deel voor iedereen zichtbaar. Als het aspect van dit orgaan is veranderd, wordt dit vrij snel opgemerkt. Er zijn nogal wat veranderingen en afwijkingen mogelijk. In dit hoofdstuk worden besproken:
- kleurveranderingen;
- afwijkingen in de turgor;
- afwijkende huidstructuren;
- enkele dermatologische aandoeningen;
- verwondingen;
- huidafwijkingen ten gevolge van circulatiestoornissen.

Voor infecties aan de huid, huidafwijkingen die optreden bij een algemene ziekte, verbreding en verdieping van dermatologische aandoeningen en huidaandoeningen door insecten, wordt verwezen naar de medisch specialistische delen uit de serie Basiswerken.

7.2 Kleurveranderingen van de huid

De normale huidkleur voor een blanke is overwegend roze, hetgeen wordt veroorzaakt door de kleur van het bloed (rode bloedkleurstof) in de capillairen. Opvallend licht wordt roze teruggekaatst. Afhankelijk van de hoeveelheid pigmentcellen en de blootstelling aan de zon (ultraviolet licht) wordt de huid daarnaast nog meer of minder bruin van kleur.

Veranderingen in huidkleur kunnen diverse oorzaken hebben. Emoties leiden bijvoorbeeld tot een rode kleur als gevolg van een toegenomen bloeddoorstroming door bloedvatverwijding; een bleke kleur kan optreden doordat de bloedvaten zich vernauwen. Roodheid kan ook een verschijnsel zijn van een ziekelijke verandering aan de huid, en kan dan langere tijd bestaan. Bij anemie (bloedarmoede) is er sprake van een tekort aan hemoglobine (rode bloedkleurstof), dit heeft onder meer bleekheid tot gevolg. Is er in de weefsels een teveel aan bilirubine (afbraakproduct van hemoglobine) aanwezig dan wordt de huid geel (icterus). Een zieke lever kan daartoe aanleiding geven. Een cyanose (blauwachtige verkleuring) van de huid kan optreden bij een slechte long- of hartwerking. In dat geval zit er in de capillairen een te hoog percentage aan gereduceerd hemoglobine, ópvallend licht wordt dan blauwig teruggekaatst.

7.3 Afwijkingen in de turgor van de huid

Onder turgor wordt verstaan de 'spanning' van de huid. Normaal is de huid soepel en elastisch, dat is een normale huidturgor. Het kenmerkt zich door een vrijwel meteen weer glad worden van de huid na het oppakken en weer loslaten van een huidplooi.

Als het lichaam te veel vocht kwijtraakt, bijvoorbeeld door langdurige diarree, braken, of doordat er te veel urine wordt geproduceerd zoals bij een patiënt met suikerziekte mogelijk is, vermindert de hoeveelheid vocht in de huid en daarmee de turgor. Een opgenomen huidplooi wordt dan minder snel en minder gemakkelijk weer glad dan normaal. Ook bij ouderen treedt dit verschijnsel regelmatig op; het berust dan vooral op een afname in de hoeveelheid elastine als gevolg van veroudering. Bij een te sterke vermagering kan de huid te 'ruim' zitten, maar van een verminderde huidturgor kan in dat geval toch niet echt worden gesproken. De turgor kan ook zijn toegenomen, zoals bij een onderhuidse bloeding of een ontsteking; dan voelt de huid vast aan. Als het lichaam te veel water en/of zouten vasthoudt, zoals kan gebeuren bij een slecht functionerend hart, dan is er te veel vocht in de interstitiële ruimte (de ruimte tussen de cellen) aanwezig. Dat heet oedeem (zie par. 8.4). Ook hier is de turgor veranderd, de huid voelt zacht aan en je kunt er putjes in drukken. Door die druk wordt het vocht tijdelijk verplaatst; even later zijn de putjes weer verdwenen. Soms ziet de huid er op vergelijkbare wijze 'opgezet' uit, maar zijn er geen putjes in te drukken. Dit komt voor bij een vertraagde schildklierwerking en wordt myxoedeem genoemd. De oorzaak is de aanwezigheid van een andere grondsubstantie in het bindweefsel.

7.4 Afwijkende huidstructuren

Het is de gewoonte bij het inspecteren van de huid afwijkende structuren te benoemen. Daarna kunnen ze worden ingepast in ziektebeelden, waarna men in veel gevallen al een indruk heeft om welke aandoening het hier gaat. In tabel 7.1 staan de meest voorkomende afwijkende huidstructuren genoemd en omschreven. Hieronder wordt dit ingevuld voor een aantal veelvoorkomende aandoeningen. De lokalisaties zijn aangegeven in afbeelding 7.1 (zie voor uitgebreider informatie de medisch specialistische uitgaven uit de serie Basiswerken).

Tabel 7.1 Overzicht van afwijkende huidstructuren.	
Macula	Lokale kleurverandering. Het oppervlak is op het normale huidniveau. Bij palpatie is geen onderscheid te voelen ten opzichte van de omgeving.
Papel (papula)	Een kleine oppervlakkige verhevenheid, maximaal 1 tot 2 cm groot. De verhevenheid is niet wegdrukbaar en bevat geen vocht.
Nodulus	Een knobbeltje dat dieper ligt dan een papel. Het kan liggen in de huid of in het onderhuidse weefsel.
Nodus	Idem, maar dan ten minste zo groot als een hazelnoot.
Vesikel (vesicula)	Een blaasje met een doorschijnend dek. Het kan zich in de opperhuid zowel als in de lederhuid bevinden.
Bulla	Een blaar, vergelijkbaar met een vesikel, alleen veel groter.
Pustel (pustula)	Een vesikel gevuld met pus.
Cyste	Een afgegrensde holte met vloeibare of weke inhoud.
Ulcus	Een huiddefect waarbij de hele epidermis en ook een (groot) deel van de dermis verdwenen zijn; wordt ook wel 'zweer' genoemd.
Erosie	Een oppervlakkig epitheeldefect, waarbij alleen de epidermis is beschadigd.
Squama	Een schilfer, in feite een loslatend conglomeraat van hoorncellen.
Lichenificatie	Vergroving en verstugging van de huid.
Petechiën (petechiae)	Puntvormige, kleine bloedinkjes.
Erytheem	Roodheid van de huid, niet berustend op emoties en hoogstens enkele uren aanwezig. Het is een gevolg van vaatverwijding als reactie op beschadiging van het weefsel.
Exantheem	Erytheem vergezeld gaand van efflorescenties (oneffenheden). Een exantheem is hoogstens een paar dagen aanwezig.

7.4.1 ECZEMEN

Een belangrijke groep huidafwijkingen zijn de eczemen. Bij een eczeem (ook wel dermatitis genoemd) is er sprake van een ontstekingsreactie waaraan zowel de opperhuid als de lederhuid meedoen. Een eczeem geeft in de regel aanleiding tot jeuk en kenmerkt zich verder door roodheid met papels en vesikels. Deze vesikels kunnen barsten, waardoor het vocht eruit loopt; we spreken dan van een *nattend eczeem*. Dit vocht kan weer indrogen en korstjes geven. Een eczeem is vaak

7 Veranderingen en afwijkingen aan de huid

Afbeelding 7.1 *Voorkeurlokalisaties van een aantal dermatologische aandoeningen.*
1 = Psoriasis
2 = Constitutioneel eczeem
3 = Seborroïsch eczeem
4 = Verruca vulgaris
5 = Intertrigo
6 = Contacteczeem
7 = Acne vulgaris
8 = Dyshidrotisch eczeem

langdurig aanwezig en kan vele oorzaken hebben. We kennen daarom ook vele soorten eczemen. We noemen er vier: het constitutioneel, het contact-, het seborroïsch en het dyshidrotisch eczeem.

7.4.1.1 Constitutioneel eczeem

Constitutioneel eczeem komt voor bij atopici (zie hoofdstuk 4) en is endogeen bepaald. De lokalisatie is in de elleboog- en knieplooien en verder aan de onderbenen en polsen. Het kan langdurig aanwezig zijn en op den duur aanleiding geven tot lichenificatie van de huid. Het is niet besmettelijk. Het wordt vooral bij kinderen gezien, bij heel kleine kinderen meest in het gezicht ('gezonde' rode wangen; dauwworm). Personen met aanleg voor constitutioneel eczeem hebben ook vaak een verlaagde drempel voor jeuk aan de huid. Ze kunnen bijvoorbeeld na het douchen erg veel last van jeuk hebben.

7.4.1.2 Contacteczeem

De directe aanleiding voor het ontstaan van contacteczeem is een regelmatig in aanraking komen van de huid met een stof waarvoor overgevoeligheid bestaat. Voorbeelden van dergelijke stoffen zijn nikkel en chroom, maar ook schoonmaakmiddelen, cosmetica, kleefpleisters en dergelijke kunnen tot contacteczeem aanleiding geven. Het komt vaak voor aan de handen en op plaatsen waar veelvuldig contact is geweest met het materiaal waarvoor overgevoeligheid bestaat (zie par. 4.6.1).

7.4.1.3 Seborroïsch eczeem

Seborroïsch eczeem komt nogal eens voor bij mensen met een vettige huid. Het heeft een voorkeur voor het hoofd, zoals aan weerszijden van de neus en op de hoofdhuid (roos!). Verder komt het voor op de rug en de borst. Het is niet besmettelijk.

7.4.1.4 Dyshidrotisch eczeem

Dyshidrotisch eczeem komt relatief veel voor, vooral aan de handpalmen, de zijkanten van de vingers en de voetzolen. De oorzaak ervan is niet geheel duidelijk. Het komt vaker voor in de herfst en de lente. Stress zou het ontstaan bevorderen. Er is geen sprake van besmettelijkheid.

7.4.2 ANDERE HUIDZIEKTEN

Alhoewel de grens tussen eczemen en andere huidziekten niet altijd even duidelijk is, worden onderstaande ziekten toch niet tot de eczemen gerekend.

7.4.2.1 Psoriasis

Psoriasis (afb. 7.2) kenmerkt zich door de aanwezigheid van kleine of grote rode papuleuze plekken waarop schilfers (squamae) voorkomen. De plekken komen vooral voor op de ellebogen en knieën, op de hoofdhuid en verder verspreid over het hele lichaam. De schilfers vallen gemakkelijk af. Men heeft de indruk dat de celdelingen in de kiemlaag, nodig voor het normale onderhoud van de huid, veel te frequent plaatsvinden door tot nu toe onbekende oorzaken. Er ontstaan te veel cellen die weer aanleiding geven tot een te sterke hoornstofvorming. De ziekte is waarschijnlijk erfelijk en gaat gepaard met remissies en exacerbaties. Kinderen kunnen nog wel eens het zwembad worden uitgestuurd vanwege psoriasis, toch is er geen sprake van besmettelijkheid! Opvallend is het zogenaamde kaarsvetfenomeen: bij het strijken over een rode plek met de nagel ontstaan strepen die op kaarsvet lijken. Psoriasis jeukt niet.

Afbeelding 7.2 *Een patiënt met psoriasis aan de ellebogen.*

7.4.2.2 Intertrigo (smetten van de huid)

Op plaatsen waar huiddelen langdurig met elkaar in contact komen, kan het transpiratievocht niet weg en raakt het huidoppervlak te vochtig en te warm, waardoor een gunstig milieu ontstaat voor micro-organismen. Bovendien vermindert de lokale weerstand van de huid. Er ontstaan dan op eczeem gelijkende plekken door infectie. In veel gevallen is de *Candida albicans* betrokken bij een dergelijke huidinfectie.

De infectie kenmerkt zich in dat geval door roodheid met aan de rand schilfering. Er is een scherpe begrenzing ten opzichte van de gezonde huid. In het centrum kan, terwijl de huidafwijking zich naar de omgeving toe uitbreidt, alweer herstel van de huid zichtbaar zijn. De infectie bevindt zich vaak in de liesplooien, onder de borsten en aan de uitwendige genitalia. De afwijking wordt vaker bij dikke (adipeuze) mensen gezien, maar komt ook nogal eens voor bij diabetici, als gevolg van weerstandsvermindering. Ook bacteriën kunnen bij intertrigo zijn betrokken: de grens naar de gezonde huid eromheen is dan veel minder scherp.

7.4.2.3 Verrucae vulgares (wratten)

Er zullen maar weinig mensen zijn die nooit zelf wratten hebben gehad. Wratten worden veroorzaakt door een virus en zijn dan ook besmettelijk; vooral vloeren van sportzalen kunnen voor overdraging zorgen. Daarom wordt ook geadviseerd nooit op blote voeten te sporten.
Wratten ontstaan vaak aan de handen en de voetzolen. Het zijn kleine 'tumoren' die bloemkoolachtig kunnen uitgroeien, met een grijs, ruw aanvoelend oppervlak. In de meeste gevallen verdwijnen wratten op den duur vanzelf weer. Is dit niet het geval of veroorzaken ze klachten, dan kunnen ze worden verwijderd. Dit gebeurt dan door de wratten te bevriezen met vloeibare stikstof (cryocoagulatie) of weg te branden (elektrocoagulatie).

7.4.2.4 Acne vulgaris

In de puberteit en adolescentie hebben velen last van acne. Papels en pustels kenmerken het beeld, soms ook cysten en littekens.
Acne gaat uit van de talgklier en komt vooral voor bij personen met een vettige huid. Zwarte puntjes (comedonen; omzettingsproduct van talg) sluiten de uitvoergang af. De stuwing die daardoor ontstaat schept voorwaarden voor een lokale ontsteking. De lokalisatie van acne is vooral aan het gezicht, de nek, schouders, borst en rug.

7.5 Verwondingen van de huid

Traumata kunnen aan de huid verwondingen geven. Dat betekent dat een duidelijke verstoring in de continuïteit van de weefsels (wond) ontstaat. Vrijwel altijd is er sprake van bloedverlies naar buiten als de opperhuid kapot is (open wond), of binnen in de weefsels als de opperhuid bij de verwonding intact gebleven is (kneuzing of contusie). Men moet erop bedacht zijn dat bij een verwonding van de huid ook belangrijke structuren zoals slagaders, zenuwen, onderliggend spierweefsel en dergelijke beschadigd kunnen zijn.
De diagnostiek en behandeling van huidverwondingen is het terrein van de chirurg (en huisarts) en wordt uitvoerig beschreven in het boek *Chirurgie* uit de serie Basiswerken. Op deze plaats wordt slechts de brandwond uitgebreider behandeld, gezien de frequentie van optre-

den en het belang van een juiste eerste hulp. Ook de wijze waarop wondgenezing plaatsvindt komt in het boek *Chirurgie* uitgebreid aan de orde. Toch is het zinvol alvast in grote lijnen te weten hoe wondgenezing tot stand komt, omdat het in de praktijk zo veel voorkomt.

Na een verwonding stroomt het bloed uit de verscheurde bloedvaten in de wondspleet en stolt daar. Vanaf de zijkanten groeien nu kleine bloedvaten en jong bindweefsel het stolsel binnen, waarbij gebruik wordt gemaakt van het netwerk van fibrinedraden in het stolsel, dat dient als steigerwerk. Na enige tijd is het stolsel verdwenen en is de wond geheel met jong bloedvatrijk bindweefsel gevuld. Dat is rozig en korrelig van uiterlijk en bloedt gemakkelijk. Het wordt *granulatieweefsel* genoemd. Intussen is de epidermis (bij een open wond) over dit granulatieweefsel heen gegroeid en is het korstje dat de wond steeds bedekte afgevallen. Als de herstelde wond dan goed wordt bekeken, zal onder de epidermis nog het roze granulatieweefsel doorschemeren (jong litteken). Langzamerhand verandert dit roze weefsel, het gaat minder bloedvaten en meer bindweefsel bevatten, dat ook nog iets samentrekt, en de kleur wordt wit (oud litteken).

Genezing van wonden kan door een groot aantal factoren worden belemmerd/vertraagd, waardoor wondstoornissen ontstaan. Deze factoren kunnen *endogeen* (van binnenuit) en *exogeen* (van buitenaf) zijn. Endogene oorzaken van vertraagde of belemmerde wondgenezing zijn:
– *diabetes mellitus*. Als de suikerziekte niet goed is geregeld is er een verhoogde ontvankelijkheid voor infectie. Daarnaast speelt diabetische micro-angiopathie (veranderingen/vernauwingen aan de kleine bloedvaten die direct aansluiten op de weefsels) een rol, waardoor lokaal hypoxie kan ontstaan. Diabetische neuropathie, waardoor verminderde sensibiliteit, heeft verminderde pijngevoeligheid tot gevolg. Hierdoor raken perifere lichaamsdelen nogal eens verwond, maar het functioneren als waarschuwingssignaal tijdens herstel van wonden kan ook tekortschieten. Verminderde sensibiliteit kan zich ook voordoen bij dwarslaesie patiënten, bij hen is ook de wondgenezing vaak vertraagd;
– *alle situaties die tot hypoxie (zuurstofgebrek in weefsels) aanleiding geven*. Zuurstof is nodig voor onder andere celdeling en eiwitsynthese, zoals collageensynthese, wat voor herstel van de wond belangrijk is. Een slechte hart- en longfunctie, maar bijvoorbeeld ook een slechte lokale bloedaanvoer (arteriële insufficiëntie, diabetische angiopa-

thie) of een slechte bloedafvoer (veneuze insufficiëntie) zijn bekende oorzaken van hypoxie;
- *verminderde stolling* door ziekelijke oorzaken (hemofilie, leverstoornissen, trombopathieën) of door gebruik van anticoagulantie geeft meer hematoomvorming en minder vorming van het 'steigerwerk' nodig voor herstel. Bovendien is bloed een goede voedingsbodem voor veel bacteriën;
- *negatieve eiwitbalans* (meer afbraak dan aanmaak van eiwitten in het lichaam). Dit doet zich bijvoorbeeld voor bij kankerpatiënten (zie hoofdstuk 5), ziekte van Crohn, malabsorptiesyndroom (zie hoofdstuk 13.4.3);
- *hoge leeftijd*. De genezing verloopt langzamer om dezelfde reden dat atrofie optreedt: verminderde celdelingen voor onderhoud van het weefsel. Vaak zijn ook bijkomende factoren in het spel (zie hierboven);
- *verminderde afweer* (zie hoofdstuk 4), waardoor infecties gemakkelijker optreden.

Exogene oorzaken van vertraagde of belemmerde wondgenezing zijn:
- *roken*. Koolmonoxide uit rook vermindert de zuurstoftoevoer (zie par. 9.3), nicotine vernauwt de bloedvaten, de collageenvorming is bij roken vertraagd. Wondinfecties treden bij roken vijf maal vaker op;
- *deficiëntie van voedingsstoffen*, met name wat betreft vitamines en eiwitten;
- *wondinfectie*. Een open wond is altijd gecontamineerd. De bacteriële huidflora is een belangrijke bron van (postoperatieve) wondinfecties. Op kruisinfecties (evt. ziekenhuisinfecties moet men ook bedacht zijn). Corpora aliena verhogen de infectiekans met een factor duizend. Wondinfectie vertraagt sterk de wondgenezing;
- *sommige medicijnen*, zoals corticosteroïden (die weefselnieuwvorming belemmeren), cytostatica (verminderde stamceldeling) en ook straling wat celdeling belemmert. Stress kan ook negatief van invloed zijn.

7.5.1 WONDCOMPLICATIES

Bloeding en wondinfecties zijn belangrijke wondcomplicaties (zie boven). Daarnaast kennen we nog contractuurvorming (dwangstand van gewricht of lichaamsdeel door schrompelend weefsel) en keloïdvorming (dit is een littekenvorming die te uitgebreid is en vaker bij donkergekleurde rassen wordt gezien).

7.5.2 ALGEMENE WONDBEHANDELING (GLOBAAL)

De behandeling van een wond bestaat uit:
- reinigen van de wond. Een wond kan alleen genezen als hij schoon is. Bij een vuile wond verricht men wondtoilet (débridement); het verwijderen van levenloos en besmet weefsel uit een wondgebied, zodanig dat uitsluitend levensvatbaar weefsel overblijft. De wond wordt gereinigd met fysiologisch zout of waterstofperoxyde. Necrose wordt chirurgisch verwijderd (wondexcisie). Men maakt een chirurgische wond, die primair (sanatio per primam) kan genezen;
- sluiten van de wond. Een open wond ouder dan zes uur (periode van Friedrich) wordt niet gehecht. Bij een eventuele infectie kunnen pus en wondvocht anders niet meer afvloeien. De wond wordt open gelaten of gesloten waarbij een of meer drains in de wond worden achtergelaten;
- beschermen van de wond door middel van verband.

Onderscheiden worden zwarte-, gele- en rode wonden. Ze moeten verschillend worden benaderd. Een *zwarte wond* bevat necrotisch weefsel. Zolang dit aanwezig is kan de wond niet genezen. Een *gele wond* is ontstoken en bevat pus. De wond moet gereinigd worden. Wordt hij gesloten dan wordt een drain achtergelaten. Een *rode wond* is een genezende wond (granulatieweefsel) en dient beschermd te worden om het genezingsproces te bevorderen.

7.5.3 BRANDWONDEN

Door inwerking van thermische energie (hitte) kunnen brandwonden ontstaan. De huidverbrandingen worden naar diepte van de beschadiging ingedeeld in eerste-, tweede- en derdegraadsverbrandingen. Een *eerstegraads huidverbranding* ontstaat na een kortdurende blootstelling aan intense hitte (flash burn) of na langdurig verblijf in de zon. Van de huid is alleen de epidermis (opperhuid) verwond. Bij inspectie constateren we roodheid en de huid is pijnlijk en trekkerig. De kiemlaag wordt door de verbranding geprikkeld tot celdelingen zodat na enige tijd vervelling optreedt. Dat kan zelfs nog plaatsvinden lang nadat de huid is genezen (en dat is al na 48 uur).

Bij een *tweedegraads huidverbranding* is behalve de epidermis ook de dermis (lederhuid) beschadigd. Zo'n verbranding treedt op bij ernstige zonnebrand of na korte inwerking van intense hitte (zoals bijvoorbeeld van een strijkijzer). Naast erytheem is meer vaatbeschadiging aanwezig, waardoor lekkage optreedt naar de weefsels en er blaren ontstaan. Ook bij een tweedegraads verbranding heeft de patiënt pijn. Deze verbranding heeft veel meer tijd nodig om te genezen; de exacte tijd hangt samen met de diepte van de verbranding. De genezing kan wel vijf weken in beslag nemen.

Bij een *derdegraads huidverbranding* heeft een hittebron nog langduriger ingewerkt. De huid is tot in alle lagen verbrand. De weefsels zijn direct gedood, hetgeen zich uit in witte coagulatie en zwarte verkoling. Vaten zijn beschadigd en omdat de huid weg is, is er sprake van veel vochtverlies. Omdat ook de zenuwen zijn verbrand is er geen pijn. Het infectiegevaar is groot en het genezingsproces langdurig. Er ontstaan veel littekens en huidcontracturen (dwangstand van gewrichten door een verlittekende strakke huid).

Bij een uitgebreide verbranding van de huid, dat wil zeggen wanneer meer dan 15% van het huidoppervlak is aangedaan, zullen algemene gevolgen de huidafwijkingen compliceren. Deze kunnen zelfs uitmonden in ernstig ziek zijn en overlijden. Een dergelijke patiënt moet worden opgenomen in een brandwondencentrum waar men in het behandelen van brandwonden is gespecialiseerd. In het boek *Chirurgie* uit de serie Basiswerken wordt nader ingegaan op deze problematiek en op de manier waarop brandwondenpatiënten worden behandeld.

Als eerstehulpmaatregelen gelden:
- *vuur op het slachtoffer doven.* Dit kan geschieden met water door het slachtoffer over de grond te rollen of door hem af te dekken met een jas of deken (waar de patiënt ook in kan worden gewikkeld). Het materiaal mag uiteraard niet brandbaar zijn;
- *kleding niet verwijderen;*
- *het verbrande huiddeel koelen,* liefst met zacht stromend koud water gedurende ten minste tien minuten. Het koelen voorkomt dat de brandwond zich uitbreidt. Is stromend water niet voorhanden, dan is elk ander water ook goed, het is zelfs aan te raden om bij het ontbreken van andere mogelijkheden oppervlaktewater (uit meertjes of sloten) te gebruiken;
- *geen brandzalf of iets anders op de huid smeren,* want het infectiegevaar is te groot. Bovendien krijgt de brandwond een ander aspect waardoor het beoordelen ervan moeilijker wordt. Deze regel geldt in ieder geval voor alle brandwondenpatiënten die naar het ziekenhuis moeten voor verdere behandeling. Bij de kleine 'huis-, tuin- en keukenverbrandingen' die geen verdere therapie behoeven, is het toepassen van brandzalven wel toegestaan en vaak ook nuttig;
- *afdekken* met een schone doek of laken of met steriele gaasjes, of met speciale materialen zoals metallineverband;
- *vervoeren* naar het ziekenhuis indien noodzakelijk.

7.6 Huidafwijkingen als gevolg van circulatiestoornissen

Ten gevolge van het tekortschieten van de arteriële of veneuze circulatie kunnen aan de huid afwijkingen ontstaan die lang kunnen duren en weinig neiging tot genezing vertonen. De wonden die ontstaan kunnen grote afmetingen aannemen en een duidelijke belasting voor de patiënt betekenen. In het ergste geval moet zelfs tot amputatie van het aangedane lichaamsdeel worden overgegaan.

7.6.1 ULCUS CRURIS (OPEN BEEN)

Een ulcus cruris (afb. 7.3) komt vooral voor bij personen die lijden aan spataderen (varices). Spataderen zijn sterk verwijde venen, waardoor de erin aanwezige venenkleppen niet meer functioneren. Het gevolg is dat het bloed zich moeilijker verplaatst in de richting van het hart en zich ophoopt in de aders. De afvloed van interstitieel vocht wordt daardoor belemmerd en er ontstaat oedeem. Bovendien treedt een vertraging in de weefselvloeistofstroom op, waardoor het onderhoud van weefsels verslechtert. De weefsels worden kwetsbaarder en van een vanzelfsprekend herstel bij een eventuele verwonding is nauwelijks meer sprake. Een wondje blijft lang bestaan en wordt gemakkelijk groter en dieper. Er ontstaat een ulcus dat weinig neiging tot genezing vertoont en bovendien gemakkelijk geïnfecteerd raakt. Het ulcus cruris is meestal gelokaliseerd aan de binnenkant van het onderbeen, vlak boven de enkel.

Afbeelding 7.3 *Een patiënt met een ulcus cruris. Het ulcus bevindt zich op de typische plaats, een handbreed boven de binnenenkel. De omgeving is blauwrood verkleurd en gepigmenteerd.*

De behandeling bestaat uit het treffen van maatregelen die de veneuze afvloed bevorderen, zoals bijvoorbeeld het hoog leggen van het been en het dragen van een elastische kous. Uit de wond zelf moet al het dode weefsel verwijderd worden. Rust en eventuele specifieke maatregelen wat betreft verbinden van de wond moeten uiteindelijk het herstel inleiden. Op den duur zal de wond dichtgranuleren (met granulatieweefsel) en de huid eroverheen dichtgroeien. Vaak lukt dat niet helemaal, vanwege het grote epitheeldefect en wordt de rest opgevuld met littekenweefsel.

7.6.2 NECROSE OF GANGREEN

Onder gangreen (afb. 7.4) wordt verstaan weefselversterf ten gevolge van een verslechterde slagaderlijke bloedvoorziening. Het treedt meestal op aan de lichaamsuiteinden en dan vooral aan de tenen. Gangreen komt vooral voor bij ouderen omdat op oudere leeftijd slagaderverkalking (atherosclerose/arteriosclerose), de belangrijkste oorzaak voor het ontstaan van gangreen, vaker voorkomt. Suikerpatiënten hebben een verhoogde kans op gangreen, omdat bij hen slagaderverkalking toch al vaker voorkomt en zij bovendien nog stoornissen kunnen hebben die het ontstaan van gangreen bevorderen. Een geringe verwonding is in staat het weefselversterf in te leiden. Het is daarom zaak om geregeld op kleine wondjes te inspecteren en deze dan goed te verzorgen. Teennagels knippen moet aan een goede pedicure worden overgelaten.

Afbeelding 7.4 *Een patiënt met gangreen aan de voeten.*

Gangreen kenmerkt zich door zwarte verkleuring van weefsel dat als afgestorven moet worden beschouwd. Er is veel pijn. Het dode weefsel droogt in (mummificatie of droog gangreen, vaak ook gewoon necrose genoemd) en kan spontaan afvallen. Raakt het dode weefsel geïnfecteerd, dan ontstaat nat gangreen. Het heeft een onaangename geur en is veel gevaarlijker. Vanuit het gangreen komen giftige producten in de bloedbaan terecht, waardoor de patiënt erg ziek kan worden en hoge koorts kan krijgen. Het aangrenzende weefsel gaat mee ontsteken en er ontstaat een warmrode afgrenzing (demarcatiezone) tussen het gangreen en het gezonde weefsel.

Is er sprake van gangreen dan luidt het devies: goed drooghouden, eventueel met behulp van bactericide poeder. Mobilisatie moet worden bevorderd. Pas in laatste instantie wordt besloten tot amputatie.

7.6.3 DECUBITUS

Onder decubitus ('doorligplek') verstaan we een gebied van versterf van de huid dat in de meeste gevallen reikt tot in het onderhuidse weefsel. Het is een bekende complicatie bij patiënten die (langdurig) het bed moeten houden. De verpleegkundige heeft een belangrijke taak in het helpen voorkomen en, indien toch opgetreden, helpen behandelen van decubitus. Het afsterven van weefsel is een direct gevolg van onvoldoende voeding van de weefsels doordat de bloeddoorstroming tekortschiet. Dit kan ontstaan door uitwendige druk op de huid of door druk van het lichaam op de onderlaag. Een druk van 50 mm Hg en meer zorgt ervoor dat de arteriolen worden dichtgedrukt. Ook kunnen schuifkrachten de vaatjes doen knikken of afscheuren.

Drukbelasting

Het lichaam kan zich onder normale omstandigheden aanpassen aan drukbelasting door onwillekeurig van houding te veranderen, bijvoorbeeld:
- wippen op de voeten bij het staan;
- schuiven in de stoel bij het zitten;
- 's nachts draaien in bed (ongeveer 20 tot 40 keer).

Bij aandoeningen waarbij dit automatisme is verstoord (bijvoorbeeld dwarslaesie) neemt de kans op het optreden van decubitus toe. Vandaar de wisselligging.

Loodrechte druk op de huid doet de bloedvaten eerder spiraleren dan afsluiten. Hierdoor ontstaat geen totale stop in de bloedstroom, maar wel een aanzienlijk mindere doorstroming met als gevolg een verstoring van de normale celprocessen vooral in de celdelende epidermis.

Niet alleen deze huidlaag wordt aangedaan, maar ook de diepere lagen (fascie, spieren).

Druk op de huid heeft een conusvormige drukopbouw tot gevolg, waardoor tegen de onderliggende botdelen een veel grotere druk wordt uitgeoefend dan op de huid. In deze diepere lagen treedt wel een totale afsluiting op van de bloedvaten met als gevolg necrose. Kruimels in bed kunnen op een kleine plaats (extra) hoge druk veroorzaken en daarmee het begin van het proces inleiden.

In enkele dagen ontstaat een in eerste instantie niet geïnfecteerd necrotische massa, die zich gaat gedragen als een abces en uiteindelijk een weg naar buiten zoekt. Aan de oppervlakte zijn deze laesies meestal niet direct zichtbaar.

Schuifkrachten
Dit zijn krachten die niet loodrecht, maar evenwijdig aan het huidoppervlak hun werking uitoefenen. Deze krachten doen de bloedvaten geheel afknikken zowel in de oppervlakkige als in de diepe lagen. In het bijzonder bij halfzittende patiënten ontstaat er een soort 'hangmat'-fenomeen op de stuit. Juist het 'netjes' opgemaakte bed (lekker goed strak) werkt deze kracht op. Hetzelfde geldt voor een teveel inzakkend matras. Door de patiënten in een driedelig instelbaar bed te leggen kan dit worden voorkomen.

Naast deze druk- en schuifkrachten, die dus de directe aanleiding vormen tot de ontwikkeling van decubitus, kennen we een groot aantal factoren die decubitus bevorderen:
- *vochtigheid van de huid*. Als de huid vochtig is neemt de weerstand tussen de huid en de contactlaag toe, waardoor de kans op beschadigende schuifkrachten wordt vergroot. Transpiratie, zoals bij koorts of een hoge omgevingstemperatuur, en incontinentie zijn twee voorbeelden waardoor de huidvochtigheid toeneemt. Vochtigheid geeft ook meer wrijving waardoor de schuifkrachten toenemen. Ook bij dikke mensen, die in de regel meer transpireren dan normaal, kan hierdoor sneller decubitus ontstaan. Daarbij komt dat bij hen de druk- en schuifkrachten sowieso veel groter zijn;
- *grote mate van immobiliteit*. Langdurig in dezelfde houding liggen, zoals bij bewusteloosheid, of bij ernstige neurologische aandoeningen en welke andere immobiliserende aandoening dan ook, werkt sterk bevorderend op het ontstaan van decubitus. Patiënten met gipsverband of tractiemateriaal hebben door de bewegingsbeperking ook een grotere kans. Dit geldt ook voor patiënten met pijn,

waarbij stilliggen de enige remedie is. De kans op decubitusvorming is evenredig met de immobiliteit;
- *slecht onderhoud van weefsels*. Verschillende oorzaken kunnen daartoe aanleiding geven:
  - een slechte circulatie (lokaal of algemeen) heeft tot gevolg dat de weefseldoorstroming minder wordt waardoor de cellen een tekort krijgen aan voedingsstoffen en zuurstof. Ze zijn daardoor kwetsbaarder en huiddefecten kunnen sneller optreden;
  - bloedarmoede (anemie). Het tekort aan rode bloedkleurstof zal tegelijk een relatief tekort aan zuurstof inhouden. Daardoor worden de celstofwisseling en het weefselonderhoud nadelig beïnvloed;
  - een slechte longfunctie, waardoor de gasuitwisseling verstoord is, leidt eveneens tot een tekort aan zuurstof in de weefsels;
  - stoornissen in de stofwisseling, zoals bij diabetes mellitus, verminderen de weerbaarheid van weefsels;
  - voedingsdeficiënties leiden tot een tekort aan voedingsstoffen en energie, waardoor de celfysiologie slechter verloopt;
  - bij cachexie (uittering), wat voorkomt in de eindfase van ernstige ziekteprocessen zoals kanker, wordt in het lichaam meer afgebroken dan opgebouwd (katabole situatie);
- *verminderd gevoel (ook pijngevoel)*. Hierdoor wordt niet tijdig gereageerd op doorliggen. Een dergelijke situatie kan zich voordoen bij bewusteloosheid of bij ernstige neurologische aandoeningen, zoals een dwarslaesie. Ondertemperatuur van het lichaam gaat eveneens vergezeld van een verminderd gevoel. Verder moet men eraan denken dat gebruik van slaapmiddelen of kalmeringsmiddelen een verminderd reageren van de patiënt tot gevolg kan hebben. Uiteraard zullen pijnstillers pijnsensaties verminderen;
- *lichaamsgewicht*. Behalve dat decubitus eerder optreedt bij dikke mensen, is het ook een feit dat heel magere mensen nogal eens decubitus krijgen. Vaak ligt bij deze groep patiënten de huid vlak over botdelen, waardoor de druk- en schuifkrachten worden versterkt;
- *leeftijd*. Decubitus wordt vooral bij oudere mensen gezien. Bij veroudering wordt de bloedvoorziening er niet beter op en neemt de kwaliteit van weefsels af;
- *medicatie*, medicijnen die de immobiliteit bevorderen en de weefselfysiologie negatief beïnvloeden. Bijvoorbeeld: psychofarmaca (tranquillizers), anti-hypertensiva, β-blokkers, anticoagulantia;
- *psychische factoren*. Deze hebben een indirect effect op de decubitusvorming.

7.6.3.1 Hoe ziet decubitus eruit?
Decubitus (afb. 7.5) kenmerkt zich door de aanwezigheid van meestal een groot ulcus, waar soms een vuist in kan verdwijnen. Veelal is sprake van necrotisch weefsel en pus. Is in de wond granulatieweefsel aanwezig, dan duidt dit op herstel. Er moet voorzichtig mee worden omgegaan: het is kwetsbaar en bloedt gemakkelijk.
Het pus kan streptokokken, stafylokokken, de colibacterie of de Pseudomonas-bacil bevatten.

7.6.3.2 Decubitusstadia
In de ontwikkeling van decubitus zijn verschillende stadia te onderscheiden.
Stadium I: roodheid en/of cyanose van de huid die niet verdwijnt als de druk wordt weggenomen of de circulatie lokaal wordt gestimuleerd. Er is al weefselbeschadiging met een beginnende ontstekingsreactie.
Stadium II: de samenhang van de huid is verbroken, al beperkt deze zich tot de opperhuid, de epidermis. Er kunnen blaren optreden. De afscheiding tussen epidermis en dermis is kapot, waardoor zich vocht ophoopt. Het blaardak kan al dan niet intact zijn.
Stadium III: er is een oppervlakkige wond met al dan niet necrose.
Stadium IV: de wond strekt zich uit naar de diepte tot in de onderhuidse vetlaag. Secundaire infecties zijn aanwezig.
Stadium V: de huid is nu maximaal beschadigd, onderhuidse structuren als fascia, pees en bot komen bloot te liggen.
Stadium I en II zijn reversibel. Genezing per primam intentionem kan optreden zonder littekenvorming.
Stadium II gaat meestal snel over in het volgende stadium. Bij een kapot blaardak vindt al snel contaminatie plaats, zodat pusvorming gaat optreden. Het proces gaat zich gedragen als een flegmone (een naar de diepte zich uitbreidende pussende ontsteking) (Stadium IV en V).

7.6.3.3 Lokalisatie van decubitus
De lokalisatie is onder meer afhankelijk van de wijze waarop de patiënt ligt (afb. 7.6). Voorkeursplaatsen zijn daar waar botweefsel dicht onder de huid ligt:
- bij rugligging zien we decubitus optreden aan de stuit, de hielen en de schouderbladen, soms ook aan het achterhoofd;
- bij zijligging kan decubitus verschijnen aan knieën, enkels, heupen, schouders en oren;
- bij buikligging vooral aan de kin en de voorste bekkenkam;
- in zittende houding aan de stuit, de heupen en het zitbeen.

7 *Veranderingen en afwijkingen aan de huid*

Afbeelding 7.5 *Vier stadia van decubitus.*

7.6.3.4 Complicaties

De volgende complicaties kunnen bij decubitus optreden:
- onder de huid kan het proces zich naar opzij uitbreiden; de werkelijke wond is dan veel groter dan in eerste instantie werd gedacht;
- een grote en langdurige weefselbeschadiging als bij decubitus brengt altijd een begeleidende ontsteking met zich mee; deze kan zich uitbreiden naar diepere weefsels (fistelvorming, bursitis), bot-

Afbeelding 7.6 Drukpunten bij liggen.
A Op de rug
B Op de zij
C Op de buik
D In Fowler-houding

    ten (osteitis, osteomyelitis, evt. meningo-myelitis als de wervelkolom is betrokken) en gewrichten;
- een decubitus-ulcus zal zonder meer vele micro-organismen bevatten, waarvan sommige tot sepsis (bloedvergiftiging) kunnen leiden. De dreiging is heel reëel, aangezien de weerstand van patiënten met decubitus meestal verminderd is.

7.6.3.5 Preventie en behandeling

Zoals eerder gezegd speelt de verpleegkundige zowel bij de preventie als bij de behandeling van decubitus een belangrijke rol. Het is belangrijk te beseffen wanneer er sprake is van een verhoogde kans op decubitus. In veel gevallen (maar niet altijd!) kan dan door gerichte preventieve maatregelen het ontstaan ervan worden voorkomen. Bij de behandeling zal de rol van de verpleegkundige zowel uitvoerend als coördinerend zijn. Hierop wordt in het boek *Basisverpleegkunde* uit de serie Basiswerken nader ingegaan.

Behulpzaam bij het inschatten van risico's kan de scorelijst in tabel 7.2 zijn.

Hoe de begeleiding en behandeling van patiënten met decubitus wordt uitgevoerd is per ziekenhuis vaak verschillend. Het komt er in alle gevallen op neer dat het scheppen van voorwaarden voor het voorkomen en voor het genezen centraal staat. Daaraan kunnen ook de volgende medische maatregelen bijdragen:

- *aandacht voor medische oorzaken* (zie boven), deze behandelen en/of begeleiden;
- *dagelijkse inspectie van bedreigde huiddelen;*
- *verwijderen van dood weefsel.* Als dit chirurgisch niet mogelijk is, kan het met elastasezalf worden geprobeerd. Hierin bevindt zich fibrogenase wat verweekt;
- *voorkomen van lokale infecties.* Is daar toch sprake van, dan moet efficiënte bestrijding volgen. Het is van belang een bacteriële kweek af te nemen, bijvoorbeeld aan het begin van de behandeling, maar zeker ook als er sprake is van een stinkende wond. Infecties vertragen de wondgenezing immers sterk;
- *gele exsuderende wonden* zijn bedekt met pus, fibrine en gele necrose. Deze eisen een behandeling die de pus, fibrine en het necrotisch weefsel 'uit' het wondoppervlak licht;
- bij schone rood granulerende wonden is de behandeling gericht op het beschermen van het granulatieweefsel tegen bacteriële en mechanische beschadiging;
- *goed wondafdekmateriaal gebruiken.* Een warm en vochtig milieu bevordert genezing van de wond. Het verbandmateriaal mag echter nooit te sterk afdichten.

Verpleegkundige maatregelen sluiten daar bij aan, zoals:
- zorgen voor een schone, gladde, droge onderlaag;
- zorgen voor een goede houding van de patiënt;
  - wisselligging twee à drie uur;
  - regelmatig uit stoel liften;

7 Veranderingen en afwijkingen aan de huid

Tabel 7.2 Scorelijst voor het inschatten van het risico op het ontstaan van decubitus.

aantal punten	0	1	2	3
mentale toestand	goed	lusteloos, gedeprimeerd, gedesoriënteerd, angstig	zwaar depressief, psychotisch, verward	stuporeus, comateus, volledig gesedeerd
neurologie	geen afwijkingen	geringe stoornissen, krachtsvermindering	sensibiliteitsstoornissen score x 2 = 4 lichte hemiparese, score x 2 = 4	hemiparese, score x 2 = 6 lage dwarslaesie, score x 3 = 9 hoge dwarslaesie, score x 4 = 12
mobiliteit	goed	licht beperkt, loopt met hulp, hele dag of regelmatig op rolstoelpatiënt met goede armfunctie	voornamelijk bedlegerig, alleen uit bed bij wassen en bed verschonen, hele dag passief in stoel	geheel bedlegerig met wisselligging, score = 3 idem, wisselligging onmogelijk, score x 2 = 6
voedingstoestand	goed, geen ongewenst gewichtsverlies	matig: als na enkele dagen niet gegeten	slecht, langer dan 1 week niet gegeten bij braken en diarree	cachexie ernstig voedingstekort
voedingsinname	voldoende voeding per os per sonde	parenterale voeding	eet onvoldoende kan niet eten	meer dan 5 dagen totaal geen voeding
incontinentie	geen	af en toe voor urine	voor urine en/of feces bij urinecatheter, uritip	geheel incontinent
aantal punten	0	1	2	3
leeftijd	jonger dan 50	ouder dan 50	ouder dan 60	ouder dan 70
temperatuur	lager dan 37,5	hoger dan 37,5	hoger dan 38,5	septische pat. (temp. wiss.), score x 2 = 6 hoger dan 39,0 lager dan 35,5
medicatie	geen	corticosteroïden, slaapmiddelen, anticoagulantia (niet calparine)	pijnstillers, tranquillizers, cytostatica, orale antibiotica	parenterale antibiotica inotropica i.v. (cardio stimulantia, bijv. dopamine, (nor)adrenaline)
diabetes	geen	alleen dieet	dieet en orale middelen	dieet en insuline

aantal punten	0	1	2	3
circulatie	geen stoornissen	RR-dalingen	vaatlijden shock < 2 uur (licht)	shock > 2 uur (ernstig), score x 3 = 9

score < 8: niet verhoogd risico
score 8-12: verhoogd risico
score > 12: extra verhoogd risico

- goede houding in bed en stoel;

Hierbij is de druk zo gelijkmatig mogelijk over de huid verdeeld;
– mobilisatie bevorderen;
– goede huidverzorging, maceratie voorkomen;
– bij patiënten met een groter risico wordt het standaard ziekenhuisbed vervangen door een in drie delen instelbaar bed, waarbij het mogelijk is flexie te geven in heup en knieën. Door deze houding worden druk en vooral schuifkrachten in stuit en hiel sterk verminderd. Bij sterk bedreigde patiënten wordt een Clinitron® bed gebruikt. Dit is een soort bak, waarin de patiënt als het ware drijft op een laag siliconenkorrels waardoor de drukopbouw nog verder reduceert.

8 Circulatie

8.1 Inleiding

Het circulatiesysteem omvat het hart, de bloedvaten, de lymfevaten, het bloed en de lymfe. Het belangrijkste doel van het circulatiesysteem is uiteindelijk ervoor te zorgen dat de lichaamscellen voldoende aanvoer krijgen van stoffen die voor de celfysiologie onmisbaar zijn en om een goede afvoer te waarborgen van afbraakproducten van de celstofwisseling. Daarnaast zijn er functies in de bloedstolling en afweer. Teneinde beter te kunnen begrijpen wat de gevolgen kunnen zijn van een disfunctioneren van de circulatie moet iets worden verteld over de vochtverdeling in het lichaam en de factoren die daarop onder normale omstandigheden van invloed zijn: de water- en zouthuishouding van het lichaam.

De mens bestaat gemiddeld voor 60% uit water; bij de man is dit iets meer (63%), bij de vrouw iets minder (52%). Verder zijn er tussen individuen onderling nog grote verschillen mogelijk. Deze zijn in hoofdzaak afhankelijk van het al of niet aanwezig zijn van zeer waterarm weefsel zoals vetweefsel. De hoeveelheid water in ons lichaam is verdeeld over vier afdelingen. Van de totale hoeveelheid die aanwezig is bevindt zich:
- 65% intracellulair (in de lichaamscellen);
- 27% interstitieel (tussen de lichaamscellen in);
- 5% intravasculair (in bloed- en lymfevaten). Het bloed (vijf liter) bestaat voor 45% uit bloedcellen en voor 55% uit vocht;
- 3% in de lichaamsholten. Hiertoe horen gebieden als de pleuraholte en vrije buikholte, de gewrichten en het maag-darmkanaal, het oog en regio's binnen in de hersenen (hersenventrikels) en de gebieden rond de hersenen. In de lichaamsvloeistoffen bestaat een constante beweging, er wordt steeds bijgemaakt en afgevoerd. Bovendien bestaat er een uitwisseling van vocht tussen de verschillende compartimenten.

In het lichaamswater zijn vele belangrijke stoffen opgelost, zoals:
- *elektrolyten*. Dit zijn zouten die, in water opgelost, in ionen (deeltjes met een elektrische lading) worden gesplitst en dan elektrolyten worden genoemd. De drie belangrijkste ervan zijn natrium, chloride en bicarbonaat. In ongeveer dezelfde concentraties komen deze stoffen in zeewater voor. Lichaamsvloeistof smaakt dan ook enigszins naar zeewater. Omdat de verplaatsing van keukenzout (natriumchloride) verplaatsing van water met zich meebrengt en deze dus heel sterk aan elkaar gekoppeld zijn, spreken we van de water- en zouthuishouding;
- *moleculair opgeloste stoffen*. Hiermee worden bedoeld stoffen als aminozuren, glucose, vetzuren en dergelijke, maar ook hormonen, vitaminen, zuurstof en koolzuur.

Het uitwisselen van vocht tussen de verschillende compartimenten (inwendige vochtbalans) gebeurt door middel van *osmose*. Bij osmose treedt waterverplaatsing op als er een concentratieverschil bestaat tussen twee ruimten die gescheiden zijn door een semipermeabele wand (voor bepaalde stoffen wel, voor andere niet doorgankelijk). In dit geval is de wand alleen voor water doorgankelijk. Het water zal zich net zo lang verplaatsen tot er aan beide zijden van de membraan eenzelfde concentratie aan stoffen bestaat.
Voor de regulatie van de totale hoeveelheid vocht (uitwendige vochtbalans) zijn vooral de nieren en enkele hormoonklieren van belang. De nieren hebben, behalve andere functies, ook de opdracht om bij een overmaat aan vocht en zout deze stoffen uit te scheiden en ze bij een tekort vast te houden. De bijnieren en de hypofyse (hersenaanhangsel) zijn de hormoonklieren die bij deze functie van de nier betrokken zijn.
De bijnierschors produceert onder andere het hormoon aldosteron. Als het natriumgehalte in bloed en weefselvocht daalt, wordt dit hormoon extra geproduceerd en zullen de nieren onder invloed daarvan dus natrium (eigenlijk zout) vasthouden. Zout is aan water gekoppeld, dus water wordt mede vastgehouden. De productie van aldosteron geschiedt ook onder invloed van het renine-angiotensine-aldosteronsysteem (RAAS). Dit gaat als volgt: indien de bloeddruk daalt zal de doorstroming van de nieren afnemen. Dit wordt geregistreerd door de nieren die daarop renine gaan aanmaken. Het renine wordt omgezet in angiotensine I, wat op zijn beurt in de longen verder wordt omgezet in angiotensine II, een hormoon met een sterk vaatvernauwend effect. Deze vaatvernauwing leidt tot een verhoging van de perifere weerstand, waardoor de bloeddruk weer stijgt (zie par. 8.5). Behalve dit

effect op de bloeddruk, is er hierdoor ook een toename van de productie van aldosteron.

Daalt de hoeveelheid bloed (eigenlijk vocht) in de slagaders, dan zal de hypofyse het antidiuretisch hormoon (ADH) extra gaan aanmaken. Dit hormoon komt vanuit de hypofyse in de bloedbaan en vandaar bij de nieren terecht. Hierdoor gaan de nieren meer vocht vasthouden, waardoor het tekort gecompenseerd wordt.

Onder normale omstandigheden zijn in het lichaam opname en afgifte van vocht met elkaar in evenwicht, in balans. Het lichaam krijgt evenveel vocht aangevoerd als er via de urine (1000 tot 1500 ml), de uitademing (400 ml), de zweetsecretie (750 tot 1000 ml) en de ontlasting (75 tot 150 ml) het lichaam verlaat. Er is in dit geval sprake van een normale vochtbalans. Verliest het lichaam meer vocht dan dat er wordt opgenomen, zoals mogelijk is bij hevige diarree maar ook bij te weinig drinken, dan spreken we van een *negatieve vochtbalans* en zal uitdroging dreigen. Er is sprake van een *positieve vochtbalans* wanneer meer vocht wordt opgenomen dan afgegeven.

8.2 Verschijnselen wijzend op een ziek hart

Centraal in het circulatiesysteem (afb. 8.1) staat de (door)pompfunctie van het hart. Door ziekten aan het hart of overbelasting ervan, kan het gebeuren dat de hartspier niet meer in staat is om het bloed goed door te pompen. Dit zal in het gehele lichaam merkbaar worden en een scala aan verschijnselen opleveren, waaraan te herkennen is dat het hart niet goed werkt. Als deze situatie in het lichaam bestaat, wordt gesproken van *decompensatio cordis*.

Ook andere symptomen kunnen de aandacht richten op het zieke hart. De bekendste hiervan zijn pijn en ritmestoornissen.

8.2.1 DECOMPENSATIO CORDIS

De pompfunctie van het hart wordt door vier factoren beïnvloed. Deze zijn:
- het aantal malen per minuut dat het hart samentrekt (*frequentie*);
- de kracht waarmee wordt samengetrokken (*contractiliteit*);
- de *preload* (voorbelasting). Onder preload wordt verstaan de rekkingstoestand van de hartspiervezels vlak voordat met de contractie wordt begonnen. Is er een sterkere rekking van de vezels door een grotere vulling van het hart, dan treedt de wet van Frank-Starling in werking waardoor de eerstvolgende samentrekking krachtiger zal plaatsvinden;

Afbeelding 8.1 *Schematische weergave van de bloedsomloop.*

- de *afterload* (nabelasting). Dit is de spanning in de hartspier die tijdens de contractie moet worden ontwikkeld om het bloed te kunnen wegpompen.

Onder normale omstandigheden, bij een gezond hart, zijn deze vier factoren met elkaar in balans en werkt het hart zoals kan worden verwacht: het levert een normaal *hartminuutvolume* (hoeveelheid bloed die per minuut wordt uitgepompt), aangepast aan de behoefte van het lichaam. Heel anders wordt het als de hartspier ziek is. Het hart zal dan onvoldoende doorpompen omdat het er eenvoudigweg geen kracht voor heeft. Er treedt decompensatio cordis op. Het onvoldoende doorpompen van het bloed leidt ertoe dat zich bloed ophoopt vóór het hart en dat de druk in de aders dus toeneemt. Deze druk zet zich door tot in de capillairen. Anderzijds zal in deze situatie veel te weinig bloed in de aorta worden gepompt, waardoor het lichaam slecht wordt doorbloed.

Decompensatio cordis ontstaat niet alleen bij een zieke hartspier, maar ook als het hart te zwaar wordt belast, bijvoorbeeld doordat het altijd tegen een te hoge druk moet inpompen. Deze situatie kan optreden als jarenlang hoge hypertensie (bloeddruk) bestaat. De afterload neemt toe, want de hoge bloeddruk in de aorta vormt steeds een tegenwerkende kracht waar tegenin moet worden gepompt (drukbelasting).

Het kan ook zijn dat het hart extra veel bloed moet doorpompen en daardoor wordt overbelast (volumebelasting). Dit kan ontstaan als het bloedvatenstelsel overvuld is of wanneer het bloed nóg eens het hart passeert terwijl het er net geweest is. Dit is bij aangeboren hartafwijkingen mogelijk. Bij een volumebelasting neemt vooral de preload toe. Gedurende een bepaalde periode zal het tekortschieten in de hartfunctie nog worden gecompenseerd. Daarbij speelt niet alleen de wet van Frank-Starling een rol, maar ook het vrijkomen van adrenaline in het lichaam. Dit hormoon bevordert de contractiekracht van de hartspier. Ook kan ter aanpassing de hartspier in dikte toenemen (hypertrofie), waardoor de contractiekracht wordt ondersteund. Er zijn echter grenzen aan dit alles. Als die grenzen worden overschreden, dan treedt decompensatio cordis op.

Bij het praten over decompensatio cordis zijn we gewend voor het gemak het hart in te delen in twee helften, een linker en een rechter hart. Beide kunnen afzonderlijk decompenseren met ieder een eigen symptomatologie. Meestal is er echter sprake van een combinatie van rechts- en linksdecompensatie.

8.2.1.1 Rechtsdecompensatie

Als de rechter harthelft niet goed doorpompt (afb. 8.2), heeft dat een *backward failure* tot gevolg, zich uitend in:
- verhoging van de centraal-veneuze druk;
- verhoging van de druk in de venae cavae tot in de capillairen;
- verminderde doorbloeding van de weefsels door stuwing.

Verhoging van de centraal-veneuze druk
De centraal-veneuze bloeddruk is de druk in de grote aders van het lichaam, voornamelijk de venae cavae. Doordat het bloed niet goed wordt doorgepompt, stuwt het vóór het hart en stijgt de druk in het aanvoerende bloedvat. Deze drukstijging is waar te nemen aan de buitenste halsader, de vena jugularis externa. Het is verstandig de patiënt te laten liggen; de ader wordt voorzichtig onder de kaakhoek

Afbeelding 8.2 Schematische weergave van de gevolgen van een rechtsdecompensatie.
RA = rechter atrium
RV = rechter ventrikel
1 Doordat het bloed slecht wordt doorgepompt, stijgt de druk in de v. cava.
2 Dit leidt tot stuwing en opzwelling van de lever.
3 De hydrostatische druk in de darmcapillairen stijgt, waardoor ascites ontstaat.
4 Door stuwing van de nieren functioneren deze slechter.
5 De gestegen hydrostatische druk in de benen leidt tot oedeemvorming.

dichtgedrukt en met de andere hand leeg gestreken in de richting van het hart. Er zitten geen kleppen in de v. jugularis externa, zodat het bloedvat zich na het leeg strijken weer vult van de kant van het hart af, waarbij het niveau van het bloed in de ader de druk in het centrale venengebied weerspiegelt. We spreken van een *overvulling* van de halsvenen.

Verhoging van de druk vanuit de venae cavae tot in de capillairen
Wanneer de druk in de venae cavae is gestegen, zal de druk in de aders die zich daar direct voor bevinden ook gestegen zijn. Hetzelfde geldt voor de aders die daar weer voor liggen enzovoort. Zo zal deze toegenomen druk zich voortzetten tot in de capillairen die het bloed uiteindelijk afgeven aan de holle aders. De gevolgen daarvan zijn:
- *stuwing van de lever*, die daardoor groot wordt en een pijnlijk opgezet gevoel in de bovenbuik (vaak in de maagstreek) geeft;
- *stuwing van de nieren*, waardoor de bloeddoorstroming door de nieren wordt vertraagd, wat tot gevolg heeft dat minder, zij het sterk geconcentreerde, urine wordt geproduceerd (stuwingsurine);
- *oedeemvorming*. Cardiaal oedeem vormt zich heel duidelijk onder invloed van de zwaartekracht, vooral aan de benen en bij bedlegerige patiënten aan de billen (nates) en de bovenbenen (zie ook par. 8.4);
- *ascitesvorming* (ascites = vocht in de vrije buikholte). Dit gebeurt op vergelijkbare wijze als oedeemvorming. In het buikgebied neemt ten gevolge van de leverstuwing de hydrostatische druk in de capillairen toe en treedt vocht in de vrije buikholte. Ascites geeft een opgezet gevoel en anorexie;
- *hydrothoraxvorming* (hydrothorax = vocht in de pleuraholte). De vorming hiervan geschiedt op dezelfde wijze als die van oedeem ten gevolge van verhoogde hydrostatische druk. Het vocht treedt alleen niet uit in weefsels, maar in de pleuraholte. Een hydrothorax geeft dyspnoeklachten, soms met centrale cyanose (zie par. 9.2) en soms prikkelhoest.

Verminderde doorbloeding van de weefsels door stuwing
Het gevolg van verminderde doorbloeding van de weefsels is dat patiënten klagen over koude extremiteiten. Ook kan, doordat het bloed te lang in de weefsels verblijft, perifere cyanose optreden (zie par. 9.3).

8.2.1.2 Linksdecompensatie
Als de linker harthelft te kort schiet in de doorpompfunctie (afb. 8.3), dan heeft dit een stijging van de druk in de longaders en zijn vertakkingen (backward failure) tot gevolg, alsmede te geringe aortavulling (forward failure).

Stijging van de druk in de longaders en hun vertakkingen
Analoog aan het verhaal bij de rechtsdecompensatie zal een gestegen bloeddruk in de longaders zich voortzetten tot een stijging van de

Afbeelding 8.3 Schematische weergave van de gevolgen van een linksdecompensatie.
LA = linker atrium
LV = linker vertrikel
1 Doordat het bloed slecht wordt doorgepompt, stijgt de druk in de longaders; hierdoor ontwikkelen zich een dyspnoe en longoedeem.
2 De aanvoer van bloed naar de hersenen (via de hersenslagader) raakt gestoord. Dit kan allerlei neurologische verschijnselen tot gevolg hebben.
3 De nierdoorstroming is gestoord. Dit leidt tot water- en zoutretentie.
4 De doorstroming van diverse andere slagaders in het lichaam is gestoord, in de huid geeft dit bijv. aanleiding tot bleekgrauwe verkleuring.

hydrostatische druk in de capillairen van de long. De gevolgen daarvan kunnen zijn:
- dyspnoe (kortademigheid). Dit wordt voor het eerst opgemerkt bij inspanning (dyspnée d'effort), later ook in rust (dyspnée de repos). De dyspnoe denkt men te verklaren uit het minder soepel worden van de longen, doordat de bloedvaten overvuld zijn (zie voor dyspnoe ook hoofdstuk 11). Ook kan als gevolg van een zuurstoftekort in de weefsels een lichte verzuring optreden, waardoor bovendien hyperventilatie ontstaat die bij inspanning sneller verschijnt en langer duurt.

De dyspnoe in rust treedt vaak aanvalsgewijs op en wordt daarom asthma cardiale genoemd. Het komt voort uit een sterke vernauwing van de kleine luchtpijptakjes door zwelling van de bloedvaten die zich in de wanden ervan bevinden. Dit kan soms zelfs leiden tot piepen op de borst. Bovendien zal zich vocht ophopen (oedeem) tussen de longblaasjes en de capillairen, waardoor de uitwisseling van zuurstof vertraagd en bemoeilijkt wordt. Asthma cardiale zien we het meest optreden in de voornacht, als de lichaamskern door het gaan liggen meer bloed aangevoerd heeft gekregen, dat dan in de longen blijft hangen. Bij linksdecompensatie wordt vocht vastgehouden (zie verderop). Gedurende de dag, wanneer de patiënt zit, in beweging is of rechtop staat, zal dit vocht zich onder invloed van de zwaartekracht ophopen, vooral in de benen. In liggende positie is de invloed van de zwaartekracht minder, het lichaam is bovendien in rust en het hart kan zijn functie beter aan, waardoor het vocht uit de benen weer in de bloedbaan kan worden opgenomen. Het verplaatst zich vervolgens onder andere naar de longen, met bovengenoemde gevolgen. De dyspnoe vermindert dus ook bij gaan zitten (orthopnoe). Vanwege deze orthopnoe zal de patiënt zichzelf al hebben aangewend met meer dan een kussen te slapen en als hij het erg benauwd krijgt rechtop te gaan zitten. Een droge prikkelhoest kan de overvulling van de longvaten begeleiden;
- *longoedeem.* Hierbij is de longstuwing zo ernstig dat vocht behalve in het interstitiële weefsel ook uittreedt in de longblaasjes. Dit is een levensbedreigende situatie waaraan de patiënt, als niet gauw hulp geboden wordt, kan overlijden. Er zal (door de aanwezigheid van erytrocyten) rozig, schuimend sputum worden geproduceerd en de patiënt heeft het erg benauwd. Doordat de gasuitwisseling sterk verstoord raakt treedt cyanose op (zie hoofdstuk 9);
- *hydrothorax.* Door de longstuwing kan uit de haarvaten die grenzen aan de pleuraholte vocht in die holte uittreden.

Te geringe aortavulling
Omdat de linker ventrikel tekortschiet in het doorpompen van bloed, raakt de aorta onvoldoende gevuld. Het gevolg daarvan is een verslechtering van de bloeddoorstroming van diverse organen, waaronder:
- *de nieren.* Het gevolg van een verminderde bloeddoorstroming van de nieren is dat het renine-angiotensine-aldosteron-systeem (RAAS) wordt gestimuleerd, hetgeen leidt tot water- en zoutretentie en tot perifere vaatvernauwing;

- *de huid*. De verminderde bloeddoorstroming en de aanwezige vasoconstrictie doen de huid bleek-grauw van kleur zijn. De extremiteiten voelen vaak koud aan;
- *de hersenen*. Een verminderde hersendoorbloeding kan aanleiding geven tot verwardheid, Cheyne-Stokes-ademhaling (zie par. 11.3) en eventueel bewusteloosheid. Er wordt geklaagd over snel vermoeid zijn. Tegen elke inspanning wordt opgezien. Men transpireert snel.

Uit het bovenstaande blijkt dat zowel bij rechts- als bij linksdecompensatie oedeemvorming optreedt. Bij rechtsdecompensatie vooral door verhoging van de hydrostatische druk in het capillaire gebied, bij linksdecompensatie in eerste instantie door water- en zoutretentie. In feite raakt het lichaam overvuld met water, waardoor de decompensatio cordis alleen nog maar erger kan worden en er een vicieuze cirkel kan ontstaan. Het oedeem dat zich overdag vormt, wordt 's nachts weer uitgeplast. Het hart kan als het lichaam in rust is zijn functie beter aan en de oedemen worden gemobiliseerd. Er ontstaat *nycturie*, wat inhoudt dat 's nachts meer wordt geplast dan overdag. Het verschijnsel oedeem en ook nycturie worden het vaakst waargenomen bij een rechtsdecompensatie.

Behandeling
De behandeling van decompensatio cordis is primair gericht op herstel van de circulatie. Maatregelen die daartoe bijdragen zijn:
- bedrust;
- geneesmiddelen die de werking van het hart kunnen verbeteren (bijv. digoxine);
- geneesmiddelen die de vaatvulling verminderen, te weten diuretica (chloorthiazide, Lasix®). Gevolg is vooral vermindering van de preload;
- geneesmiddelen die de perifere vaten verwijden zodat het hart het wat gemakkelijker krijgt. Zij verminderen de afterload en de prelaod. Voorbeelden hiervan zijn angiotensine II-receptorblokkers: losartan (Cosaar®), valsartan (Diovan®) en ACE-remmers (Renitec®).

Daarnaast is het belangrijk de oorzaak van de decompensatio cordis op te sporen en te behandelen. Deze hoeft lang niet altijd in het hart te liggen.

8.2.2 PIJN AAN HET ZIEKE HART

Wordt pijn ervaren in de thorax, dan is men gauw geneigd die toe te schrijven aan 'het hart'. Gezien het grote aantal organen dat zich verder nog in de thorax bevindt, is dit uiteraard lang niet altijd correct. Toch kan pijn een symptoom zijn bij een hartziekte.

De belangrijkste oorzaak voor pijn aan het hart is *ischemie* (tekort aan bloeddoorstroming) van de hartspier, waardoor zuurstofgebrek (hypoxie) in het hartspierweefsel optreedt. Deze pijn begint bijna altijd achter het borstbeen (precordiaal of substernaal) maar wordt ook vaak op andere plaatsen gevoeld ('referred pain', zie par. 17.2.2.3). Een van deze plaatsen is de keel. Keelpijn wordt ook wel angina genoemd. Angina betekent letterlijk elke met gevoel van beklemming en verstikking gepaard gaande pijnlijke aandoening. De pijn van het hart door zuurstoftekort wordt al jaren *angina pectoris* genoemd vanwege het verschijnsel dat de pijn op de borst vaak gepaard gaat met een gevoel van verstikking. Andere plaatsen waar de pijn aangegeven kan worden zijn de kaakhoeken, de linkerarm en midden op de rug. Kenmerkend voor de pijn is dat deze als beklemmend en beangstigend wordt ervaren; de patiënt heeft een 'ik ga dood'-gevoel.

8.2.3 RITMESTOORNISSEN

Om vele redenen kunnen aan het zieke hart ritmestoornissen optreden. De patiënt voelt dit in de meeste gevallen zelf heel goed; het is beangstigend, soms kan bewusteloosheid het gevolg zijn. Omdat deze ritmestoornissen vrijwel altijd aan de pols waarneembaar zijn, worden ze in de volgende paragraaf nader besproken.

8.3 Afwijkingen aan de pols

Aan de pols nemen we de activiteit van het hart waar. Bij iedere contractie van het hart wordt een hoeveelheid bloed de aorta in gestuwd (slagvolume). Nu is het niet zo dat dit bloed binnen een fractie van een seconde de perifere slagader, waaraan de pols wordt gevoeld, passeert. Daar doet het wat langer over: het verplaatst zich met een snelheid van 0,5 m/s. Het uitgepompte bloed botst namelijk in de aorta op tegen de vorige hoeveelheid die het hart heeft uitgepompt en deze weer tegen de voorlaatste hoeveelheid enzovoort.

Wat zich wel heel snel voortplant, is de *drukgolf* (polsgolf). Na 0,08 seconde kan deze al aan de pols worden waargenomen en een indruk geven van de laatste hartslag. Het voortplanten van de drukgolf valt enigszins te vergelijken met een rij rechtopstaande dominostenen die achter elkaar zijn neergezet: duw je de eerste om, dan veroorzaakt dat een kettingreactie, de drukgolf plant zich van steen tot steen voort en alle vallen om.

Het voelen van de pols wordt meestal gedaan aan de arteria radialis (polsslagader) en als deze slecht te voelen is, aan de arteria carotis (halsslagader). Vooral bij ouderen moet deze laatste voorzichtig gepalpeerd worden, omdat het tot onvoldoende hersendoorbloeding kan leiden.

Bij het voelen moet op een aantal eigenschappen worden gelet, die de kenmerken van de pols worden genoemd. Deze kenmerken zijn:
- frequentie;
- regulariteit (regelmaat);
- aequaliteit (gelijkmatigheid);
- spanning;
- heftigheid;
- vulling.

Van belang is verder dat bij het vaststellen van de eigenschappen van de pols eveneens gelet wordt op de toestand van de vaatwand, aangezien een ziekelijke afwijking daaraan deze polskenmerken terdege kan beïnvloeden en zo tot verkeerde interpretaties kan leiden. Normaal voelt een slagader vast-elastisch-pulserend aan; in dat geval zijn de verschillende polskenmerken in principe goed vast te stellen. Heel anders wordt dit als door slagaderverkalking de slagaders door kalkafzetting hard zijn geworden, of wanneer ontstekingen een verdikking van de slagaderwand hebben veroorzaakt.

8.3.1 FREQUENTIE

Onder de frequentie van de pols verstaan we het aantal polsslagen per minuut. Onder normale omstandigheden is de frequentie gemiddeld 72 slagen per minuut in rust.

De frequentie kan toe- of afnemen. Stijgt de frequentie boven 100 slagen per minuut, dan spreken we van een *polsversnelling* of *tachycardie*. Neemt de frequentie af tot beneden 60 slagen per minuut, dan heet dit *bradycardie*.

De oorzaken van tachycardie kunnen verschillend zijn, zoals:
- *lichamelijke inspanning*. Bij inspanning zal de circulatie toenemen omdat vooral het spierweefsel veel meer zuurstof verbruikt en ook zijn afvalproducten kwijt moet. Hier is er sprake van een heel gewone aanpassing van de fysiologie aan een extra behoefte;
- *nervositeit*. Nerveuze mensen hebben vaak een snelle pols. Dit wordt veroorzaakt door een onder invloed van stress toegenomen activiteit van het adrenerge systeem (nervus sympathicus), waardoor onder andere het hart wordt gestimuleerd;
- *koorts*. Bij koorts is de polsfrequentie gestegen, waarschijnlijk door het verhoogde appel dat wordt gedaan op de stofwisseling (en dus

op de circulatie) met als doel zo veel warmte te doen vrijkomen dat het lichaam een hogere temperatuur krijgt. Mogelijk neemt de hartslag ook toe doordat het adrenerge systeem is geprikkeld;
- *bloedarmoede.* Bij bloedarmoede is er sprake van een verminderd hemoglobinegehalte en dus een afgenomen mogelijkheid van transport van zuurstof naar de weefsels. Het hart zal daarom het bloed sneller rondpompen om toch de cellen tijdig van zuurstof te kunnen voorzien;
- *verhoogde schildklierfunctie.* Als te veel schildklierhormoon aanwezig is, zal de stofwisseling in de cellen toenemen en dit vraagt uiteraard een verhoogde aan- en afvoer van stoffen,
- *decompensatio cordis.* Een hart dat niet meer opgewassen is tegen zijn functie zal dit in de regel compenseren door sneller te gaan kloppen om zo nog enigszins een circulatie te bewerkstelligen;
- *bloeddrukdaling.* Het hart zal proberen deze situatie het hoofd te bieden door frequenter samen te trekken, waardoor de bloeddruk weer wat zal gaan stijgen (zie par. 8.6).

Ook bradycardie kan vele oorzaken hebben, zoals:
- *sporthart.* Door intense sporttraining is de hartspier dikker geworden en kan daardoor krachtiger samentrekken. Het slagvolume neemt daarbij toe. Om per minuut dezelfde hoeveelheid bloed te verplaatsen (hartminuutvolume) kan het hart met minder contracties volstaan;
- *familiair voorkomen.* In sommige families komt een langzame pols voor zonder duidelijke oorzaak of consequenties;
- *hartblock.* Dit is een ernstige ritmestoornis van het hart, veroorzaakt doordat de prikkelgeleiding door de bundel van His geblokkeerd is. De kamers zullen nu zelf prikkelvorming organiseren, maar dit leidt slechts tot een hartslagfrequentie van hoogstens 40 slagen per minuut;
- *drukpols.* De drukpols is zo genoemd omdat hij nogal eens wordt aangetroffen bij een verhoogde hersendruk (druk in de schedel). Daarbij wordt de kern van de nervus vagus geprikkeld, hetgeen zich uit in een afremmen van de hartactiviteit. Verhoogde hersendruk kan zich voordoen bij een hersentumor, een bloeding in de schedel, maar ook bij een ernstige hersenschudding;
- *icterus* (geelzucht). Als bij icterus galzure zouten in het bloed aanwezig zijn, kan daardoor de kern van de nervus vagus eveneens geprikkeld raken;
- *sommige microbiële infecties.* Alhoewel de meeste infecties vergezeld gaan van koorts en dus van tachycardie, zijn er uitzonderingen

waarbij dit niet gebeurt, of waarbij dit veel minder uitgesproken is. Voorbeelden ervan zijn virusinfecties en buiktyfus.

8.3.2 REGULARITEIT (REGELMAAT)
Normaliter is de pols regelmatig of regulair, dat wil zeggen dat de afstanden tussen de verschillende polsslagen steeds dezelfde zijn. Is dit niet het geval, dan spreken we van een *onregelmatige* of *irregulaire pols*. Een onregelmatigheid van de pols wordt altijd veroorzaakt door een onregelmatige hartactiviteit.

Soms bestaat er een verschil tussen het aantal slagen geteld aan de pols en aan het hart. Dit wordt een *polsdeficit* genoemd. Een dergelijk polsdeficit begeleidt nogal eens een irreguliere hartactiviteit. De oorzaak van het 'ontbreken' van een slag aan de pols ligt in het feit dat de kamerdruk tijdens de contractie lager bleef dan de aortadruk 'Overslaan' van het hart is vaak het gevolg van een extrasystole. Een tweede hartslag komt dan te vroeg, waarna een compensatoire pauze optreedt. Het hart vult zich in die periode extra met bloed en trekt dan krachtiger samen (wet van Frank-Starling). Dit wordt dan als een bons in de thorax ervaren. Een extrasystole kan optreden door nervositeit, te veel roken en dergelijke, maar ook bij een beschadigde hartspier. Is voortdurend sprake van twee polsslagen achter elkaar met daarna een compensatoire pauze, dan heet dit een *pulsus bigeminus*.

8.3.3 AEQUALITEIT (GELIJKMATIGHEID)
Onder gelijkmatigheid verstaan we dat de tik tegen de vinger bij het tellen van de pols steeds van dezelfde hevigheid is. Er is dan sprake van een *gelijkmatige* of *aequale* pols. Als dit niet het geval is spreken we van een *ongelijkmatige* of *inaequale* pols. De gelijkmatigheid heeft direct te maken met het slagvolume. Is het slagvolume wisselend, dan ontstaat een inaequale pols.

Een bekend voorbeeld uit de pathologie, waarbij zowel irregulariteit als inaequaliteit aan de orde zijn, is het boezemfibrilleren. Hierbij is een litteken in de boezemwand verantwoordelijk voor uiteindelijk de kenmerken van de pols. Dit litteken functioneert namelijk als een ectopisch prikkelcentrum (op een abnormale plaats gelegen en door ziekelijke oorzaken ontstaand prikkelcentrum) dat zeer vele prikkels uitstuurt in alle richtingen over de boezemwand. Vele van deze prikkels doven uit, andere lopen dood op de annulus fibrosus (een bindweefselring die de boezems van de kamers scheidt) die geen prikkels geleidt. Zo nu en dan echter bereikt een prikkel die sterk genoeg is toch de AV-knoop, waarna snel transport langs de bundel van His plaatsvindt en de kamers zich samentrekken. Het moment waarop deze prikkels in de AV-knoop aankomen is volslagen willekeurig met als gevolg dat het hart ook volslagen onregelmatig samentrekt. Er is dan ook nog maar weinig verbeelding voor nodig om vast te stellen dat op het ene moment van samentrekken het hart redelijk gevuld was met bloed, terwijl er op een ander moment nog maar nauwelijks sprake was van vulling omdat de prikkel snel op de vorige volgde. Het hart trekt wel samen, maar pompt maar weinig bloed uit. Deze wisselende slagvolumes vormen de basis voor de inaequale pols.

8.3.4 SPANNING

De spanning van de pols is een weerspiegeling van de druk die in het vat heerst. Bij het voelen van de pols probeer je eigenlijk uit met welke druk van de vinger de pulsaties kunnen worden onderdrukt. Sommige clinici met veel ervaring zijn in staat op deze wijze de bloeddruk in het vat met grote nauwkeurigheid te schatten. De meesten kunnen dat echter niet. Wel kan worden vastgesteld of de pols gespannen is (pulsus durus), wat met een hoge bloeddruk samengaat. Ook kan de pols heel moeilijk te voelen zijn. We spreken dan van een *weke pols* (pulsus mollis); dit komt voor bij een heel lage bloeddruk, zoals bij shock.

8.3.5 HEFTIGHEID

Soms is er sprake van een hoge systolische bloeddruk, terwijl de diastolische druk normaal of zelfs beneden normaal kan zijn. We spreken dan van een *grote polsdruk* (verschil tussen systolische en diastolische druk). Ook dat is te voelen aan de pols. Bij een grote polsdruk kan de polsgolf heel abrupt (heftig) zijn (pulsus celer). In dat geval is het dan ook heel gemakkelijk de pols te tellen. Situaties waarin zich dat kan voordoen zijn die waarin het slagvolume verhoogd is. Dat is het geval bij bloedarmoede, koorts, toegenomen schildklierwerking en ook bij nervositeit. Een dergelijke pols kan ook worden waargenomen bij oude patiënten met een starre aortawand: de uitbochtfunctie van de aorta is bij hen verloren gegaan, waardoor de systolische druk zeer hoog kan stijgen en daarmee de polsdruk. Is om de andere polsslag een wisselende heftigheid te constateren dan heeft men te maken met een *pulsus alternans*. Er kan ook sprake zijn van een *kleine polsdruk*, de pols is in dat geval vaak moeilijk te voelen en is bovendien week van kwaliteit. Het bekendste voorbeeld waarbij dit kan voorkomen is shock.

8.3.6 VULLING

De vulling van de pols hangt af van de hoeveelheid bloed die onder de vingers passeert tijdens het voelen. Als de vulling van de bloedvaten verminderd is, is een kleine pols voelbaar, bij overvulling juist een sterk gevulde pols. Een kleine pols kun je bijvoorbeeld voelen bij shock, een grote pols in alle situaties waarin het vatenstelsel overvuld raakt.

8.3.7 POLSREGISTRATIE

De bevindingen aan de pols worden geregistreerd op de temperatuurlijst (zie ook par. 12.2). De temperatuurlijst is zo ingericht dat in een oogopslag te zien is of de polsfrequentie en de temperatuur elkaar volgen. Bij een bepaalde temperatuur hoort een bepaalde pols. Gaat de temperatuur stijgen, dan neemt de pols in frequentie evenredig toe (per graad temperatuurstijging een gemiddelde stijging van 10 slagen per minuut).

Soms volgt de pols niet de temperatuur, maar is bijvoorbeeld te snel voor de temperatuur die in het lichaam heerst (afb. 8.4). In dat geval spreken we van een *relatieve tachycardie*. Is de pols te laag in frequentie in relatie tot de temperatuur, dan is er een *relatieve bradycardie*. Dit is dus pas na invulling op de temperatuurlijst vast te stellen.

8.4 Oedeemvorming

Onder oedeem (waterzucht) verstaan we de aanwezigheid van te veel vocht in de interstitiële ruimten. Als in het lichaam oedeemvorming heerst, dan is dit meestal aan de huid goed waar te nemen; er zijn putjes in te drukken ('pitting' oedeem, afb. 8.5) die even later weer zijn verdwenen. Er is daarbij vocht verplaatst dat langzaam weer terugstroomt. Dit is alleen maar mogelijk bij te veel vocht in de weefsels. Dit wordt ook wel *manifest oedeem* genoemd. Niet altijd is oedeem zo duidelijk waarneembaar; we spreken in dat geval van *latent oedeem*. Dit kan worden opgespoord door de patiënt regelmatig te wegen. Het kan voorkomen dat binnen korte tijd een gewichtstoename van meerdere kilo's (vocht) wordt vastgesteld. Gewichtstoename gaat vaak vooraf aan het zichtbaar worden van oedeem.

Zichtbaar oedeem is meestal gelokaliseerd aan de lagere lichaamsdelen door de invloed van de zwaartekracht. Dat betekent aan de onderbenen en de voeten (schoenen die 's avonds niet meer passen!) en bij een liggende patiënt aan de nates en aan de bovenbenen. Oedeem kan echter ook heel goed voorkomen aan het gelaat (pafferig gezicht) of aan de vingers (knellende ring!).

A relatieve tachycardie

B relatieve bradycardie

Afbeelding 8.4 *Temperatuurlijsten van twee patiënten. A vertoont een relatieve tachycardie, B een relatieve bradycardie. De polsfrequentie is hoger respectievelijk lager dan op grond van de temperatuur te verwachten zou zijn.*

Afbeelding 8.5 *Een patiënt met pitting oedeem.*

Het proces van oedeemvorming speelt zich af op het niveau van de capillairen en precapillairen, daar waar onder normale omstandigheden het weefselvocht wordt gevormd. Weefselvocht is bloedplasma

zonder de eiwitten, dat voornamelijk aan het arteriële deel van het capillair wordt uitgeperst naar de weefsels. Het bevat vele belangrijke bestanddelen en stroomt tussen de cellen door. De belangrijke uitdrijvende kracht is de hydrostatische druk (bloeddruk in het capillair). Deze is ongeveer 35 mm Hg (4,7 kPa). Tegenwerking wordt ondervonden van de weefseldruk, de hydrostatische druk in weefsels, en de colloïd-osmotische druk. Onder colloïd-osmotische druk verstaan we hier de aanzuigkracht uitgeoefend door in plasma aanwezige plasma-eiwitten. Deze colloïd-osmotische druk, opgebouwd door de in het capillair achterblijvende plasma-eiwitten, bedraagt in het arteriële deel van het capillair ongeveer 25 mm Hg (3,3 kPa). De hydrostatische druk blijkt echter groter dan de twee tegenwerkende krachten samen, zodat vocht uittreedt. De totale hoeveelheid vocht die onder normale omstandigheden passeert loopt per etmaal op tot enige duizenden liters. Het overgrote deel hiervan komt even verderop weer in het veneuze deel van het capillair terecht. Daar is ten gevolge van het uittreden van vocht de hydrostatische druk inmiddels afgenomen tot 15 mm Hg (2,0 kPa). De weefseldruk is niet wezenlijk veranderd, de colloïd-osmotische druk is door de relatief hogere concentratie van de eiwitten waarschijnlijk iets toegenomen. Een en ander heeft tot gevolg dat weefselvocht, nu beladen met afvalstoffen, het veneuze deel van het capillair wordt binnen gezogen. Een klein deel, ongeveer twee liter per etmaal, wordt via lymfecapillairen uit het weefsel afgevoerd. Als dit alles goed functioneert is er geen oedeem (afb. 8.6). Bij oedeemvorming is het normale evenwicht klaarblijkelijk verstoord, en wel zodanig dat te veel vocht in de ruimte tussen de cellen verblijft.
Daarvoor kunnen verschillende mechanismen verantwoordelijk zijn, zoals een toename van de hydrostatische druk, een afname van de colloïd-osmotische druk, een verhoogde doorlaatbaarheid van de capillairen of een belemmerde afvloed van de lymfe.

8.4.1 TOENAME IN DE HYDROSTATISCHE DRUK

Is de hydrostatische druk verhoogd, dan zal aan het arteriële deel van het capillair meer vocht uittreden, maar aan de veneuze kant van het capillair ook minder vocht herintreden. Eiwitten kunnen de vaatwand nauwelijks passeren en het uitgetreden vocht bezit dus een laag eiwitgehalte; het wordt een *transsudaat* genoemd. Een dergelijke situatie doet zich voor als de afvloed van veneus bloed ergens belemmerd wordt door bijvoorbeeld een trombose die een ader afsluit of vernauwt of een ziekteproces dat de ader dichtdrukt. In beide situaties is oedeem alleen in het drainagegebied van de betreffende aders aanwezig. Een andere oorzaak voor toename in de hydrostatische druk is een

Afbeelding 8.6 Schematische voorstelling van het ontstaan van weefselvocht en lymfe.
a Bloeddruk: ca. 35 mm Hg = ca. 4,7 kPa
b Colloïd-osmotische waarde: ca. 25 mm Hg = ca. 3,3 kPa
a' Bloeddruk: ca. 15 mm Hg = ca. 2,0 kPa
b' Colloïd-osmotische waarde: ca. 25 mm Hg = ca. 3,3 kPa

slecht doorpompend hart, waardoor het bloed in de aders gestuwd raakt tot in de capillairen. Sowieso wordt bij een slecht functionerend hart extra vocht vastgehouden (zie par. 8.4) zodat de druk in de bloedvaten toeneemt. Hetzelfde is aan de orde bij slecht werkende nieren. Cardiale oedemen vormen zich heel duidelijk onder invloed van de zwaartekracht.

8.4.2 AFNAME IN DE COLLOÏD-OSMOTISCHE DRUK

Het gevolg van een te lage colloïd-osmotische druk is dat vocht aan het arteriële deel van het capillair minder wordt tegengehouden om uit te treden en dat aan het veneuze deel van het capillair minder vocht naar de bloedbaan wordt aangezogen. We zien deze situatie bij hongeren. De voeding bevat dan te weinig eiwitten, waardoor de lever te weinig aanvoer krijgt van aminozuren om de plasma-eiwitten (vooral albumine is belangrijk voor het opbouwen van de colloïd-osmotische druk) aan te maken. Een vergelijkbare situatie doet zich voor bij een slechte leverfunctie. De lever is dan niet in staat om voldoende plasma-eiwitten aan te maken. Ook komen oedemen voor als de nieren eiwitten doorlaten, zoals bij sommige nierziekten het geval is.

8.4.3 VERHOOGDE DOORLAATBAARHEID VAN DE CAPILLAIREN

Als dit het geval is, zal vocht heel gemakkelijk kunnen uittreden en niet alleen het vocht, ook de eiwitten komen dan in de weefsels terecht. We spreken nu van een *exsudaat*, dat wil zeggen oedeem met een hoog eiwitgehalte. Deze vorm van oedeem is vaak plaatselijk aanwezig, bijvoorbeeld bij een ontstekingsreactie. Andere voorbeelden zijn urticaria en angioneurotisch oedeem, beide een gevolg van een allergische reactie.

8.4.4 BELEMMERDE AFVLOED VAN DE LYMFE

Dit verschijnsel kan zich voordoen bij ziekteprocessen in de lymfeklieren of doordat lymfeklieren in het kader van kankerbestrijding zijn weggenomen. We zien dan oedeemvorming in het drainagegebied optreden. Een voorbeeld van een dergelijk ziekteproces is een ziekte die in de tropen voorkomt en waarbij zich kleine wormen nestelen in de lymfeklieren. Er treedt lymfeoedeem op, onder andere aan de benen. Op den duur ontstaan heel dikke benen, olifantsbenen genoemd. Een voorbeeld van oedeemvorming doordat lymfeklieren bij kanker moesten worden weggehaald is de opgezette arm na de behandeling van een mammacarcinoom.

8.5 Afwijkingen in de bloeddruk

8.5.1 INLEIDING

Alvorens iets te zeggen over afwijkingen in de bloeddruk is het wenselijk kort in te gaan op wat precies verstaan wordt onder bloeddruk en op welke wijze de normale bloeddruk tot stand komt.

Alhoewel in ieder gedeelte van het vaatstelsel een druk heerst in het bloed, waarvan de hoogte varieert met het type vat (slagader, haarvat, ader), wordt in de klinische praktijk met bloeddruk aangegeven de druk die heerst in de slagaders van de grote bloedsomloop. Met andere woorden: de arteriële bloeddruk van de lichaamscirculatie. Onder normale omstandigheden blijft de bloeddruk in het lichaam gehandhaafd door een samenspel van een aantal factoren. De belangrijkste daarvan zijn:
– de pompfunctie van het hart;
– de perifere weerstand;
– de vulling van het vatenstelsel.

Het hart pompt per minuut een hoeveelheid bloed uit, het *hartminuutvolume*. Hoeveel dit bedraagt, is afhankelijk van de vulling van het vatenstelsel en het appel dat op de circulatie wordt gedaan. Afhankelijk van wat aan de orde is ondergaat het hart invloed van hormonen en/of zenuwimpulsen. Bijniermerghormonen (vooral adrenaline) doen het hart krachtiger en sneller kloppen, zodat het hartminuutvolume toeneemt; de nervus vagus daarentegen bewerkt een afremmen van beide, waardoor het hartminuutvolume minder wordt. Bij toenemen van het hartminuutvolume zal de systolische druk toenemen, bij afnemen zal deze druk ook afnemen.

De perifere weerstand is de weerstand die wordt opgebouwd door de arteriolen die permanent een bepaalde vernauwing bezitten. Naarmate de arteriolen namelijk nauwer zijn, zal het bloed er minder gemakkelijk doorheen kunnen stromen en zal de druk vóór de arteriolen dus ook toenemen. De perifere weerstand staat onder controle van het onwillekeurige zenuwstelsel, bijniermerghormonen en het in de nier geproduceerde renine. Bij beïnvloeding zal de perifere weerstand toenemen en de diastolische druk stijgen.

Geen van de regulerende mechanismen kan enig effect hebben als een normale vulling van het vatenstelsel niet is gegarandeerd. Een normale vulling is een voorwaarde voor de opbouw van een bloeddruk, aangezien bij een verminderde vulling volgens de wetten van de natuurkunde de druk onherroepelijk daalt. Deze vulling van het vatenstelsel wordt op haar beurt weer door een aantal factoren gereguleerd. In het begin van dit hoofdstuk is daar al het een en ander over gezegd.

De bloeddruk staat bij ieder mens onder invloed van de circadiane variatie en is verder afhankelijk van het appel dat op de circulatie (dag of nacht) wordt gedaan en de invloed van het zenuwstelsel (psyche/emoties) op de bloeddrukregulatie (afb. 8.7). Verder zijn leeftijd, geslacht en ras ook bepalend voor de hoogte van de bloeddruk. De referentiewaarden zijn aangegeven in afbeelding 8.8.

Het lichaam is uiteindelijk in staat om snel en accuraat te reageren omdat kleine veranderingen in de bloeddruk worden waargenomen door *baroreceptoren*. Deze liggen in de wand van de aortaboog en halsslagaders op het punt waar deze laatste zich splitsen in een binnenste en een buitenste tak. Vanuit deze receptoren wordt het vasomotore centrum in de hersenstam geïnformeerd. Van daaruit worden reacties die noodzakelijk zijn gecoördineerd. Wanneer men bijvoorbeeld 's morgens na het wakker worden vanuit liggende positie rechtop gaat staan, kan het bloed door de zwaartekracht plotseling niet zo gemakkelijk meer terugstromen naar het hart. De bloeddruk in de bovenste helft van het lichaam gaat hierdoor dalen. Wanneer het lichaam hier niet snel op reageert, zal de bloedstroom naar de hersenen stagneren en treedt snel bewusteloosheid in. Doordat de bloeddrukdaling door

Afbeelding 8.7 *Het bloeddrukprofiel gedurende het etmaal. Let op de sterke daling tijdens de slaap.*
ART = arteriële druk
S = systolisch
D = diastolisch
M = gemiddelde druk

baroreceptoren wordt waargenomen, wordt van hieruit de zaak gecorrigeerd en wordt bewusteloosheid voorkomen. Dit mechanisme werkt niet altijd bij iedereen even goed; wanneer het niet optimaal werkt, wordt gesproken van *orthostatische hypotensie* (zie par. 8.5.4).

Bij het beoordelen van de bloeddruk maken we gebruik van twee waarden: de *systolische bloeddruk* of *bovendruk* en de *diastolische bloeddruk* of *onderdruk*. De systolische bloeddruk is de druk in het bloedvat direct na samentrekking van het hart (systole); de diastolische bloeddruk wordt bereikt op het moment dat het hart zijn rustpauze (diastole) heeft beëindigd en is dus in feite de waarde die heerst vlak voor de nieuwe contractie.

8.5.2 BLOEDDRUKMETING
De meting van de bloeddruk kan op verschillende manieren gebeuren.
- *Directe bloeddrukmeting*: een catheter wordt in het vat gebracht waarin zich een klein apparaatje bevindt dat in staat is de bloeddruk te meten. De meting is zeer nauwkeurig en kan continu plaatsvinden en worden geregistreerd. Het nadeel is natuurlijk dat deze methode erg onpraktisch is voor normaal gebruik.
- *Indirecte bloeddrukmeting volgens Riva Rocci*: kan palpatoir of auscultatoir worden uitgevoerd en gebeurt met behulp van de bloeddruk-

Afbeelding 8.8 Bloeddruk in een bepaalde populatie uitgezet tegen de leeftijd. Vijftig procent van de populatie heeft een bloeddruk die ligt op de middelste lijn of lager (P50). Daarboven ligt een gebied dat niet direct gezien mag worden als een hypertensie. Een bloeddruk boven de P90 kan wel degelijk als hypertensie worden beschouwd.

meter. De manchet van de meter wordt aangebracht om de bovenarm en opgepompt tot boven de systolische bloeddruk. De slagader is dan dichtgedrukt. Men laat nu geleidelijk lucht uit de manchet weglopen en daarmee de druk erin afnemen. Met de stethoscoop (auscultatoire methode) wordt intussen in de elleboogsplooi (arteria brachialis) geluisterd naar het verschijnen van vaattonen (Korotkoff-tonen). Dit gebeurt op het moment dat de druk in de manchet onder de systolische druk komt, er stroomt dan immers weer bloed door het vat. Zodra de druk in de manchet vervolgens onder de diastolische druk komt, zal het kloppende geluid plotseling zachter worden en/of verdwijnen (afb. 8.9). Bij de palpatoire methode wordt niet geluisterd met de stethoscoop maar wordt met de vinger gevoeld naar pulsaties van de arteria radialis. Zodra er weer bloed doorheen stroomt (dus wanneer de druk in de manchet net iets lager is dan de bovendruk in het bloedvat) zal dit voelbaar zijn aan de pols. De onderdruk is verder niet vast te stellen. De palpatoire methode wordt dan ook alleen gebruikt wanneer het luisteren door lawaai of iets dergelijks niet mogelijk is. Dit kan voorkomen in de crashroom op de afdeling spoedeisende hulp wanneer veel artsen en verpleegkundigen tegelijkertijd bezig zijn (en veel lawaai maken) met een ernstig gewonde patiënt, of in de rijdende (eveneens veel lawaai veroorzakende) ambulance.

Afbeelding 8.9 *Onbloedige bloeddrukmeting.*

Tegenwoordig wordt door leken nogal eens de methode waarbij om de pols de band wordt gelegd en de bloeddruk- en polsfrequentiewaarden in de display verschijnen, gebruikt. Soms ook op advies van de arts in het kader van zelfcontrole.
De techniek van de bloeddrukmeting wordt verder besproken in *Verpleegkunde* uit de serie Basiswerken.

8.5.3 HYPERTENSIE (HOGE BLOEDDRUK)

Hypertensie blijkt het meest voorkomende gezondheidsprobleem in de westerse wereld te zijn. Daar is voor het eerst de aandacht op gevestigd vanuit het verzekeringswezen. Ook werd door de verzekeraars gewezen op het feit dat jarenlang bestaan van hypertensie tot een verkorting van de levensduur leidt. Deze verkorting in levensduur heeft niet zozeer te maken met de hypertensie zelf als wel met de onvermijdelijke en vaak letale (dodelijke) complicaties die op den duur kunnen optreden.

Hypertensie gaat in de regel niet gepaard met duidelijke verschijnselen. Toch is de diagnose hypertensie gemakkelijk te stellen door eenvoudigweg de bloeddruk te meten. Dit wordt dan ook de laatste tientallen jaren met grote regelmaat uitgevoerd, waardoor een beter inzicht is verkregen in de mate waarin deze aandoening voorkomt. In Nederland komt het erop neer dat 30% van de volwassenen lijdt aan hoge bloeddruk. In het overgrote deel van de gevallen zijn er geen klachten.

8.5.3.1 Oorzaken

Het is niet altijd eenvoudig de oorzaak van hypertensie vast te stellen. Dit heeft enerzijds te maken met de veelheid aan mechanismen die betrokken zijn bij de normale bloeddrukregulatie en waarin dus storingen kunnen zijn ontstaan, anderzijds met het gebrekkige inzicht dat we tot nu toe hebben in de pathogenese van hypertensie. We maken een onderscheid in *primaire* en *secundaire hypertensie*.

Voor de primaire vorm (essentiële hypertensie) is nog steeds geen goede verklaring gevonden. Het voorkomen is familiair, blijkbaar speelt de erfelijkheid een rol. Stress speelt waarschijnlijk ook een rol. Van alle gevallen van hypertensie is 80% een primaire vorm.

De secundaire vorm heeft wel aanwijsbare oorzaken, zoals:
- *bepaalde endocriene afwijkingen.* Een voorbeeld daarvan is het feochromocytoom, een tumor van het bijniermerg. Uit deze tumor komt adrenaline vrij dat onder andere een hoge bloeddruk tot gevolg heeft;
- *nierziekten.* Bij een slechte nierfunctie blijft te veel vocht in het lichaam achter met als gevolg een overvulling van het vaatstelsel, waardoor de bloeddruk stijgt. Ook kan het voorkomen dat de slagaders naar de nieren vernauwd zijn. De slechte nierdoorbloeding die hier het gevolg van is leidt tot een activering van het RAAS (zie par. 8.3). Dit leidt op zijn beurt weer tot bloeddrukverhoging;
- *zwangerschap.* Tijdens de zwangerschap kan een typische aan de zwangerschap gerelateerde hypertensie voorkomen. We spreken dan vaak van een zwangerschapsvergiftiging of toxicose (zie het boek *Verloskunde en Gynaecologie* in de serie Basiswerken);
- *adipositas.* Hypertensie komt vaker voor bij dikke mensen. Na vermagering wordt de bloeddruk weer volledig normaal of is duidelijk lager geworden. Behalve dat het hartminuutvolume toeneemt, functioneert bij dikke mensen waarschijnlijk ook het RAAS iets anders;
- *milieu-invloeden.* Te zout eten doet het lichaam meer vocht vasthouden, waardoor de bloedbaan sterker gevuld raakt. In een te drukke

omgeving leven kan hypertensie veroorzaken. Een voorbeeld daarvan is het vaker voorkomen van hypertensie in Zwanenburg, dat in het verlengde ligt van een van de startbanen van Schiphol. Een ander voorbeeld is het vaker voorkomen van hypertensie in grote steden (afb. 8.10).

Afbeelding 8.10 *Bloeddrukwaarden gemeten bij bewoners van Londen en bij Zuid-Afrikaanse Bosjesmannen, die in de rimboe leven.*

8.5.3.2 Symptomen
Alleen bij een ernstige vorm van hypertensie kunnen zich specifieke verschijnselen voordoen. Er wordt geklaagd over hoofdpijn en vermoeidheid, soms over duizeligheid en oorsuizen en over achteruitgaan van het gezichtsvermogen.

8.5.3.3 Diagnose
De diagnose hypertensie wordt gesteld na herhaalde bloeddrukmetingen in rust en bij inspanning en het liefst op verschillende momenten van de dag. Gemeten worden de systolische en de diastolische waarde. De afgelopen jaren is vaak afgegaan op de diastolische druk en was de systolische bloeddrukhoogte als criterium van minder belang. Toch is gebleken dat er al complicaties kunnen optreden als alleen een systolische bloeddrukwaarde te hoog is. Als grenzen gelden nu voor de diastolische tensie de volgende waarden:
– 86-90 mm Hg (nog net normaal);
– 90-105 mm Hg (milde hypertensie);
– 105-115 mm Hg (matige hypertensie);

– 115 mm Hg en hoger (ernstige hypertensie).

Voor de systolische tensie geldt: bij een diastolische waarde lager dan 90 mm Hg hoort een systolische waarde van 140 mm Hg. Stijgt de systolische waarde geïsoleerd boven de 160 mm Hg, dan spreken we van een geïsoleerde systolische hypertensie, dus ook van een hypertensie.

8.5.3.4 Complicaties

Het is zo belangrijk om hypertensie tijdig te diagnostiseren omdat inmiddels bekend is dat een verhoogde bloeddruk het ontstaan van atherosclerose (slagaderverkalking) sterk bevordert. Dit speelt zich vooral af in de kransslagaders en de hersenvaten. Daardoor kan een hartinfarct ontstaan of kunnen hersenbloedingen optreden.

Niet alleen in de grote slagaders, ook in de kleinere slagaders kunnen bepaalde ziekelijke veranderingen optreden. We zien dit bijvoorbeeld in het netvlies en de nieren. In het netvlies zijn deze veranderingen door de oogarts gemakkelijk vast te stellen (oogfundusonderzoek); zij vormen zelfs een graadmeter voor de ernst van de hypertensie: geen netvliesafwijkingen, dan ook geen bedreigende hypertensie.

Een ander gevolg van hypertensie is dat het hart overbelast raakt en dat op den duur decompensatio cordis ontstaat (zie par. 8.3.1). Hypertensie kan, vooral als de behandeling tekort is geschoten, ontaarden in een maligne vorm. Er is dan sprake van een zeer hoge bloeddruk met diastolische waarden van boven de 130 mm Hg. Dit gaat gepaard met uitgebreide orgaanafwijkingen.

8.5.3.5 Behandeling

De behandeling van hypertensie heeft als doel maligne hypertensie te voorkomen en de kans op het ontstaan van vaatcomplicaties te verminderen. Daartoe zijn maatregelen zinvol zoals het hanteren van leefregels (vermageren, matig zoutgebruik, het mijden van stress enz.) en het gebruik van medicijnen, zoals diuretica (ontwateringsmiddelen; bijv. chloorthiazide of lasix) en antihypertensiva (bloeddrukverlagende middelen, zoals beta-blokkers (Labetalol, Atenolol) ACE-remmers (Renitec®) calciumantagonisten (Adalat®) en angiotensine II-receptorblokkers (Diovan®).

8.5.4 HYPOTENSIE

Hypotensie is een te lage bloeddruk. Nu zijn er mensen die van nature een heel lage bloeddruk hebben, maar daarvan geen hinder ondervinden. Hieraan hoeft verder geen aandacht te worden besteed; er is in dat geval geen sprake van echte hypotensie. Wanneer de persoon echter hinder ondervindt van die lage bloeddruk of als deze voor het lichaam gevaarlijke consequenties heeft, spreken we wel van hypotensie.

In tegenstelling tot wat bij hypertensie het geval is zijn er geen grenswaarden voor hypotensie. Soms zijn al klachten aanwezig bij een bovendruk van 100 mm Hg, anderen merken pas iets als de waarde beneden de 80 mm Hg is gedaald.

Er zijn verschillende situaties waarbij hypotensie optreedt:
- *flauwte* (collaps, flauwvallen, syncope). Hierbij is sprake van een kortdurend bewustzijnsverlies door een onverwachte daling in de hersendoorbloeding. Meestal ligt hieraan een zogenaamde vasovagale collaps ten grondslag, die voornamelijk optreedt in staande houding en in principe bij iedereen kan voorkomen. Door de staande houding wordt het bloed als het ware door de zwaartekracht naar beneden getrokken. Door de venen iets te vernauwen compenseert het lichaam de te geringe terugvloed van het bloed naar het hart. Bepaalde factoren zijn echter in staat het effect van de staande houding te versterken, waardoor het compensatiemechanisme tekortschiet en het hart te weinig bloed aangevoerd krijgt en dus ook verminderd uitpompt. De hersenen krijgen nu te weinig bloed waardoor bewusteloosheid ontstaat en de patiënt op de grond terechtkomt. Op zichzelf is dit een goede houding omdat de normale situatie in het lichaam zich daardoor herstelt. Als men dit eerder heeft meegemaakt voelt men het vaak wel aankomen en kunnen voorzorgsmaatregelen worden genomen zoals op de grond gaan liggen, of heen en weer lopen, waarbij de spierpomp wordt gebruikt en het bloed dus versneld naar het hart terugkeert.
Er zijn vele oorzaken van flauwvallen mogelijk: emoties, alcoholgebruik, verblijf in benauwde ruimten enzovoort. Ook kan het voorkomen na een flinke hoestbui of na persen (bij de stoelgang), of (bij kinderen) ook na een huilbui van kwaadheid. Het bloed wordt dan in de grote venen opgehoopt en het hart krijgt te weinig aangevoerd.
Een flauwte wordt meestal voorafgegaan door onrust, daarna wordt men stiller. De persoon in kwestie wordt bleek en gaat hevig transpireren. De pols is redelijk gevuld, maar traag (vagus-effect) en de bloeddruk is laag in staande positie. Vaak treedt misselijkheid op, al of niet met braken, oorsuizen en duizeligheid. Men verliest het bewustzijn en zakt in elkaar.
De behandeling is het toepassen van de juiste eerste hulp. Deze

bestaat uit het opvangen van de patiënt zodra hij dreigt te vallen. Heel vaak ligt de persoon al op de grond en is alweer bijgekomen. Zodra men niet meer staat keert namelijk de normale bloeddruk terug en daarmee de bloeddoorstroming van de hersenen. Wat frisse lucht en geruststelling doen wonderen, evenals het afleiden van de oorzaak van de flauwte. Na een minuut of tien kan men proberen weer te gaan zitten en weer enige tijd later te gaan staan. Als de verschijnselen niet terugkomen heeft het lichaam zich hersteld;
- *orthostatische hypotensie*. Dit is een bloeddrukverlaging in de bovenste lichaamshelft ten gevolge van houdingsveranderingen. Er ontstaat dan plotselinge duizeligheid, het wordt iemand 'zwart voor de ogen' en men kan er zelfs bij omvallen. Even later heeft de normale situatie zich hersteld. De veranderingen in het lichaam die leiden tot een orthostatische hypotensie zijn te vergelijken met die bij een flauwte.
Zowel een flauwte als een orthostatische hypertensie komen gemakkelijker voor bij personen die bepaalde medicijnen gebruiken zoals bloeddrukverlagende middelen, ontwateringsmiddelen en dergelijke;
- *cardiale syncope*. Een cardiale syncope heeft als directe oorzaak een te snelle of te langzame hartslag, waardoor het hartminuutvolume daalt en daarmee de bloeddruk. We zien het bijvoorbeeld optreden bij een hartblock (zie par. 8.3) waarbij door de lage hartactiviteit bewusteloosheid en ademstilstand optreden. De situatie waarin het hartminuutvolume plotseling zo sterk is afgenomen, met alle gevolgen van dien, wordt de aanval van Adam Stokes genoemd. Het is allesbehalve onschuldig. Men moet snel handelen om de hartactiviteit zo snel en zo goed mogelijk te herstellen en proberen een volgende aanval te voorkomen, eventueel door het inbrengen van een pacemaker;
- *shock*. Dit verschijnsel wordt in de volgende paragraaf uitvoerig besproken.

8.6 Shock

Onder shock verstaan we de situatie in het lichaam waarin sprake is van een absoluut dan wel relatief tekort aan circulerend bloedvolume. Dit zal uiteindelijk tot gevolg hebben dat de weefselvloeistofstroom vermindert, waardoor cellen gebrek gaan lijden aan onder andere zuurstof. De normale levensverrichtingen van de cel kunnen niet meer plaatsvinden en (giftige) stofwisselingsproducten kunnen niet meer tijdig worden afgevoerd. De cellen gaan dan uiteindelijk te gronde. Er is in dat geval sprake van een *irreversibele shock*; herstel is niet meer mogelijk. Dit is de meest ernstige situatie die shock kan opleveren. Het verloopt gelukkig niet altijd zo ernstig; vaak kan de shock efficiënt worden bestreden en treedt herstel in: *reversibele shock*.

Bij een tekort aan vulling in de bloedbaan zal het lichaam daar op reageren met vochtvasthouding, waardoor het bloedvatenstelsel weer wordt bijgevuld. Ook zal het lichaam een herverdeling in de bloeddoorstroming toepassen waarbij ervoor wordt gezorgd dat de voor het leven belangrijke organen (hersenen, hart) zo goed mogelijk doorbloed blijven. Pas als de vulling in verhouding tot het volume van het vaatstelsel te gering is zullen de compensatiemechanismen onvolledig blijken en ontstaat shock.

De oorzaken van shock kunnen variëren. Op basis daarvan is een indeling gemaakt van de verschillende vormen van shock. De belangrijkste worden hieronder besproken.

8.6.1 HYPOVOLEMISCHE SHOCK

De directe aanleiding tot hypovolemische shock is het verminderen van de vaatvulling zelf. Dit kan gebeuren door:

- *acuut bloedverlies*. Als in korte tijd één tot anderhalve liter bloed wordt verloren, kan shock al dreigen op te treden. Zo'n situatie kan zich voordoen bij een verkeersongeluk waarbij het lichaam veel bloed verliest vanwege een uitwendige bloeding. Vaker nog is de oorzaak bloedverlies binnen in het lichaam (inwendig bloedverlies). Voorbeelden hiervan zijn een buitenbaarmoederlijke zwangerschap die naar de vrije buikholte doorbreekt (ruptureert) of een gescheurde milt na een ernstig trauma.
  Uitwendige bloedingen worden gemakkelijk vastgesteld. Inwendige bloedingen zijn uiteraard onzichtbaar. Toch gaan ze vergezeld van verschijnselen die voor een groot deel shockverschijnselen zijn. Daaraan herkennen we ook vaak de 'onzichtbare' ernstige bloeding. Acuut bloedverlies is de meest voorkomende oorzaak van shock;
- *plasmaverlies*. Het kan voorkomen dat er alleen sprake is van verlies van plasma, waardoor de vulling van de bloedbaan afneemt. Dit is aan de orde bij een uitgebreide verbranding van de huid. De bloedvaatjes zijn zodanig beschadigd dat ze plasma doorlaten, en de beschermende functie van de huid is verdwenen zodat vochtverdamping nu ongehinderd kan plaatsvinden. Een ander voorbeeld is de buikvliesontsteking, waarbij zich liters plasma (ontstekingsvocht in dit geval) in de vrije buikholte kunnen ophopen;

— *vochtverlies.* Door vele oorzaken kan het lichaam te veel vocht verliezen waardoor het bloed als het ware indikt en de vulling van het vaatstelsel afneemt. Het vocht kan verloren gaan via de nieren zoals dat het geval kan zijn bij een ontregelde suikerziekte. Doordat er te veel glucose in het bloed zit zal de nierdrempel ervoor worden overschreden en glucose in de urine terechtkomen. Dit neemt veel vocht mee. Een andere mogelijkheid om vocht kwijt te raken is via het maag-darmkanaal bij ernstige diarree of veelvuldig braken.

8.6.2 CARDIOGENE SHOCK

Bij een cardiogene of cardiale shock is het circulerend bloedvolume normaal, maar schiet het hart tekort in het doorpompen van bloed. Daardoor ontstaat een slechte arteriële vaatvulling met als gevolg shock. Dat er in feite voldoende bloed in het vatenstelsel aanwezig is, dat zich nu ophoopt voor het hart, doet daar niets aan af.
De meest voorkomende oorzaak van een cardiogene shock is het hartinfarct. Doordat bij het hartinfarct een deel van meestal de linker ventrikelwand afsterft gaat de pompkwaliteit van de linker ventrikel sterk achteruit. Er ontstaat in eerste instantie een acute linksdecompensatie (al snel is ook rechtsdecompensatie aanwezig) waarin shock zijn plaats heeft.

8.6.3 DISTRIBUTIEVE SHOCK (VAATVERWIJDINGSSHOCK)

Er kunnen zich situaties voordoen in het lichaam die vergezeld gaan van perifere vaatverwijding. Voorbeelden daarvan zijn de anafylactische reactie die gepaard kan gaan met een shock. Ook ernstige bacteriële infecties (sepsis) kunnen via een perifere vaatverwijding aanleiding geven tot een shock. Dit type shock wordt dan ook *septische shock* genoemd. Er is hierbij sprake van een invasie van de bloedbaan door micro-organismen. In de praktijk zijn het nogal eens ziekenhuisbacteriën die ervoor verantwoordelijk zijn.
Doordat de perifere vaten zijn verwijd, raakt de bloedverdeling sterk verstoord en krijgt bijvoorbeeld de huid te veel bloed. Dit gaat ten koste van de bloedverdeling in de rest van het lichaam. De *vaatverwijdingsshock* gaat vergezeld van dezelfde verschijnselen als de andere vormen van shock, met dit verschil dat de huid rood, warm en droog is. Deze vorm wordt daarom ook wel 'warme shock' genoemd. Bij een septische shock overlijdt 50% van de patiënten.
Een ander voorbeeld van een vaatverwijdingsshock is de toxische shock. De vaatverwijding is dan het gevolg van giftige stoffen Deze

kunnen geproduceerd worden door bacteriën (exotinen). Te denken valt aan de toxische shock die optreedt bij de tamponziekte (S. aureus). Men heeft de indruk dat de shock verergert als er ook van pijn en/of angst sprake is. Via zenuwbanen zou een sterke vaatverwijding optreden. We spreken hier ook wel van neurogene beïnvloeding van shock; vanuit het zenuwstelsel georganiseerd. Het mechanisme wordt echter de laatste tijd in twijfel getrokken. Eerder wordt verondersteld te maken te hebben met een begeleidende vasovagale collaps (flauwvallen dus).

8.6.4 OBSTRUCTIEVE SHOCK
Het komt voor dat zich in een bepaald deel van het lichaam zeer veel bloed ophoopt, zodat elders in het vatenstelsel een sterk tekort aan vulling ontstaat. Een voorbeeld hiervan is een grote longembolie. Daarbij is een groot deel van de longcirculatie afgesloten en hoopt het bloed zich op in de rechter harthelft en de grote venen, terwijl de linker harthelft nauwelijks bloed krijgt aangevoerd en dus niet naar de aorta kan doorpompen. Er ontstaat direct shock en als niet snel wordt ingegrepen overlijdt de patiënt.

8.6.5 VERSCHIJNSELEN VAN SHOCK
Wat ook de oorzaak van de aanwezige shock is, de verschijnselen die shock begeleiden zijn eigenlijk steeds dezelfde:
− *een koud, klam, bleek (soms licht cyanotisch) en ingevallen gelaat* (facies hippocratica). De reden daarvan is een verminderde huiddoorbloeding. Omdat het lichaam een herorganisatie van bloeddoorstroming toepast teneinde belangrijke organen zo lang mogelijk voor de gevolgen van de shock te bewaren, moeten minder vitale weefsels (zoals de huid) het met minder bloed doen. De huid wordt bleek, de verminderde doorstroming doet de huid koud aanvoelen. Het koudegevoel neemt toe. Doordat ook de bloeddoorstroming langzamer wordt kan cyanose ontstaan (zie hoofdstuk 9). De klamme huid door de toegenomen zweetsecretie wordt waarschijnlijk veroorzaakt door adrenaline dat ten gevolge van de stress in het lichaam door de bijnier wordt afgegeven. Het ingevallen gelaat is een gevolg van het feit dat het lichaam tracht het tekort aan vaatvulling te compenseren door vocht aan weefsels te onttrekken. De weefsels krimpen hierdoor enigszins, waardoor de onderliggende botstukken sterker uitsteken. Een van de plaatsen waar dit aan de orde is en het meest opvalt is het gelaat; opvallend is daarbij de spitse neus;

- *lage bloeddruk*. Vanwege een tekort aan circulerend bloedvolume of een te wijd vaatstelsel ontstaat er in de bloedvaten een lagere druk. Bij een niet goed functioneren van het hart zal een te geringe bloeddruk worden opgebouwd. We spreken van shock bij een bloeddrukwaarde van 80 mm Hg (systolisch), als er bij de patiënt tenminste geen sprake was van hypertensie voordat de shock ontstond. In dat geval kan al bij een systolische bloeddruk van 100 mm Hg gesproken worden van een shock. Een irreversibele shock treedt op als langdurig een bloeddruk bestaat van beneden de 60 mm Hg;
- *dalende urineproductie*. De lage bloeddruk is verantwoordelijk voor het dalen van de filtratiedruk waardoor de nierfunctie dus achteruitgaat. Door de lagere filtratiedruk wordt er minder voorurine geproduceerd (zie het boek Anatomie uit de serie Basiswerken), in combinatie met de vermindering van de nierdoorstroming leidt dit tot een sterke daling van de urineproductie;
- *snelle pols*. Het hart gaat als reactie op een tekortschieten in de circulatie het bloed ter compensatie sneller rondpompen. De pols is daarbij dus snel, maar wel week (zie par. 8.3);
- *snelle ademhaling*. Ook hier is sprake van een compensatiemechanisme: zo goed mogelijk wordt nog geprobeerd de weefsels zuurstof aan te leveren. Als de circulatie onvoldoende blijft zal dit echter weinig effect sorteren;
- *temperatuurdaling*. Doordat de circulatie vermindert wordt warmte slecht verplaatst in het lichaam en zal de lichaamstemperatuur langzaam maar zeker dalen;
- *misselijkheid en braken*. Dit heeft waarschijnlijk te maken met het feit dat het maagdarmkanaal niet tot de vitale organen behoort en daarom minder bloed ontvangt. Verder zou de ophoping van afvalstoffen in het bloed bij een achteruitgang van de nierfunctie een rol kunnen spelen;
- *helder bewustzijn*. De hersenen behoren tot de vitale organen die nog zo lang mogelijk van bloed worden voorzien. Er kan daarom goed 'een gesprek' worden gevoerd;
- *veranderingen in het gedrag*. Soms is er sprake van verwardheid, onrust en angst. Vaak wordt ook apathie geconstateerd, waarbij onverschilligheid opvalt ten aanzien van de ernst van de eigen situatie.

8.6.6 BEHANDELING VAN SHOCK

Een patiënt met shock is zeer kwetsbaar; eigenlijk zou hij volledig met rust gelaten moeten worden. Iedere beweging kan tot verergering leiden. Onderzoek moet dus tot een minimum worden beperkt. De behandeling moet heel voorzichtig worden uitgevoerd. Deze zal

plaatsvinden op de afdeling intensive care, de behandeling en begeleiding vergt extra zorg en is intensief. Als algemene maatregelen gelden:
- *de shockpatiënt moet plat liggen*, waarbij het hoofd bij voorkeur iets lager ligt (bijv. Trendelenburg-houding). Omdat bij shock (behalve de cardiogene) een tekort aan effectief circulerend volume bestaat is toedienen van vocht essentieel. Het bloed verplaatst zich dan gemakkelijker naar 'centraal';
- *een infuus moet worden ingebracht* voordat de bloeddruk nog verder daalt. Bij een redelijk normale bloeddruk zijn de aders voldoende gevuld om duidelijk zichtbaar of voelbaar onder de huid aanwezig te zijn. Het is onder die omstandigheden over het algemeen niet zo moeilijk een ader aan te prikken. Bij een shockpatiënt zijn de aders meer of minder samengevallen, afhankelijk van de diepte van de shock. Zeker bij die patiënten bij wie de bloeddruk sterk is gedaald, is het soms niet meer mogelijk een ader aan te prikken. De chirurg moet dan operatief de huid openen, een ader opzoeken en hier een buis in aanbrengen (venasectie);
- *de patiënt mag niets eten of drinken*. Hiervoor zijn diverse redenen aan te wijzen. De belangrijkste zijn: de vulling van de maag die niet goed werkt vanwege de slechte bloedvoorziening kan ertoe leiden dat de patiënt gaat braken, met alle gevaren van dien. De bloedvoorziening van het spijsverteringskanaal is verminderd, voedingsstoffen en vloeistoffen worden niet verwerkt;
- *de patiënt mag niet te warm worden toegedekt maar mag ook niet afkoelen*. Verwarming wordt door het lichaam uitgelegd als gevaar (stijging van de lichaamstemperatuur tot boven de referentiewaarde). Hierdoor worden mechanismen ingeschakeld om warmte kwijt te raken. Een van die mechanismen is vaatverwijding. Het bloed gaat daarom weer meer door de huid en dus minder door vitale organen stromen. Bij een sterke afkoeling zal het lichaam eveneens een vaatverwijding induceren, nu om eventuele verschijnselen als gevolg van te lage temperaturen (bevriezing) te voorkomen;
- *regelmatige controle van pols, tensie en temperatuur*;
- *nauwkeurige controle van de urineproductie*. Daartoe zijn een urinecatheter en het opvangen van de urine noodzakelijk. De vochtbalans moet worden bijgehouden;
- vaak wordt *zuurstof toegediend* ter voorkoming van een eventuele dreigende hypoxie (zuurstoftekort in weefsels), die heel gemakkelijk door het tekortschieten van de circulatie kan ontstaan;
- indien pijn aanwezig is zal deze vaak worden bestreden, aangezien pijn de shock kan verergeren.

Welke maatregelen verder genomen moeten worden is afhankelijk van de oorzaak van de shock en datgene waaraan het lichaam op dat moment een duidelijk tekort heeft. Het vaststellen en de behandeling van de oorzaak moeten zo snel mogelijk gebeuren. Dat betekent een operatie bij een grote bloeding, hoge doses antibiotica bij een septische shock, behandeling van brandwonden in daarvoor ingerichte gespecialiseerde centra enzovoort.
Is in korte tijd veel bloed verloren, dan is bloedtransfusie nodig. Betreft het plasmaverlies, dan zijn plasmavervangende middelen aangewezen. Is er veel vocht verloren, dan moet dit met hersteloplossingen (repairvloeistoffen) worden aangevuld. Daarin bevinden zich behalve vocht ook elektrolyten. Een keuze wordt hierin gemaakt op basis van bloeduitslagen. Bij een vaatverwijdingsshock is direct adrenalinetoediening noodzakelijk om weer vasoconstrictie in het perifere vaatgebied te bewerkstelligen. Er zullen bijnierschorshormonen gegeven worden indien er sprake is van een anafylactische reactie. Een cardiogene shock kan alleen worden hersteld door de pompfunctie van het hart te verbeteren. Voorzichtigheid is geboden om bij een cardiogene shock bloed, plasma of vocht intraveneus toe te dienen. Er is bij deze shock eerder sprake van een over- dan een ondervulling van het bloedvatenstelsel.

8.7 Bloedingen

Bloedingen komen frequent voor. Meestal gaat het om *uitwendige bloedingen* die snel worden herkend. De oorzaak is gewoonlijk beschadiging van buitenaf. Maar ook maag-darmbloedingen, bloedingen in de baarmoeder, urinewegen en dergelijke worden tot de uitwendige bloedingen gerekend (bloedingen 'naar de relatieve buitenwereld'); uiteindelijk komt het bloed toch in de buitenwereld terecht. Als het al niet direct als bloed wordt herkend, zijn er nog methoden om dit in het laboratorium vast te stellen. Chronisch bloedverlies naar de relatieve buitenwereld komt regelmatig voor en daardoor ontwikkelt zich uiteindelijk bloedarmoede (zie anemie).
Verder kennen we *inwendige bloedingen*, naar het binnenste van het lichaam. Het bloed is niet zichtbaar, maar wordt wel aan de bloedbaan onttrokken met als ernstigste gevolg shock. Het zijn dan ook de shockverschijnselen waaraan een dergelijke grote inwendige bloeding kan worden herkend. Daarbij kan lokale pijn de aandacht vestigen op de plaats waar de bloeding zich afspeelt.
Voorbeelden van inwendig bloedverlies zijn:

- *buitenbaarmoederlijke zwangerschap* die vergezeld kan gaan van bloedverlies naar de vrije buikholte;
- *verscheuring van de arteria femoralis* (beenslagader); dit kan een complicatie zijn bij een femurfractuur;
- *miltscheur* (miltruptuur) die eveneens vergezeld gaat van bloedverlies naar de vrije buikholte; een miltruptuur ontstaat door een trauma.

Bij bloedingen wordt, behalve het onderscheid in uit- en inwendige bloedingen, ook een onderscheid gemaakt in arteriële, veneuze en capillaire bloedingen.

8.7.1 VENEUZE BLOEDINGEN

De meeste bloedingen zijn veneus van aard, vooral die aan het oppervlak van het lichaam, ontstaan door inwerking van beschadigende factoren. De reden hiervan is dat de venen meer aan het oppervlak van het lichaam liggen, de slagaders zijn dieper verstopt. Een veneuze bloeding is te herkennen aan:
- de donkerrode kleur van het bloed;
- gelijkmatig uitvloeien van het bloed in de wond;
- het na droogdeppen allereerst opwellen van het bloed aan die kant in de wond die het verst van het hart verwijderd is.

De eerstehulpverlening bij een dergelijke bloeding bestaat uit de wond dichtdrukken, waardoor de bloeding na enige tijd stopt. Eventueel kan het lichaamsdeel hoger worden gelegd, waarbij aders leegstromen en de wond minder met bloed wordt gevuld. Bij grotere veneuze verwondingen is een drukverband wenselijk.

8.7.2 ARTERIËLE BLOEDINGEN

Arteriële bloedingen komen (gelukkig) veel minder vaak voor. Het zijn vooral bloedingen binnen in het lichaam die arterieel van aard zijn. Oorzaken voor arterieel bloedverlies vormen meestal ziekteprocessen in het lichaam die de bloedvaten verzwakken en/of aanvreten. Voorbeelden daarvan zijn ontstekingen, kankergezwellen en ulcera. Uiteraard kunnen ook traumata arteriële bloedingen veroorzaken (miltruptuur na een verkeersongeval, doorgesneden polsslagader). Een arteriële bloeding is te herkennen aan:
- de helderrode kleur van het bloed;
- de pulsaties waarmee het bloed in de wond verschijnt;
- het na droogdeppen allereerst verschijnen van het bloed aan die kant in de wond die naar het hart gericht is.

De eerste hulp bij een arteriële bloeding bestaat uit het dichtdrukken van de aanvoerende slagader. Deze moet liggen tussen de wond en het hart. Geschikte plaatsen zijn die waar de slagader dicht aan het oppervlak ligt en op onderliggend weefsel (bijv. bot) kan worden dichtgedrukt (afb. 8.11). De bloeding zal nu niet geheel stoppen omdat via omwegen nog wel wat bloed kan worden aangevoerd. Het daadwerkelijk uit de wond spuiten van het bloed zal echter sterk verminderen. Eventueel mag voorzichtig een tourniquet worden gebruikt, bij grote slagaderlijke bloedingen aan de extremiteit heeft men vaak geen andere keus. Een tourniquet is een knevelverband dat zo strak om de extremiteit wordt gebonden dat de bloedvoorziening volledig wordt afgekneld. Hierdoor kan geen bloed meer in de extremiteit komen en stopt de slagaderlijke bloeding. Het nadeel zit hem in het feit dat de extremiteit vanaf dat moment ook geen zuurstof en voedingsstoffen meer ontvangt. Dit leidt geleidelijk tot het afsterven van weefsels. Wanneer een knevelverband wordt aangelegd, dient altijd op de extremiteit vermeld te worden op welk tijdstip dit is gebeurd. Een bloedende slagader moet uiteindelijk door de chirurg verder worden behandeld.

8.7.3 NAMEN VAN ENKELE SPECIFIEKE BLOEDINGEN
Belangrijke bloedingen hebben een naam gekregen:
- *haemoptoe*: ophoesten van helderrood bloed. Dit bloed is afkomstig van een ziekteproces (arteriële bloeding) in de longen of luchtwegen;
- *haematemesis*: braken van bloed dat uit ziekteprocessen in de maag of slokdarm afkomstig is. Ook hier is het meestal een arteriële bloeding. Als bloed gebraakt wordt heeft dit meestal een koffiekleur. Dit is een gevolg van het contact van het hemoglobine met zoutzuur, waarbij hematine is ontstaan;
- *hematurie*: bloedverlies in de urine;
- *haemarthros*: bloeding in het gewricht;
- *haematothorax*: bloeding in de pleuraholte;
- *epistaxis*: neusbloeding;
- *menorragie*: te groot bloedverlies bij de menstruatie;
- *hematoom*: bloeding in de weefsels.

8.8 Anemie (bloedarmoede)

Bloedarmoede of anemie is een tekort aan hemoglobine in het bloed. Dit kan ontstaan doordat een te laag aantal rode bloedcellen aanwezig is of doordat de erytrocyt met te weinig hemoglobine is gevuld.
De erytrocyt is een biconcaaf schijfje met een diameter van 7,3 micron (micrometer), propvol met hemoglobine. Het hemoglobine bindt zuurstof aan zich en geeft dit in de haarvaatjes aan de weefsels af.

Afbeelding 8.11 *Punten waar slagaders kunnen worden afgedrukt bij slagaderlijke bloedingen.*

Erytrocyten kunnen alleen de voor hen eigenlijk iets te nauwe capillairen passeren doordat ze vervormd worden. Bij het passeren worden ze dan ook tegen de wand aangedrukt waardoor de zuurstofafgifte nog eens vergemakkelijkt wordt. Het aantal rode bloedcellen bedraagt onder normale omstandigheden 5 tot 1012 per liter. Het hemoglobinegehalte (Hb-gehalte) is voor mannen gemiddeld 8,5-10,5 mmol/l en voor vrouwen 7,5-9,5 mmol/l. Bij mannen wordt door het aanwezige geslachtshormoon testosteron de aanmaak van rode bloedcellen iets sterker gestimuleerd dan bij vrouwen.

De hematocrietwaarde (hct) is 0,45 l/l. De hematocrietwaarde geeft aan hoe groot het gedeelte is dat uit bloedcellen (voornamelijk erytrocyten) bestaat. We kennen ook nog de mean cellular hemoglobine (MCH), de mean corpuscular volume (MCV) en de mean cellular hemoglobine concentration (MCHC)bepalingen. Deze zijn nodig om inzicht te krijgen in de grootte van de erytrocyt en de vulling ervan met hemoglobine, wat weer kan leiden tot het vinden van de oorzaak van de anemie.

Er wordt gesproken van bloedarmoede als bij mannen de Hb-waarde lager is dan 8,0 mmol/l en bij vrouwen lager dan 7,0 mmol/l. Bloedarmoede kan diverse oorzaken hebben. Anemie is dan ook geen diagnose, maar een symptoom van een ziektebeeld! Na de vaststelling van anemie moet dus ook worden uitgezocht wat er aan de hand is en waardoor de anemie ontstaan is. Om goed te kunnen begrijpen hoe bloedarmoede tot stand komt is het noodzakelijk te weten welke factoren van invloed zijn op de aanmaak van de rode bloedlichaampjes en wanneer de afbraak ervan aan de orde is.

8.8.1 FACTOREN VAN INVLOED OP DE AANMAAK VAN ERYTROCYTEN

Rode bloedcellen worden aangemaakt in het rode beenmerg, vooral in het sternum. Deze aanmaak wordt *erytropoëse* genoemd. De erytropoëse wordt gestimuleerd door een hormoon (erytropoëtine) dat wordt gevormd in de nier, vooral als er sprake is van zuurstoftekort in de weefsels (hypoxie). Via het bloed bereikt deze stof het beenmerg waar het de stamcellen aanzet tot deling en uitrijping.

Andere stoffen die nodig zijn voor een normale aanmaak van erytrocyten zijn vitamine B12 en foliumzuur. Beide zijn nodig voor de celdeling. Indien genoemde stoffen in onvoldoende mate aanwezig zijn, zal de vorming van DNA gebrekkig verlopen. Er is van deze stoffen een kleine buffervoorraad in het lichaam aanwezig, maar dit moet wel dagelijks worden aangevuld via de voeding. Vitamine B12 kan alleen in de ingewanden worden geresorbeerd als ook de zogenaamde gastrale intrinsieke factor (GIF) aanwezig is, een stof die door de maagsapklier (pariëtale cellen) wordt geproduceerd en afgegeven aan de maaginhoud.

IJzer is nodig voor de inbouw in het hemoglobinemolecuul. Ook van ijzer hebben we een kleine voorraad in ons lichaam. Bovendien wordt ijzer weer hergebruikt; als hemoglobine in de milt wordt afgebroken gaat het ijzer terug naar het beenmerg om opnieuw ingebouwd te worden. Toch gaat er wel ijzer verloren en moet het dagelijks via de

voeding worden aangevoerd. Gemiddeld zit in de voeding 10-15 gram ijzer, waarvan naar behoefte door ons lichaam wordt opgenomen.
Bij mannen komt daar nog een factor bij. Het mannelijk geslachtshormoon testosteron heeft een stimulerende invloed op de bloedaanmaak.

8.8.2 OORZAKEN VAN BLOEDARMOEDE
We kunnen de oorzaken van bloedarmoede indelen in drie groepen:
- verminderde aanmaak van erytrocyten en/of hemoglobine;
- versnelde afbraak van erytrocyten;
- bloedverlies.

8.8.2.1 *Verminderde aanmaak van erytrocyten en/of hemoglobine*
Een verminderde aanmaak van erytrocyten en/of hemoglobine kan ontstaan door:
- een *afgenomen aantal stamcellen in het beenmerg* (beenmergarmoede). Deze situatie doet zich voor als het beenmerg beschadigd is. Beschadiging kan het gevolg zijn van straling, van medicijngebruik (sommige antibiotica en cytostatica) of van ziekteprocessen in het beenmerg die ruimte in beslag nemen. Voorbeelden daarvan zijn metastasen en leukemie. In alle gevallen is er sprake van een te gering aantal stamcellen om voldoende nieuwe erytrocyten te vormen. We noemen de anemie die optreedt *aplastische anemie*. Feitelijk is er ook sprake van een verminderde aanmaak van witte bloedcellen en bloedplaatjes waardoor infectiedreiging en stollingsproblemen ontstaan. We noemen het tekort aan rode en witte bloedcellen en bloedplaatjes *pancytopenie*;
- een *ernstige nierziekte met verlies van nierweefsel*. Hierdoor ontstaat een tekort aan erytropoëtine en daarmee wordt de stimulans tot celdeling en uitrijping in het beenmerg minder;
- een *vitamine-B12-gebrek*. Dit kan een gevolg zijn van een tekort aan dit vitamine in het voedsel. Het kan echter ook zijn dat de resorptie van vitamine B12 te wensen overlaat, omdat darmdelen operatief werden verwijderd of omdat een maagresectie is uitgevoerd (GIF-productie is dan niet meer mogelijk). Ook kunnen antilichamen worden gevormd tegen de maagwand waardoor de productieplaats van de intrinsic factor verdwijnt. In dat geval kan een ernstige bloedarmoede ontstaan, waaraan vroeger mensen konden overlijden. Deze ziekte wordt *pernicieuze anemie* genoemd;
- een *tekort aan foliumzuur*. Dit is eigenlijk altijd een gevolg van een tekort van dit vitamine in de voeding. Het komt voor bij alcoholisten.

8.8.2.2 Een verminderde aanmaak van hemoglobine

Een verminderde aanmaak van hemoglobine is een gevolg van gebrek aan ijzer in het lichaam. Deze situatie doet zich voor bij:
- *een ijzertekort in de voeding*. Bij bejaarden en kleine kinderen, maar ook in de puberteit komt nogal eens een eenzijdig of slecht eetpatroon voor. Bejaarden, vooral alleenstaanden, eten soms slecht omdat ze niet meer de moeite nemen om elke dag te koken. Kleine kinderen willen vaak vooral die voedingsmiddelen waarin niet veel ijzer zit. De pubers geven vaak de voorkeur aan snacks in plaats van adequate voeding;
- *verhoogde ijzerbehoefte*. Het voedsel bevat wel voldoende ijzer voor een normale fysiologie, maar het lichaam heeft echter door omstandigheden meer nodig. Zo'n situatie doet zich voor tijdens de groeispurt in de puberteit, ook tijdens de zwangerschap en als een vrouw borstvoeding geeft;
- *bloedverlies* (acuut of chronisch). Met bloedverlies verdwijnt ook ijzer mee naar buiten en dit kan dus niet meer opnieuw door het lichaam worden gebruikt. Zo ontstaat een tekort aan ijzer.

8.8.2.3 Versnelde afbraak van rode bloedlichaampjes

Normaal leeft een erytrocyt ongeveer 120 dagen. Er is een evenwicht tussen de aanmaak en afbraak; ongeveer 1% van de rode bloedlichaampjes wordt dagelijks vervangen. Ter illustratie: per seconde worden onder normale omstandigheden ongeveer een half miljoen erytrocyten afgebroken. Nu komen situaties voor waarin de erytrocyten versneld worden afgebroken (hemolyse), bijvoorbeeld al na 90 dagen. Per seconde moeten er dan ongeveer 150000 erytrocyten meer worden aangemaakt. Het beenmerg werkt hard, maar er zijn grenzen aan het vermogen. De aanmaak blijft dus achter bij de afbraak: er ontstaat een tekort aan erytrocyten en daarmee bloedarmoede (hemolytische anemie). De oorzaak voor een dergelijke versnelde afbraak is meestal een erfelijk bepaalde afwijking aan de rode bloedlichaampjes. Dit zijn over het algemeen vrij zeldzame aandoeningen zoals:
- een afwijkend Hb, waarvan het gevolg is dat de erytrocyt merkwaardige vormen aanneemt (sikkelcel, schietschijf);
- een enzymtekort in de erytrocyt;
- afwijkingen in de erytrocytenmembraan: de erytrocyt is anders van model, bijvoorbeeld bolvormig (sferocytose) en wordt daarom eerder in de milt afgebroken.

8.8.2.4 Bloedverlies

Bij bloedverlies gaan rode bloedcellen verloren. Dat betekent zonder meer het ontstaan van bloedarmoede, vooral omdat met het verlies van de erytrocyten ook ijzer verloren gaat. Acuut bloedverlies geeft, na een aanvankelijk shockbeeld, binnen korte tijd een meer of minder ernstige bloedarmoede. Oorzaken hiervan zijn beschreven in paragraaf 8.7. Chronisch bloedverlies vindt plaats over langere tijd en leidt uiteindelijk eveneens tot anemie.

Bij vrouwen kunnen te overvloedige menstruaties de oorzaak zijn; bij mannen en ook bij vrouwen, als de menstruatie bij de laatste geen reden vormen, moet bloedverlies worden gezocht in een tractus, in het bijzonder het spijsverteringskanaal.

De diagnostiek houdt behalve de bepaling van de Hb-waarde en de hematocrietwaarde bestudering van het uiterlijk van de erytrocyt in. Zo is bij een ijzergebreksanemie de rode bloedcel bleek (hypochroom) en klein (microcytair). Bij een hemolytische anemie worden de erytrocyten normaal afgeleverd, ze zijn normaal van kleur (normochroom) en normaal van grootte (normocytair). Bij een gebrek aan vitamine B12 of foliumzuur worden de erytrocyten die nog worden gevormd extra groot afgeleverd (macrocytair) en volgepropt met het volop aanwezige hemoglobine (hyperchroom).

8.8.3 VERSCHIJNSELEN VAN BLOEDARMOEDE

De verdenking dat een patiënt wel eens bloedarmoede zou kunnen hebben, ontstaat als hij bleek ziet. Dit wordt in eerste instantie meestal aan de huid geconstateerd. De bleekheid is een gevolg van de verminderde hoeveelheid hemoglobine in de capillairen. Toch is dit niet altijd even betrouwbaar: de huiddikte is namelijk niet bij iedereen dezelfde en ook de doorbloeding van de huid kan per persoon sterk verschillen. Beter is het daarom te kijken naar de kleur van de slijmvliezen zoals de lippen en het mondslijmvlies. Heel gebruikelijk is de inspectie van de conjunctiva (bindvlies van het oog, in dit geval het deel dat de binnenkant van het onderste ooglid bekleedt). Bij bloedarmoede zijn deze conjunctivae slechter gevuld. Dat houdt in dat er minder hemoglobine aanwezig is in de capillairen op die plaats; ze zien dus bleek.

Bloedarmoede gaat vergezeld van een groot aantal andere verschijnselen. Een groot deel daarvan berust op energiegebrek. Immers, bij een tekort aan hemoglobine is het zuurstoftransport naar de weefsels verminderd. Dit resulteert in een verminderde verbranding in de cel met daardoor een tekort aan voor de cel bruikbare energie. Moeheid en kouwelijkheid zijn daar onder meer een gevolg van. Het bloed is minder viskeus bij bloedarmoede, het kan daardoor gemakkelijker wervelingen vertonen. Een (tijdelijke) ruis aan het hart en ook oorsuizen kunnen daarvan het gevolg zijn. Vermoedelijk speelt ook de snellere bloeddoorstroming langs het binnenoor bij dit laatste een rol. Duizeligheid ontstaat door zuurstoftekort in de hersenen. Het lichaam zal proberen de circulatie te versnellen om nog zo goed mogelijk zuurstof naar de weefsels te brengen. Het hart klopt daarom sneller, ook de ademhaling versnelt (hyperventilatie) en dyspnoe treedt op. Als vitamine-B12-gebrek de reden voor de bloedarmoede was, zijn er meestal ook neurologische stoornissen (gevoel op vilt te lopen) en laat de toestand van het epitheel te wensen over (kapotte mondhoeken bijvoorbeeld). Dit laatste kan ook bij ijzergebrek voorkomen. IJzer is namelijk eveneens onmisbaar voor epitheelonderhoud. Ligt de oorzaak van de bloedarmoede in een vervroegde afbraak van rode bloedcellen, dan treedt een lichte icterus op (zie hoofdstuk 14).

8.8.4 BEHANDELING VAN BLOEDARMOEDE

Afhankelijk van de oorzaak kennen we verschillende mogelijkheden om bloedarmoede te behandelen.

Is er duidelijk sprake van een ijzertekort, dan is het geven van ijzertabletten op zijn plaats. Bestaat een gebrek aan vitamine B12 of foliumzuur, dan moet dit worden gegeven; vitamine B12 altijd parenteraal!

Is de bloedarmoede zeer ernstig, zoals na een acuut ernstig bloedverlies, dan is het mogelijk dat de zuurstofvoorziening van de weefsels in gevaar komt en zal men vaak beslissen tot het geven van rode bloedcellen (packed cells) of, als door het bloedverlies tevens shock dreigt, een bloedtransfusie met vol bloed (cellen en plasma).

8.9 Afwijkingen in het witte-bloedbeeld

Ook de witte bloedcellen kunnen in onvoldoende mate aanwezig zijn, maar het komt ook voor dat het aantal witte bloedcellen juist sterk is toegenomen. In het eerste geval spreken we van *leukopenie*: het aantal leukocyten ligt beneden de 4×10^9 per liter, maar blijft hoger dan 1×10^9 per liter. In het tweede geval spreken we van *leukocytose*: het aantal leukocyten is boven de 10×10^9 per liter gestegen.

De oorzaken van leukopenie liggen veelal in het beenmerg en wel in alle situaties die leiden tot beenmergarmoede. De consequentie van een leukopenie is een verhoogde gevoeligheid voor infecties. Dit blijkt in de praktijk pas aan de orde als het aantal leukocyten tot zeer laag is gedaald, namelijk beneden de 1 x 10^9 per liter. We spreken dan van *agranulocytose*. De afweer schiet ernstig te kort en de patiënten zijn zeer ontvankelijk voor infecties die bij hen vaak dodelijk verlopen (sepsis) (zie hoofdstuk 4).

De oorzaak van leukocytose is meestal een ernstige microbiële infectie. Eigenlijk is dat logisch, er wordt immers een dringend appel gedaan op de aanmaakplaatsen om meer witte bloedcellen af te leveren en deze komen dan in de bloedbaan terecht. Soms worden zelfs jonge, nog niet volledig uitgerijpte, granulocyten mee afgegeven naar het bloed. Het betreft hier staafkernige granulocyten. Het verschijnsel dat deze staafkernigen in het bloed verschijnen noemen we 'linksverschuiving in het witte bloedbeeld'. Als het om bacteriële infecties gaat zijn het vooral de granulocyten die in aantal toenemen (granulocytose), bij virale infecties vooral de lymfocyten (lymfocytose).

Een zeer sterk toegenomen aantal witte bloedcellen zien we bij bloedkanker (leukemie). De aantallen die in het bloed voorkomen liggen vele malen hoger dan bij leukocytose. De cellen zien er bovendien abnormaal uit en ze functioneren niet als leukocyten. Omdat leukemiecellen in het beenmerg woekeren, zal beenmergarmoede het klinisch beeld beheersen. Het ziektebeeld wordt verder besproken in het boek *Interne Geneeskunde* uit de serie Basiswerken.

8.10 Trombose en longembolie

8.10.1 TROMBOSE

Onder trombose wordt verstaan het aanwezig zijn van een stolsel in een bloedvat, vastzittend aan de wand van het vat. Zo'n trombus kan het vat geheel of gedeeltelijk afsluiten (afb. 8.12).

Onder normale omstandigheden stolt het bloed dat door onze vaten stroomt niet. Het komt wel eens voor dat, vooral achter de venenkleppen, kleine stolseltjes worden gevormd, maar deze worden door een tegenmechanisme even snel weer opgelost (fibrinolyse). Stolsels behoren pas te worden gevormd als het bloedvat beschadigd is en het bloed naar buiten stroomt. Het stolsel dicht het gat, waardoor leegbloeden wordt voorkomen. Bij een trombose echter is er een stolsel in een gesloten vat. Hier is de bloedstolling ter plekke begonnen, meestal omdat de binnenkant van het bloedvat, het endotheel, is beschadigd. Op de plaats van deze beschadiging hechten zich bloedplaatjes, die daarbij kapotgaan. Uit deze bloedplaatjes komen stoffen vrij die het stollingsproces in gang zetten, zodat er een trombusmassa ontstaat. Trombosevorming kan plaatsvinden/voorkomen in een arterie, een vene en een capillair, maar verreweg het vaakst komt de veneuze

Afbeelding 8.12 A Afsluitende trombus
B Wandstandige trombus

trombose voor. De wanden van venen raken namelijk gemakkelijker beschadigd, de bloedstroom verloopt ook veel langzamer, vooral aan de beenvenen waar de zwaartekracht ook nog eens van invloed is als tegenwerkende kracht. Hoe langzamer het bloed stroomt, hoe gemakkelijker de stolling op gang komt. In slagaders zijn vaak ziekteprocessen in de wand (atherosclerose) de oorzaak van endotheelbeschadiging. Een gevormde thrombus kan een slagader geheel of gedeeltelijk afsluiten, waardoor de zuurstofvoorziening van de weefsels in gevaar komt. Voorbeelden van ziektebeelden die hierdoor kunnen ontstaan zijn het hartinfarct en de angina pectoris (zie par. 8.11) en ook een herseninfarct.

8.10.1.1 Trombosebevorderende factoren

Er zijn factoren die trombosevorming versneld doen optreden. Deze factoren zijn:
- *varices* (spataderen). Varices zijn verwijde aders waarin de venenkleppen niet meer functioneren. Het gevolg is dat het bloed slecht wordt verplaatst, het pendelt als het ware heen en weer in het vat. De bloedstroom is vertraagd waardoor de stolling bevorderd wordt. Varices worden met name aan de benen gezien;
- *phlebitis* (aderontsteking). Bij aderontsteking is het endotheel beschadigd. Het binnenoppervlak wordt daardoor ruw en zo komt het

stollingsproces op gang. Een phlebitis blijkt in de praktijk dan ook eigenlijk altijd een thrombophlebitis te zijn;
- *immobilisatie.* Trombosevorming wordt door immobilisatie in de hand gewerkt. De spierpomp die benodigd is voor verplaatsing van bloed in de beenvenen wordt dan veel te weinig gebruikt. Vertraging van de bloedstroom treedt op. Tijdens een narcose of een epidurale anesthesie, waarbij de patiënt onbeweeglijk enkele uren achtereen op de operatietafel ligt, is er zelfs sprake van een volledig uitvallen van de spierpomp;
- *uitdroging.* Bij uitdroging is er een tekort aan vocht in het lichaam. Een van de gevolgen is het 'stroperiger' worden van het bloed, waardoor het trager stroomt en er gemakkelijker een stolsel kan ontstaan;
- *bloeddrukdaling.* Een te lage bloeddruk gaat vergezeld van een verminderde en ook tragere circulatie;
- *kanker.* Trombose wordt vaker gezien bij patiënten met kanker, mogelijk door het aangevreten zijn van bloedvaten. Ook zouden in het bloed voorkomende stoffen de stolling vergemakkelijken, vooral in het eindstadium;
- *verhoogde stollingsneiging.* Dit kan familiair voorkomen.

8.10.1.2 Verschijnselen

We beperken ons tot de verschijnselen van trombose aan de beenvenen, omdat deze verreweg het vaakst voorkomt. Trombosevorming in andere delen van het vatenstelsel komen in de boeken Interne Geneeskunde en Chirurgie uit de serie Basiswerken aan de orde. Welke symptomen bij een trombose aan de beenvenen aanwezig zijn, hangt samen met de lokalisatie van de trombose en of het vat door de trombusmassa wordt afgesloten of niet.

Als de trombose *wandstandig* is en nog passage van bloed toelaat, zijn de verschijnselen de volgende:
- pijn in de kuit en/of knieholte;
- het been is wat roder en dikker dan normaal;
- bij dorsale flexie (achterover buigen) van de voet kan pijn in de kuit worden aangegeven (positief teken van Homan);
- aan de achterkant van het onderbeen is soms een versterkte veneuze tekening waarneembaar;
- vaak een lichte temperatuurstijging en tachycardie.

Het komt ook geregeld voor dat een wandstandige trombose opvallend weinig verschijnselen geeft, waardoor de diagnose wordt gemist. Dit zien we vooral bij een trombose in de diepere beenvenen: de diepe veneuze trombose. Deze kan zodanig aangroeien dat de hele vena femoralis wordt gevuld en er desondanks maar weinig klinische verschijnselen zijn. Toch blijft dit verraderlijk; een deel van de trombusmassa kan loslaten en door het langsstromende bloed worden meegevoerd. Zo'n stuk van een trombus dat met het bloed wordt meegevoerd heet een *embolus*.

Naast de wandstandige trombose kennen we de *afsluitende* of *obturerende trombose*. Een dergelijke trombose geeft aanleiding tot de volgende verschijnselen:
– het been is blauwrood, glanzend en dik, nogal pijnlijk en het voelt warm aan;
– lichte temperatuurverhoging en tachycardie.

De klachten zijn evident, de diagnose wordt dan ook zelden gemist. Toch is de kans op een embolus gering, omdat het vat is afgesloten en er geen bloed langsstroomt.

8.10.1.3 Behandeling

Het is vooral belangrijk de trombusvorming te voorkomen, de behandeling moet dus in de eerste plaats profylactisch zijn. Het is dé reden waarom een patiënt snel, als het maar enigszins kan en verantwoord is, wordt gemobiliseerd.

Aan risicopatiënten, en daartoe rekenen sommigen ook alle patiënten die tijdens een opname voor korte of langere tijd in bed moeten liggen, geeft men meestal subcutaan een lage dosis heparine (antistollingsmiddel dat per injectie moet worden toegediend). Het doel hiervan is trombose te voorkomen en niet, zoals vaak wordt gedacht, het oplossen van een trombose. Ook hier is dus sprake van profylaxe.

Is de trombose eenmaal een feit dan wordt eveneens heparine gegeven, maar in een veel hogere dosering (met gebruik van een heparinepomp). Later kan worden overgegaan op bijvoorbeeld Marcoumar® (een antistollingsmiddel in tabletvorm, door de patiënt gemakkelijk te gebruiken, ook thuis). Eventueel wordt gekozen voor Ascal® (zie anticoagulantia, hoofdstuk 6).

8.10.2 LONGEMBOLIE

Ontstaat een embolus dan wordt die met de bloedstroom meegevoerd. Vooralsnog passeert de embolus de steeds wijder wordende aders. De problemen ontstaan als de embolus via het rechter hart in de longslagaders en zijn vertakkingen terechtkomt. De diameter van de vaten wordt steeds kleiner en ergens komt de embolus vast te zitten, waardoor het bloedvat wordt afgesloten. Zo ontstaat het beeld van de longembolie.

Welke klachten daarbij optreden, hangt sterk af van de grootte van de embolus. Als de hoofdtak van de longslagader wordt afgesloten ontstaat een levensbedreigende situatie, terwijl een afgesloten kleine tak maar nauwelijks aanleiding tot klachten geeft. Voor een uitgebreidere beschrijving van het ziektebeeld wordt verwezen naar het boek *Interne Geneeskunde* uit de serie Basiswerken. Omdat de zogenaamde klassieke (middelgrote) longembolie (afb. 8.13) regelmatig in het ziekenhuis wordt gezien en de verpleegkundige de symptomen behoort te herkennen, worden ze hieronder genoemd. De symptomen zijn:
- de patiënt voelt zich plotseling onwel. Hij is onrustig en angstig, zeker op het moment van ontstaan;
- pijn aan de aangedane zijde, erger bij de adembewegingen;
- soms ophoesten van wat bloed;
- vaak een relatieve tachycardie, met weinig duidelijke oorzaak.

Afbeelding 8.13 *Verschillende vormen van longembolie.*

Meestal wordt een thoraxfoto gemaakt, waarop in eerste instantie vaak niets is te zien. Na 24 tot 48 uur kan een schaduw verschijnen berustend op infiltraatvorming, opgetreden als reactie op weefselbeschadiging. De behandeling bestaat voornamelijk uit bedrust en het geven van heparine in hogere doseringen, zoals bij trombose.

Cyanose 9

9.1 Inleiding

Onder cyanose of blauwzucht verstaan we een blauwig-grijze verkleuring van de huid en slijmvliezen. Een dergelijke verkleuring wordt veroorzaakt door een toegenomen concentratie van gereduceerd hemoglobine (Hb) in de capillairen.

Hemoglobine is de rode bloedkleurstof die zich bevindt in de rode bloedcellen. Het is opgebouwd uit een ijzermolecuul en wordt omgeven door een viertal eiwitstructuren (afb. 9.1). Aan het ijzermolecuul kan zuurstof gekoppeld zijn (geoxigeneerd Hb/oxyhemoglobine) of het kan vrij zijn van deze binding (gereduceerd Hb/desoxyhemoglobine). Bloed dat veel geoxigeneerd Hb bevat is helderrood van kleur, gereduceerd Hb is donkerrood.

Afbeelding 9.1 *Schematische weergave van de bouw van hemoglobine. In dit geval is geoxideerd Hb weergegeven, er is dus zuurstof aan het ijzermolecuul gebonden.*

Gewoonlijk zijn huid en slijmvliezen roze gekleurd door het aanwezige bloed in de capillairen. Dit bloed bevat voor het overgrote deel geoxigeneerd hemoglobine dat, door de huidlagen heen, een rozige weerkaatsing geeft bij opvallend licht. De normale concentratie van hemoglobine in het bloed, en dus ook in het capillair, bedraagt 8-10 mmol/l (15 g/dl). Bij cyanose is daarvan meer dan 3,13 mmol/l (5 g/dl) in het capillair gereduceerd. Opschijnend licht wordt niet langer roze, maar blauwig teruggekaatst. Deze blauwige kleur kan iedereen bij zichzelf waarnemen daar waar aders doorschemeren door de huid, zoals op de handrug. Dat is heel normaal: het bloed is daarin immers op weg terug naar de longen, veel zuurstof is in de weefsels afgegeven. De hoeveelheid gereduceerd hemoglobine is er in ieder geval hoger dan 3,13 mmol/l. Met cyanose heeft het niets te maken. Cyanose is het gevolg van de kleur van het bloed in de capillairen.

De waarde 3,13 mmol/l gereduceerd hemoglobine blijkt in de praktijk te worden bereikt bij een zuurstofverzadiging van onder de 85% in het bloed. Is dat het geval, dan ontstaat cyanose, vooropgesteld dat een normale hemoglobineconcentratie in het bloed aanwezig is. De 3,13 mmol/l is een absolute waarde die ook geldt bij bloedarmoede (als de totale hoeveelheid hemoglobine veel lager is) en ook bij een hoge hemoglobinewaarde zoals we die bijvoorbeeld zien bij longemfyseempatiënten. In het eerste geval zal, omdat de totale hoeveelheid hemoglobine zo gering is, zelden de waarde 3,13 mmol/l worden bereikt. Dat houdt dus in dat de zuurstofverzadiging in het bloed behoorlijk laag kan zijn en een hypoxie kan dreigen, maar dat we niet worden gealarmeerd door het verschijnsel cyanose, omdat het zich niet voordoet. Is er juist veel hemoglobine in het bloed aanwezig, dan zal de concentratie van 3,13 mmol/l gereduceerd hemoglobine vrij gemakkelijk worden overschreden. Er hoeft dan helemaal geen sprake te zijn van zuurstofnood, de zuurstofverzadiging kan nog wel ver boven de 85% liggen. Hoewel deze patiënten cyanose vertonen, moet dus toch niet worden overgegaan tot zuurstoftoediening. Cyanose moet altijd worden gewaardeerd in relatie tot de totale hemoglobineconcentratie in het bloed.

Cyanose is niet altijd even gemakkelijk vast te stellen. Aan een dikke huid of een huid met veel pigment is het veel moeilijker waar te nemen. Het beste kan bij daglicht worden geobserveerd. Cyanose laat zich vooral waarnemen aan de lippen, het nagelbed, de oren en andere uitstekende lichaamsdelen.

Cyanose kan verschillende oorzaken hebben. Op grond daarvan wordt onderscheid gemaakt tussen *centrale* en *perifere* cyanose.

9.2 Centrale cyanose

Centrale cyanose doet zich voor wanneer in het arteriële bloed al te weinig zuurstof aan hemoglobine is gebonden en de hoeveelheid gereduceerd hemoglobine in het slagaderlijke bloed dus hoger is dan normaal. Dergelijke situaties ontstaan bij gasuitwisselingsstoornissen in de longen, waardoor het bloed niet voldoende wordt geoxigeneerd. Zo kan het optreden tijdens een astma-aanval, bij een longontsteking en bij longemfyseem. Ook kan het voorkomen bij aangeboren hartafwijkingen waar zuurstofrijk en zuurstofarm bloed in het hart worden gemengd. Een bekende hartafwijking waarbij dat gezien wordt, is de *tetralogie van Fallot*: de longslagader is vernauwd en er is een gat in het septum cordis. Bovendien ontspringt de aorta zowel boven de linker als boven de rechter ventrikel en krijgt vanuit de linker harthelft (deze bevat zuurstofrijk bloed) en vanuit de rechter harthelft (deze bevat zuurstofarm bloed) bloed toegevoerd. Centrale cyanose kan ook optreden bij een linksdecompensatie van het hart (zie hoofdstuk 8), omdat dan immers de gasuitwisseling door stuwing van bloed in de longen minder effectief is.

In situaties waarin sprake is van chronische hypoxie (zuurstoftekort in de weefsels) zal in het lichaam extra erytropoëtine worden aangemaakt, wat in het beenmerg de aanmaak van erytrocyten stimuleert. Het aantal rode bloedlichaampjes in het bloed zal daardoor stijgen en daarmee het hemoglobinegehalte. In paragraaf 9.1 is al uitgelegd dat cyanose dan sneller optreedt. Deze situatie doet zich voor bij chronisch longfalen, maar ook in het hooggebergte, waar de lucht ijler is en minder zuurstof bevat, vertoont de bevolking dit verschijnsel.

Wat de oorzaak van cyanose ook is, altijd is er sprake van een verminderde zuurstofverzadiging van het arteriële bloed (wat met bloedgasanalyse is vast te stellen). Blijkt deze onder de 85% te zijn gedaald, dan treedt cyanose op. Immers, als er op het moment van instromen van het arteriële bloed in de weefsels al te veel gereduceerd hemoglobine in zit, is het nog maar een kleine stap om in de weefsels de concentratie van 3,13 mmol/l te overschrijden.

Centrale cyanose is bij observatie te herkennen aan het feit dat, in tegenstelling tot wat bij perifere cyanose het geval is, behalve de huid ook de slijmvliezen (tong) blauwig zijn verkleurd. Een verschijnsel waarmee centrale cyanose gepaard kan gaan is *trommelstokvingers*. Vingers en tenen vertonen aan de uiteinden een verbreding, terwijl de nagels het model van een horlogeglas krijgen. Alleen weke delen blijken te zijn vervormd, waarbij vaatjes zijn verwijd. Het bot is normaal. Het is niet duidelijk hoe deze trommelstokvingers ontstaan. Men denkt dat hypoxemie (te weinig zuurstof in het bloed) hierbij een rol speelt. Trommelstokvingers komen soms ook voor zonder cyanose; in dat geval is het vaak familiair.

9.3 Perifere cyanose

Perifere cyanose komt in principe alleen voor aan de acra (lichaamsuiteinden) en wordt om die reden dan ook wel *acrocyanose* genoemd. Oorzaak voor perifere cyanose is een verminderde doorstroming van de weefsels door vasoconstrictie of door een vertraagde bloedcirculatie. Het bloed zal hierdoor langer in de weefsels verblijven dan normaliter het geval is. Intussen blijft het afgeven van zuurstof doorgaan en ontstaat er steeds meer gereduceerd hemoglobine: de grens van 3,13 mmol/l wordt overschreden. Voorbeelden waarbij dit gebeurt zijn:
- *decompensatio cordis* (zie par. 8.6). Blijkbaar kan zowel centrale als perifere cyanose bij een decompensatio cordis optreden;
- *shock* (zie par. 8.2.1);
- *fenomeen van Raynaud*, hierbij vernauwen de kleine slagaders zich versterkt na contact met kou, zoals koud water. Handen kunnen dan koud, blauw en pijnlijk worden;
- *afgesnoerd zijn van een lichaamsdeel*. Dan worden in eerste instantie de venen afgeknepen en stagneert de afvoer van bloed. Druk op een afvoerende vene kan hetzelfde bewerkstelligen. De situatie kan worden nagebootst door met een draadje of elastiekje de vinger af te binden;
- *een koude omgeving*. Is de omgevingstemperatuur laag, dan zal de huid minder en langzamer worden doorbloed (blauw zien van de kou).

Bij perifere cyanose is vaak alleen de huid cyanotisch verkleurd, de slijmvliezen hebben een normale kleur.

9.4 Koolmonoxidevergiftiging

Soms komt het voor dat weefsels niet blauwig opschijnen, maar een kersenrode ('morgenrood') kleur hebben. Dit kan optreden bij koolmonoxidevergiftiging, alhoewel hierbij ook vaak bleekheid of zelfs cyanose wordt gezien. Als koolmonoxide in de buurt is, bindt dit zich veel sneller en sterker aan hemoglobine dan zuurstof dat doet. Daarmee neemt het echter wel de plaats van zuurstof in beslag en zal er een *hypoxie* (tekort aan zuurstof in de weefsels) ontstaan. Hersenen kunnen daardoor niet goed meer functioneren of raken beschadigd en als gevolg daarvan kunnen onder andere circulatie en respiratie (ademhaling) tekortschieten. Bleekheid en cyanose zijn daarvan weer het gevolg. Tegelijkertijd treedt er in die situatie CO_2-retentie op en dat zou weer van invloed zijn op de kleuropschijn ('morgenrood') van hemoglobine. De kersenrode kleur getuigt dan ook van een ernstige situatie.

De meest voorkomende oorzaken van koolmonoxidevergiftiging zijn gasgeisers in kleine, niet goed geventileerde ruimten. Maar ook houtkachels, gaskachels en open haarden kunnen bij onvolledige verbranding en als de gasafvoer onvoldoende is geregeld, de oorzaak zijn. Datzelfde geldt voor auto-uitlaatgassen (rijden met een kapotte uitlaat).

Onder meer hoofdpijn, sufheid, slaperigheid en eventueel bewusteloosheid zijn verschijnselen die bij koolmonoxidevergiftiging voorkomen. De persoon in kwestie heeft vaak zelf niet in de gaten wat er aan de hand is.

10 Stoornissen in het zuur-base-evenwicht

10.1 Inleiding

Voor een normaal functioneren van de lichaamsfysiologie is een pH van 7,4 (7,35-7,45) noodzakelijk. De pH is direct gerelateerd aan de H^+-concentratie, die onder normale omstandigheden zeer laag is. Buffers zorgen ervoor dat deze concentratie laag blijft, daarin bestaat een homeostase. Dit is een complex gebeuren, voor de uitleg ervan wordt verwezen naar het boek *Fysiologie en Anatomie* uit de serie Basiswerken.
Voor het begrijpen van stoornissen in de pH-regulatie (zuur-base-evenwicht) is het nodig enkele belangrijke feiten op een rij te hebben.

De dagelijkse aanslag op het zuur-base-evenwicht gebeurt door vooral zure producten, zoals CO_2 (het eindproduct van de verbranding, ook wel 'vluchtig zuur' genoemd) en zuurresten vanuit de stofwisseling ('niet vluchtige zuren': sulfaat, fosfaat en anorganische zuren). De dreiging wordt opgevangen door extracellulaire (bicarbonaat, fosfaat, sulfaat en plasma-eiwitten) en intracellulaire (Hb en bicarbonaat in de erytrocyt) buffers, met daaraan direct verbonden het functioneren van longen en nieren.

Van de extracellulaire buffers is de bicarbonaatbuffer (HCO_3^-/H_2CO_3-systeem) de belangrijkste, omdat het direct beschikbaar is en de beide polen HCO_3^- en H_2CO_3 apart kunnen worden gereguleerd. Op de situatie van het moment kan direct worden ingespeeld. De andere genoemde buffers zijn even effectief, maar werken trager. Zij worden hier even buiten beschouwing gelaten.

In de bicarbonaatbuffer staat de volgende reactie centraal:

$$Na^+ + HCO_3^- \text{ (alkalireserve)} + H^+ \leftrightarrow Na^+ + H_2CO_3 \leftrightarrow CO_2 + H_2O$$

Al naar gelang de situatie kan deze reactie naar links of naar rechts verschuiven, waarbij de overmaat aan stof bepalend is voor de richting van de reactie. Uit de stofwisseling vrijgekomen CO_2 wordt in de erytrocyt omgezet in HCO_3^- en via deze vorm in bloedplasma vervoert naar de longen, waar het na te zijn omgezet CO_2 (en H_2O) wordt uitgeademd via de longen. H-ionen kunnen via de nieren worden uitgescheiden, die bovendien alkalireserve aanvullen.

In het tubulusepitheel van de nier vindt bij dreigende verzuring na 24 uur nieuwe aanmaak plaats van HCO_3^-, wat aan het bloed wordt afgegeven. Tegelijkertijd worden H-ionen naar het lumen van de tubulus uitgescheiden. Dit gebeurt via transcellulaire uitwisseling tussen Na-ionen/H-ionen in het proximale gedeelte van de tubuli en de lis van Henle, en van K-ionen/H-ionen in het distale deel van de tubuli en de verzamelbuisjes.

In het proximale deel binden H-ionen zich met HCO_3^-, wat zich in het filtraat (voorurine) bevindt. Dit wordt daarmee wel opgebruikt voordat het distale deel van de tubulus is bereikt. Het in het filtraat aanwezige fosfaat buffert vanaf dit punt de H-ionen of deze reageren met NH_3 (ammoniak), wat in de proximale tubuluswand is geproduceerd en door het niermerg heen diffundeert naar het lumen van de verzamelbuisjes. Het gevormde NH_4 wordt in de urine uitgescheiden in de vorm van NH_4OH.

Anorganische zuren splitsen zich in een H^+ en een anion (sulfaat, fosfaat e.d.). H^+ wordt opgenomen in het bicarbonaatsysteem, de anionen (i.c. zuurresten) worden uitgescheiden in de urine.

Het is belangrijk kort in te gaan op de wijze waarop de H-ionen op cellulaire niveau zich gedragen. Bij stoornissen in het zuur-base-evenwicht kan dit zodanige bijeffecten geven dat daardoor weer ziekzijn volgt.

De concentraties van H-ionen zijn in en buiten de cel met elkaar in evenwicht, wat gebeurt door cellulaire opname en afgifte. Dit vindt elektroneutraal plaats, dat wil zeggen dat gelijktijdig een anion (deeltje met negatieve lading) mee wordt opgenomen of een kation (deeltje met positieve lading) wordt afgegeven bij opname van H^+ in de cel en het omgekeerde bij afgifte uit de cel.

Het in het menselijk lichaam het best beschikbare kation is kalium, daarom hebben stoornissen in het zuur-base-evenwicht vaak consequenties voor het intra-/extracellulaire evenwicht in $[K^+]$.

Organische zuren worden verbrand tot CO_2 en H_2O. Een voorbeeld van een organisch zuur is melkzuur. Als de verbranding van melkzuur stagneert (zie oorzaken), dan stapelt het zich op en ontstaat verzuring. Ook hier is sprake van splitsing in H$^+$ en een zuurrest. De bovenbeschreven reactie wordt dan als volgt ingevuld, overheersend naar rechts verlopend:

H$^+$-lactaat + Na$^+$ + HCO$_3^-$ ↔ Natriumlactaat + H$_2$CO$_3$ ↔ CO$_2$ + H$_2$O
↓
Uitscheiding in nier

10.2 Verstoring zuur-base-evenwicht

Bij een verstoring van de normale pH (zuur-base-evenwicht) gaat het meestal om een acidose (verzuring, lage pH), maar alkalose (verzeping, hoge pH) is ook mogelijk. Daalt de pH onder de 6,8 of stijgt hij boven de 7,8, dan is dit niet meer met het leven verenigbaar.
Voor zowel acidose als alkalose zijn zowel respiratoire als metabole oorzaken mogelijk.
Arteriële (evt. capillaire) bloedgasanalyse (Åstrup) is als onderzoekmethode behulpzaam om inzicht te krijgen in aard van de verstoring en in welke richting gezocht moet worden naar de oorzaak ervan. De bepaling geeft ook uitslag over de pH, die automatisch uit de verhouding CO$_2$ en HCO$_3^-$ wordt berekend.

10.2.1 ACIDOSE

10.2.1.1 *Respiratoire acidose*
Respiratoire acidose ontstaat door respiratoire insufficiëntie (longfalen). Als gevolg daarvan wordt onvoldoende CO$_2$ uitgewassen, wat leidt tot een te hoge arteriële koolzuurspanning: pCO$_2$ (hypercapnie). Door de overmaat aan CO$_2$ verschuift in bovenstaande reactie het evenwicht naar links en volgt verzuring. De alkalireserve is in eerste instantie snel opgebruikt en de pH wordt te laag.

Alle situaties waarbij in de longen de diffusie, ventilatie of perfusie (bloeddoorstroming) of een combinatie daarvan verstoord zijn, kunnen respiratoire insufficiëntie geven. Een aantal voorbeelden:
- acute en chronische longziekten;
- longoedeem ten gevolge van decompensatio cordis (hartfalen) (zie hoofdstuk 8);
- stoornissen in de functie van het ademcentrum door neurologische aandoeningen of bijvoorbeeld na een overdosering van geneesmiddelen (morfine) (zie hoofdstuk 6);

- neurologische aandoeningen of spierziekten waardoor ademhalingsspieren slecht functioneren;
- instabiliteit van de thoraxwand (ribfracturen);
- ziekten aan de wervelkolom (ziekte van Bechterew, ernstige kyfose) waardoor de ribben slecht kunnen bewegen.

De longen zelf kunnen in dit geval niet bijdragen aan herstel van het zuur-base-evenwicht, immers daar ligt de oorzaak van de ontsporing. De nier zal reageren zoals in bovenstaande paragraaf is beschreven, we noemen dit *metabole compensatie* van de acidose. Dit is met behulp van bloedgasanalyse vooral bij chronische respiratoire insufficiëntie vast te stellen; ondanks een fors verhoogde pCO_2 is de pH vaak normaal en kan de alkalireserve zelfs verhoogd zijn. De metabole compensatie werkt dus.
In situaties van acute respiratoire insufficiëntie is naast een verhoogde pCO_2 de pH verlaagd en de alkalireserve laagnormaal. Het kan echter wel resulteren in een te hoog kalium, wat gevaarlijk is voor het hart. Een hoog natrium, wat ook kan ontstaan, is niet echt gevaarlijk.

10.2.1.2 Metabole acidose
Oorzaken voor metabole acidose, gelegen in de stofwisseling (metabolisme), zijn:
- toegenomen hoeveelheid melkzuur (lactaat) in het lichaam als gevolg van:
• hypoxie, bij gebrek aan zuurstof schakelt de stofwisseling over naar een anaerobe vorm waarbij melkzuur (lactaat) wordt geproduceerd. Bij respiratoire acidose, waarbij altijd hypoxie aanwezig is, draagt dit dus extra bij aan het verzuren. Hypoxie komt verder voor bij shock en uitdroging (sterk verslechterde circulatie, zie par. 8.6.);
• tekortschieten in de afbraak van melkzuur, zoals bij leverinsufficiëntie of alcoholintoxicatie (acute leverbeschadiging);
• extreme of onoordeelkundige inspanningen, geeft melkzuurproductie in de spieren;
   - vrijkomen van teveel zure producten (diaceetzuur en beta-hydroxyboterzuur) uit de vetstofwisseling, zoals bij een keto-acidotisch coma gebeurt (bij diabetes mellitus), maar ook bij verhongering kan voorkomen;
   - te veel afbraakproducten (zwavelzuur) vanuit de eiwitstofwisseling. Dit teveel kan bijvoorbeeld ontstaan doordat in het maagdarmkanaal overdadig eiwitten zijn aangeboden (voedsel, maagbloeding);
   - tekort aan HCO_3^- door nierziekten;

- verlies van HCO_3^- bij diarree (zie par. 13.4.3);
- intoxicaties (bijv. geneesmiddelen zoals salicylaten).

De zure producten komen in het bloed terecht, de reacties binnen het pCO_2-bicarbonaatbuffersysteem zullen verschuiven; er vindt toename van CO_2 plaats, wat via de longen wordt uitgeademd. Eventuele extra uitscheiding van H-ionen gebeurt in de nieren.

10.2.1.3 Verschijnselen en behandeling

Bij acidose zijn de volgende verschijnselen aanwezig:
- hoofdpijn, concentratiestoornissen, tremoren, delier, sufheid, eventueel coma en overlijden van de patiënt. CO_2-intoxicatie wordt hiervoor verantwoordelijk gesteld;
- hyperventilatie (Kussmaul ademhaling, zie par. 11.3).

De behandeling is gericht op de oorzaak van de acidose. Eventueel kan $NaHCO_3$ per infuus worden gegeven ter ondersteuning van herstel in de alkalireserve. Soms is, afhankelijk van de oorzaak, het geven van zuurstof zinvol. Bij de respiratoire vorm kan kunstmatige beademing bijdragen aan herstel.

10.2.2 ALKALOSE

10.2.2.1 Respiratoire alkalose

Hyperventilatie is hiervan de oorzaak. In par. 11.3 worden oorzaken, verschijnselen en behandelingswijzen nader beschreven. Hyperventilatie betreft meestal een acuut gebeuren. Soms echter is het chronisch aanwezig, in dat geval compenseert de nier door minder H-ionen uit te scheiden.

10.2.2.2 Metabole alkalose

Sommige nierziekten (zie het boek *Interne Geneeskunde* uit de serie Basiswerken) gaan vergezeld van een teveel aan verlies van H-ionen, terwijl tegelijkertijd te weinig HCO_3^- wordt uitgescheiden (filtratie). Beide dragen bij aan het ontstaan van alkalose.

Veel braken, zoals bijvoorbeeld in geval van hyperemesis gravidarum (overdreven zwangerschapsbraken) kan een te groot verlies van maagsap (HCl) geven en daarmee van H-ionen. Hetzelfde kan ontstaan door langdurige maagdrainage.

Soms is de oorzaak van de alkalose gelegen in een bijnieraandoening (hyperaldosteronisme). Aldosteron heeft als werkplaats de niertubulus en zorgt gewoonlijk voor uitwisseling van Na/K-ionen. Bij een teveel aan aldosteron wordt te veel kalium uitgescheiden en dat is nu juist een stof die in de fysiologie van belang is voor transcellulaire uitwisseling met H-ionen (zie Inleiding). Sommige diuretica hebben dit effect ook (bijv. chloorthiazide).

10.2.2.3 Verschijnselen en behandeling

Zie voor verschijnselen en behandeling van alkalose par. 11.3. Bij de metabole vorm zijn de symptomen minder uitgesproken. De reden is dat metabole alkalose meestal langzaam ontstaat en, in geval de oorzaak niet in de nier was gelegen, deze de kans heeft gezien te compenseren.

11 Ziekteverschijnselen vanuit de longen en luchtwegen

11.1 Inleiding

Ziekteverschijnselen gerelateerd aan de ademhalingswegen betreffen in veel gevallen specifieke klachten: ze richten de aandacht op ziekteprocessen die zich daadwerkelijk afspelen binnen dit orgaansysteem. Daarnaast zijn situaties bekend waar de oorzaak van de verstoorde gezondheid elders in het lichaam moet worden gezocht, maar pulmonale (long) verschijnselen in de rij van ziektesymptomen logisch zijn opgenomen.

De ademhalingsweg wordt onderverdeeld in de bovenste en onderste luchtwegen. Tot de bovenste luchtwegen behoren de neus, sinussen (neusbijholtes), mond en pharynx (keelholte). Tot de onderste luchtwegen behoren larynx (strottenhoofd), trachea (luchtpijp), hoofdbronchiën, bronchiën en bronchioli (grotere en kleinere luchtpijptakken), alveoli (longblaasjes), longweefsel en pleurae (longvliezen). De verschijnselen worden in het hiernavolgende toegelicht voor symptomen vanuit zowel bovenste als onderste luchtwegen.

11.2 Klachten vanuit de bovenste luchtwegen

Specifieke verschijnselen aan de bovenste luchtwegen betreffen: verstopte neus, loopneus (rhinorroe, neusuitvloed, waterig/sereus, muceus of geelgroen gekleurd, niesbuien en vaak ook jeuk aan de neus. Jeukende en tranende ogen kunnen tegelijk optreden met de neusklachten, wat te maken heeft met de oorzaak.

Neusklachten zijn alledaags, maar kunnen veel last bezorgen en zelfs chronisch van aard zijn. Als complicatie kan een sinusitis (neusbijholteontsteking) optreden. Dit gaat vergezeld van aangezichtspijn, hoofdpijn en soms koorts. De laatste twee verschijnselen zijn in feite niet specifiek.

11.2.1 NEUSKLACHTEN

Neusklachten kunnen het beste worden uitgelegd aan de hand van een rhinitis (ontsteking van het neusslijmvlies).

De bekendste rhinitis is de gewone neusverkoudheid (coryza). Die wordt meestal veroorzaakt door het rhinovirus, maar ook het adenovirus kan er aanleiding toe geven. Het neusepitheel wordt door het virus beschadigd, waardoor ontstekingsverschijnselen optreden. Hierdoor ontstaat zwelling (*verstopte neus*). Aangezien het hier een slijmvliesontsteking betreft, worden de aanwezige slijmproducerende klieren, waarschijnlijk door de versterkte bloeddoorstroming maar mogelijk ook door de vrijkomende intermediaire producten (zie hoofdstuk 3, ontstekingsreactie), aangezet tot het maken van veel vocht. Daardoor krijgt de ontsteking het catarrale karakter (*loopneus*, de rhinorroe is sereus, later meer muceus). Prikkeling, onder andere door het aanwezige extra vocht, veroorzaakt *niezen*. Het is een reflexbeweging waarbij op dezelfde wijze als bij hoesten, druk wordt opgebouwd in de thorax. Er volgt nu een explosieve uitademing door de neus waarbij stoffen die er niet thuishoren naar buiten worden geblazen. Na een dag zijn de verschijnselen van neusverkoudheid al weer afgenomen, de neusuitvloed wordt minder en kan een gelige soms groene kleur krijgen. Dit is het gevolg van een secundaire bacteriële infectie, die gemakkelijk kan ontstaan doordat het trilhaarepitheel door het virus is beschadigd. Ook kan de gelige kleur ontstaan doordat de deeltjesdichtheid toeneemt.

Sommige mensen zijn heel vaak verkouden. In dat geval is er geen sprake meer van een gewone verkoudheid maar van een te sterke gevoeligheid (hyperreactiviteit) van het neusslijmvlies. Allerlei prikkels van allergische en niet-allergische aard kunnen een ontstekingsreactie uitlokken en aanleiding geven tot bovengenoemde klachten. Deze hyperreactiviteit van het neusslijmvlies is vaak aangeboren, maar kan ook verworven zijn. De aanleg voor een allergie is overgeërfd. De allergische reactie verloopt volgens het type I, waarbij IgE-antilichamen een rol spelen (zie hoofdstuk 3). Neusklachten veroorzaakt door niet-allergische (aspecifieke) prikkels noemen we een *vasomotore rhinitis*. Er is gevoeligheid voor onder meer rook en temperatuursverandering, maar ook alcoholgebruik kan een uitlokkende factor zijn. Deze vorm van rhinitis komt eigenlijk alleen bij volwassenen voor. Als de neusklachten ontstaan ten gevolge van allergische prikkels is sprake van een *allergische rhinitis*. Dit treedt zowel bij kinderen als bij volwassenen op. Een voorbeeld van een allergische rhinitis is hooikoorts. Het wordt veroorzaakt door stuifmeel van pollen, bomen of grassen en is seizoensgebonden. Allergieën voor bijvoorbeeld huis-

stofmijt of huisdieren kunnen een niet seizoensgebonden allergische rhinitis veroorzaken.
Bij een allergische rhinitis treden vaak niesbuien en jeuk aan de neus op. Dit laatste is gemakkelijk te herkennen doordat de persoon in kwestie vaak aan de punt van zijn neus wrijft. Kinderen vegen steeds hun neus af door er met hun hand van beneden naar boven langs te gaan, waardoor een dwarse plooi op de neusrug ontstaat. Volwassenen snuiten netjes hun neus en hebben dus niet zo'n dwarse plooi ter herkenning. Een allergische rhinitis kan vergezeld gaan van jeukende, tranende ogen; de conjunctivae zijn namelijk betrokken bij dit proces. Jeuk is een gevolg van bij de allergische reactie vrijkomende histamine, bradykinines en prostaglandinen.

Soms is sprake van een eenzijdige neusverstopping. In dat geval is een scheefstand van het neustussenschot waarschijnlijk. De afwijkende stand kan eenvoudig door inspectie worden vastgesteld.

Bij elke vorm van rhinitis kunnen slijmvliesslinkende neusdruppels of sprays zoals Otrivin verlichting brengen. Otrivin is een adrenergicum, ook verkrijgbaar in combinatie met een middel tegen allergie werkt (bijv. azelastine). Gewaakt moet worden voor langdurig (niet langer dan een week) gebruik, omdat anders het slijmvlies beschadigd kan raken. Dit laatste dreigt in het bijzonder bij een allergische rhinitis en bij een rhinitis vasomotorica, waarbij zich langdurig klachten voordoen. Een virale rhinitis moet uitzieken. Bij een allergische rhinitis kan worden uitgetest waarvoor men allergisch is, met als doel het contact met het allergeen te mijden.
Scheefstand van het neustussenschot moet operatief door de kno-arts worden verholpen.

Vooral als de neusklachten langere tijd bestaan, kan sinusitis als complicatie optreden. Door het gezwollen neusslijmvlies kan de uitvoergang van de neusbijholte naar de neusholte afgesloten raken, waarna ontsteking van de neusbijholte volgt.
Het zijn dus vooral personen met een allergische rhinitis of een rhinitis vasomotorica die vaak te kampen hebben met een sinusitis, die bij hen zelfs chronische vormen kan aannemen.
Verschijnselen die een sinusitis vergezellen zijn:
- (druk)pijn in het aangezicht op de plek van de aangedane neusbijholte, pijn die toeneemt bij drukverhoging in de bijholtes zoals bij bukken, tillen en persen. Soms heeft men het gevoel dat zich iets verplaatst binnenin ('rollende bakstenen');

- soms plotseling een *vieze uitvloed uit de neus*, direct afkomstig uit de bijholte. Dit kan ook continu druppelsgewijs verlopen en verdwijnt dan naar de keelholte ('nasal drip');
- koorts en hoofdpijn;
- foetor ex ore (vies ruiken uit de mond).

De klachten zijn het meest uitgesproken bij de acute vorm. De behandeling bestaat uit neusdruppels die het slijmvlies doen slinken en zo de uitgang weer openen. Eventueel, afhankelijk van de ernst, kunnen antibiotica worden gegeven.

11.3 Klachten vanuit de onderste luchtwegen

Specifieke verschijnselen bij aandoeningen vanuit de onderste luchtwegen zijn: heesheid, hoesten, opgeven van sputum en piepende en brommende geluiden.
Zowel specifiek als niet-specifiek, dat wil zeggen dat de oorzaak buiten de onderste luchtwegen ligt, kunnen zijn: dyspnoe, verandering in ademfrequentie en diepte van de ademhaling en pijn.

11.3.1 HEESHEID
Bij heesheid is de stemkwaliteit verslechterd als gevolg van het niet goed kunnen sluiten van de stembanden (stemplooien), waardoor het golf- en trillingspatroon niet correct verlopen. De oorzaak moet worden gezocht in een afwijking aan de stembanden waardoor het stemgeluid verandert (dysfonie) of stemloosheid (afonie) ontstaat; meestal echter is er heesheid. Vaak klaagt de patiënt over pijn in het keelgebied en verloopt de ademhaling anders. Oorzaken zijn:
- te sterk geprikkeld zijn door veel zingen of praten;
- het inademen van irriterende stoffen zoals rook of chemische stoffen;
- reflux van zure maaginhoud;
- ontstoken zijn van de stembanden, meestal viraal, maar het kan ook een gevolg zijn van inhalatie van corticosteroïden;
- knobbeltjes op de stembanden bij personen die de stem teveel en op een verkeerde manier gebruiken;
- keelkanker;
- verlammingen van de stembanden, wat bij longcarcinoom, struma (schildkliervergroting) en na strumectomie (operatieve verwijdering van de schildklier) kan ontstaan door beschadiging van de n. laryngeus recurrens, de zenuw die de stemband verzorgt maar die

eerst door de bovenste thoraxapertuur/longtop verloopt en door de schildklier.

De kno-arts stelt de diagnose, behandeling is afhankelijk van de oorzaak. De logopedist kan helpen het stemgebruik te verbeteren.

11.3.2 HOESTEN

Hoesten is een explosief verlopende heftige uitademing, nadat eerst met gesloten strottenklep een druk in de thorax is opgebouwd. De lucht verplaatst zich met grote snelheid naar buiten. Het doel van hoesten is prikkelende stoffen en schadelijke voorwerpen, maar ook overtollig slijm en ontstekingsproducten en andere door ziekteprocessen veroorzaakte producten uit de luchtweg te verwijderen. In dat geval spreken we van een *productieve hoest*. Er kan ook sprake zijn van een *prikkelhoest*, waarbij de luchtwegen gevoeliger zijn dan normaal en het inademen van lucht al tot hoesten kan leiden. Hierbij wordt meestal geen sputum geproduceerd. Zo'n prikkelhoest komt nogal eens voor als virussen het trilhaarepitheel hebben beschadigd, waardoor zenuwuiteinden meer aan het oppervlak zijn komen te liggen. De luchtpijp is dan extra gevoelig.

Hoesten is bijna altijd reflectoir als gevolg van een complexe reflexboog, hoewel het wel door de wil kan worden gecontroleerd. Het 'triggergebied' voor hoesten betreft een gebied dat groter is dan de luchtwegen en de longen zelf. Prikkeling van de neus en neusbijholtes, de pharynx ('nasal drip' bij chronische sinusitis), de pleurae, middenrif en het mediastinum kan eveneens hoesten tot gevolg hebben. Er zijn zelfs mensen die bij het schoonmaken van de uitwendige gehoorgang gaan hoesten (er bevindt zich in dat gebied namelijk een takje van de nervus vagus).

Hoesten kan acuut voorkomen na bijvoorbeeld inhalatie van prikkelende gassen of ten gevolge van een infectie, maar ook chronisch zijn zoals bij COPD of bij rokers. Van sommige geneesmiddelen is bekend dat ze hoesten als bijwerking hebben (bijv. ACE-remmers, Renitec).

De behandeling van het hoesten moet gericht zijn op de oorzaak, maar vaak is het verantwoord om symptoomgericht antitussiva (hoestmiddelen) te gebruiken. Bij een productieve hoest waarbij het slijm moeilijk wordt opgehoest en dus de hoestprikkel niet verdwijnt, kan een expectorans worden gebruikt. Deze middelen (mucolytica) maken het slijm dunner en vergemakkelijken daarmee het ophoesten ervan. Bisolvon® en Fluimucil® zijn bekende voorbeelden.

Is duidelijk sprake van een niet-productieve hoest die toch heel hinderlijk is, dan is het geven van codeïne in een lage dosering verantwoord. Codeïne heeft een centraal hoestdempend effect.

11.3.3 SPUTUMPRODUCTIE

Sputum is een verzamelterm voor alles wat iemand na een hoeststoot in de mond krijgt en daarna uitspuwt of doorslikt. Dit betreft voornamelijk slijm uit de luchtwegen vermengd met een meer of minder grote hoeveelheid stofdeeltjes, bacteriën enzovoort. Gewoonlijk wordt in de luchtwegen per dag 100 ml (functioneel) slijm geproduceerd dat uiteindelijk verdwijnt naar de keelholte en wordt ingeslikt.

Als sputum wordt opgehoest is nooit sprake van een normale situatie. De oorzaak is een geprikkelde luchtweg waardoor extra slijm wordt aangemaakt, of een niet goed functionerend mucociliair apparaat (trilhaarepitheel met de daarop liggende slijmdeken) waardoor zich slijm ophoopt dat later wordt opgehoest. Verder kunnen ziekteprocessen hun producten in de luchtwegen deponeren (etter, bloed et cetera) die vervolgens worden opgehoest.

Het aspect van het sputum kan nogal wisselen. De kleur kan variëren van lichtgrijs tot geel-groenig. In het laatste geval is er meestal sprake van een ontsteking in longen of luchtwegen, het sputum wordt *purulent* (pusbevattend) genoemd. Er kan sprake zijn van een sliertje bloed bij het sputum, *sanguinolent sputum* genoemd. Bloed bij het sputum is altijd abnormaal. De oorzaak daarvan moet worden uitgezocht. Vaak is COPD de reden, of er kan na een heftige hoestbui iets beschadigd zijn waardoor een sliertje bloed bij het sputum zit. Maar sanguinolent sputum kan ook wijzen op longkanker. Bestaat het sputum voornamelijk uit bloed, dan heet dit *haemoptoe*, de kleur van het bloed is helderrood. Dit kan voorkomen bij ernstiger luchtweg- en longinfecties (bijv. tuberculose in de derde wereld), longkanker en longinfarcten.

Sputum rufum is wat bruinig gekleurd (oude erytrocyten) en komt voor bij bepaalde vormen van longontsteking. Roze, schuimend sputum komt voor bij longoedeem.

Ook de hoeveelheid sputum die per dag wordt geproduceerd, kan sterk wisselen, afhankelijk van de oorzaak van de sputumvorming. Er zijn ziekten (bronchiëctasieën) bekend waarbij één tot twee kopjes sputum per dag worden opgegeven, meestal gelukkig veel minder. Soms kan sputum moeilijk worden opgehoest omdat het taai is. Deze situatie komt voor bij cystic fibrosis (taaislijmziekte). Na astma-aanvallen kan ook heel taai sputum worden opgehoest waarin spiraalstructuren (spiralen van Curshmann) zijn waar te nemen die afgietseltjes lijken van de bronchioli. Meestal is sputum slijmig. Hoe dunner het sputum is, hoe gemakkelijker het wordt opgehoest.

Sputumonderzoek
Behalve het vaststellen van bovengenoemde macroscopische aspecten, kan sputum ook microscopisch worden onderzocht. Voor microbiologisch onderzoek is goed opgehoest sputum benodigd, afkomstig uit de onderste luchtwegen en niet geschraapt uit de keel. Bovendien moet het sputum vers zijn en binnen twee uur naar het laboratorium worden gebracht. Met behulp van een Gram-kleuring kan het sputum worden beoordeeld op aanwezige bacteriën, leukocyten, erytrocyten en aanwezige epitheelcellen (keel!). Een kweek geeft informatie over de soort bacterie en het resistentiepatroon (zie hoofdstuk 3).
Sputum kan ook onderzocht worden op maligne cellen: sputumcytologie volgens Papanicolaou (PAP-)classificatie. Men geeft overigens de voorkeur aan cytologisch materiaal verkregen met behulp van bronchoscopie, maar soms is dit niet mogelijk.

11.3.4 DYSPNOE
Dyspnoe, ook wel kortademigheid genoemd, komt veel voor en kan het beste worden beschreven als een onlustgevoel dat door de patiënt in verband wordt gebracht met de ademhaling. Het is een subjectief verschijnsel (in dit opzicht vergelijkbaar met misselijkheid of pijn). Anders dan altijd werd gedacht, blijkt er geen relatie te bestaan tussen dyspnoe en abnormale bloedgaswaarden of zuurgraad in het lichaam. Een sluitende verklaring van dyspnoe is er nog niet. Prikkeling van receptoren in de longen en borstwand zou ermee te maken hebben. Dyspnoe moet wel worden onderscheiden van onder meer tachypnoe, hyperpnoe en hyperventilatie (zie verder), al kunnen deze verschijnselen wel tegelijkertijd aanwezig zijn bij een patiënt. Dat maakt de aanwezigheid van dyspnoe geloofwaardiger: we 'zien' iets van de dyspnoe.
Behalve dat dyspnoe een symptoom is bij verschillende longaandoeningen kan het ook andere aandoeningen in en buiten de borstkas begeleiden. Voorbeelden daarvan zijn adipositas, ruimte innemende processen in buik en borstholte (mediastinum), een slechte conditie, een slechte hartfunctie en bloedarmoede.

In paragraaf 8.2.1 worden de verschijnselen dyspneu d'effort, dyspneu de repos en orthopneu verder besproken.

11.3.5 PIEPENDE EN BROMMENDE GELUIDEN

Het valt op dat patiënten met ziekten aan de ademhalingsorganen vaak geluid maken tijdens de respiratie (ademhaling). Deze geluiden zijn eigenlijk altijd afkomstig van de luchtwegen. Indien er sprake is van een vernauwing moet de lucht door een nauwe opening worden gezogen of geperst, wat aanleiding geeft tot het ontstaan van bijgeluiden. Dergelijke geluiden kunnen vooral tijdens de inademing voorkomen of juist tijdens de uitademing. We spreken dan van respectievelijk *inspiratoire* en *expiratoire stridor* (stridor betekent hoorbare ademhaling).

Is er voornamelijk een inspiratoire stridor, dan moet de veroorzakende afwijking worden gezocht in het bovenste gedeelte van de onderste luchtwegen zoals in de luchtpijp of het strottenhoofd. Tijdens de inademing wordt de lucht er snel langsgezogen. Dit wordt bewerkstelligd door het middenrif, de krachtige inademingsspier. De uitademing is meer een passief gebeuren, de lucht stroomt tijdens de expiratie dan ook langzamer naar buiten en er is op dat moment geen stridor. Deze situatie kan worden vergeleken met hard in een fluit blazen (inspiratie) waardoor veel geluid ontstaat, en heel zacht in een fluit blazen (expiratie) wat zelfs geluidloos kan. Laryngitis subglottica (pseudokroep), waarbij een sterke vernauwing aanwezig is vlak onder het strottenhoofd, en een vergrote schildklier die uitbocht in de luchtpijp, zijn bekende oorzaken van inspiratoire stridor.

Expiratoire stridor wordt vooral gezien bij vernauwingen in de kleinste luchtpijptakken, diep in de longen. Het meest bekende voorbeeld daarvan is *asthma bronchiale*. Bij deze aandoening is er sprake van een ziekelijke vernauwing van de kleinste luchtpijptakken: de bronchioli. Tijdens de normale fysiologische inademing zijn bronchioli altijd iets wijder dan tijdens de uitademing wanneer er een geringe samentrekking van de gladde spiercellen in de wand optreedt. De krachtige inademingsspier (middenrif) overwint tijdens de inademing de weerstand, zodat de lucht wel in de alveoli (longblaasjes) terechtkomt. Tijdens de passieve uitademing, tezamen met de fysiologische contractie van gladde spiercellen die nog boven op de ziekelijke vernauwing komt, blijkt de lucht zich vanuit de alveoli heel slecht weer naar buiten te kunnen verplaatsen. Tijdens de expiratie zijn dan ook piepende en fluitende geluiden te horen. Op den duur ontstaat tijdens een astma-aanval ook inspiratoire stridor.

11.3.6 AFWIJKINGEN IN FREQUENTIE EN DIEPTE VAN DE ADEMHALING

Het is mogelijk dat ziekten aan longen en luchtwegen vergezeld gaan van afwijkingen in frequentie en diepte van de ademhaling. Oorzaken daarvoor kunnen zich echter ook heel goed elders in het lichaam bevinden. Toch manifesteren de ziekten zich in de longen en daarom is een nadere definiëring hier op zijn plaats.

De normale ademfrequentie is gemiddeld 15 per minuut in rust, en kan tot maximaal 30 per minuut toenemen bij inspanning. Voor uitleg van de normale regulering wordt verwezen naar het boek *Fysiologie en Anatomie* van de serie Basiswerken.

De frequentie van de ademhaling kan abnormaal zijn in de vorm van een *bradypnoe* (te lage frequentie) of *tachypnoe* (te hoge frequentie). De ademhalingsdiepte is soms zichtbaar afwijkend. We kennen de *hyperpnoe* (ademhaling met een te grote luchtverplaatsing ofwel een te diepe ademhaling) en de *hypopnoe* (oppervlakkige ademhaling). Verder kennen we de *hyperventilatie* ofwel een ademhaling die aanleiding geeft tot een lage arteriële koolzuurspanning, en een *hypoventilatie* die leidt tot een hoge koolzuurspanning in het bloed.

11.3.7 AFWIJKENDE ADEMHALINGSTYPEN

Cheyne-Stokes-ademhaling

Deze specifieke vorm is een regelmatig voorkomend voorbeeld van afwijkingen in frequentie en diepte van de ademhaling (afb. 11.1). De Cheyne-Stokes-ademhaling betreft een afwisseling van apnoe (geen ademhaling), via hypopnoe naar hyperpnoe naar hypopnoe naar apnoe enzovoort. Een Cheyne-Stokes-ademhaling kan verschillende oorzaken hebben:

- *onrijp ademcentrum*. Pasgeborenen en zuigelingen kunnen hierdoor soms een Cheyne-Stokes-ademhaling vertonen. Dit is verder ongevaarlijk;
- *onvoldoende bloedvoorziening van het ademcentrum*. Situaties die daartoe aanleiding geven zijn atherosclerose van de hersenvaten en een slechte lichaamscirculatie. De atherosclerose leidt tot een verminderde hersendoorbloeding en dit weer tot een verminderde gevoeligheid van het ademcentrum. Bij iemand die stervende is, is de circulatie vaak slecht. Dan wordt ook vaak een Cheyne-Stokes-ademhaling gezien;
- *vergiftiging met medicijnen*. Slaapmiddelen, psychofarmaca en morfine staan hierom bekend.

Kussmaul-ademhaling

Dit ademhalingstype (afb. 11.2) houdt een maximale ventilatie van de longen in. Het doet zich voor bij alle situaties waarin sprake is van verzuring van het lichaam. Dit is het geval bij lever- en niervergiftigingen, maar ook bij een ontregelde suikerziekte. De Kussmaul-ademhaling is dus altijd verbonden aan een metabole acidose.

Afbeelding 11.1 Schematische weergave van de Cheyne-Stokes-ademhaling. De gekleurde lijn is de normale ademhaling, de zwarte lijn geeft de afwijkende ademhaling weer.

Afbeelding 11.2 Schematische weergave van de Kussmaul-ademhaling. De gekleurde lijn is de normale ademhaling, de zwarte lijn geeft de afwijkende ademhaling weer.

Hyperventilatiesyndroom

Onder het hyperventilatiesyndroom (HVS) verstaan we een overdreven ademhaling, niet op basis van verzuring van het lichaam, maar meestal door psychogene oorzaken. De persoon in kwestie is angstig en heeft het gevoel onvoldoende lucht binnen te krijgen. Door de onfysiologische hyperventilatie ontstaat een te lage koolzuurwaarde in het bloed en dreigt het lichaam een te hoge pH (alkalose) te krijgen (zie par. 10.2.2).

Hyperventilatie kan ook andere aanwezige ziektebeelden en situaties begeleiden, zoals onder meer decompensatio cordis, longembolieën en zwangerschap (progesteron, wat het ademcentrum gevoeliger maakt voor CO_2-stijging).

De aanwezige verschijnselen zijn te verklaren vanuit een verslechtering van de weefselcirculatie en een tekortschieten van uitwisselen van stoffen die benodigd zijn bij de stofwisseling, wat onder meer prikkeling van het zenuwstelsel tot gevolg heeft. Daardoor treden de volgende verschijnselen op:
- duizeligheid;
- tintelingen en een stijf gevoel rond de mond;
- dove vingers;
- spierkrampen;
- pijn achter het borstbeen;
- ritmestoornissen;
- collaps.

De directe behandeling bestaat uit het opnieuw laten inademen van de uitademingslucht (plastic zakje voor de mond). Psychofarmaca en/of psychotherapie kunnen op hun plaats zijn in de behandeling. Verder moeten somatische oorzaken worden gediagnosticeerd en behandeld. Niet altijd zijn de erbij aanwezige lichamelijke symptomen te relateren aan de CO_2-concentratie in het bloed. Men neigt er daarom tegenwoordig toe ze aan de angststoornis zelf toe te schrijven en niet meer te verbinden aan het hyperventileren.

Pijn

Longweefsel zelf is niet pijngevoelig. Toch kunnen ziekten aan longen en luchtwegen gepaard gaan met pijn als specifiek verschijnsel. De pijn is dan afkomstig van bronchuswanden, bloedvaatwanden (ischemie), het mediastinum en de pleurae. De pijn kan op elk moment in de thorax worden ervaren, vaak echter tijdens de adembewegingen als lucht zich verplaatst langs pijngevoelige plekken of bij hoesten. De pleurabladen zijn zeer pijngevoelig (weivliezen!); als de pleurabladen ruw zijn door een ontsteking (pleuritis) en tijdens het ademhalen over elkaar wrijven, is dit zeer pijnlijk. De pijn zit hier 'vast aan de ademhaling'.

Pijn in de borst kan ook worden veroorzaakt door aandoeningen van andere in de thorax gelegen organen, zoals slokdarm, hart en bloedvaten. Zelfs bij aandoeningen in de bovenbuik (galblaas, alvleesklier etc.) is het mogelijk pijn in de thorax te ervaren.

11.4 Herkennen van longontsteking

Ziekten van longen en luchtwegen worden gedetailleerd besproken in het boek *Interne Geneeskunde* uit de serie Basiswerken. Longontsteking (pneumonie) kan als bedcomplicatie voorkomen, de bijbehorende verpleegkundige interventies daaromheen behoren tot de basiszorg, reden om de aandoening hier te bespreken. Het gaat er om het ziektebeeld te kunnen herkennen en (globaal) op de hoogte te zijn van medische maatregelen.

Pneumonie (longontsteking)
Door de liggende houding in bed bestaat de kans dat de patiënt minder goed zal dooradem. De longblaasjes in de onderste longvelden blijven dan dichtzitten waardoor vocht uittreedt naar de inhoud van de longblaasjes. Ook is sprake van retentie van slijm in de luchtwegen. Dit lokt in tweede instantie gemakkelijk infectie en ontsteking uit. Deze vorm van longontsteking wordt *hypostatische pneumonie* genoemd. Daarnaast zijn er ook andere soorten longontstekingen mogelijk met andere oorzaken, de ernst kan wisselend zijn.

Men dient bedacht te zijn op longontsteking bij de volgende verschijnselen:
- hoesten dat diep weg komt en vaak gepaard gaat met pijn in de borst;
- opgeven van purulent sputum;
- koorts, soms hoge koorts vooraf gegaan door een koude rilling (zie voor uitleg hoofdstuk 12);
- dyspnoe en tachypneu eventueel gepaard gaande met 'neusvleugelen' (het meebewegen van de zijkanten van de neus door de versterkte luchtstroom bij in- en uitademeno;
- cyanose (zie voor uitleg hoofdstuk 9), door het wegvallen van een deel van de longen voor de gasuitwisseling, met daarbij een enigszins vernauwd zijn van de longvaten als reactie op het ziekteproces;

- pijn tijdens de adembewegingen, met name als de pleura mee ontstoken is; bewegen van de ontstoken verruwde pleurabladen ten opzichte van elkaar is pijnlijk;
- soms 'koortsuitslag', dat is een opflikkering van herpes labialis door weerstandsvermindering.

Een ernstige pneumonie kan vergezeld gaan van shockdreiging. Dit is het gevolg van een begeleidende bloedvergiftiging (sepsis) waardoor vaatverwijding optreedt (zgn. septische shock, zie par. 8.6).

Bij bejaarden kan een pneumonie met minder verschijnselen verlopen en soms alleen te herkennen zijn aan een toegenomen ademfrequentie. Toch is het risico op overlijden reëel: de zogenoemde 'silent killer'.

Als de pneumonie thuis ontstaat of binnen 72 uur in het ziekenhuis (community acquired pneumonia, CAP), dan zijn daar andere micro-organismen bij betrokken dan wanneer de longontsteking zich openbaart na 72 uur ziekenhuisopname. In het laatste geval spreekt men van een *ziekenhuisinfectie* (nosocomiale pneumonie). De kans bestaat dat er dan resistente ziekenhuisbacteriën bij betrokken zijn. Vijf procent van alle ziekenhuispatiënten loopt zo'n nosocomiale pneumonie op.

Bij patiënten met een sterk verminderde algehele weerstand kan de pneumonie een opportune infectie inhouden (zie hoofdstuk 3 en 4).

Als aanvullend laboratoriumonderzoek zijn een thoraxfoto, bloedonderzoek gericht op de ontsteking en sputumonderzoek/kweek de belangrijkste diagnostische middelen.

In de behandeling neemt antimicrobiële medicatie (antibiotica/chemotherapeutica) een belangrijke plaats in. Antimicrobiële medicatie wordt direct gestart na het stellen van de diagnose, ook al bestaat nog geen zekerheid over de verwekker. Er wordt dan afgegaan op het ontstaansmoment van de pneumonie; al of niet nosocomiaal zijn van de infectie.

Verder kijkt men naar de soort patiënt, bij een drugsgebruiker met longontsteking is vaak een stafylokok betrokken. Bij bejaarde patiënten en in geval van een hypostatische pneumonie heeft men vaak te maken met de *Streptococcus pneumoniae* et cetera.

Het is van belang de patiënt te stimuleren tot goed dooradem en het ophoesten van sputum. Dit geldt niet alleen als de pneumonie aanwezig is, maar is ook preventief van belang. Na een operatie bijvoorbeeld, als de patiënt dit uit angst voor pijn of ten gevolge van nawerken van de narcotica onvoldoende doet, moet dit worden gestimuleerd.

12 Stoornissen in de temperatuurregulatie

12.1 Normale temperatuurregulatie

Om stoornissen in de temperatuurregulatie goed te kunnen begrijpen, is inzicht in de gang van zaken onder normale omstandigheden noodzakelijk. Daarom volgt eerst een overzicht van de belangrijkste feiten die voor dit hoofdstuk van belang zijn. Voor uitgebreidere informatie wordt verwezen naar het boek *Anatomie en Fysiologie* uit de serie Basiswerken.

Voor het optimaal functioneren van de fysiologie van de mens is het nodig dat er in het lichaam een temperatuur van ongeveer 37°C heerst. Deze temperatuur komt tot stand doordat de aanvoer van warmte in het lichaam, afkomstig uit de verschillende vormen van energie die het lichaam ter beschikking staan, in evenwicht wordt gehouden met het afgeven van warmte aan de buitenwereld.
In het lichaam heerst niet overal dezelfde temperatuur. In het centrum, de kern genoemd, heerst een temperatuur van 37°C. Daaromheen bevindt zich de schil met een veel lagere temperatuur (oren, neus en voeten zijn het koudst) die, afhankelijk van omstandigheden, ook nog kan variëren en wisselend van dikte zijn (afb. 12.1).

De verplaatsing van warmte in het lichaam gebeurt door geleiding (convectie) door de weefsel heen. Daarbij zijn niet alle weefsels even sterk geleidend; vet is bijvoorbeeld een slechte geleider. Is er veel vetweefsel, dan blijft meer warmte in de kern. Bloed warmt zich eveneens op via convectie en distribueert vervolgens via het bloedvaatstelsel warmte naar alle hoeken van het lichaam; een soort centrale verwarming dus. In de koudste delen bevinden zich extra voorzieningen, de arterioveneuze anastomosen: kortsluitingen tussen arteriolen en venulen die opengaan met als doel extra warmte toe te voeren indien noodzakelijk.

Afbeelding 12.1 A Schematische voorstelling van de kern en de schil van een lage (a) en een hoge (b) omgevingstemperatuur of bij lichamelijke inspannning.
B Verloop van de huidtemperatuur van heup naar voet bij een omgevingstemperatuur van 30°C en 38°C. Bron: Bouman en Bernards, 2002.

De normale lichaamstemperatuur (kern: bloedtemperatuur) van de mens schommelt dagelijks tussen 36,5 °C en 37,5 °C, 's morgens lager en in de vooravond het hoogst. Dit is een biologische schommeling (diurnaal ritme) die ook bij stoornissen in de temperatuurregulatie blijft bestaan.

Aanvoer van warmte gebeurt vanuit de stofwisseling, de plaats waar energie wordt verbruikt en uiteindelijk vrijkomt in de vorm van warmte. Hier is een groot aantal chemische reacties bij betrokken;

daarom wordt dan ook van *chemische temperatuurregulatie* gesproken. De chemische warmteregulatie zorgt er voor dat de temperatuur in de kern niet daalt. Zo nodig wordt nog gezorgd voor verbranding van extra vetzuren (bruin vet bij pasgeborenen bevat veel mitochondriën), rillen/klappertanden en een isotonische contractie van spiercellen in het lichaam als extra bronnen voor aanvoer van energie. Deze processen gebeuren buiten onze wil om. De neiging om te gaan bewegen als je het koud krijgt, hoort hier ook bij, maar staat wel onder invloed van de wil.

Afgifte van warmte vindt voornamelijk plaats via de huid. Dit gebeurt door straling (convectie), geleiding (conductie) en verdamping van zweet. Dit zijn fysische processen; er wordt dan ook gesproken van *fysische temperatuurregulatie* (afb. 12.2). Straling en geleiding werken beide op basis van hoog-naar-laag-verschillen, het proces is niet regelbaar. Als de buitentemperatuur hoger is, hebben we er ook niet veel meer aan, integendeel, er kan dan een tegengesteld effect ontstaan.

Afbeelding 12.2 *Schematische voorstelling van het passieve en actieve warmtetransport van de kern naar de schil en van de schil naar de omgeving.*

De meest effectieve vorm van warmteafgifte is de verdamping van zweet. Stroming van lucht langs de huid versterkt de geleiding en verdamping: reeds verwarmde en met waterdamp verzadigde lucht wordt immers afgevoerd.

Als het lichaam warmte kwijt moet raken, zal de huiddoorbloeding toenemen, waardoor straling en geleiding worden geïntensiveerd. Bovendien wordt de zweetsecretie gestimuleerd. Het is de bedoeling dat dit zweet verdampt, de verwarmde huid zal hier aan bijdragen. Worden druppels gevormd die langs de huid stromen, dan heeft dat weinig effect meer, zeker niet als ze ook nog weggeveegd worden. Moet warmte daarentegen binnengehouden worden, dan zullen zweetsecretie en huiddoorbloeding sterk afnemen, terwijl bovendien kippenvel ontstaat door samentrekking van de haarspieren (autonome reactie die de lokale reflexboog versterkt).

Huiddoorbloeding en zweetsecretie zijn regelbaar, dit proces wordt gecoördineerd door het temperatuurregulatiecentrum dat in de hypothalamus is gelegen. De temperatuur van het doorstromende bloed wordt door de hypothalamus voortdurend gemeten. Tevens wordt informatie ontvangen vanuit huidsensoren die warmte en kou registreren. Het centrum is ingesteld op een 'set-point' (ingestelde waarde van de temperatuur). Bij afwijkingen zal de warmteproductie of warmteafgifte worden gestimuleerd, dan wel worden afgeremd, afhankelijk van wat gewenst is.

12.2 Stoornissen in de temperatuurregulatie

Stoornissen in de temperatuurregulatie zijn met grote regelmaat aanwezig. Daardoor kan een te hoge of een te lage lichaamstemperatuur ontstaan.

Als de lichaamstemperatuur (we bedoelen in feite de bloedtemperatuur!) stijgt boven 38°C, dan spreken we van *koorts*. Stijgt de temperatuur boven 41°C, dan heet dat *hyperpyrexie*. Een andere benaming voor extreme temperatuurverhoging is *hyperthermie*. Dit heeft echter een andere reden dan hyperpyrexie, wat in het verlengde van koorts ligt. Komt de temperatuur boven 42°C, dan is dit in principe niet meer verenigbaar met leven omdat celstructuren kapot gaan. Soms is de temperatuur wel verhoogd, maar komt niet boven de 38°C uit; geen echte koorts dus. Dit wordt een *subfebriele temperatuur* genoemd. Van *ondertemperatuur* wordt gesproken als de lichaamstemperatuur (lees weer bloedtemperatuur) daalt tot 36°C en lager. Wordt de temperatuur lager dan 28°C, dan is er weinig kans op herstel en zal vrijwel altijd de dood volgen.

12.2.1 TEMPERATUURVERHOGING

12.2.1.1 Oorzaken

Bij hyperthermie wordt in het lichaam meer warmte geproduceerd dan op dat moment wordt afgegeven. Dat kan bijvoorbeeld als zware arbeid wordt verricht en veel warmte wordt geproduceerd in het lichaam, maar dat de voorwaarden om die warmte naar buiten toe kwijt te raken ongunstig zijn, zoals een warme vochtige omgeving. Bij hyperthermie is de set-point in het temperatuurregulatiecentrum in de hypothalamus normaal ingesteld.

Dat is niet het geval bij koorts (en subfebriele temperatuur). In alle gevallen komt het er op neer dat het temperatuurregulatiecentrum op een hoger set-point wordt ingesteld, zodat maatregelen worden getroffen waardoor in het lichaam een hogere temperatuur ontstaat. De warmteproductie wordt opgevoerd door de stofwisseling te stimuleren en tot spierbewegingen aan te zetten. De huiddoorbloeding vermindert en de zweetsecretie stopt, waardoor de afgifte van warmte sterk afneemt. Oorzaken van een dergelijke ontregeling kunnen zijn:
– *inwerking van pyrogene (koortsverwekkende) stoffen*. Als voorbeelden van deze stoffen kennen we toxinen van bacteriën, sommige virussen, bepaalde geneesmiddelen, stoffen die vrijkomen bij weefselbeschadiging, producten gevormd en vrijgekomen uit witte bloedlichaampjes (bijv. interleukine) en bepaalde stofwisselingsproducten (zie hoofdstuk 3);
– *ziekten van de hersenen*: doorbloedingsstoornissen, ontstekingen, tumorgroei. Deze zijn allen in staat het temperatuurregulatiecentrum te ontregelen.

Een andere oorzaak die tot een temperatuurverhoging kan leiden is *dehydratie*. Een tekort aan water in het lichaam heeft tot gevolg dat er te weinig vocht is om voldoende te kunnen transpireren en via verdamping van dit transpiratievocht warmte kwijt te raken. Een te hoge omgevingstemperatuur kan ook heel goed leiden tot verhoging van de lichaamstemperatuur. Hier wordt nader op ingegaan bij het bespreken van de hitteberoerte.

12.2.1.2 Symptomen

Op het moment dat het temperatuurregulatiecentrum ontregeld wordt, gaat het lichaam maatregelen treffen om warmte binnen te houden. De persoon in kwestie zal het 'koud hebben' (de koudezintuigen in de huid raken geprikkeld) en er bleek uitzien als gevolg van een verminderde huiddoorbloeding. De huid voelt ook koud aan en is droog omdat de zweetsecretie is afgenomen. Er ontstaat kippenvel, men gaat rillen en klappertanden en bewegingen uitvoeren om het maar 'warm te krijgen'. Men kruipt dicht tegen de verwarming aan of wil meer dekens hebben of extra kleren aan. Hoe sneller de temperatuurstijging in het lichaam is, des te uitgesprokener doen zich de verschijnselen voor. We spreken dan van een koude rilling.

Is eenmaal de nieuwe insteltemperatuur bereikt (bijv. 39,5 °C), dan voelt de huid (te) warm aan en is rood en vochtig. Er wordt nu in het lichaam meer warmte aangemaakt en er moet vanaf dit moment ook meer warmte worden afgegeven, wil dezelfde temperatuur (39,5 °C) gehandhaafd blijven. Is de ontregeling van het temperatuurregulatiecentrum weer hersteld, dan nemen de roodheid en de warmte van de huid toe doordat de bloeddoorstroming nog meer toeneemt en gaat men zichtbaar transpireren. De temperatuur in het lichaam wordt nu weer op een lager niveau ingesteld en het lichaam moet proberen de overtollige warmte weer kwijt te raken. Men heeft het warm (prikkeling van de warmtezintuigen in de huid) en zal daarom de dekens afgooien, warmtebronnen mijden en weinig kleren dragen. Bij een snelle temperatuurdaling zijn de verschijnselen het duidelijkst waar te nemen.

Behalve de stijging van de lichaamstemperatuur kunnen bij koorts nog andere verschijnselen voorkomen. Men voelt zich over het algemeen niet lekker (malaise). Vaak heeft men hoofdpijn en spierpijn, soms ook rugpijn. Er zijn personen die dit al bij een geringe temperatuurverhoging ervaren. De pols versnelt (per graad temperatuurstijging neemt de hartfrequentie met tien slagen toe), want er wordt een extra beroep op de circulatie gedaan. Ook de ademhaling versnelt: de gasuitwisseling moet toenemen omdat de stofwisseling is geïntensiveerd. Een patiënt met koorts produceert minder, zij het geconcentreerde urine en heeft dorst; beide zijn het gevolg van toegenomen transpiratie. Ook obstipatie kan daardoor optreden. Bij hoge koorts kan, vooral bij oudere mensen, het zenuwstelsel geprikkeld raken, wat leidt tot ijlen (koortsdelier); kinderen kunnen koortsconvulsies (koortsstuipen) ontwikkelen.

12.2.1.3 Behandeling

Koorts kan het beste worden bestreden door de oorzaak ervan op te sporen en te behandelen. Toch kan het belangrijk zijn de temperatuur niet te hoog te laten worden. Er kunnen dan maatregelen worden genomen waardoor afgifte van de warmte door de huid wordt bevorderd (zie het boek *Verpleegkunde*) of geneesmiddelen geven die de koorts verminderen. Deze middelen worden antipyretica genoemd, de

meest bekende zijn acetosal (Aspirine®) en paracetamol (zie hoofdstuk 6).
Koorts is niet fysiologisch en daarom ook niet gezond voor het lichaam; koorts kan behoorlijk afmatten. Enige tijd achtereen koorts leidt tot vermagering. Anderzijds denkt men toch dat koorts het zieke lichaam prikkelt tot verdediging. Het vrijkomen van stresshormonen en ook het functioneren van witte bloedlichaampjes wordt door koorts bevorderd. Daarom is al te snel overgaan tot symptomatische koortsbestrijding ook niet goed.

12.2.1.4 Temperatuurmeting en temperatuurregistratie
De lichaams(kern)temperatuur moet binnen de schil worden gemeten. De plaats om dit van buiten af het meest betrouwbaar te doen is rectaal, waarbij de thermometer diep moet worden ingeschoven. Deze methode geeft een goede garantie de werkelijke bloedtemperatuur (kerntemperatuur) te meten, aangezien het rectum een sterk doorbloed slijmvlies bezit dat zich binnen de kringspier bevindt.
Als dit niet mogelijk is, wordt ook wel in de mond of onder de oksel gemeten. Beide zijn minder betrouwbaar, de meetduur moet ook langer zijn.
Voor de metingen worden tegenwoordig elektronische digitale thermometers gebruikt, die de vroegere betrouwbare kwikthermometer grotendeels hebben vervangen. Het gebruik van de oorthermometer, waarbij de meting diep in de uitwendige gehoorgang plaatsvindt, heeft als voordelen de geringe belasting van de patiënt en de mogelijkheid om reeds na één seconde de temperatuur af te meten. De temperatuur in de uitwendige gehoorgang zou dezelfde zijn als die van het bloed dat door de hypothalamus stroomt, zo is vastgesteld. Toch is men niet eenduidig positief over deze methode.
Alleen onder bepaalde omstandigheden is het gewenst van bovengenoemde methoden af te wijken.

De gemeten lichaamstemperaturen worden op temperatuurlijsten geregistreerd, zodat ze eenvoudig kunnen worden afgelezen en bovendien het koortstype kan worden vastgesteld, wat kan bijdragen tot het stellen van de diagnose. We kennen drie koortstypen (afb. 12.3):
– *intermitterende koorts*: het verschil tussen ochtend- en middagtemperatuur is meer dan 1°C, een van beide waarden is normaal;
– *remitterende koorts*: het verschil tussen ochtend- en middagtemperatuur is meer dan 1°C, beide waarden zijn verhoogd;

– *continue (aanhoudende) koorts*: het verschil tussen ochtend- en middagtemperatuur is minder dan 1°C, beide waarden zijn koortswaarden.

subfebriele temperatuur

continue koorts

intermitterende (dag 1-4) en remitterende (dag 4-9) koorts

Afbeelding 12.3 *Enkele vormen van een abnormaal beloop van de lichaamstemperatuur. Zie de tekst voor een verklaring van de figuren.*

Is de lichaamstemperatuur binnen korte tijd sterk gestegen of gedaald, dan spreken we van een *kritische temperatuurverandering*. Is het geleidelijk gegaan, dan heet dit een *lytische temperatuurverandering*. De kritische verandering gaat over het algemeen met veel verschijnselen gepaard. Zo ziet bij een kritische stijging van de temperatuur de patiënt bleek, transpireert hij nauwelijks en ligt hij te rillen in zijn bed (zie eerder). De lytische verandering van temperatuur gaat nauwelijks met verschijnselen gepaard.

Een enkele keer is er sprake van dat 's morgens een hogere temperatuur gemeten wordt dan 's middags. We spreken dan van een *temperatuurinversie*.

12.2.1.5 Hitteberoerte en hittekrampen

Het is mogelijk dat een te warme buitentemperatuur, vooral bij een hoge luchtvochtigheid, een hoge lichaamstemperatuur veroorzaakt. Dit kan zich bijvoorbeeld voordoen tijdens een hittegolf. Het lichaam kan dan de warmte moeilijk via geleiding en verdamping kwijtraken. Dit kan ook gebeuren als iemand te dikke kleding aanheeft of in een te warm bad zit. In alle gevallen treedt wat men noemt *warmtestuwing* op. De lichaamstemperatuur kan daarbij heel hoog oplopen (hyperthermie). Men voelt zich ziek, is duizelig en neigt tot flauwvallen; de circulatie schiet te kort. Soms volgen bewusteloosheid en zelfs overlijden. We spreken dan van een *hitteberoerte*. Als directe zonnestraling de oorzaak is geweest, wordt ook wel gesproken van een zonnesteek. In deze situaties moet in ieder geval direct gezorgd worden voor warmteafvoer. Daarnaast kunnen speciale medische maatregelen noodzakelijk zijn.

Het is ook mogelijk dat *hittekrampen* ontstaan. Zij zijn het gevolg van overdadig transpireren, waardoor het lichaam een tekort aan zout heeft. Afgezien hiervan kan in die situatie een deel van het zout in het zweet niet door het epitheel van de uitvoergangen van de zweetklier worden teruggeresorbeerd, iets wat normaliter wel het geval is. Het stroomt te snel. Het vocht dat naar buiten komt, heeft een concentratie van 0,9% NaCl, in plaats van 0,2% NaCl. Als dan ook nog alleen water wordt gedronken om de dorst te lessen, wordt de verdunning van zout in het lichaam nog eens versterkt. Voldoende zouttoevoer kan de krampen doen verdwijnen.

12.2.2 ONDERTEMPERATUUR

12.2.2.1 Oorzaken

Ondertemperatuur komt veel minder vaak voor dan temperatuurverhoging. Als er sprake is van een ontregeling van de temperatuurregulatie, dan is het gevolg ervan meestal temperatuurstijging. Toch zijn er situaties die tot een te lage lichaamstemperatuur leiden, waarop men alert moet zijn:
- *langdurige blootstelling aan koude*. Dit komt soms voor bij alcoholisten. De alcohol zorgt voor vaatverwijding (huid), waardoor men het niet koud heeft en gemakkelijk te lang buiten blijft, er soms de roes uitslaapt. De vaatverwijding zorgt dan voor extra afkoeling. Zowel de perifere als de centrale thermo-sensibiliteit neemt af (ook al door

alcoholgebruik). Te lang in koud water verblijven kan ook extra daling van de lichaamstemperatuur veroorzaken. Water geleidt warmte namelijk dertig keer zo goed als lucht: de warmte vloeit als het ware weg uit het lichaam. Ook een ongunstige windkracht in combinatie met een lage buitentemperatuur kan snel tot onderkoeling leiden.

Ook in ziekenhuis of zorginrichting is de kans op het ontstaan van onderkoeling levensgroot aanwezig. Over het algemeen worden patiënten bijvoorbeeld niet in een pyjama verpleegd. Het aantal dekens is doorgaans minimaal. De conditie en de reserves van de gemiddelde patiënt zijn minder dan normaal. Bewusteloze patiënten kunnen zichzelf niet meer (rationeel) beschermen tegen afkoelen. Het gebruik van onder meer sedativa en anesthetica verhoogt de warmte-afgifte, vermindert het cognitieve vermogen (waardoor gereageerd kan worden) en dempt de centrale thermosensibiliteit. Grote hoeveelheden infusievloeistoffen worden op kamertemperatuur toegediend. Vanwege een verhoogde kans op decubitus leggen we een patiënt op een (te koel?) watermatras. Een epidurale/spinale anesthesie zal tot een flinke vasodilatatie en daardoor tot een verhoogde warmte-afgifte leiden. Zo zijn er zeer veel omstandigheden en oorzaken te bedenken, die ook klinisch tot een onderkoeling kunnen leiden;
- alle ziektebeelden waardoor het temperatuurregulatiecentrum te weinig aanvoer krijgt van voor het functioneren belangrijke stoffen, zoals onder meer een slechte hartwerking, slechte cerebrale circulatie, slecht functionerende longen en te lage bloedglucosewaarden. Een slechte circulatie op zich leidt al tot een slecht transport van warmte in het lichaam en tot stasis van bloed in de lichaamsschil (huid, onderhuids bindweefsel enz.);
- *vergiftigingen* met stoffen die de functie van het temperatuurregulatiecentrum vertragen. Dit kan zich voordoen bij intoxicatie met geneesmiddelen of drugs, bij niervergiftiging en ontregeling van suikerziekte.

Kinderen koelen sneller af dan volwassenen, omdat ze een relatief groter lichaamsoppervlak hebben, maar ook een labielere temperatuurregulatie (koortsen ook gemakkelijker). Met name pasgeborenen hebben een verhoogd risico op hypothermie, omdat ze bovendien minder subcutaan vet bezitten en nog onvermogend zijn tot rillen (zie eerder).

Ook bejaarde mensen koelen gemakkelijker af, mogelijk doordat de temperatuurregulatie door veroudering minder gevoelig is. Er is ook minder subcutaan vet en minder spiermassa (warmteproductie). De stofwisseling is iets trager en de vasoactiviteit is afgenomen. De schildikte neemt niet of onvoldoende toe. Daarnaast is vaak pathologie aanwezig die afkoeling kan ondersteunen (zie hoofdstuk 19).

12.2.2.2 Symptomen

Een patiënt met ondertemperatuur ziet er meestal bleek-cyanotisch uit. Hij voelt koud aan, de pols is langzaam, de ademhaling langzaam en oppervlakkig. De pupillen zijn verwijd. Door te kort schieten van de circulatie kunnen zich oedemen voordoen.

In de eerste fase (excitatiefase, kerntemperatuur 34°C - 37°C) probeert de stofwisseling door extra activiteit (excitatie) te herstellen. Het effect hiervan is beperkt. Bij onvoldoende effect ontstaat de adyname fase, kerntemperatuur 30° - 34°C, waarna onder 30°C de paralytische fase volgt.

12.2.2.3 Behandeling

Ondertemperatuur kan ernstige gevolgen hebben. Onmiddellijke medische maatregelen zijn daarom vereist.

Een patiënt met ondertemperatuur moet natuurlijk worden opgewarmd. Dit mag door warmteaanvoer van buiten af, wat zonder problemen kan gebeuren wanneer alleen de schil en niet de kern is afgekoeld. Is de kern ook afgekoeld, dan mag geen uitwendige warmtebron worden gebruikt. Omdat in een dergelijke situatie de circulatie al slecht is, zou je alleen lokale verwarming van weefsels bewerkstelligen, maar de warmte wordt het lichaam niet ingebracht. De door de warmtebron ontstane lokale vaatverwijding zal bovendien nog eens extra zorgen voor warmteafgifte. Langzame opwarming is geboden bij kamertemperatuur. Soms gaat men over tot opwarmen van bloed buiten het lichaam (extracorporale opwarming van bloed), waarna het weer wordt teruggegeven aan de patiënt. Ook kan voor peritoneale lavage worden gekozen met behulp van verwarmde isotone vloeistoffen.

Verschijnselen vanuit het spijsverteringskanaal ten gevolge van ziekten

13.1 Inleiding

Klachten gerelateerd aan het spijsverteringskanaal vormen een belangrijk deel van de geneeskunde. Ze zijn in grote verscheidenheid mogelijk. Er kan sprake zijn van ziekten die zich ter plekke afspelen en die vergezeld gaan van verschijnselen, die meestal goed kunnen worden verklaard uit duidelijk aan te wijzen ziekteprocessen die zich in het spijsverteringskanaal afspelen. We spreken in dat geval van *organische klachten*. Het is echter ook mogelijk dat zich in het spijsverteringskanaal symptomen openbaren die door ziekteprocessen buiten het orgaansysteem worden veroorzaakt. Een voorbeeld is braken bij een infectie elders in het lichaam. Bacterie- en/of ontstekingsproducten zijn namelijk in staat het braakcentrum te prikkelen (zie verder). Nog steeds is er sprake van aanwijsbare pathologische processen en dit braken geldt dan ook als organische klacht. Soms echter blijken de ziekteprocessen in het geheel niet aantoonbaar, maar bestaan de klachten toch overduidelijk en kunnen ze de patiënt ook veel last bezorgen. In dat geval wordt gesproken van *functionele klachten*. Juist bij het spijsverteringskanaal komen dergelijke klachten nogal eens voor. Een voorbeeld is het prikkelbaredarmsyndroom (PDS) waarbij de motiliteit van het maagdarmkanaal is ontregeld met als gevolg veel klachten. Het accent ligt bij deze aandoening vaak op de dikke darm, met buikpijnen, diarree en/of obstipatie. Maar ook misselijkheid en maagklachten kunnen aanwezig zijn. En dat alles zonder aantoonbare afwijkingen.

13.2 Klachten en verschijnselen

De symptomen die bij maag-darmziekten kunnen optreden zijn te onderscheiden in *algemene* en *specifieke* symptomen. Tot de algemene verschijnselen behoren malaise, koorts enzovoort. De specifieke verschijnselen zijn die verschijnselen die de aandacht richten op het zieke orgaan. Wat het maag-darmkanaal betreft zijn dat er vele. Ze worden hierna besproken. De belangrijkste, zoals braken, diarree en obstipatie, worden uitgebreider toegelicht.

Een aantal verschijnselen is specifiek aan het maag-darmkanaal gerelateerd.

Anorexie (gebrek aan eetlust)
Ziekte aan het spijsverteringskanaal zullen in de meeste gevallen de eetlust van de patiënt negatief beïnvloeden: zo ontstaat anorexie. Daarbij kan de eetlust echt verdwenen zijn en zelfs een tegenzin in bepaald eten bestaan. Een voorbeeld daarvan is een afkeer van vlees (horror carnis) bij maagkanker. Soms durft men ook niet te eten, omdat anders pijn en ongemak volgen. Dit laatste is eigenlijk geen echte anorexie.

Anorexie mag dan wel een specifiek verschijnsel worden genoemd, dat wil zeggen een direct gevolg van ziek zijn van de plaats waar het eten wordt verwerkt, toch is bekend dat ook bij veel aandoeningen buiten het spijsverteringskanaal een gebrek aan eetlust aanwezig is. Zelfs psychogeen kan dit aanwezig zijn, zoals bij anorexia nervosa.

Veel mensen zijn ervan overtuigd dat zij bepaalde voedingsmiddelen niet kunnen eten, omdat ze dan last krijgen. Soms zijn dat maagklachten (na het eten van spruitjes bijvoorbeeld), soms misselijkheid en ander ongemak (na het eten van uien bijvoorbeeld). Tot nu toe is het niet gelukt dit verschijnsel voldoende te verklaren. Er wordt gesproken van voedselintolerantie. Het heeft niets te maken met voedselallergie. Bij dit laatste is namelijk sprake van een allergische reactie op iets dat is opgegeten. De gevolgen daarvan kunnen zich manifesteren in het spijsverteringskanaal, zoals bij een overgevoeligheid voor bepaalde schaaldieren (kreeft, krab) of tarwe-eiwit. Heel vaak echter is geen sprake van klachten aan de ingewanden, maar ontstaan huidverschijnselen (urticaria na het eten van varkensvlees, eieren en aardbeien) of volgt een astma-aanval (na inname van acetylsalicylzuur, Aspirine®).

Vermagering
Bij bepaalde maag-darmziekten kan vermagering een belangrijk specifiek verschijnsel zijn. De oorzaak van vermagering ligt in anorexie of er is een duidelijk afgenomen vertering en resorptie door de zieke ingewanden (zie voor voorbeelden par. 13.4.2 over chronische diarree). Een tekort aan voedingsbestanddelen leidt tot vermagering. Ook voor het verschijnsel vermagering geldt echter dat het bij vele andere

ziekten kan voorkomen, zoals bij kanker, suikerziekte of anorexia nervosa.

Fetor ex ore
Onder fetor ex ore verstaan we een onaangename geur uit de mond. Oorzaken daarvan zijn weer velerlei, zoals een slechte mondhygiëne, een slecht gebit, ziek mondslijmvlies of sinusitis. Verder kunnen sommige longziekten, ziekten aan het bovenste deel van het spijsverteringskanaal (bijv. divertikel, uitstulping naar dorsaal onderin de pharynx waar voedsel in blijft steken met rotting tot gevolg) en het uitademen van narcosegassen fetor ex ore geven. De onaangename geur die 's ochtends bij het wakker worden aanwezig is, is het gevolg van het heel weinig gebruikt zijn van de speekselklieren gedurende de nachts. Daardoor hebben geurverspreidende bacteriën kunnen uitgroeien.

Dysfagie
Onder dysfagie wordt verstaan het niet kunnen passeren van voedsel nadat het is doorgeslikt. Men heeft het gevoel dat het blijft 'hangen'. Soms gaat dit met pijn gepaard, vaak ook niet. Een dergelijke dysfagie betreft vooral vloeibaar voedsel als er een motorische afwijking van de slokdarm bestaat: de bewegingen willen dan niet goed meer. Voor vast voedsel is de dysfagie het meest uitgesproken als er sprake is van een daadwerkelijke vernauwing, zoals bij slokdarmkanker en bij maagkanker boven in de maag.
Dysfagie moet wel worden onderscheiden van globusgevoel. Daaronder verstaan we een 'prop' in de keel die niet weg te slikken is. Het globusgevoel kan voorkomen bij (hevige) emoties en gespannenheid. Alhoewel bij onderzoek nooit afwijkingen konden worden vastgesteld, gaat men ervan uit dat hier sprake is van een op psychogene gronden samengetrokken zijn van een van de keelspieren.

Pyrosis (zuurbranden)
Onder zuurbranden verstaan we een branderig gevoel achter het borstbeen, meestal opstijgend naar de keel en mond of naar de hals. Zuurbranden is doorgaans het gevolg van terugvloeien van maaginhoud (reflux) naar de slokdarm waarbij het slokdarmslijmvlies geïrriteerd raakt. Dit kan het gevolg zijn van een hiatus herniae (middenrifsbreuk), maar ook van een dysregulatie van de peristaltiek van het spijsverteringkanaal wat zowel door lokale ziekten veroorzaakt kan zijn, als een psychogene oorzaak kan hebben.

Ructus (opboeren)

Bij opboeren is sprake van omhoogkomen van ingeslikte lucht vanuit de maag. De lucht is met het doorslikken van voedsel, drank of speeksel in de maag terechtgekomen. Sommige personen kunnen ongemerkt veel lucht inslikken (aërofagie) die in de maag terechtkomt en soms ook in de slokdarm blijft hangen. Naderhand wordt dit dan uitbundig opgeboerd. Dit kan heel goed onder invloed van spanning, of door te haastig eten. Echter, ook veel ziekten in de bovenbuik gaan vergezeld van ructus, onder andere omdat een reflectoor toegenomen speekselproductie vaker slikken nodig maakt. Elke keer verhuist weer wat lucht mee naar de maag.

Singultus (hik)

Een ieder zal wel de ervaring hebben dat na al te snel eten de hik kan ontstaan. Dit is waarschijnlijk het gevolg van een prikkeling van het middenrif door het in de slokdarm passeren van grote brokken voedsel. Hik komt niet voor als gevolg van aandoeningen aan het spijsverteringskanaal, wel als gevolg van ziekten buiten het maag-darmkanaal, zoals bij uremie (niervergiftiging).

Meteorismus (opgezette buik)

Een opgezette buik kan heel goed worden veroorzaakt door de aanwezigheid van extra gas in de ingewanden. Deze situatie doet zich voor bij aërofagie of na het eten van bepaald voedsel, dat als het wordt verteerd aanleiding geeft tot extra gasvorming (uien, bonen). Ook kunnen breedspectrumantibiotica, doordat ze de bacteriële flora in de ingewanden beïnvloeden, tot gasontwikkeling bijdragen. Uiteraard kunnen ook ziekten aan de ingewanden reden tot meteorismus zijn. Darmgassen worden op den duur naar buiten geloosd. Dit ontsnappen van darmgassen, winderigheid, wordt flatulentie genoemd. Normaal bedraagt de gaslozing 600 ml per dag; als meer gas wordt geloosd spreken we van een toegenomen flatulentie. Vaak ook is een opgezette buik helemaal niet het gevolg van extra gasontwikkeling, maar van een veranderde (verminderde) motiliteit (beweeglijkheid) van de ingewanden. Daardoor kan zich lokaal darmgas ophopen. Langdurige zitten bijvoorbeeld kan daartoe leiden.

Borborygmus (ingewandsgeluiden)

Lawaaierige geluiden vanuit de ingewanden ontstaan door te sterke ingewandsbewegingen, vaak gecombineerd met een veranderde inhoud van de ingewanden zoals te veel vocht en/of te veel gas (zie par. 16.4).

Pijn
Pijn, buikpijn, is zeer belangrijk als alarmerend verschijnsel bij ziekten van de ingewanden. Pijnklachten gerelateerd aan de ingewanden worden gedetailleerd besproken in hoofdstuk 16 en hoofdstuk 17.

13.3 Misselijkheid en braken

Regelmatig en op alle leeftijden voorkomende verschijnselen zijn misselijkheid en braken. Ook de verpleegkundige heeft daar in de praktijk veel mee te maken.

Nausea (misselijkheid)
Onder misselijkheid of nausea wordt verstaan een zeer onaangenaam gevoel dat vooral in de maag, soms ook in de keel wordt waargenomen, gepaard gaande met afkeer van voedsel. Er is een verminderde beweeglijkheid van maag, duodenum en het eerste deel van de dunne darm. Ernstige misselijkheid gaat vergezeld van vasoconstrictie in de huid (bleekheid), toegenomen zweetsecretie, speekselvorming, een veranderde polsfrequentie (bradycardie) en ook wel bloeddrukverlaging. Blijkbaar overheersen de parasympathische activiteiten (vasovagaal syndroom).

Vomeren (braken, emesis)
Braken kan het beste worden beschreven als een met kracht naar buiten werken van de inhoud van de maag en soms ook van het duodenum. Braken is in feite een gecompliceerd gebeuren waarvoor in de hersenstam (verlengde merg) een coördinatiecentrum is ingericht: het braakcentrum. In de regel is er voorafgaand aan het braken een periode van misselijkheid, maar dit hoeft niet per se. Dat hangt vooral samen met de oorzaak van het braken. Het is ook niet zo dat misselijkheid altijd door braken moet worden gevolgd. Ook bij braken doen zich verschijnselen voor die passen bij het vasovagaal syndroom, zoals beschreven bij de misselijkheid. Vlak voor het braken begint, worden bovendien slikbewegingen gemaakt en haalt de persoon geregeld diep adem. Op het moment dat het braken plaatsvindt, vindt onder leiding van het braakcentrum een aantal gebeurtenissen plaats (afb. 13.1).
– Het middenrif wordt geprikkeld tot samentrekking, waardoor er diep wordt ingeademd. De buikinhoud wordt dan van boven af naar beneden gedrukt.

- Als het diafragma vaststaat, worden de buikwandspieren sterk aangespannen. De buikorganen worden naar binnen geduwd. De gehele buikinhoud staat nu onder druk.
- Inmiddels zijn zowel het strottenklepje als de achterste neusgaten gesloten (huig omhoog, zoals ook bij slikken gebeurt).
- De cardia en eventueel de pylorus gaan openstaan, de maag en slokdarm relaxeren, eventueel ook het duodenum. Niets staat nu meer het uitbraken van de inhoud van deze ingewandsdelen in de weg. De opgebouwde druk in de buik is daarbij de uitdrijvende kracht.
- Direct na het braken komt reflectoir een toegenomen speekselsecretie op gang met als doel het 'zure' weg te spoelen. Is het braken achter de rug dan voelt men zich vaak opgelucht.

Afbeelding 13.1 Gebeurtenissen op het moment van braken.

Het braakcentrum (afb. 13.2) is gelegen in het verlengde merg en is zowel vanuit andere hersendelen als via afferente (aanvoerende) perifere zenuwvezels vanuit het maag-darmkanaal te prikkelen. Direct naast het braakcentrum ligt de zogenaamde chemoreceptor-prikkelzone. Deze zone stuurt prikkels door naar het braakcentrum en kan deze 'opladen' zodat braken erop volgt. Deze chemoreceptor-prikkelzone speelt een belangrijke rol als chemische stoffen in de bloedbaan braken tot gevolg hebben. Voorbeelden van dergelijke stoffen zijn

Afbeelding 13.2 *De lokalisatie van het braakcentrum in het hoofd. Overzicht van de aan- en afvoerende prikkels.*

medicijnen, maar ook toxinen afkomstig van bacteriën.
Van braken is nog lang niet alles bekend. We weten nu in ieder geval zeker dat braken alleen kan plaatsvinden als het braakcentrum via aanvoer van prikkels, op welke wijze dan ook, wordt opgeladen. Wat nu precies het moment van braken inleidt, is echter niet geheel duidelijk. Er is zeker ook sprake van een verschil in individuele gevoeligheid.

13.3.1 OORZAKEN VAN BRAKEN
Er zijn vele prikkels waar het braakcentrum gevoelig voor kan zijn. Ze zijn in groepen onder te verdelen.

13.3.1.1 Prikkels afkomstig van het spijsverteringskanaal

Prikkels afkomstig van het spijsverteringskanaal kunnen verschillend van aard zijn, maar komen alle via afferente zenuwen in het braakcentrum aan. Een aantal voorbeelden:
- het opgerekt zijn van ingewandsdelen. Vooral als zich dit afspeelt in het bovenste deel van het maag-darmkanaal zal braken vrij snel volgen. Het is een behoorlijk intensieve prikkel;
- acute en chronische ontstekingsreacties in de wand van de ingewanden;
- ingewandsstoornissen waarbij de darmwand door toxische stoffen wordt geprikkeld. Bij voedselvergiftiging is dit bijvoorbeeld heel duidelijk aan de orde;
- verminderde bloeddoorstroming van de ingewanden, zoals het geval is bij hypotensie (shock);
- het onder spanning staan van het leverkapsel (bijv. bij decompensatio cordis of bij een leverontsteking);
- maag-darmafsluitingen (zie par. 16.2);
- prikkels vanuit het buikvlies (peritoneum).

13.3.1.2 Stoffen die op de chemoreceptor-prikkelzone inwerken

Vanuit de chemoreceptor-prikkelzone worden dan weer prikkels naar het braakcentrum doorgestuurd. Een aantal voorbeelden van stoffen die op deze zone inwerken:
- geneesmiddelen. Voor diverse geneesmiddelen staan misselijkheid en braken als bijwerkingen genoteerd;
- infecties, die zich zowel in als buiten het maag-darmkanaal kunnen afspelen. Het gaat in dit geval om het in de bloedbaan geraken van toxinen of andere stoffen die bij ontstekingen vrijkomen, die dan de chemoreceptor-prikkelzone passeren en deze prikkelen;
- stofwisseling. Stoffen die vrijkomen uit een abnormale stofwisseling, zoals bij een ontregelde suikerziekte of een uremie (niervergiftiging), kunnen de chemoreceptor-prikkelzone prikkelen. Ook de misselijkheid en het braken na een bestraling zijn waarschijnlijk een gevolg van de vrijgekomen stoffen uit de afgebroken weefsels, al kan ook directe beschadiging door de straling van darmepitheelstamcellen (die gevoelig zijn voor straling) en daardoor een verslechterd epitheelonderhoud (kwetsbaarder slijmvlies) een reden zijn voor aanvoer van prikkels via perifere afferente zenuwen naar het braakcentrum;
- hormonen. De hormonale veranderingen worden verantwoordelijk gehouden voor het vaak aanwezige braken in de beginfase van de zwangerschap.

13.3.1.3 Prikkels afkomstig uit andere hersendelen

Ook prikkels afkomstig uit andere gedeelten van de hersenen kunnen het braakcentrum stimuleren.

- Bij een verhoogde hersendruk raakt door de druk het braakcentrum geprikkeld. Het is mogelijk bij een flinke hersenschudding (commotio cerebri) of in het geval van een hersentumor. In het eerste geval zal oedeemvorming de reden van de drukverhoging zijn, in het tweede geval vooral de nieuwvorming van weefsel. Heel vaak is hier geen misselijkheid vooraf aanwezig en komt het braken zelf heel plotseling en met kracht (projectielbraken).
Nb. Projectielbraken kan ook voorkomen bij een vernauwing van de maaguitgang. Het begeleidt vaak retentiebraken (zie verderop).
- Vanuit de olijfkern in de hersenstam, de plaats waar de prikkels uit het evenwichtszintuig in het rotsbeen (labyrint) binnenkomen, kan het braakcentrum worden opgeladen.
- Psychogeen (emotioneel braken). Dit braken gebeurt meestal tijdens of vlak na de maaltijd. Meestal ontbreekt de misselijkheid. Een bekend voorbeeld is anorexia nervosa, waar het braken na het eten zelfs als een ceremonie kan worden opgevat.
- Migraine. De toegenomen prikkelbaarheid van het zenuwstelsel betreft ook het braakcentrum.

13.3.2 ASPECT VAN HET BRAAKSEL

Het is van belang het braaksel nader te onderzoeken, hoe onaangenaam dit voor sommigen ook is. Bij de eerste keer braken komt maagsap en eventueel recent gegeten voedsel naar buiten; dat is dan ook duidelijk te herkennen. De daaropvolgende keren wordt er vooral waterig-slijmerig vocht (waarin elektrolyten) gebraakt. Bij elke keer braken verdwijnt ook zoutzuur. Als het braken langer duurt, gaat de pylorus openstaan en verschijnt gal in het braaksel. Daardoor ontstaat een bittere smaak en krijgt het braaksel een groene kleur.

De *kleur* van braaksel kan informatie geven over de directe oorzaak van het braken. Zo kan het braaksel bloed bevatten: dan is er dus sprake van een bloeding in de maag of slokdarm. Bloedbraken heet haematemesis. Meestal is dit bloed bruinig (koffiekleurig) van kleur, wat het gevolg is van het inwerken van maagsap op hemoglobine, waardoor hematine ontstaat. Als echter grote hoeveelheden bloed worden uitgebraakt, is de kleur van het braaksel wel rood. Er is in dat geval niet genoeg zoutzuur aanwezig om te reageren met de overmaat aan hemoglobine.

Ook de *geur* van braaksel geeft informatie over de oorzaak van het braken en kan soms een aanwijzing geven over de ernst en ziekteverschijnselen die nog te verwachten zijn. Bij een alcoholgeur is de oorzaak duidelijk en behoeven we ons verder geen zorgen te maken: de betrokkene zal wel weer opknappen. Heeft het braaksel echter een benzinelucht, dan zit die benzine waarschijnlijk ook al in het bloed en wordt het grotendeels via de longen weer uitgeademd (vluchtige stof). In de longen kunnen daardoor longontstekingen ontstaan.

Soms heeft het braaksel een vieze geur (fetor). Dat is het geval als voedsel langer dan normaal in de maag blijft doordat de uitgang van de maag is vernauwd. Na enige tijd zal de maaginhoud met kracht worden uitgebraakt (projectielbraken, zie eerder) waarbij voedselbestanddelen aanwezig zijn die meer dan zes uur geleden zijn gegeten. In dit geval wordt gesproken van retentiebraken. Soms heeft het braaksel de geur van feces. We noemen dit fecaloïd braken. De geur is afkomstig van bacteriën die ook in feces te vinden zijn. Het komt voor bij afsluitingen in de ingewanden waardoor voedsel onmogelijk kan passeren. Het voedsel blijft hangen en wordt al verregaand verteerd.

13.3.3 GEVOLGEN VAN VEEL BRAKEN

Een enkele keer braken is op zich niet zo erg. Problemen treden pas op als langere tijd achtereen wordt gebraakt. De patiënt kan dan gaan klagen over stroeve tanden (aantasting van het tandglazuur), een pijnlijk mondslijmvlies en een pijnlijke keel (beschadiging van het epitheel door het maagsap). Ook kan de buikwand pijnlijk zijn doordat de buikwandspieren intens worden gebruikt bij het braken.

Gevolgen van meer ernstige aard zijn:
- scheurtjes in de cardia en de slokdarm. Hierdoor kan een kleine hoeveelheid bloed bij het braaksel verschijnen. De scheurtjes zijn het gevolg van de krachten die bij de braakbewegingen aanwezig zijn, onder andere het rukken van het middenrif aan de slokdarm;
- dehydratie en elektrolytenverlies. Vooral bij aanhoudend braken zal dit zich ontwikkelen;
- alkalose. Doordat zoutzuur met het braken verloren gaat, ontstaat op den duur een tekort aan H-ionen in het lichaam, waardoor de pH stijgt: alkalose (verzeping);
- oesophagitis. Door het voortdurend passeren van zure maaginhoud door de slokdarm raakt deze beschadigd, waardoor een chemische ontsteking ontstaat;
- aspiratie van maaginhoud. Onder aspiratie verstaan we het instromen en/of inademen van maaginhoud in de onderste luchtwegen. Dit gebeurt alleen als er sprake is van een verminderd bewustzijn en bij bewusteloosheid (subcoma en coma).

13.3.4 BEHANDELING VAN BRAKEN

De beste behandeling van braken is het opsporen van de oorzaak van het braken en daar iets aan te doen. Is dit niet direct mogelijk en blijft het braken maar doorgaan, dan is het belangrijk maatregelen te nemen om het braken te verminderen en de eventueel reeds aanwezige gevolgen van het braken te behandelen. Vocht en elektrolyten moeten meestal per infuus worden gegeven, omdat de patiënt niets binnenhoudt. Het braken zelf kan met behulp van medicijnen behandeld worden. Bekende middelen zijn Domperidon en Primperan, die de motiliteit bevorderen en daarmee de maaglediging. Stemetil, Haldol en Zofran, middelen die postoperatief en/of bij cytostaticakuren worden gegeven, verminderen het braken door beïnvloeding van het centrale zenuwstelsel.

In sommige gevallen is de beste oplossing het inbrengen van een maagsonde om de maag leeg te houden.

13.3.5 REFLUX, REGURGITATIE EN RUMINEREN

Braken moet wel worden onderscheiden van andere situaties waarin maaginhoud terugkeert naar de slokdarm, keel of mond. Dit is aan de orde bij reflux, regurgitatie en rumineren. Het belangrijke verschil met braken is dat het braakcentrum hier niet coördineert en dat de typische braakbewegingen niet worden gemaakt. Voor de buitenstaander gebeurt het vrijwel altijd ongemerkt.

Reflux houdt in dat maaginhoud ongehinderd terugstroomt vanuit de maag naar de slokdarm. Dit is alleen mogelijk bij een defect cardiamechanisme, wat leidt tot een slechte afsluiting van de ingang van de maag. Een dergelijk verschijnsel gaat altijd vergezeld van pyrosis (zuurbranden).

Regurgitatie is het mondjesmaat teruggeven van maaginhoud. Een veranderde motiliteit van slokdarm en maag zou hiervan de oorzaak kunnen zijn. Is er duidelijk een psychogene reden aanwezig, dan wordt gesproken van rumineren (herkauwen). Maaginhoud wordt daarbij onbewust teruggewerkt tot in de mond. Dat zou een lustgevoel meebrengen. Bij baby's kan dit verschijnsel zodanig ernstig voorkomen ('ruminantjes') dat ziekenhuisopname nodig is. Maar ook onder volwassenen komt rumineren (soms onbewust) veelvuldig voor.

13.4 Diarree en obstipatie

Bij klachten over diarree of obstipatie is het zaak de klachten te objectiveren. Immers, defecatiegewoonten kunnen heel verschillend zijn en de opvattingen over wat nu wel en wat niet obstipatie of diarree is, eveneens.

13.4.1 NORMALE FECES EN NORMALE DEFECATIE

Voordat nader kan worden ingegaan op diarree en obstipatie, moeten we ons goed bewust zijn van de wijze waarop normale feces worden gevormd, hoe het aspect ervan is en hoe vaak feces normaliter worden geloosd.

Naast een hoeveelheid vast voedsel passeert bij een volwassene dagelijks ongeveer negen liter vocht de ingewanden. Een deel ervan (ongeveer anderhalve liter) is afkomstig uit het innemen van vocht (eten en drinken). De rest betreft speeksel, maagsap, pancreassap, gal en darmsap. Het meeste vocht wordt in het eerste deel van de dunne darm weer teruggewonnen. Ook alle waardevolle voedingsstoffen worden in de dunne darm geresorbeerd. Als de inhoud van de darm uiteindelijk het colon bereikt, is er nog iets meer dan een liter vocht aanwezig en is er weinig voedingswaarde meer over. In de dikke darm wordt nog zeker een liter vocht opgenomen. Uiteindelijk ontstaat maximaal 200 gram feces, dat voor 60-80% uit water bestaat. De consistentie van normale feces is vast, het model worstvormig. De kleur is bruinrood als veel vlees is gegeten, donkerbruin bij vezelrijke voeding en als de voeding voldoende bladgroente bevat. De kleur is lichtbruin bij het ontbreken van voedingsvezels in het dagelijkse menu en lichtgeel bij baby's die alleen melk drinken. Het eten van bietjes levert rode bijkleuring van de ontlasting op, het eten van spinazie weer een donkergroene bijkleuring. Is het dieet restarm geweest, dan worden minder feces gevormd.

Bij veel eten is de dagelijkse hoeveelheid groter, bij weinig eten kleiner dan normaal. Als in het geheel niet wordt gegeten worden toch feces geproduceerd: feces bestaan immers slechts voor een deel uit voedselresten! Normaal wordt dagelijks gedefeceerd, maar eenmaal in de twee dagen is zeker niet afwijkend. Sommige personen defeceren zelfs slechts tweemaal per week en ook dit kan nog tot normaal worden gerekend. Kortom, de frequentie zelf, zonder verder iets te weten van de voorgeschiedenis en het vroegere ontlastingspatroon van de patiënt, zegt niets over het wel of niet bestaan van een normaal ontlastingspatroon, diarree of obstipatie.

13.4.2 ABNORMAAL ASPECT VAN FECES EN AFWIJKENDE DEFECATIE

Het observeren van feces kan belangrijke informatie opleveren. Komen afwijkingen van het normale beeld voor, dan behoren deze te worden opgemerkt en verklaard. Vaak kunnen ze in verband worden gebracht met ziekelijke veranderingen aan het maag-darmkanaal. Soms kunnen feces zwart van kleur zijn. Dat kan voorkomen als ijzerpreparaten voor bloedarmoede worden gebruikt of Norit voor een ingewandsstoornis. Maar ook *melaena* (bloedontlasting) is zwart van kleur. Een alarmerende oorzaak; het duidt namelijk op een bloeding in het maag-darmkanaal. De zwarte kleur ontstaat door aanwezigheid van hematine. Dit hematine is gevormd na contact van bloed met maagzuur (zie eerder). Er moet dus een bloeding hebben plaatsgevonden in dat gedeelte van het maagdarmkanaal waar contact met maagzuur mogelijk was, zoals in de slokdarm, maag en twaalfvingerige darm. Bij kleine bloedingen kunnen de feces behalve heel donker ook heel vast worden, bij grote bloedingen is er juist sprake van een volumineuze hoeveelheid met een weeïge geur. De feces worden al donker gekleurd als er 70 ml bloed ergens hoog in de ingewanden in terecht is gekomen.

Wordt rood bloed bij de ontlasting gezien, dan moet dit eraan toegevoegd zijn in het laatste gedeelte van het colon, endeldarm of anus (bijv. bij een laagzittende darmtumor of bij aambeien). Anders zou het bloed immers al gemengd zijn met de feces en is het niet meer te herkennen als bloed (occult bloed; kan met de hemoccultest in het laboratorium worden vastgesteld). Feces kunnen wel rood zijn bij massaal bloedverlies hoog in het maag-darmkanaal, maar alleen als het een grote bloeding betreft en de darmpassage zo snel verloopt dat vermenging met feces onvoldoende kan plaatsvinden en omzettingsproducten moeilijk kunnen ontstaan.

Ontkleurde feces (grauw-wit van kleur) kunnen voorkomen bij een afvloedbelemmering van de gal naar de darmen en soms voor korte tijd bij een leverontsteking. Deze feces lijken op stopverf en worden daarom ook wel *stopverffeces* genoemd. Soms zijn de feces grijzig, brijachtig-volumineus en vettig om te zien. Dit heet *vetontlasting* of *steatorroe*. Het komt voor bij verteringsstoornissen in de ingewanden doordat de alvleesklier of de darmen ziek zijn. Ook bij afwezigheid van gal kan steatorroe zich ontwikkelen, omdat de emulgerende werking op vetten ontbreekt en vetsplitsingsproducten voor hun resorptie micellen van galzuren missen. Vetdiarree heeft een typische geur van vluchtige korte vetzuren.

Als sprake is van zeer ernstige diarree zijn feces soms nog moeilijk te herkennen. Een schoolvoorbeeld hiervan is cholera waarbij per etmaal soms twintig liter (!) feces wordt geproduceerd die er uitzien als rijstewater. Bij tyfus kunnen de feces er uitzien als erwtensoep.

Slijm verschijnt bij overactiviteit van de slijmklieren, zoals zich kan voordoen bij ziekteprocessen (colitis), maar ook bij het PDS, een functionele stoornis van de dikke darm (zie par. 13.1). Etter is vrijwel altijd afkomstig van een ziekteproces in het laatste deel van het maag-darmkanaal.

Soms treedt gisting of rotting op in feces, met als resultaat meestal dunne of brijachtige ontlasting. Bij gisting is de geur zurig en ontstaan kleine belletjes als de feces enige tijd staat. Bij rotting is er een geur van rotte eieren. Oorzaken voor gistings- en rottingsdiarree zijn in de meeste gevallen verteringsstoornissen van respectievelijk koolhydraten en eiwitten, gecombineerd met een daardoor toegenomen aanwezigheid van bepaalde bacteriën in de ingewanden (zie diarree).

13.4.3 DIARREE

Diarree is een symptoom, geen diagnose. Er wordt gesproken van diarree als meermalen per dag weke, brijachtige (bij chronische diarree) of waterige ontlasting (bij acute diarree) wordt geproduceerd, waarbij de dagproductie van 200 gram in ieder geval is overschreden. Dit beeld moet echter wel worden onderscheiden van *pseudo-diarree*, waarbij vaak porties normale feces worden geloosd, en ook van *fecale incontinentie*, wat onvrijwillige lozing van feces inhoudt, zoals bijvoorbeeld kan ontstaan door neurologische stoornissen of problemen in het gebied van anus en rectum.

De wijze waarop diarree tot stand komt (pathogenese), hangt direct samen met de oorzaak ervan. Zo kan sprake zijn van osmotische diarree, secretore diarree, exsudatieve diarree en diarree ten gevolge van anatomische- of functionele veranderingen aan het maag-darmkanaal.

Osmotische diarree
Osmotische diarree is het gevolg van de aanwezigheid van grootmoleculaire stoffen in de ingewanden die moeilijk verteerd worden. Deze stoffen veroorzaken een hypertoon darmvocht, waardoor water vanuit de darmwand op basis van osmose naar de inhoud van de darm wordt verplaatst: het grotere watervolume veroorzaakt nu de diarree. Het darmslijmvlies is hierbij onbeschadigd. Sorbitol, als zoetstof gebruikt, kan ook osmotische diarree geven (bijvoorbeeld na het nuttigen van veel kauwgum waar sorbitol in zit).

Secretoire diarree
Bij deze vorm van diarree is, door bepaalde omstandigheden, de afscheiding van mineralen en vocht naar de inhoud van de darm ge-

stimuleerd. Ook hier blijft het darmslijmvlies intact. Secretoire diarree kan ontstaan door de toxinen van de S. aureus, de E. coli (reizigersdiarree). Ook malabsorptie van galzuren (na ileumresectie) kan de oorzaak zijn.

Exsudatieve diarree
Het woord exsudaat (ontstekingsvocht) doet al vermoeden dat bij deze vorm sprake is van een ontstekingsreactie in de darmwand, van waaruit ontstekingsvocht wordt afgescheiden. Exsudatieve diarree bevat vaak eiwitten, soms is er bloed en slijmbijmenging.

Beschadigd darmepitheel
Als darmepitheel is beschadigd, houdt dat in dat opname van vocht en zouten is verminderd, maar bovendien is de vertering en resorptie van andere voedingsbestanddelen waarvoor eveneens een normaal darmslijmvlies nodig is, verstoord.

Veranderde anatomie en fysiologie
Een te sterke beweeglijkheid van de darmen, waardoor het contact van de inhoud met de darmwand te gering wordt, kan diarree veroorzaken. Diarree kan ook ontstaan als grote darmdelen zijn weggehaald waardoor het darmoppervlak te gering is geworden. Daarbij dreigt tevens bacteriële overgroei. Beide situaties hebben gevolgen voor vertering en resorptie.
Gewoonlijk is de darmflora betrokken bij het spijsverteringsproces. Als de normale verhoudingen hierin zijn verstoord (dysbacteriose), beïnvloedt dit de vertering en ontstaat een voornamelijk osmotische diarree. Ook kunnen dan ter plekke pathogene micro-organismen opspelen; de beschermende commensale darmflora schiet immers tekort.

In de dagelijkse praktijk is bij diarree vaak sprake van een mengvorm. Als voorbeeld: bij diarree door een duidelijke ontsteking van de darmwand zal het toch ook al gauw komen tot een slechte vertering waardoor moleculen grootmoleculair blijven en daardoor bijdragen tot een osmotische component van de diarree.

Vooral op grond van de verschijnselen wordt onderscheid gemaakt tussen acute en chronische diarree. Daarbij zijn de oorzaken vaak heel verschillend, evenals de consequenties voor de patiënt en de behandeling.

13.4.3.1 Acute diarree

Acute diarree ontstaat onverwachts bij een verder meestal gezond persoon en kan zeer heftig verlopen. De oorzaak is gewoonlijk een microbiële infectie. De feces zijn dun, soms vermengd met bloed of slijm. Darmkrampen (kolieken) doen zich voor, de patiënt is bovendien vaak misselijk en braakt. Hoofdpijn, koorts en malaise begeleiden het beeld. Na enkele dagen is men al weer een stuk opgeknapt. Alleen bij kinderen en bejaarden kan het nog wel eens tot complicaties komen: bij hen treden namelijk sneller uitdrogingsverschijnselen op (dehydratie).

Oorzaken van een acute diarree zijn:
- *virussen (Rota-virus, adenovirus, Norwalkvirus)*. Deze tasten het darmepitheel aan (darmvlokatrofie), waardoor het slechter functioneert. De infecties duren één tot drie dagen en verlopen goedaardig;
- *bacteriën*. Deze zijn onder te verdelen in:
  - bacteriën die het darmslijmvlies binnendringen met als gevolg een ontstekingsreactie. De diarree is voornamelijk exsudatief. De dunne feces zijn soms vermengd met bloed en slijm. Voorbeelden van bacteriën die dit veroorzaken zijn *Salmonella, Shigella, Yersinia enterocolitica, Campylobacter jejuni* en sommige *E. coli*-stammen.
  - bacteriën die door toxinen ziek maken. De diarree is secretoir en kan binnen korte tijd heel heftig zijn. Het slijmvlies is intact. Bacteriën die op deze manier ziek maken zijn *Vibrio cholerae, Staphylococcus aureus, Clostridium perfringens* en vreemde *E. coli*-stammen (reizigersdiarree);
- *protozoën*. De bekendste zijn *Entamoeba histolytica* en de *Giardia lamblia*.

Microbiële darminfecties krijgen een grotere kans bij een verminderde immunologische lokale afweer (zoals bij aids; het betreft hier vaak een opportune darminfectie) of bij verstoorde mechanische- of biologische lokale barrières in de darm (zie par. 4.2.1).

Andere oorzaken van acute diarree zijn:
- *giftige (toxische) stoffen*, paddenstoelgif, zware metalen en andere vergiften voorkomend in onder meer voedsel. Ook geneesmiddelen (NSAID's, antibiotica, digoxine, cytostatica e.a.) zijn in staat als bijwerking diarree te veroorzaken. De wijze waarop dit gebeurt is verschillend; cytostatica (chemokuren) tasten bijvoorbeeld de stamcellen aan in het darmwandepitheel met als gevolg een ver-

minderd onderhoud van het epitheel. Dat functioneert dan slechter met gevolgen voor vertering en resorptie;
- *voedselintolerantie of een allergie* voor bepaalde voedingsmiddelen;
- *niet-bacteriële darmontstekingen*. Dit zijn ontstekingen op vooral immunologische basis zoals de ziekte van Crohn (dunne darm) en colitis ulcerosa (dikke darm). Tijdens de ziekte kunnen zich perioden van verergering voordoen met acute diarree. Deze is dan voornamelijk secretoir;
- *andere buikaandoeningen*, zoals appendicitis of diverticulitis, kunnen gepaard gaan met diarree. In dit verband moet ook overloopdiarree worden genoemd die ontstaat bij processen die de darm ten dele afsluiten. Er hoopt zich achter de vernauwing veel vocht in de fecesmassa op. Na een periode van obstipatie volgt diarree;
- *acute stress*. Vlak voor een ingrijpende gebeurtenis kan men heen en weer lopen naar het toilet. De stress zorgt via het autonome zenuwstelsel voor een hyperperistaltiek van de darmen, waardoor acute diarree optreedt.

13.4.3.2 *Gevolgen van acute diarree*
Als een acute diarree aanhoudt moet men bedacht zijn op de volgende complicaties:
- *dehydratie en tekort aan elektrolyten*. Dit is het gevolg van te veel vochtverlies en elektrolyten via de ingewanden naar buiten. Vooral kinderen en ouderen zijn hiervoor gevoelig;
- *Acidose*. Verzuring kan optreden als gevolg van uitdroging. In dat geval is er immers sprake van een verminderde weefseldoorstroming, waardoor cellen noodgedwongen overschakelen op een anaërobe stofwisseling, waarbij zure producten (melkzuur) vrijkomen. Ook wordt de verzuring bevorderd doordat de darminhoud licht alkalisch (bicarbonaat) is. Bij overmatig verlies van bicarbonaat treedt een tekort aan alkalireserve op.
- *Geïrriteerde anus*.

13.4.3.3 *Behandeling*
De behandeling van acute diarree bestaat uit (bed)rust en voedselonthouding naar eigen behoefte, er is geen dieet nodig. Wel is het belangrijk voldoende vocht te gebruiken en elektrolytenverlies aan te vullen. In ernstige gevallen, bij (dreigende) uitdroging, moet dit per infuus gebeuren. In minder ernstige gevallen werken orale rehydratiezouten (ORS, rehydratiedrank, Frisomed ORS, Dioralyte, sportdranken) even effectief. Deze bestaan uit elektrolyten en glucose in bepaalde concentraties. Gebleken is dat elektrolyten gemakkelijker

worden geresorbeerd als glucose in de buurt is. ORS is bij apotheek en drogist te koop.

Zo nodig kan een antidiarreemiddel worden gebruikt, zoals loperamide (Imodium of Diacure). Dit middel vermindert de motiliteit van de darm, maar kan beter niet langdurig worden gegeven. Bekende bijwerkingen zijn onder andere obstipatie en buikpijnen. Norit kan worden gegeven om toxische producten in de darm te binden. Tannalbin en Enterosorbine-N verminderen de gevoeligheid van het darmslijmvlies. Antibiotica zijn zelden nodig en eigenlijk alleen geïndiceerd in geval van ernstig ziek-zijn in combinatie met een verminderde weerstand. Meestal zorgen de darmbewegingen, die bij diarree ook nog eens geïntensiveerd zijn, ervoor dat de veroorzakende microorganismen mee naar buiten verdwijnen. Zo draagt de natuur bij tot de goede afloop.

Acute diarree herstelt zich meestal volledig, gaat een enkele keer over in een chronische vorm, maar dat heeft dan te maken heeft met de achterliggende oorzaak.

13.4.3.4 Chronische diarree

Chronische diarree is min of meer langdurig en ontstaat meestal geleidelijk aan. De ontlasting is niet zozeer erg dun, maar eerder brijachtig. Er zijn regelmatig buikpijnen met borborygmus en flatulentie. Soms is sprake van koorts en in geval van langer bestaande diarree treedt vermagering op. Bij chronische diarree kunnen de feces een specifiek aspect vertonen, afhankelijk van de oorzaak. Voorbeelden daarvan zijn steatorroe, rottingsdiarree en gistingsdiarree (zie par. 13.4.2) Ook kan sprake zijn van bijmenging van slijm, bloed en pus.

Oorzaken van chronische diarree zijn de volgende:
- *malabsorptie*. Onder malabsorptie verstaan we verterings- en resorptiestoornissen doordat de darmwand is beschadigd, de alvleesklier (belangrijke producent van spijsverteringsenzymen!) niet goed functioneert, of door een tekort aan gal. Een bekend voorbeeld van chronische darmwandbeschadiging is spruw/coeliakie, een ziekte aan de darmen waarbij het darmslijmvlies atrofisch wordt (darmvlokken verdwijnen zelfs) ten gevolge van een overgevoeligheid voor het tarwe-eiwit (gluten).
Malabsorptie ontstaat ook wanneer afwijkende darmbewegingen of door operaties veroorzaakte veranderingen aan de anatomie van de darmen, zorgen voor verstoring van de darmflora. Een normale balans in de darmflora werkt remmend op de groei van ziekma-

kende bacteriën. Bij verstoring ontstaat bacteriële overgroei, waardoor de bescherming sterk afneemt.

Een dergelijke verstoring van de darmflora met overgroei is ook mogelijk bij een tekort aan immunoglobulinen. In de darmwand bevinden zich normaliter veel B- en T-cellen, vooral in de tonsillen, de plaques van Peyer en de appendix. De B-cellen (humorale afweer) produceren na contact met allergenen in het voedsel lokaal immunoglobulinen, die naar de darminhoud worden afgegeven en zo beschermen tegen virussen en toxinen. De T-cellen (cellulaire immuniteit) zijn in de darmen belangrijk in de strijd tegen andere virussen, schimmels en bacteriën (zie hoofdstuk 4). Een normaal functionerend immuunsysteem speelt dus een belangrijke rol bij de verdediging van het maag-darmstelsel tegen infecties. Immunodeficiëntie gaat dan ook vaak gepaard met chronische diarree (aids);

– *misbruik van laxantia*. In dit geval is de diarree gerelateerd aan de werkingswijzen van laxerende middelen;
– *hyperthyreoïdie*. De versterkte bewegingen van de darm is de reden voor het ontstaan van de diarree. Eigenlijk is hier ook sprake van malabsorptie;
– *lactasedeficiëntie*. In dit geval is het voor de splitsing van lactose noodzakelijke enzym afwezig. Lactose wordt nu niet gesplitst, blijft grootmoleculair in de darm aanwezig en veroorzaakt een osmotische diarree;
– *bestralingsenteritis*. Lokale radiotherapie kan een blijvende beschadiging van het darmslijmvlies veroorzaken;
– *ileumresectie* kan een galzoutdiarree tot gevolg hebben. Galzouten worden normaliter geresorbeerd in het ileum, maar blijven nu in de darm aanwezig en veroorzaken een osmotische diarree.

13.4.3.5 Gevolgen van chronische diarree

Niet zozeer dehydratie als wel deficiëntie van voedingsstoffen en vitaminen beheersen het klinische beeld. Vermagering zal daarvan het gevolg zijn, echter alleen als het slijmvlies daadwerkelijk beschadigd. Dat geldt dus bijvoorbeeld niet bij een tekort aan lactase. In dit laatste geval is er wel sprake van diarree, maar vermagering treedt nauwelijks op. Naast vermagering kunnen om dezelfde reden bloedarmoede, oedemen, ascites en weerstandsvermindering ontstaan. Doordat het beeld veel minder acuut is, zal het lichaam bij chronische diarree tijd vinden om het vocht- en elektrolytentekort tijdig aan te vullen.

13.4.3.6 Behandeling van chronische diarree

De beste behandeling van chronische diarree is de oorzaak opsporen en verhelpen. Soms zijn daarbij voedingsvoorschriften noodzakelijk, zoals bij spruw, waarmee er zorgvuldig voor wordt gewaakt dat het tarwe-eiwit niet in de voeding voorkomt. Gaat de patiënt echter weer over tot gewone voeding, dan keren de klachten onherroepelijk terug. Deficiënties dienen zo nodig te worden aangevuld via specifieke dieetmaatregelen of parenterale toediening.

13.4.4 OBSTIPATIE

Obstipatie is een veelvoorkomende klacht, vooral onder volwassenen: zeker 15% zou er wel eens last van hebben. Onder de term obstipatie kunnen verschillende dingen worden verstaan: de een bedoelt een moeilijke of pijnlijke defecatie, de ander een weinig frequente defecatie, waarbij eenmaal in de twee dagen defeceren al als obstipatie wordt opgevat. Het is dus belangrijk bij obstipatieklachten na te vragen wat er precies wordt bedoeld. Blijkt het uiteindelijk om een 'echte' obstipatie te gaan, dan moet worden nagedacht over de oorzaak en worden geprobeerd die te verhelpen.

Obstipatie kenmerkt zich door een minder frequente productie van feces in vergelijking met normaal. Dat betekent bijvoorbeeld eenmaal per drie dagen of nog minder frequent. Daarbij worden harde, droge feces gevormd, vaak keutelachtig en bestaande uit kleine harde balletjes (scybala).

Oorzaken van obstipatie kunnen divers zijn. Ze worden grofweg ingedeeld in *verworven* en *aangeboren* oorzaken. Een voorbeeld van een aangeboren oorzaak van obstipatie is de ziekte van Hirschsprung, die zich bij zuigelingen openbaart. Een klein deel van de dikke darm blijkt bij deze aandoening geen zenuwvoorziening te hebben, waardoor de inhoud niet verder kan worden getransporteerd. De buik raakt opgezet, het colon raakt sterk verwijd en zit vol met feces. Door de zich langzaam, maar zeker ontwikkelende overdruk, komen de feces bijvoorbeeld eens in de tien dagen naar buiten. Aangeboren oorzaken van obstipatie komen slechts zelden voor. De meeste oorzaken zijn verworven. Een aantal voorbeelden:
- *verkeerde defecatiegewoonten*. Sommige mensen hebben de gewoonte het signaal tot defeceren te negeren en een bezoek aan het toilet uit te stellen. Er kan een relatie bestaan met traumatische jeugdervaringen (strenge zindelijkheidstrainingen, incest). Daardoor kan obstipatie worden ingeleid en een spastisch bekken syndroom ontstaan; de bekkenbodemspieren functioneren verkeerd op het moment van de defecatie;

- foutieve eetgewoonten. Ondanks het feit dat eigenlijk iedereen wel weet hoe gezond moet worden gegeten, blijkt in de praktijk dat het nog belangrijker is lekker te eten. Zo bevat het dagelijkse menu in de praktijk nogal eens te weinig voedingsvezels. Tekort aan vocht geeft hardere en minder volumineuze feces, waardoor verminderde peristaltiek optreedt;
- *gebrek aan lichaamsbeweging* (immobiliteit). Lichaamsbeweging bevordert de darmperistaltiek en daarmee de stoelgang. Gebrek aan mogelijkheden tot bewegen door stoornissen in het bewegingsapparaat of andere ziekten die dwingen tot immobiliteit, remmen de stoelgang eveneens;
- *gestoorde darmpassage*. Het transport door de ingewanden vindt door ziekelijke oorzaken niet plaats. Deze situatie wordt ileus genoemd (zie hoofdstuk 16). In feite gaat het om iets anders dan obstipatie;
- *geneesmiddelen*. Sommige geneesmiddelen staan erom bekend als bijwerking obstipatie te veroorzaken. Voorbeelden daarvan zijn valium, de huidige slaapmiddelen, ijzertabletten, morfine en vele andere. Misbruik van laxantia kan dystonie/atonie van de dikke darm geven met als gevolg ernstige obstipatie die therapeutisch moeilijk te beïnvloeden is;
- *hypothyreoïdie*. Een verminderde schildklierwerking gaat vergezeld van obstipatie doordat de peristaltiek trager verloopt dan normaal;
- *neurologische afwijkingen*. Beschadiging van zenuwen of zenuwbanen kan obstipatie veroorzaken, zelfs in behoorlijk ernstige mate. Het kan optreden bij een dwarslaesie, maar ook bij de neuropathie die door suikerziekte kan ontstaan. Een ziekte van het zenuwstelsel die gepaard gaat met obstipatie is de ziekte van Parkinson;
- *psychogene oorzaken*. Personen die lijden aan een depressie hebben vaak obstipatie. Ook anorexia nervosa gaat vergezeld van obstipatie, waarbij mogelijk misbruik van laxantia een rol speelt. Nerveuze oorzaken kunnen ook leiden tot functionele segmentatie van de dikke darm. In bepaalde delen blijven dan feces en gas hangen;
- *ouderdom*. Bij oudere mensen komt obstipatie vaker voor. De dikke darm is vaak wat wijder, zodat obstipatie gemakkelijker optreedt. Oorzaken kunnen bij bejaarden echter velerlei zijn: minder eten, minder mobiel, geneesmiddelen en grotere kans op dehydratie.

13.4.4.1 Complicaties

Als complicaties bij obstipatie kennen we de ontwikkeling van aambeien (hemorroïden) en soms spleetvormige defecten in de anus (fissurae ani) of een rectumprolaps: allen het gevolg van bemoeilijking van het defecatieproces. Deze ziektebeelden worden besproken in het boek *Chirurgie* uit de serie Basiswerken.

13.4.4.2 Behandeling

Obstipatie kan het beste worden behandeld door de oorzaak op te sporen en daar wat aan te doen. In veel gevallen moeten leefregels worden aangepast: meer lichaamsbeweging en beter samengestelde voeding, ook meer drinken. Veel mensen blijken voor het defeceren onvoldoende tijd te nemen, het komt hun op het kritieke moment niet uit en als ze gaan moet het vlug achter de rug zijn. Dat werkt zonder meer obstipatie in de hand.

Laxeermiddelen worden in Nederland zeer veel verkocht, waaruit al blijkt dat men zich duidelijk druk maakt om een goede stoelgang. Toch is het beter pas over te gaan tot laxerende middelen als andere maatregelen niet helpen. Het gevaar van gewenning aan het medicijn is reëel. Bij langdurig gebruik kan het zelfs voorkomen dat de normale gevoeligheid van de darm sterk vermindert en dat de darm wijd gaat staan (atonie van de dikke darm). Omdat dit weer vergezeld gaat van obstipatie, wordt weer naar de laxantia gegrepen en geraakt men in een vicieuze cirkel.

Laxeermiddelen zijn onder te verdelen in:
- *zwelmiddelen* (Volcolon®, Metamucil®, Normacol, Transipeg). Zij zorgen voor volumetoename van feces en bevorderen daarmee de darmperistaltiek (met ruim water innemen);
- *osmotische laxantia* (Importal, Duphalac, Legendal, Microlax, magnesiumsulfaat). Het effect is hetzelfde als bij de zwelmiddelen;
- *contactlaxantia* (Sennecol, Normacol Plus, Bisacodyl, Dulcolax, Nourilax). Deze middelen prikkelen de darmwand tot peristaltiek;
- *glijmiddelen* (Agarol). Zijn verweken ontlasting en vergemakkelijken de passage.

Alle laxantia kunnen diarree en darmkrampen veroorzaken.

Icterus 14

14.1 Inleiding

Bij icterus (geelzucht) is het gehalte aan bilirubine (galkleurstof) in het bloed en de weefsels te hoog. Dit leidt in geval van lichte verhoging tot een gele verkleuring van alleen het oogwit, in ernstiger gevallen verkleurt de huid van het gehele lichaam geel.

Icterus is geen diagnose maar een symptoom, zoals anemie en cyanose dat ook zijn. Verschillende aandoeningen/situaties kunnen de oorzaak van het geelzien zijn.

Het afbraakproduct van hemoglobine is *bilirubine*. Met name in de lever wordt hemoglobine gemetaboliseerd tot bilirubine wat in de gal wordt uitgescheiden en via de galwegen (ductus hepaticus, ductus choledochus en ductus cysticus) naar de galblaas wordt afgevoerd. Daar wordt bilirubine voorlopig opgeslagen en dikt ook iets in.

Gal bestaat verder uit water, slijm, cholesterol en galzure zouten, die een functie hebben bij de spijsvertering. Gedurende de maaltijd en kort daarna trekt de galblaas zich samen waardoor de inhoud via de galwegen (ductus cysticus en ductus choledochus) naar het duodenum wordt getransporteerd. Om het mechanisme van geelzucht te begrijpen, is kennis nodig over de wijze waarop en waar hemoglobine (rode bloedkleurstof) in het lichaam wordt afgebroken en uitgescheiden. Hiervoor wordt verwezen naar het boek *Fysiologie en Anatomie* van de serie *Basiswerken*. Voor zover van belang voor het onderwerp volgt hierna een overzicht van de belangrijkste feiten.

Bilirubinevorming

In afbeelding 14.1 is de macroscopische anatomie van de lever- en galwegen weergegeven. In afbeelding 14.2 is het proces van afbraak en verwerking van hemoglobine schematisch weergegeven. Om het geheel aanschouwelijker te maken en om de veranderingen die optreden door ziekten in de lever en dergelijke inzichtelijker te maken, zijn er getallenvoorbeelden bij gezet. Deze getallen komen niet geheel overeen met de werkelijkheid, maar het is op die manier wel mogelijk direct te zien wat zich afspeelt onder normale en abnormale omstandigheden.

Afbeelding 14.1 *Macroscopische anatomie van de lever- en galwegen (d=ductus).*

Na de productie in het beenmerg en het vrijkomen in de bloedbaan, leven erytrocyten nog ongeveer 120 dagen. Aan het einde van deze periode zwellen ze langzaam op, waardoor ze vooral door de milt en lever worden afgebroken. Hierbij komt hemoglobine vrij dat vervolgens door zowel de lever (50) als de milt (50) wordt omgezet in *ongeconjugeerd (ongekoppeld) bilirubine*. Het gedeelte dat in de milt wordt gevormd, gaat vervolgens via de poortader naar de lever (totaal dus weer 100 ongeconjugeerd bilirubine in de lever). De lever wil dit ongekoppelde bilirubine nu uitscheiden in de gal. De gal is echter een waterige oplossing waarin het niet in water oplosbare ongeconjugeerde bilirubine niet kan worden uitgescheiden. De lever maakt het daarom eerst in water oplosbaar door het ongeconjugeerde bilirubine te koppelen aan een andere stof, het *glucuronzuur*. We spreken dan van *geconjugeerd (gekoppeld) bilirubine*. De lever kan grote hoeveelheden van

```
                          LEVER                                    MILT
                    ┌─── hemoglobine ───┐
              50 ↓        100              ↓ 50
          ongeconjugeerd                      ongeconjugeerd
            bilirubine  ←─ vervoer via de poortader ──  bilirubine
                │
                ↓
              MAXIMALE CAPACITEIT LEVER 200
                    LEVER          100
                  geconjugeerd
                   bilirubine
                       ↓
       ENTERO-       GALBLAAS      100
      HEPATISCHE      opslag
      KRINGLOOP
                       ↓
                    DARM           100
              omzetting in urobilinogeen
       19
    urobiline ←────                    ────→ stercobiline
                  20            80
                                         geeft de ontlasting
     1 ↓                                 de bruine kleur
    NIEREN
 uitscheiding in de urine
```

Afbeelding 14.2 Schematische voorstelling van de abnormale afbraak en verwerking van hemoglobine en de vorming van de diverse kleurstoffen (bilirubine, urobiline en stercobiline). Voor een verklaring zie de tekst.

het geconjugeerde bilirubine produceren, veel meer dan hij aangeboden krijgt. In ons getallenvoorbeeld stellen we de maximale capaciteit op 200. Normaal krijgt de lever slechts 100 ongeconjugeerd bilirubine aangeboden, dus zal alle 100 ook aan glucuronzuur gekoppeld worden. Na uitscheiding in de gal en opslag in de galblaas wordt het gekoppelde bilirubine uiteindelijk geloosd in de darm. Daar wordt het vervolgens omgezet in *urobilinogeen*, wat op zijn beurt verder wordt omgezet in *urobiline* (20) en *stercobiline* (80). Het stercobiline wordt met de ontlasting uit ons lichaam verwijderd, het geeft de bruine kleur aan de ontlasting. Het urobiline wordt voor het overgrote deel weer uit de darm opgenomen in de bloedbaan en teruggevoerd naar de lever (de *enterohepatische kringloop*) waarna het weer opnieuw in de gal wordt uitgescheiden enzovoort. In het schema van afbeelding 14.2 is daarbij aangegeven dat het weer omgezet wordt in ongeconjugeerd bilirubine; dit komt niet geheel overeen met de werkelijkheid, maar is behulpzaam bij het uitleggen van het proces. Slechts een gering deel van het urobiline passeert onder normale omstandigheden de lever en wordt vervolgens via de nieren in de urine uitgescheiden.

14.2 Oorzaken van icterus

Bij icterus worden in principe drie groepen van oorzaken onderscheiden: de *prehepatische*, de *hepatische* en de *posthepatische* aandoeningen. In het eerste geval is er niets aan de hand met de lever of galwegen, maar is de productie van hemoglobine te hoog waardoor de lever in capaciteit te kort schiet om alle ongeconjugeerde bilirubine te koppelen aan glucuronzuur. Bij de hepatische icterus zit het probleem in de lever. De maximale capaciteit van de lever is door een ziekte dusdanig verminderd dat het normale aanbod van ongeconjugeerd bilirubine niet verwerkt kan worden. In het laatste geval hebben we meestal te maken met een afsluiting van de galwegen waardoor het in de lever geproduceerde geconjugeerde bilirubine niet naar het duodenum kan worden uitgescheiden. Hieronder worden deze drie oorzaken verder besproken, waarbij begonnen wordt met de posthepatische icterus omdat het mechanisme van geelzucht hierbij het gemakkelijkst te verklaren is.

14.2.1 POSTHEPATISCHE ICTERUS

Wanneer sprake is van een volledige afsluiting van de ductus choledochus, door een galsteen of een pancreaskopcarcinoom (afb. 14.3), wordt de normale verwerking van galkleurstoffen volledig verstoord. Dit is schematisch weergegeven in afbeelding 14.4, een gelijksoortige afbeelding als 14.2, maar met andere cijfers en enkele kleine toevoegingen.

De afbraak van hemoglobine in lever en milt blijft gelijk. In de koppeling van bilirubine aan glucuronzuur is ook geen verandering gekomen. Het probleem zit hem in dit geval in het transport van geconjugeerd bilirubine vanuit de gal naar de darm. Bij een volledige afsluiting vindt transport in het geheel niet meer plaats. Dat wil dus automatisch zeggen dat er helemaal geen urobiline (0) en stercobiline (0) meer achter de afsluiting, dus in de darm, ontstaat. Dit valt meteen op doordat de ontlasting bleek van kleur wordt en bovendien door een gestoorde vetvertering een vettige samenstelling bezit. Door dit zeer typische aspect wordt de ontlasting bij deze patiënten ook wel *stopverfontlasting* (stopverffeces) genoemd. Bij laboratoriumonderzoek van de urine kan geen urobiline meer worden aangetoond. In de praktijk is een afsluiting zelden volledig en zullen deze getallen dus niet helemaal nul, maar sterk verlaagd zijn. Vóór de afsluiting, dus in de gal-

[Figure: Macroscopische anatomie van de lever- en galwegen, met labels LEVER, GALBLAAS, PANCREAS, DUODENUM, en "afsluiting van de galweg door: galstenen, pancreaskopcarcinoom"]

Afbeelding 14.3 *Macroscopische anatomie van de lever- en galwegen. In de tekening zijn twee verschillende oorzaken van afsluitingen van de ductus choledochus weergegeven.*

wegen en de lever, hoopt zich steeds meer gal op. Na verloop van enige tijd 'loopt de lever over' en vindt de gal waarin bilirubine is opgelost een uitweg naar de bloedbaan. Via de bloedbaan komt het bilirubine dan terecht in de weefsels en via de nieren in de urine (geconjugeerd bilirubine is immers oplosbaar in water). Dit wordt zichtbaar door het optreden van geelzucht en donker verkleurde urine. De geelzucht en de donkere urine worden hier dus veroorzaakt door geconjugeerd bilirubine. De urine schuimt gemakkelijk door de aanwezige galzouten. Doordat de lever, ten gevolge van de galstuwing, ongeconjugeerd bilirubine vertraagd conjugeert, zal de concentratie ervan in het bloed (en weefsels) toenemen. Dit draagt weer bij aan de icterus. In tabel 14.1 is een en ander nogmaals verkort weergegeven.

14.2.2 HEPATISCHE ICTERUS

Bij een hepatische icterus hebben we te maken met een stoornis in de verwerking van ongeconjugeerd bilirubine (een leverfunctiestoornis). De maximale capaciteit waarmee de lever glucuronzuur kan koppelen

14 Icterus

```
LEVER                                      MILT
              hemoglobine
    50           100                        50
ongeconjugeerd                          ongeconjugeerd
  bilirubine  ← vervoer via de poortader  bilirubine
       │
       │
       ▼
           MAXIMALE CAPACITEIT LEVER  200
                  LEVER        100
                                          → weefsels
              geconjugeerd                   (geelzucht)
                bilirubine  → bloed
   ENTERO-                                → urine
  HEPATISCHE                                 (donkere
  KRINGLOOP    GALBLAAS    100                urine)
                opslag
                                       → afsluiting van de
                                         galweg door bijv.
                  DARM         0         een galsteen
              omzetting in urobilinogeen
    0
  urobiline ←                           → stercobiline
                  0          0            (stopverfontlasting)
    0
  NIEREN
uitscheiding in de urine ontbreekt
```

Afbeelding 14.4 Schematische voorstelling van de afbraak en verwerking van hemoglobine en de vorming van diverse kleurstoffen zoals die verloopt bij een volledige afsluiting van de ductus choledochus. Zie ook afbeelding 14.2, maar de getallen die erbij staan zijn veranderd. Voor een verklaring zie de tekst.

Tabel 14.1 Verschillen en overeenkomsten in verschijnselen bij de diverse oorzaken van geelzucht. Bij de posthepatische icterus zijn we uitgegaan van een volledige afsluiting van de ductus choledochus.

icterusvorm	posthepatisch	hepatisch	prehepatisch
ongeconjugeerd bilirubine in het bloed	normaal tot verhoogd	verhoogd	verhoogd
geconjugeerd bilirubine in het bloed	aanwezig	kan aanwezig zijn	afwezig
geconjugeerd bilirubine in de urine	aanwezig	kan aanwezig zijn	afwezig
urobiline in de urine	afwezig	verhoogd	verhoogd
kleur van de ontlasting	stopverfkleur	licht	donker
geelzucht door	vooral geconjugeerd bilirubine	vooral geconjugeerd bilirubine	ongeconjugeerd bilirubine

aan bilirubine is bijvoorbeeld nog maar 25%, in het getallenvoorbeeld 50 in plaats van 200.

Het begin van het schema is weer hetzelfde: de afbraak van hemoglobine vindt normaal plaats. In plaats van de normale 100 worden nu slechts 50 eenheden bilirubine gekoppeld aan glucuronzuur. De 50 die niet gekoppeld worden, komen, analoog zoals besproken bij de posthepatische icterus, in de bloedbaan terecht en van daaruit in de weefsels. Dit veroorzaakt dus geelzucht, in dit geval door ongeconjugeerd bilirubine. De ongeconjugeerde bilirubine komt niet in de urine terecht omdat ongeconjugeerd bilirubine niet in water oplosbaar is.
De 50 eenheden geconjugeerde bilirubine die wel gevormd zijn, vervolgen normaal hun weg. Veertig daarvan worden omgezet in stercobiline (ook de helft van normaal), dit veroorzaakt een lichtere kleur van de ontlasting dan normaal. Tien worden omgezet in urobiline en worden teruggevoerd naar de lever, waar ze omgezet zouden moeten worden. De lever is echter op maximale capaciteit bezet met de koppeling van glucuronzuur aan bilirubine en heeft geen capaciteit over om het urobiline weer om te zetten. Dit gebeurt dan ook niet, het urobiline passeert de lever en wordt volledig uitgescheiden in de urine. Dit veroorzaakt een bruine kleur van de urine, hier dus door urobiline. Laboratoriumonderzoek van het bloed brengt een verhoogd gehalte aan ongeconjugeerd bilirubine aan het licht (zie tabel 14.1).

14.2.3 PREHEPATISCHE ICTERUS

Bij een prehepatische oorzaak van geelzucht is sprake van een toegenomen productie van bilirubine, bijvoorbeeld door een overmatige bloedafbraak. De normale maximale capaciteit van de lever om bilirubine te koppelen aan glucuronzuur wordt hierbij overschreden. De manier waarop in dit geval geelzucht ontstaat is exact gelijk aan die weergegeven in afbeelding 14.5. Het enige verschil tussen afbeelding 14.5 en 14.6 is de verandering van de getallen.

Zowel de lever als de milt zetten al het hemoglobine dat vrijkomt om in ongeconjugeerd bilirubine (samen 400). De lever kan echter slechts de helft daarvan (de maximale capaciteit van de lever) koppelen aan glucuronzuur. Het overige ongeconjugeerde bilirubine (200) verdwijnt naar de weefsels en veroorzaakt geelzucht. Het geconjugeerde bilirubine vervolgt zijn weg, een hoeveelheid van 160 daarvan wordt stercobiline en 40 urobiline. Het gehalte aan stercobiline is hoger dan normaal, de ontlasting zal dan ook donkerder van kleur zijn dan normaal. De 40 eenheden urobiline zouden weer omgezet moeten worden door de lever, maar dit gebeurt niet (zie bij hepatische icterus): ze komen in de urine en veroorzaken de donkere kleur van de urine.

```
                    LEVER                                      MILT
                            ———— hemoglobine ————
              50 ↓                   100                        ↓ 50
          ongeconjugeerd    ←— vervoer via de poortader —   ongeconjugeerd
            bilirubine                                         bilirubine
```

```
resterende                MAXIMALE CAPACITEIT LEVER  200
50 onge-                        LEVER         50
conjugeerd
bilirubine                    geconjugeerd
                                bilirubine
    ↓
 weefsels        ENTERO-
(geelzucht)    HEPATISCHE      GALBLAAS       50
                KRINGLOOP        opslag

                                 DARM         50
                          omzetting in urobilinogeen
      0
   urobiline  ←————          10           40      ————→  stercobiline
                                                         (lichtere kleur van
   10 ↓                                                  de ontlasting)
   NIEREN
   uitscheiding in de urine
   met daardoor donkere urine
```

Afbeelding 14.5 *Schematische voorstelling van de afbraak en verwerking van hemoglobine en de vorming van diverse kleurstoffen zoals die verloopt bij patiënten met een gestoorde leverfunctie, waardoor de omzetting van ongeconjugeerd bilirubine in geconjugeerd bilirubine niet meer voldoende plaatsvindt. Zie ook afbeelding 14.2, maar de getallen die erbij staan zijn veranderd. Voor een verklaring zie de tekst.*

Bij bloedonderzoek zal het gehalte aan ongeconjugeerd bilirubine verhoogd zijn (tabel 14.1).

14.3 Praktische aspecten van icterus

14.3.1 BEOORDELING VAN DE GELE VERKLEURING

Bij een patiënt met een ernstige leverontsteking en dientengevolge een uitgesproken gele verkleuring van de huid, zal iedereen in staat zijn de geelzucht waar te nemen. Vaak is de geelzucht minder uitgesproken en moet dan op speciale plaatsen van het lichaam beoordeeld worden. Het is daarbij belangrijk de patiënt te beoordelen bij daglicht, omdat het vrijwel onmogelijk is een beginnende geelzucht bij kunstlicht te

```
                    LEVER                                    MILT
                            ——— hemoglobine ———
                 200 ↓              400                    ↓ 200
              ongeconjugeerd  ← vervoer via de poortader  ongeconjugeerd
                bilirubine                                   bilirubine

   ┌─────────────────────┐                    ↓
   resterende                      MAXIMALE CAPACITEIT LEVER 200
   200 onge-                              LEVER        200
   conjugeerd                           geconjugeerd
   bilirubine                             bilirubine
       ↓
   weefsels            ENTERO-
   (geelzucht)        HEPATISCHE       GALBLAAS       200
                      KRINGLOOP         opslag

                                         ↓
                                       DARM           200
                              omzetting in urobilinogeen
       0
                urobiline  ←                      →  stercobiline
                                40            160   (lichtere kleur van
       40 ↓                                          de ontlasting)
      NIEREN
   uitscheiding in de urine
   met daardoor donkere urine
```

Afbeelding 14.6 *Schematische voorstelling van de afbraak en verwerking van hemoglobine en de vorming van diverse kleurstoffen zoals die verloopt bij patiënten met een sterk verhoogde bloedafbraak. De tekening is exact gelijk aan afbeelding 14.5, de getallen die erbij staan zijn echter veranderd. Voor een verklaring zie de tekst.*

zien. Bij jongere patiënten wordt bij voorkeur het oogwit bekeken, waarvan een zeer geringe verkleuring tegen de witte achtergrond al snel zichtbaar is. Naarmate patiënten ouder worden krijgt het oogwit van nature al een gelere kleur; dit wordt veroorzaakt door vetophopingen. In die gevallen waarin het oogwit niet meer bruikbaar is ter beoordeling van geelzucht, moet bij voorkeur gebruik worden gemaakt van huidgebieden die weinig zonnestralen ontvangen. Bij ouderen kan vooral de buikhuid goed als beoordelingscriterium worden gebruikt.

14.3.2   ANDERE VERSCHIJNSELEN
Behalve de zichtbare verkleuring hebben patiënten met geelzucht ook nogal eens last van jeuk, ongeacht wat de oorzaak is. Jeuk wordt

waarschijnlijk veroorzaakt door irritatie ten gevolge van de galkleurstof in de huid, anderen schuiven de oorzaak van de jeuk af op de aanwezigheid van galzouten. Vooral in de wat ernstigere en wat langer bestaande gevallen gaat dit vaak gepaard met krabeffecten. Bij sommige patiënten, vooral die met progressieve aandoeningen en dus een steeds erger wordende geelzucht, kan jeuk als verschijnsel een zodanig ernstige vorm aannemen dat deze tot zeer ernstige klachten leidt. Als laatste verschijnsel kan een bradycardie voorkomen, dit is het gevolg van de (hoge concentratie) galzouten in het bloed.

14.3.3 GEVAREN VAN ICTERUS

Icterus is niet altijd zonder gevaar. Het meest bekend is wel de hersenbeschadiging (kernicterus), die kan optreden bij baby's kort na de geboorte indien een geelzucht bij hen te ernstige vormen aanneemt. In die gevallen hoopt zich ongeconjugeerd bilirubine op in sommige delen van de hersenen, waardoor deze beschadigd raken. De gevolgen hiervan zijn zeer divers. Baby's worden suf en gaan traag drinken, ze kunnen convulsies ontwikkelen en er kunnen zich ernstige restverschijnselen voordoen in de vorm van mentale retardatie (achterstand in geestelijke ontwikkeling). Voor gedetailleerder beschrijving wordt verwezen naar boek *Kindergeneeskunde* uit de serie Basiswerken.

Stoornissen in mictie, uiterlijk en samenstelling van urine

15

15.1 Inleiding

Door de nieren wordt per etmaal ongeveer anderhalve liter urine gevormd. Daarin bevinden zich vele afvalstoffen, in de meeste gevallen afbraakproducten van de stofwisseling. Deze afbraakproducten kunnen in de urine worden uitgescheiden, omdat ze in water oplosbaar zijn. Vaak ook komen stoffen in de urine terecht die wel nodig zijn voor het lichaam, maar waarvan op dat moment een teveel aanwezig is. Zo wordt een teveel aan zout geëlimineerd. Als in het lichaam te veel water aanwezig is, wordt dit eveneens door de nieren uitgescheiden; de urine is dan veel minder sterk geconcentreerd. Anderzijds zullen de nieren bij een tekort aan zout en water beide stoffen juist vasthouden: de urine is sterker geconcentreerd. Het op peil houden van water en zout in het lichaam staat onder controle van een tweetal hormonen, anti-diuretisch hormoon (ADH) en aldosteron, die beide in de nieren werken. Ook andere waardevolle stoffen waar op dat moment een teveel van in het lichaam aanwezig is, zoals glucose, aminozuren en vitaminen, worden uitgescheiden.
Behalve dat de nieren afvalstoffen en een teveel aan stoffen uitscheiden en een belangrijke bijdrage leveren aan de water- en zoutbalans in het lichaam, spelen ze ook nog een rol in de pH-regulatie. Als het lichaam dreigt te verzuren, zullen tubuluscellen waterstofionen uitscheiden, waardoor de zuurgraad in het lichaam daalt.

Mictie (lozen van urine) gebeurt in de regel vier- à vijfmaal per dag. Net als bij de defecatie is er ook bij de mictie individueel variatie. 's Nachts wordt niet of weinig geplast, er wordt ook niet gedronken tijdens de slaap. De nieren maken daarom urine in kleinere, maar wel sterker geconcentreerde hoeveelheden. Het verwijderen van afvalstoffen uit het bloed door de nieren gaat 's nachts immers gewoon door. De totale hoeveelheid gevormde urine overschrijdt echter niet de voor de mictiedrang vereiste hoeveelheid urine in de blaas.

Bij kinderen kan *enuresis nocturna* (bedwateren) voorkomen. Zij laten dan 's nachts urine lopen. Meestal heeft dit geen lichamelijke oorzaak, bij het ouder worden verdwijnt het vanzelf.

15.2 Stoornissen in het mictiepatroon en in de hoeveelheden geproduceerde urine

15.2.1 STOORNISSEN EN KLACHTEN MET BETREKKING TOT DE MICTIE

Het komt voor dat veel vaker wordt geplast dan normaal, meestal kleine beetjes urine per keer, zonder dat de dagelijkse hoeveelheid geproduceerde urine toeneemt. We noemen dit *pollakisurie*. Dit doet zich voor als de blaaswand geprikkeld is, waardoor het mictieproces eerder wordt gestimuleerd.

Bij het plassen kan *dysurie* (pijn onder in de buik) worden ervaren, dit is dan meestal het gevolg van een cystitis (blaasontsteking). De ontstoken blaaswand is pijnlijk bij samentrekken tijdens het mictieproces. Er kan ook sprake zijn van *strangurie* (een branderige straal tijdens het plassen), dit wijst op een urethritis (ontstoken plasbuis).

Er zijn overigens situaties waarin 's nachts wel mictie optreedt, in tegenstelling tot wat eerder is gezegd. Dit kan optreden bij decompensatio cordis (zie par. 8.2.1), maar ook bij een vergrote prostaat (door meerdere redenen mogelijk), tijdens een zwangerschap en natuurlijk door te veel drinken voor het naar bed gaan. Is alcohol gedronken, dan werkt dit nog extra als diureticum. We spreken dan van *nycturie*. Eigenlijk houdt nycturie in dat 's nachts meer urine wordt geloosd dan overdag. De term wordt echter ook gehanteerd voor elke vorm van nachtelijk plassen. Bij decompensatio cordis is er sprake van echte nycturie, bij een grote prostaat niet; de hoeveelheid die 's nachts wordt uitgeplast is kleiner dan die van overdag.

Bij *polyurie* (zie verderop) komt het uiteraard sneller tot nycturie. Bij de waardering van nycturie moet dan ook altijd rekening worden gehouden met een eventueel aanwezige polyurie.

Het onvermogen om urine in de blaas te houden wordt *incontinentie* genoemd. Daarbij raakt men op gezette tijden urine kwijt zonder dat men het wil. Er zijn verschillende vormen van incontinentie. *Stressincontinentie* (inspanningsincontinentie) komt het meeste voor en wordt vooral bij vrouwen gezien. In alle gevallen is er een tekortschieten in de spierfunctie rond de blaasuitgang en/of van de bekkenbodemspieren. Dit zien we bij prolapses uteri (baarmoederverzakkingen), in situaties waarbij een verhoogde druk in de buikholte bestaat zoals bij vetzucht of heeft bestaan (zwangerschappen) en bij atrofie van weefsels ter plekke (veroudering, oestrogeendeficiëntie). Stressincontinentie heeft als kenmerk dat urine kwijtgeraakt wordt in alle situaties waarbij de druk in de buikholte toeneemt: tillen, lachen, hoesten, niezen en persen en dergelijke. Men voelt geen aandrang. 's Nachts zijn er geen klachten. Deze incontinentievorm komt bij 25% van de vrouwen boven de 35 jaar voor.

Ook *urge-incontinentie* (aandrangincontinentie) komt vrij veel voor. De samentrekkingen voor de mictie komen al bij een geringe vulling van een overactieve blaas, meestal een blaasontsteking (soms urethravernauwing). Er bestaat een hevige aandrang tot plassen waaraan direct moet worden toegegeven, de urine kan niet worden opgehouden. Het komt zowel 's nachts als overdag voor en kan een behoorlijke psychosociale impact hebben.

Blaastraining kan de prikkelbaarheid van de blaas doen verminderen. Didrase, Urispas of Detrusidol kunnen de spanning in de blaaswand en de ongeremde contracties verminderen.

Bij *overloopincontinentie* (druppelincontinentie) gaat druppelsgewijs urine verloren als de druk in de blaas groter wordt dan de afsluitende kracht. We zien dit bij een overvulde en overrekte blaas, door bijvoorbeeld vernauwing van de urethra als gevolg van een strictuur of een vergrote prostaat waardoor de urine moeilijk naar buiten kan. Ook kan de oorzaak gelegen zijn in een verminderde blaaswandtonus als gevolg van bijvoorbeeld een neuropathie (suikerziekte, alcoholisme). Door een narcose of na een epidurale anesthesie kan tijdelijk een overloopblaas ontstaan. Bij overloopincontinentie voelt men wel aandrang, maar is er een onvermogen het normale mictieproces te hanteren.

In geval van *reflexincontinentie* ontbreekt de controle over de mictiereflex. De mictie verloopt zoals bij kleine kinderen die nog niet zindelijk zijn. We zien deze vorm van incontinentie bijvoorbeeld bij patiënten met een dwarslaesie, multiple sclerose en dementie.

Er wordt gesproken van *volledige incontinentie* indien er geen aandrang is en geen controle over de mictie, druppelsgewijs wordt steeds urine verloren. Dit kan een gevolg zijn van neurologische aandoeningen, maar ook door zenuwbeschadiging bij operaties in het bekkengebied. Bij *functionele incontinentie* is het niet mogelijk tijdig het toilet te bereiken, bijvoorbeeld door mobiliteitsproblemen, maar ook in geval van dementie waarbij de weg naar het toilet vergeten is. Het mictieproces op zich is hier niet verstoord.

Moeite hebben met het lozen van urine kan leiden tot *urineretentie*. De oorzaak is meestal gelegen in een vergrote prostaat (m.n. hypertrofie of carcinoom). Door de volumevergroting is de urethra vernauwd, waardoor de urine moeilijker kan passeren. Het uit zich in prostatismeklachten: traag op gang komen van de mictie, een slappe straal en nadruppelen. Frequente aandrang kan ontstaan door het niet volledig ledigen van de blaas. Op den duur kan zich een chronische retentie ontwikkelen met als gevolg daarvan een overloopblaas. Er kan ook een acute retentie ontstaan. Aanleiding daartoe vormen lang ophouden van urine, veel drinken, alcoholgebruik (geeft vaatverwijding in het bekken), sexuele opwinding (leidt tot extra bloedtoevoer naar het bekkengebied) en obstipatie. Ook medicatiegebruik (anticholinergica) kan acute retentie uitlokken.

15.2.2 STOORNISSEN IN DE HOEVEELHEDEN GEPRODUCEERDE URINE

Het kan zijn dat meer dan twee liter urine per dag wordt geloosd. In dat geval wordt gesproken van *polyurie*. Oorzaken van polyurie kunnen zijn:
- *veel drinken*: meer vocht in de bloedbaan houdt in dat minder ADH wordt geproduceerd;
- *alcoholgebruik*: alcohol gaat het effect van ADH op de nieren tegen en er zal dus meer water in de urine terechtkomen;
- drinken van *veel koffie*: cafeïne versterkt de diurese;
- *diabetes mellitus* (suikerziekte): dit geeft een osmotische diurese, dat wil zeggen dat water met een stof, glucose, mee naar buiten wordt genomen;
- *diabetes insipidus*, afwezigheid van anti-diuretisch hormoon (ADH) in het lichaam: de nier is hierdoor niet meer in staat om water vast te houden, er kunnen liters vocht worden uitgeplast.

We kennen ook de situatie dat er veel minder urine wordt geproduceerd dan normaal. Indien de hoeveelheid per 24 uur minder is dan 400 ml, dan spreken we van *oligurie*. Wordt hoogstens 100 ml per 24 uur geloosd, dan heet dit *anurie*. Oorzaken van oligurie/anurie kunnen zijn:
- *dehydratie*: een groot tekort aan vocht in het lichaam. Wat er nog is wordt zo veel mogelijk vastgehouden. Alleen het hoogst noodzakelijke aan vocht om afvalstoffen uit te kunnen scheiden komt in de urine terecht;
- *shock* (zie par. 8.6);

- nierinsufficiëntie (uitval van de nierfunctie): bij nierziekten kunnen nefronen uitvallen met als gevolg dat steeds minder urine wordt gevormd.

15.3 Stoornissen in uiterlijk en samenstelling van de urine

Normale urine is helder (doorzichtig), de kleur is lichtgeel door de urobiline die erin voorkomt. Is de urine geconcentreerder van samenstelling, dan is de kleur oranje-geel.

Zowel voedingsbestanddelen als medicijnen zijn in staat de urine een andere kleur te geven. Iedereen kent de rode kleur na het eten van bietjes. Rifampicine (een antibioticum) kan echter ook een rode kleur geven. Furadantine (een medicijn tegen urineweginfecties) geeft weer een donkere kleur aan de urine. Mahoniehoutkleurige urine komt voor bij een hemolytische icterus (zie hoofdstuk 14). De urine is donker (bruin) bij aanwezigheid van (geconjugeerd) bilirubine in de urine en schuimt ook heel gemakkelijk door de tevens aanwezige galzouten. Het geheel ziet er uit als 'bockbier'. De urine schuimt ook als er eiwitten in zitten.

Bloed in de urine wordt *hematurie* genoemd. Bloed kleurt de urine rood. Bij een diffuus rode kleur is het bloed waarschijnlijk hoog in de urinewegen bijgevoegd, het kon zich goed met de urine mengen. Komt het bloed uit de blaas of urethra, dan zijn vaak slierten bloed in de urine zichtbaar. Belangrijke oorzaken voor bloed in de urine zijn nierstenen en blaasontstekingen. Men moet er op bedacht zijn dat bij vrouwen menstrueel bloed in de urine kan terechtkomen en zo een reden kan vormen voor een foute interpretatie. Is alleen bloed aanwezig aan het begin en aan het einde van de mictie, dan ligt de oorzaak in de urethra of de prostaat. Als erytrocyten langere tijd in de urine verblijven, kunnen ze door het hypertone milieu van de urine verschrompelen en/of kapotgaan (hemolyse). Hemoglobine komt dan vrij in de urine terecht. Door de aanwezige cellichamen wordt het aspect van de urine dan meer vleesnatkleurig en minder troebel. Dit doet zich voor bij bloedverlies uit de nieren zelf.

Een witachtig-troebele verkleuring van de urine kan duiden op de aanwezigheid van witte bloedcellen: *leukocyturie*, eventueel *pyurie* (pus in de urine). Troebel kan de urine ook zijn door aanwezige kristallen (neergeslagen urinebestanddelen), dit kan verder geen kwaad.

Stoffen die in de urine niet thuishoren maar er toch in kunnen voorkomen, zijn glucose en eiwit; in dat geval is sprake van respectievelijk *glucosurie* en *proteïnurie*. Glucose komt in de urine terecht als de nierdrempel voor glucose wordt overschreden. Dit is bij suikerziekte het geval. Het kan ook zijn dat de nierdrempel voor glucose verlaagd is, zodat al vrij snel tot uitscheiding wordt overgegaan (renale glucosurie). Renale glucosurie kan worden onderscheiden van suikerziekte door een bloedglucosebepaling te verrichten; deze zal bij renale glucosurie laag/normaal en bij diabetes mellitus hoog uitvallen. Glucose kan ook in de urine voorkomen bij veel snoepen ('Sinterklaasavond'-glucosurie of alimentaire glucosurie), vooral als dit na een periode van lang vasten gebeurt.

Er is altijd een kleine hoeveelheid eiwit in de urine aanwezig, maar niet meer dan 150 mg per dag. Als die waarde wordt overschreden, spreekt men van *proteïnurie*. De oorzaken van proteïnurie liggen vaak in de nieren. Deze zijn dan meer doorgankelijk geworden voor eiwitten als gevolg van een ziekteproces. Een aandoening waarbij de nieren veel eiwitten kunnen doorlaten is het *nefrotisch syndroom*. Daarbij worden zoveel eiwitten uitgeplast, dat er in het bloed een eiwittekort ontstaat (hypo-albuminemie) waardoor zich oedemen kunnen gaan ontwikkelen. Bij jongeren kan een zogenaamde *orthostatische proteïnurie* voorkomen. Deze ontstaat in staande houding bij een sterke lendenlordose. Daardoor treedt een tijdelijke nierstuwing op met proteïnurie als gevolg. Bij koorts en soms na extra inspanning is het ook mogelijk dat een hoeveelheid eiwit in de urine terechtkomt, hier is er sprake van een *functionele proteïnurie* die later weer verdwijnt. Tot slot moet men er op bedacht zijn dat aanwezige cellen in de urine, zoals witte bloedcellen bij een ontsteking, bloed of fluor vaginalis (uitvloed uit de vagina bij de vrouw) ook de oorzaak kunnen zijn van het vinden van eiwit.

15.4 Routineonderzoek urine

Een gewoon routineonderzoek van de urine wordt uitgevoerd om te beoordelen of aan nieren of urinewegen afwijkingen voorkomen. Het onderzoek is voornamelijk kwalitatief van aard en moet worden beschouwd als een eerste screening, die door uitgebreider onderzoek moet worden gevolgd als afwijkingen worden gevonden (zie hiervoor het boek *Interne Geneeskunde* uit de serie *Basiswerken*).

Eerst wordt gekeken naar de kleur, helderheid, geur en het al of niet schuimen van de urine. Vervolgens worden de volgende bepalingen uitgevoerd:
- *soortelijke massa*. De bepaling van de soortelijke massa is een test om het concentrerend vermogen van de nier te bepalen. Het gebeurt met een areometer (urometer, densimeter) of een teststrook (ionmeter). Een liter zuiver water is 1000 gram; de soortelijke massa is

1000. Worden in het water stoffen opgelost dan neemt de soortelijke massa ervan toe. Urine is een waterige oplossing van stoffen. De normale soortelijke massa van urine ligt rondom de 1020; het neemt toe als er meer stoffen in zijn opgelost. Dit is aan de orde bij glucosurie en proteïnurie. Het kan ook komen doordat veel zout wordt uitgescheiden of veel ureum. Extra zout wordt uitgescheiden bij een gebrek aan aldosteron (ziekte van Addison). Extra ureum verschijnt in de urine na onder meer een grote maag-darmbloeding. Veel van het bloed wordt namelijk in de darmen verteerd, waarbij veel aminozuren ontstaan die weer tot ureum worden omgevormd;

– *eiwitgehalte* (proteïnurie). Eiwit kan in de urine worden aangetoond met behulp van een stick geïmpregneerd met een indicator voor eiwit (Albustix). Men moet zich wel realiseren dat het hier om een grove screening gaat en dat niet ieder eiwit met de Albustix kan worden aangetoond. Omdat daardoor een diagnose kan worden gemist, geven velen er de voorkeur aan urine in het laboratorium met een betere methode zowel kwalitatief (op aanwezigheid van eiwitten) als kwantitatief (op hoeveelheid aanwezige eiwitten) te laten onderzoeken. De urine heeft de neiging te schuimen als er teveel eiwit in zit;

– *glucosegehalte* (glucosurie). Ook glucose in de urine kan worden aangetoond met een stick (Clinistix). Toch wordt de voorkeur gegeven aan een bloedglucosebepaling bij verdenking op suikerziekte. De aanwezigheid van glucose in urine loopt altijd iets achter bij de glucose in het bloed;

– *aanwezigheid van bloed*. Bloed in de urine kan eveneens met een teststrip worden aangetoond. Het is echter beter het urinesedimentonderzoek (zie hierna) te gebruiken om erytrocyten vast te stellen, dat is nauwkeuriger;

– *aanwezigheid van leukocyten*. Gebeurt met de dipslide, negatieve uitslag sluit een urineweginfectie echter niet uit;

– *aanwezigheid van bacteriën*. Bestaan er klachten die wijzen op een urineweginfectie, dan kan met behulp van een nitriet-stick worden vastgesteld of voldoende bacteriën aanwezig zijn om van een infectie te kunnen spreken. Het in de strip aanwezige nitriet wordt omgezet in nitraat in aanwezigheid van Gram-negatieve bacteriën zoals de E.coli (meestal de verwekker van urineweginfecties). Is de uitslag negatief en zijn er toch klachten, dan wordt voor alle zekerheid toch een sedimentonderzoek gedaan. In het geval van een urineweginfectie worden in het sediment behalve bacteriën ook veel leukocyten aangetroffen. Het vinden van leukocyten is voor de diagnose urineweginfectie veel belangrijker dan het vinden van

bacteriën. Veel bacteriën in het sediment maar geen enkele leukocyt leidt tot de conclusie dat of met het opvangen van de urine of met het bewaren van de urine iets fout is gegaan. Normaliter is de urine die de blaas verlaat steriel. Op weg naar buiten komen er bacteriën bij vanuit het laatste deel van de urethra en eventueel bij passage van de uitwendige geslachtsdelen. Opgevangen urine is dus niet meer steriel. Als men deze laat staan bij een wat hogere temperatuur zullen de bacteriën zich snel vermeerderen. Het is dus zaak de urine direct te onderzoeken op bacteriën of anders de urine in de koelkast te bewaren tot het moment van onderzoek. Het is het beste een 'gewassen plas' in te leveren (zie *Verpleegkunde* uit de serie *Basiswerken*) als men op bacteriën wil onderzoeken;
- *sedimentonderzoek*. Voor dit onderzoek wordt verse (midstream) urine drie minuten gecentrifugeerd bij 1500 omwentelingen per minuut. De vaste bestanddelen (het sediment) komen tijdens het centrifugeren op de bodem van het buisje terecht. De bovenstaande vloeistof moet worden afgegoten. Vervolgens wordt een kleine hoeveelheid van het sediment op een objectglaasje gedaan en na toevoeging van een klein beetje kleurstof onder de microscoop bekeken. Normaliter mag in het onder de microscoop bestudeerde sediment per gezichtsveld voorkomen:
  - sporadisch een erytrocyt;
  - twee à drie leukocyten;
  - een enkele epitheelcel;
  - kristallen;
  - enkele bacteriën.

Het spreekt vanzelf dat bij hematurie te veel erytrocyten worden gevonden en bij leukocyturie te veel leukocyten. Beide wijzen op aandoeningen in nieren of urinewegen. Een andere abnormale structuur die kan voorkomen is een cilinder. Dit is een afgietsel van de tubulus en met het blote oog dan ook niet waarneembaar. We onderscheiden *hyaliene cilinders* en *korrelcilinders*. Hyaliene cilinders bestaan uit eiwitten die in de tubuli zijn neergeslagen. Korrelcilinders bevatten tevens kapotgegane cellen (cel-débris). Cilinders komen bij zieke nieren voor.

Als daartoe aanleiding bestaat kan er een urinekweek worden ingezet. Daarbij wordt het micro-organisme gediagnosticeerd en tevens het resistentiepatroon voor antimicrobiële medicatie vastgesteld (zie verder hoofdstuk 3).

Kwantitatief urineonderzoek wordt verder besproken in het boek Interne Geneeskunde uit de serie Basiswerken.

16 Peritonitis en ileus

16.1 Peritonitis

Het buikvlies (peritoneum) bekleedt de vrije buikholte en vrijwel alle organen die zich erin bevinden. Een ontsteking van het buikvlies heet *peritonitis*. Een peritonitis kan vele oorzaken hebben en kan zich op een bepaalde plek manifesteren (lokale peritonitis) of het hele buikvlies betreffen (algehele peritonitis). Meestal begint een ontsteking aan het peritoneum lokaal, maar kan zich zo uitbreiden dat op den duur het gehele buikvlies ontstoken is. Een lokale peritonitis geeft aanleiding tot plaatselijke verschijnselen die nog niet tot ernstig ziek zijn leiden, een algehele peritonitis daarentegen geeft een ernstig ziektebeeld met hoge koorts.

De ontstekingsreactie van het peritoneum die zich ter plekke ontwikkelt, ontstaat meestal met als doel een ziekteproces (bijv. een ontsteking) in een aangrenzend met peritoneum bekleed orgaan in te dammen. Dit lukt ook heel vaak, het gebeurt met behulp van *infiltraatvorming*. Zo'n infiltraat is vaak door de buikwand heen goed te voelen als een vaste, pijnlijke weerstand. Op den duur verdwijnt het infiltraat (dit kan overigens maanden duren) en is de patiënt weer hersteld. Een voorbeeld is het *appendiculair infiltraat*: een infiltraat dat zich vormt rondom een ontstoken blinde darm (eigenlijk het wormvormig aanhangsel van de blinde darm) en die dus rechts onder in de buik voelbaar is. Afhankelijk van de weerstand van de patiënt en uiteraard ook van de virulentie van betrokken bacteriën, lukt het niet altijd om op deze wijze de ontsteking in te dammen. In dat geval zal de peritonitis zich over het gehele buikvlies uitbreiden. Naarmate dit proces zich voortschrijdt, ontwikkelt zich een algehele peritonitis en wordt de patiënt steeds zieker. De verschijnselen die hiermee gepaard gaan vormen samen een syndroom bekend onder de term *acute buik*.

16.1.1 DE ACUTE BUIK
Een acute buik kenmerkt zich door de volgende verschijnselen:

- een scherpe, stekende, continue pijn;
- défense musculaire;
- stilliggen van de darmen.

Scherpe, stekende, continue pijn
Vaak weet de patiënt nog wel aan te geven waar de pijn in eerste instantie aanwezig was en waar zich dus waarschijnlijk het veroorzakende ziekteproces bevindt. Dit is echter niet altijd het geval en dan is het primair aanwezige ziekteproces heel moeilijk te lokaliseren.
Meestal ontstaat de pijn geleidelijk en wordt erger naarmate de peritonitis zich uitbreidt. Soms echter ontstaat de pijn plotseling en hevig (peracuut), gerelateerd aan de oorzaak: een maagperforatie kan op deze wijze peritonitispijn geven.
Kenmerkend voor peritoneale pijn is de *druk- en loslaatpijn*. Dit wordt veroorzaakt doordat niet alleen bij druk op het zieke weefsel pijn ontstaat, maar ook bij het loslaten door het bewegen van het buikvlies: buikvlies is namelijk uitermate pijngevoelig. Hoesten, lachen, bewegen en, bij lokalisatie boven in de buik, ook de ademhalingsbewegingen doen pijn. Vervoer in de ambulance ('vervoerpijn'), het onzorgvuldig rijden met de brancard en het stoten tegen het bed waarop de patiënt ligt, worden als zeer pijnlijk ervaren in de buik. De patiënt probeert zelf dan ook zo stil mogelijk te blijven liggen.

Défense musculaire
Défense musculaire betekent letterlijk het terugvechten (verdedigen) via spieraanspanning. Bij peritonitis zien we een défense musculaire ontstaan die als doel heeft te voorkomen dat het peritoneum wordt bewogen (dus om pijn te voorkomen). Aangezien de patiënt al de ervaring zal hebben dat aanraken van de buik pijn betekent, zal hij zonder dat hij erbij nadenkt de buikwandspieren aanspannen: een passief spierverzet dus. Met het begrip défense musculaire wordt dus bedoeld het onwillekeurig (reflexmatig) aanspannen van de buikwandspieren als gevolg van prikkeling van het buikvlies, vooral bij beweging. Door het aanspannen wordt bewegen van het buikvlies in feite voorkomen. De intensiteit van de défense musculaire hangt af van de ernst van de peritonitis. Bij een ernstige peritonitis kan de buik plankhard worden. Défense musculaire is een belangrijk symptoom, maar kan bij oudere mensen en bij kinderen uitblijven.

Stilliggen van de darmen
Als reactie op de peritonitis zullen de darmen gaan stilliggen (darmparalyse). Elke beweging doet immers pijn. Daardoor zal de passage

van darminhoud ook stil komen te liggen. Is dit laatste het geval, dan wordt gesproken van een *ileus*. Omdat hier verlamming van de darmen de oorzaak van de ileus is, spreken we van een *paralytische ileus* (zie verder par. 16.2.3). Bij auscultatie zijn geen darmgeluiden te horen, er heerst een 'stilte als in het graf'.

Naast de lokale verschijnselen door peritonitis komen er algemene ziekteverschijnselen voor: ernstige malaise, anorexie, koorts en een versnelde pols die niet alleen door de koorts ontstaat, maar ook door de shock die dreigt. Doordat grote hoeveelheden vocht en elektrolyten zich in het peritoneum en de vrije buikholte ophopen en er bovendien sprake is van een versterkte bloeddoorstroming in het zieke gebied, zal namelijk een ondervulling van het vatenstelsel optreden met als gevolg shock (zie voor verschijnselen hoofdstuk 8).

16.1.2 VERLOOP

Vooral bij een algehele peritonitis is er grote kans dat het geproduceerde ontstekingsvocht in de buikholte wegstroomt naar de laagstgelegen delen. Bij een patiënt in liggende houding zijn de laagstgelegen delen van de vrije buikholte de ruimte onder het middenrif (subfrenische holte) en het cavum Douglasi (afb. 16.1). Het ontstekingsvocht kan daar vrij gemakkelijk terechtkomen door de ligging van de ophangbanden van darmdelen (mesenteria) en door de adembewegingen (het middenrif gaat op en neer en zuigt vocht mee). Op de genoemde plaatsen kunnen zich abcessen ontwikkelen. Het subfrenisch abces (onder het middenrif) is door zijn ligging moeilijk te diagnosticeren en te behandelen. Het abces in het cavum Douglasi kan met behulp van een rectaal toucher worden vastgesteld, daarna worden geopend en gedraineerd.

Sepsis kan het beeld begeleiden, daaraan overlijdt 30% van de patiënten.

16.1.3 OORZAKEN

Er zijn verschillende oorzaken van peritonitis:
- *via hematogene weg besmet raken* van het peritoneum met bacteriën (primaire peritonitis). Dit komt in verhouding tot andere oorzaken weinig voor, in feite alleen bij een sterk verminderde weerstand;
- *ontstekingen in organen die grenzen aan het peritoneum*. Heel bekend is de blindedarmontsteking (appendicitis), maar ook bij een galblaasontsteking, een ontsteking van de dikke darm en dergelijke kan peritonitis in tweede instantie optreden;

Afbeelding 16.1 In liggende positie vormen de holte van Douglas (links) en de subfrenische holte (rechts) de twee diepste punten in de buikholte.

- *perforatie van holle organen* grenzend aan de vrije buikholte. De inhoud van het orgaan stroomt dan leeg in de peritoneale holte (maagperforatie, darmperforatie);
- *ischemie* door afsluiting van een darmvat of beklemming door een volvulus ('knoop') of door invaginatie. Bij een geblokkeerde bloedvoorziening (strangulatie) wordt de darmwand necrotisch en doorgankelijk voor bacteriën die dan in de peritoneale holte terechtkomen en peritonitis veroorzaken. Ook verdwijnt veel vocht naar de vrije buikholte;
- *bloeding* in de peritoneale holte (milt- en leverruptuur, buitenbaarmoederlijke zwangerschap).

16.1.4 BEHANDELING

De behandeling van een buikvliesontsteking omvat verschillende maatregelen:
- er mag *niets worden gegeten of gedronken*; maagsonde geven;
- er mogen *geen pijnstillers* worden gegeven voordat de diagnose is gesteld;
- onmiddellijk *antibiotica* toedienen (parenteraal), tevens vocht- en elektrolytentekort per infuus aanvullen. Proberen het uittreden van het vele vocht in het zieke gebied enigszins te voorkomen door een infuus met een plasmavervangend middel (zie hoofdstuk 6) te geven, waardoor vocht beter in de bloedbaan wordt vastgehouden;
- *spoelen van de buikholte* met fysiologisch zout (lavage) via laparotomie (afhankelijk van de ernst van de situatie);
- *bestrijden van shock* (zie hoofdstuk 8);
- de veroorzakende aandoening behandelen.

Een ernstige peritonitispatiënt vergt zeer intensieve begeleiding, zodat verpleging op de afdeling intensive care moet plaatsvinden.

16.2 Ileus

16.2.1 INLEIDING

Onder ileus wordt een stoornis in de darmpassage verstaan, die niet moet worden verward met obstipatie. Ileus kan het gevolg zijn van een volledige afsluiting van de darm waardoor niets meer kan passeren. Ook kan een ileus ontstaan door het verlamd zijn van darmen, zoals dat bij een peritonitis het geval is, of door overmatig aanspannen van de darmspieren.

Is er sprake van een afsluiting, dan noemt men dit een *mechanische ileus*, is de oorzaak een niet goed bewegen van de darm, dan heet dit *dynamische of functionele ileus*. Een ileus is een ernstige situatie die, na soms korte tijd al, irreversibel wordt en tot de dood leidt.

Als nog enige passage mogelijk is, is sprake van een *subileus*.

De diagnose wordt gesteld op grond van de verschijnselen. Op een buikoverzichtsfoto (BOZ) in staande houding worden met gas of vloeistof (vloeistofspiegeltjes) uitgezette darmlissen gezien.

16.2.2 MECHANISCHE ILEUS

Er zijn verschillenden oorzaken van een mechanische ileus:
- *ruimte-innemende ziekteprocessen* in de darmwand. Voorbeelden zijn ontstekingen en darmkanker waardoor de gehele darmholte wordt gevuld en daarmee afgesloten;
- *ziekteprocessen buiten de darm*. Indien deze processen zo fors op de darm drukken dat hij wordt dichtgedrukt of afgesnoerd (afb. 16.2), kan een ileus het gevolg zijn. Een voorbeeld daarvan vormen verklevingen van het peritoneum, die een overblijfsel zijn van een eerder doorgemaakt ziekteproces of een operatie. Een darmlis kan erdoor worden afgesnoerd;
- *volvulus en invaginatie*. Een volvulus ('knoop') houdt in dat een darmdeel gedraaid is om zijn ophangband. Het blijft dan klem zitten. Bij een invaginatie schiet een stuk darm binnen in een volgend darmdeel en zit dan klem. In beide gevallen (afb. 16.2) is de darm volledig afgesloten en is er dus sprake van een ileus. Bovendien is de bloedvoorziening in het afgesloten darmdeel geblokkeerd, we spreken dan van een strangulatie. De gevolgen daarvan zijn al beschreven bij de peritonitis;
- *beklemde breuk* (hernia incarcerata, afb. 16.3). Een darmlis is naar buiten geschoten door een breukpoort en is klem komen te zitten,

mede doordat bloedvaten zijn afgeknepen en het darmdeel opzwelt. Het spreekt vanzelf dat er geen darminhoud meer door dit deel kan passeren;
– *voorwerpen in de darmholte (het lumen).* Grote galstenen (afb. 16.4), een kluwen wormen of een hoeveelheid opgezwollen voedingsvezels kunnen leiden tot een belemmering van de doorgang van de darm en dus tot een ileus.

Afbeelding 16.2 *Bindweefselstreng die de darm afsnoert.*

Afbeelding 16.3 *Beklemde breuk: de breukpoort snoert de darmen en de bloedvaten af.*
1 Breukpoort
2 Mesenterium met bloedvaten
3 Dunne darm
4 Peritoneum
5 Spieren
6 Huid

Afbeelding 16.4 A Buikoverzichtsfoto van een patiënt met een ileus. Duidelijk zichtbaar zijn de grote gasbellen (diepzwart) en de spiegels (horizontale grijze vlakken).
B Opname van een galsteen die de oorzaak zou kunnen zijn van de in A getoonde ileus.

Verschijnselen

Bij een mechanische ileus wordt in de praktijk onderscheid gemaakt tussen een *hoge* en een *lage* ileus. Van een hoge ileus is sprake als er een afsluiting bestaat in het eerste deel van de dunne darm. Bij een lage ileus kan de afsluiting onder in de dikke darm zitten. Van de verschijnselen waaraan een mechanische ileus kan worden herkend, zijn sommige meer uitgesproken aanwezig bij een hoge ileus, andere bij een lage ileus. Bij de beschrijving van deze verschijnselen wordt dit, als daar sprake van is, telkens even aangegeven.

- *Uitblijven van defecatie en flatulentie.* In het begin is het nog wel mogelijk dat darminhoud die beneden het niveau van de afsluiting zat, wordt geloosd. Daarna stopt het onherroepelijk, het is niet meer mogelijk dat de darminhoud het rectum bereikt.
- *Pijn.* De pijn die optreedt is een typische koliekpijn en is vooral aanwezig als de afsluiting zich hoog in de ingewanden bevindt.
- *Hyperperistaltiek.* De darm is overdreven actief in zijn poging om de afsluiting op te heffen. Soms is de peristaltiek voelbaar en zichtbaar door de buikwand heen.
- *Darmgeluiden.* De darmen maken extra lawaai door de combinatie hyperperistaltiek en het overvuld zijn met vocht en darmgassen. Soms zijn 'gootsteengeluiden' hoorbaar als vocht zich heen en weer verplaatst.
- *Opgezette buik.* Bij een hoge ileus is de buik opgezet rond de navel, bij een lage ileus meer aan de zijkanten (flanken) van de buik. Het middenrif kan soms omhoog worden geduwd door de toename van de darminhoud, met als gevolg dat oppervlakkig wordt geademd.
- *Dehydratie.* Dehydratie (uitdroging) treedt vooral op bij een hoge ileus. Dan kan namelijk het vele vocht dat dagelijks de ingewanden passeert (zie par. 13.4.3) niet worden teruggeresorbeerd verderop in de dunne darm, omdat alles blijft hangen boven de afsluiting. Het lichaam had er echter wel op gerekend dat dit vocht weer naar het interne milieu zou terugkeren. Het gevolg is nu uitdroging, waardoor zich shock kan ontwikkelen.
- *Misselijkheid en braken.* Dit komt vooral voor bij een hoge ileus. Dat heeft onder andere te maken met de sterkere uitzetting van de darmen door het vele vocht dat erin verblijft. Veel braken bevordert nog eens de dehydratie. Zowel bij een hoge als bij een lage ileus kan op den duur fecaloïd worden gebraakt.

Behandeling

De volgende hulpmiddelen/maatregelen worden toegepast bij een patiënt met een mechanische ileus:

- *maagsonde*. Voortdurend moet door de sonde de inhoud van de maag, eventueel van het duodenum, worden weggezogen. De uitzetting van het darmdeel vermindert hierdoor en de misselijkheid en het braken nemen af;
- *infuus*. Er mag niets per os worden gebruikt. Vocht en elektrolyten moeten dan ook parenteraal worden aangevuld;
- *vochtbalans bijhouden*;
- *herstel zuur-base evenwicht* (bij veelvuldig braken);
- *oorzaak van de ileus opheffen*. Dit moet vaak operatief gebeuren. De patiënt doorstaat de operatie het beste als zijn conditie zo goed mogelijk is. Daartoe dragen de eerstgenoemde maatregelen bij. Bij een obstructie-ileus veroorzaakt door fecale impactie, kan men manueel verwijderen of hoge klysma's geven.

Complicaties
Ischemie van de darm (m.n. bij een strangulatie-ileus, volvulus), sepsis en shock zijn de belangrijkste complicaties die kunnen optreden.

16.2.3 DYNAMISCHE OF FUNCTIONELE ILEUS
Oorzaken van een dynamische of functionele ileus kunnen zijn:
- *verlamming (paralyse) van de darmen*. We spreken dan van een paralytische ileus. De oorzaak is meestal een peritonitis. Een andere reden voor een paralytische ileus is een buikoperatie. Als reactie op de manipulatie van de darmen en een eventueel ook bestaande peritonitis blijven de darmen enkele dagen stilliggen;
- *het overmatig aangespannen zijn van de darmen*. Dit wordt een spastische ileus genoemd. Het resultaat is dat de darminhoud evenmin als bij een verlamming van de darmen wordt voortgestuwd.

Verschijnselen en behandeling
Bij een paralytische ileus wordt het beeld beheerst door de tevens bestaande peritonitis met het beeld van de acute buik. De paralytische ileus zal dus verdwijnen als de peritonitis is behandeld. Na een buikoperatie komt na enkele dagen de peristaltiek weer op gang, wat vaak het eerst opvalt door het optreden van flatulentie.

Ziekteverschijnselen vanuit zenuwstelsel en zintuigen

17.1 Inleiding

De neurologie en neurochirurgie zijn medische specialismen die zich bemoeien met aandoeningen die het zenuwstelsel betreffen. Omdat neurologische aandoeningen zeker niet zeldzaam zijn is het zinvol iets af te weten van verschijnselen die erbij kunnen optreden, het ontstaan ervan te begrijpen en ze enigszins te kunnen plaatsen bij verschillende ziektebeelden. De neurologische en neurochirurgische ziektebeelden zelf worden uitgebreider besproken in de medisch specialistische uitgaven van de serie *Basiswerken*.

Zintuigcellen zijn ontstaan uit zenuwweefsel. Het functioneren ervan is dan ook nauw verweven met het zenuwstelsel, daarom wordt aan het dysfunctioneren van de zintuigen in het laatste deel van dit hoofdstuk aandacht gegeven.

Voor kennis van de anatomie en fysiologie van zenuwstelsel en zintuigen wordt verwezen naar het boek *Fysiologie en Anatomie* uit de serie *Basiswerken*.

17.2 Ziekteverschijnselen vanuit het zenuwstelsel (neurologische symptomen)

Neurologische verschijnselen kunnen grofweg worden ingedeeld in *uitvalsverschijnselen* en *prikkelingsverschijnselen*.

17.2.1 UITVALSVERSCHIJNSELEN

Uitvalsverschijnselen treden op als door ziekte neuronen (zenuwcellen) degenereren (aftakelen, afsterven). Er kan in dat geval geen prikkelvorming noch prikkelgeleiding meer optreden: de functie van het neuron valt weg. De verschijnselen die als gevolg daarvan kunnen ontstaan zijn paralyse/parese, ataxie, apraxie, afasie, agnosie en amnesie.

17.2.1.1 Paralyse en parese

Paralyse betekent verlamming. De oorzaak van verlamming ligt in een niet arriveren van de motorische prikkel. Dat kan doordat in de hersenschors de prikkel niet is gegenereerd. Het is ook mogelijk dat ergens een stoornis aanwezig is in de lange weg die de prikkel aflegt vanaf de hersenschors tot zijn eindbestemming: de spier (afb. 17.1).

Afbeelding 17.1 *De weg van de motorische prikkel.*
1 Motorisch centrum in de hersenschors
2 Piramidebaan
3 Inwendig kapsel (capsula interna)
4 Kruising van de piramidebaan in het middelvlak
5 Piramidebaan in de zijstreng van het ruggenmerg
6 Perifere zenuw
7 Spier
8 Voorhoorncel
9 Voorwortel

Ook parese (een gedeeltelijke verlamming) wordt tot de motorische uitvalsverschijnselen gerekend. Parese houdt een krachtsvermindering in, vaak met een spastisch karakter die het gevolg is van de ontstaanswijze (zie verderop).

Motorische prikkels worden gevormd in pyramidecellen in de grote hersenschors. De neurieten van deze cellen verlopen in een bundel (pyramidebaan) door hersenstam en ruggenmerg maar motorische voorhoorncellen die zich zowel in de hersenstam als het ruggenmerg bevinden, en waarop de prikkel wordt overgedragen. Via de neurieten van deze cellen bereiken de prikkels het doelorgaan (spieren).

Als er sprake is van een stoornis in de piramidecel, hetzij in de grote hersenschors, hetzij in de neuriet die ergens in zijn verloop beschadigd is, dan volgt direct een paralyse van de betrokken spieren. Na enige tijd ontwikkelt zich echter een parese met spastische kenmerken. Dit komt omdat de motorische voorhoorncellen behalve van de piramidebaanvezels ook nog van vele andere neuronen (extrapramidale systeem) informatie krijgen. Daardoor ontstaat een toename in de tonus van de spieren, waardoor spasticiteit optreedt. Een dergelijke situatie kan zich voordoen bij een hersenbloeding in de capsula interna (afb. 17.1), waardoor een halfzijdige verlamming optreedt. Zo zal bij een bloeding in de rechter hersenhelft, de verlamming de linker lichaamshelft betreffen (vanwege de piramidebaankruising ter hoogte van het achterhoofdsgat). Aan het gezicht zijn verschijnselen wel aan de rechterzijde zichtbaar. Een dergelijke halfzijdige parese (eerst paralyse) wordt een *hemiparese* of *hemiplegie* genoemd (afb. 17.2). Zo kennen we ook een *tetraplegie*, waarbij beide armen en benen paretisch zijn, en *paraplegie* die gepaard gaat met een parese van beide benen of beide armen. Paraparalyse van de benen betekent een volledige verlamming.

Is er iets aan de hand met de motorische voorhoorncel zelf, of is de overdracht naar de spier gestoord of de spier zelf ziek, dan treedt een slappe verlamming op (paralyse). De tonus in de spiercel is verlaagd of geheel opgeheven.

17.2.1.2 Ataxie

Ataxie laat zich herkennen als een 'dronkemansgang'. Het is ook daadwerkelijk aanwezig bij overdadig alcoholgebruik: dan zijn de cellen van de kleine hersenen 'beneveld' en daardoor verloopt de samenwerking van spieren die bij bepaalde bewegingen betrokken zijn niet goed, er is een slechte coördinatie. De kleine hersenen vervullen daarin namelijk een cruciale functie, ataxie is dan ook aanwezig bij aandoeningen van de kleine hersenen. Het is dan voor de patiënt tevens moeilijk om goed te articuleren: dit wordt *dysartrie* genoemd. Omdat de kleine hersenen functioneren in het grote geheel van hersenfuncties, waarbij continu interactie plaatsvindt, komt bijvoorbeeld dysartie ook bij andere hersenstoornissen voor.

Afbeelding 17.2 *Spastische hemiparese rechts. Vleugelvormig afstaan van de arm en circumductie van het been.*

17.2.1.3 Apraxie

Een onvermogen om doelbewuste handelingen uit te voeren wordt apraxie genoemd (a = niet, praxie = handelen). De kracht in de spieren is goed, alleen het doelgericht functioneren lukt niet. Apraxie komt voor als de linker hemisfeer (hersenhelft) is beschadigd. Het kan dan ook worden aangetroffen bij de afasiepatiënt, afhankelijk van de uitgebreidheid van het ziekteproces ter plaatse.

17.2.1.4 *Afasie en bijkomende problemen*

Afasie is een stoornis in het produceren en begrijpen van gesproken en geschreven taal. Het ontstaat als het centrum van Broca en/of de directe omgeving ervan uitvalt. Het centrum van Broca is bij verreweg de meeste mensen aan de zijkant in de linker hemisfeer gelokaliseerd. Als het centrum, of een deel ervan uitvalt, zijn het taalgebruik en taalbegrip gestoord (afasie wordt ook wel taalstoornis genoemd).
Er wordt onderscheid gemaakt tussen *motorische afasie* en *sensorische afasie*. Bij een motorische afasie is het taalbegrip intact, maar kan de

patiënt onvoldoende of helemaal niet zijn gedachten in woorden overbrengen. Bij sensorische afasie is het taalbegrip gestoord. De patiënt begrijpt niet wat tegen hem wordt gezegd. Het grote probleem van afasiepatiënten is de communicatie met anderen die zeer bemoeilijkt wordt; 70% van hen heeft het gevoel dat anderen hierom contact mijden.

Afasie is meestal het gevolg van een cerebro vasculair accident (CVA), waarbij de verzorgende slagader (een eindarterie!) afgesloten raakt. Maar ook tumoren, ongevallen of herzenoperaties kunnen de oorzaak zijn. Vaak komt men bij dezelfde persoon ook een stoornis in lezen (alexie) en schrijven (agrafie) tegen (afb. 17.3).

Afbeelding 17.3 *Schematische voorstelling van de linker hemisfeer in zijaanzicht, met daarop aangegeven de gebieden die betrokken zijn bij de spraak, bij het lezen en het schrijven. Bron: Bouman en Bernards, 2002.*

Afasie komt zelden geïsoleerd voor, vaak is ook een hemiplegie rechts aanwezig en hemianopsie (hemi = helft, a = niet, opsie = zien): aan één kant van elk oog kan men niet waarnemen. Meestal ziet men de kant van de goede lichaamshelft, maar de kant van de verlamde helft niet. Ook komen andere symptomen tegelijkertijd voor, zoals paralyse/parese, agnosie, apraxie, gestoorde blaasfunctie et cetera. De gevolgen zijn voor iedereen weer anders, zo leert de praktijk.

Omdat afasie hier al binnen het ziektebeeld CVA wordt geplaatst, zal hier diepgaander op worden ingegaan. De ziektebeelden zelf worden uitvoerig in de medisch specialistische delen van de serie *Basiswerken* besproken, het gaat hier om een globale indruk.

Onder een CVA wordt verstaan die situatie waarin als gevolg van vaatstoornissen acute neurologische verschijnselen zijn opgetreden die al dan niet blijvend zijn of tot de dood leiden.
CVA's zijn onder te verdelen in *niet-bloedige* (het bloed stroomt niet uit in hersenweefsel) en *bloedige* (het bloed stroomt wel uit in hersenweefsel) varianten.
Voorbeelden van niet-bloedige CVA's zijn:
- *transient ischaemic attack* (TIA). Hier is sprake van een tijdelijke ischemie waardoor wel verschijnselen ontstaan die echter binnen 24 uur weer zijn verdwenen;
- *compleet CVA*. Het hersenvat is nu afgesloten en er is een herseninfarct ontstaan. De verschijnselen die optreden hangen af van welk vat is afgesloten. Ze zijn echter wel blijvend. Meestal is meer dan één TIA aan een compleet CVA voorafgegaan; die zijn als voorboden te beschouwen.

Een voorbeeld van een bloedige CVA is *apoplexie*. Hier is sprake van een bloeding, meestal in de capsula interna. Apoplexie heeft in het algemeen een slechte prognose omdat de bloeding moeilijk tot staan komt. Er treedt plotseling heftige hoofdpijn op, waarna bewusteloosheid al snel volgt.
Afasie is vaak verbonden aan de niet-bloedige vorm.

17.2.1.5 Agnosie
De term agnosie houdt in: het niet kunnen herkennen en begrijpen van wat men waarneemt (zien, horen, ruiken, voelen). Op de tast worden bijvoorbeeld bekende voorwerpen niet herkend en bij het kijken naar een stoel wordt die stoel niet als stoel herkend. Of letters worden niet meer herkend.

17.2.1.6 Amnesie
Amnesie houdt in het onvermogen te kunnen herinneren. Dit komt voor na bijvoorbeeld een schedeltrauma, na een korte bewusteloosheid is de persoon weer bij kennis, maar blijkt zich het voorval of de periode ervoor niet te herinneren. Dit wordt *retrograde amnesie* genoemd. Men herstelt hier na enige tijd weer van. Amnesie kan ook blijvend zijn, zoals bij dementie.

17.2.2 PRIKKELINGSVERSCHIJNSELEN
Prikkelingsverschijnselen ontstaan als neuronen te veel prikkels vormen of te sterk door andere neuronen of prikkels van buiten af worden gestimuleerd. Gevolgen hiervan zijn convulsies, paresthesieën en pijn.

17.2.2.1 Convulsies

Onder convulsies verstaan we het aanvalsgewijs optreden van voornamelijk schokkende bewegingen van een lichaamsdeel of het gehele lichaam, die worden veroorzaakt door een ziekelijke productie van zenuwprikkels door de hersencellen. Het bewustzijn kan erbij verloren gaan.

Convulsies kenmerken epilepsie. Daarbij bestaat aanvalsgewijs een overmatige ontlading van hersencellen, waardoor spieren worden geprikkeld tot samentrekking. De ontladingen kunnen zich beperken tot één hersendeel (focale epilepsie), maar zich ook uitbreiden over alle hersendelen (gegeneraliseerde epilepsie).

Voorbeelden van focale (partiële) epilepsie zijn:
- *psychomotore of temporale epilepsie*. Soms is de patiënt wel bij bewustzijn, soms ook maar gedeeltelijk. De aanval gaat vergezeld van bepaalde gebaren, eenvoudige routinehandelingen die overigens niet geheel kloppen, smakken en dergelijke. Het kan wel een kwartier duren en soms nog langer. Een enkele maal gaat de aanval over in een gegeneraliseerde epilepsie-aanval;
- *Jackson-aanvallen*. Deze aanvallen beginnen in een bepaald deel van het lichaam en breiden zich dan naar de omgeving verder uit. Naderhand kan het lichaamsdeel tijdelijk paretisch zijn. Er is geen bewustzijnsverlies.

Voorbeelden van gegeneraliseerde epilepsie (insult) zijn:
- *tonisch-clonische aanvallen* ('grand mal'). De patiënt raakt bewusteloos en er treedt gedurende ongeveer tien tot dertig seconden een kramptoestand op van de spieren, waarna ongeveer een minuut lang trekkingen optreden die steeds sterker en groter worden. Tijdens de aanval wordt het gezicht eerst rood (door het persen), daarna blauw doordat de ademhaling verstoord raakt. De ogen staan open en de oogbollen naar boven gedraaid. De pupillen zijn wijd en reageren niet op licht. De speekselsecretie neemt toe, waardoor het schuim op de mond staat. Als de patiënt op zijn tong heeft gebeten is dit schuim rood verkleurd door het bloed. Incontinentie voor urine komt regelmatig voor. Na de aanval treedt een korte periode van bewusteloosheid op, waarna een diepe slaap volgt. Na het wakker worden is de patiënt vaak nog verward. Voorafgaand aan de aanval ervaart de patiënt vaak een vreemd gevoel van onwel-zijn dat in het lichaam omhoogtrekt en met allerlei zintuiglijke ervaringen gepaard kan gaan (aura).
De eerste hulp bestaat uit het beschermen van de patiënt tegen verwondingen. De patiënt moet de ruimte hebben, dat houdt in dat meubilair moet worden verplaatst. Een tongbeet kan men proberen

te voorkomen door iets stevigs (niet te hard, dat is te beschadigend) tussen de tanden te steken. Pas op voor de eigen vingers: de patiënt bijt door! Als de aanval voorbij is en de patiënt is bewusteloos, dan moet gezorgd worden voor een vrije ademweg (stabiele zijligging);
- *absences* ('petit mal'). Dit zijn kortdurende epilepsie-aanvallen die niet gepaard gaan met trekkingen en meestal voorkomen bij jongeren. Er is sprake van een bewustzijnsdaling, de patiënt stopt met de normale bezigheden, de blik wordt wazig en er kunnen kleine schokjes aan het gezicht voorkomen. Alles bij elkaar duurt het hoogstens dertig seconden. De patiënt gaat naderhand gewoon verder met waar hij mee bezig was alsof er niets is gebeurd.

Het ziektebeeld epilepsie wordt gedetailleerd besproken in de medisch specialistische delen van de serie *Basiswerken*.

17.2.2.2 Paresthesieën

Paresthesieën zijn prikkelingen of tintelingen die worden ervaren in een huidgebied. Een voorbeeld is een 'slapend been', dat berust op druk op de zenuw door een verkeerde houding. Daardoor raakt de zenuw op abnormale wijze geprikkeld. Paresthesieën worden nogal eens gezien bij aandoeningen aan de perifere zenuwen.

17.2.2.3 Pijn

Pijn komt veel voor, het is het meest voorkomende symptoom waarvoor de arts wordt geconsulteerd. Om gezondheid te kunnen herstellen en lijden te verlichten, behoort begrijpen van pijn dan ook tot de basiskennis in de geneeskunde.

Pijn is moeilijk te meten en laat zich evenmin in een nauwkeurige definitie vangen. Dit komt vooral doordat pijn heel wisselend wordt ervaren (subjectieve beleving) terwijl toch de oorzaak dezelfde is (objectieve prikkel).

Alhoewel het zeker niet zo is dat pijn altijd kan worden verklaard, gaan we er toch van uit dat pijn dient als waarschuwing dat weefselbeschadiging dreigt of dat die al is opgetreden. Pijn dwingt tot rust, iets wat herstel van een eventueel opgetreden beschadiging bevordert.

Pijn kan door een verscheidenheid aan prikkels worden veroorzaakt. Voor iedere soort prikkel blijkt er een *pijndrempel* te bestaan, dat is de grenswaarde in intensiteit van de prikkel waarboven pijn optreedt. De pijndrempels zijn voor iedereen gelijk; zo blijkt bijvoorbeeld de drempel voor warmteprikkels aan de huid 45°C te zijn. Dit geldt voor de gezonde huid. Onder niet-gezonde omstandigheden kan deze drempelwaarde echter veranderen; zo heeft de verbrande huid een veel lagere pijndrempel. Dat heet *hyperalgesie* (een verhoogde gevoeligheid voor pijnprikkels). Dit is een gevolg van vrijkomende stoffen uit de beschadiging, maar ook uit weefselreacties op die beschadiging. Voorbeelden zijn: K-ionen, serotonine, bradykinine, histamine, leukotrienen en prostaglandines. Ook de stof substance-P, die als neurotransmitter uit het neuron zelf vrijkomt en weefselreacties stimuleert, leidt zo op indirecte wijze tot het ontstaan van hyperalgesie. Behalve de pijndrempel kennen we de *pijntolerantiedrempel*. Met pijntolerantiedrempel wordt bedoeld de grenswaarde in intensiteit van de prikkel waarboven de pijn niet meer wordt verdragen. De pijntolerantiedrempel ligt voor iedereen anders; hij is afhankelijk van de sterkte van de pijnbeleving, die heel wisselend kan zijn. Daarop van invloed zijn reeds opgedane ervaringen met pijn, psychologische factoren en het cultureel bepaald zijn van hoe met de pijn om te gaan.

Herkenning van pijn

Ondanks het feit dat pijn een subjectief gegeven is, zijn er toch wel mogelijkheden om als buitenstaander erachter te komen dat er inderdaad sprake is van pijn. Uiteraard is het duidelijk als de patiënt het zelf aangeeft. Je kunt er als zorgverlener echter ook naar vragen als je op grond van kennis van het ziekteproces dat zich in het lichaam afspeelt, verwacht dat er pijn aanwezig is (operatie, fractuur e.d.). Pijn noopt meestal tot het rustig houden van het betreffende lichaamsdeel; er mag ook niet aangekomen worden, omdat bij elke beweging de pijn verergert. Soms echter kan de patiënt juist niet stilliggen, zoals bij een koliekpijn (zie par. 16.4).
De aanwezigheid van pijn kan worden geuit door huilen of de mimiek geeft het hebben van pijn aan. De patiënt kan bleek zien en klagen over misselijkheid, waarbij soms wordt gebraakt (vegetatieve reacties). Het klamme zweet kan daarbij uitbreken. De pols is versneld en de bloeddruk stijgt (ook tijdens narcose merkbaar). Meestal is de eetlust verminderd en slaapt de patiënt ook slecht door de pijn.

Pathofysiologie van pijn

Alhoewel zeker nog niet alles bekend is over de ontstaanswijze van pijn, is een aantal zaken wel bekend.
De tot pijn aanleiding gevende prikkels worden *pijnprikkels* of *nocisensorische prikkels* genoemd (noxe = weefselbeschadiging). De sensoren die worden geprikkeld worden *nocisensoren* genoemd. Het zijn geen speciale orgaantjes, maar gewone afferente vertakte zenuwvezels

(dendrieten) die verpreid in de weefsels liggen: nocisensorische zenuwvezels.

Voorbeelden van nocisensorische prikkels zijn:
- stoffen die vrijkomen uit de stofwisseling als er sprake is van ischemie (tekort aan bloedtoevoer). De cellen krijgen door de ischemie te weinig essentiële bestanddelen, waardoor abnormale stofwisselingsproducten vrijkomen. Ischemie ontstaat als bloedvaten door ziekteprocessen vernauwd raken, maar ook als spieren spastisch samentrekken zoals bij koliekpijnen gebeurt. In feite is hier sprake van een chemische pijnprikkel;
- stoffen die vrijkomen bij een ontsteking. Zoals in hoofdstuk 4 is gezien, komen bij een ontsteking veel stoffen vrij waarvan een aantal in staat is als pijnprikkel te functioneren of de prikkeldrempel van de nocisensorische vezels te verlagen (prostaglandinen). Ook hier is dus sprake van een chemische pijnprikkel. Bovendien wordt door druk op de nocisensorische vezel als gevolg van de zwelling van de ontsteking pijn uitgelokt (mechanische prikkel);
- directe beschadiging door inwerking van een trauma, zoals:
  - verwondingen door geweld van buiten af (mechanische prikkels);
  - hitte/kou (thermische prikkels);
  - bijtende stoffen (chemische prikkels);
  - te sterke rekking van organen (mechanische prikkel);
  - toediening van bepaalde injectievloeistoffen (mechanische en chemische prikkel).

Dezelfde mediatoren die betrokken zijn bij hyperalgesie (zie par. 17.1) veroorzaken, nu in hogere concentraties aanwezig, de pijn.
Pijnprikkels worden opgevangen en verwerkt door het zenuwstelsel. Daarbij zijn bepaalde (nocisensorische) zenuwvezels, zenuwbanen en hersendelen betrokken. De gang van zaken hierbij wordt in het volgende beschreven.

Nocisensorische zenuwvezels
Er zijn verschillende nocisensorische neuronen: de Aδ-neuronen, waarvan de dendrieten een myelineschede bezitten, en C-neuronen, waarbij geen myelineschede aanwezig is. Van de Aδ-neuronen is slechts een klein deel bij de pijnwaarneming betrokken, van de C-neuronen een wat groter deel. De myelineschede van de Aδ-vezels zorgt voor een snelle voortplanting van de prikkel. Er wordt een scherpe alarmerende pijn waargenomen, waarna snel adaptatie volgt. Aδ-vezels zijn bij reflexen belangrijk, ze blijken vooral gevoelig voor

mechanische en thermische prikkels. In die gevallen is snelle motorische reflexreactie nodig. De C-vezels kunnen de prikkel veel minder snel voortplanten. Er is daarentegen geen adaptatie. Aanhoudende prikkeling geeft dus een constante impulsstroom met als gevolg een aanhoudende zeurende pijn. C-vezels zijn gevoelig voor vele verschillende nocisensorische prikkels.

Aδ-vezels bevinden zich voornamelijk aan het oppervlak van het lichaam, naast ook C-neuronen. Inwendige organen bezitten alleen C-neuronen.

Transport en verwerking van nocisensorische prikkels
In grote lijnen kan worden gesteld dat nocisensorische prikkels uit de romp en de ledematen via het ruggenmerg het centrale zenuwstelsel binnenkomen en nocisensorische prikkels uit het hoofd-halsgebied via de hersenstam binnenkomen (afb. 17.4). Via verschillende opstijgende banen bereiken de prikkels uiteindelijk de grote hersenen, waar bewustwording van pijn plaatsvindt in het subcorticale gebied en de thalamus. Het is niet zo dat alle prikkels ook de grote hersenen bereiken; direct bij het binnenkomen in hersenstam en ruggenmerg vindt al controle plaats ('gate control'). Dit houdt in dat de toegang naar de volgende neuronen in de achterhoorn wordt geopend bij prikkeling van de dunne afferente (nocisensorische) vezels, maar wordt gesloten bij prikkeling van dikkere vezels. Dit zijn vezels van andere gevoelskwaliteiten aan bijvoorbeeld de huid. Klinisch wordt hiervan gebruikgemaakt bij ernstige perifere pijn door elektrische stimulering van de achterstrengbaan en verder door transcutaneous electrical nerve stimulation (TENS) toe te passen. Op weg naar de grote hersenen worden de prikkels nog beïnvloed vanuit andere hersendelen. Zo worden bijvoorbeeld emotionele componenten vanuit het limbische systeem toegevoegd. In de thalamus vindt dan de laatste selectie plaats. Men heeft in de hersenen geen pijncentrum kunnen aantonen. Er wordt dan ook van uitgegaan dat de hersenen in hun geheel bij de pijngewaarwording zijn betrokken, maar dat het subcorticale gebied hierin belangrijk is.

Referred pain (weerpijn)
Door de specifieke bouw van het menselijk lichaam kunnen zenuwen uit verschillende verzorgingsgebieden (segmenten) op hetzelfde niveau het ruggenmerg binnenkomen. Daardoor is het mogelijk dat 'referred pain' ontstaat. Dat houdt in dat de pijn wordt ervaren op een andere plaats in het lichaam dan waar de nocisensorische prikkels zijn ontstaan. Een voorbeeld daarvan is de pijn in de linker arm die kan

```
hoofd-halsgebied                            romp-ledematen
      │                                           │
      ▼                                           ▼
   hersenstam  --------- GATE CONTROL --------- ruggenmerg
      │                    (selectie)              │
      │                        │                   │
      └──────────▶ opstijgende banen ◀─────────────┘

limbisch systeem
(toevoeging
emotionele  ─────────────┐   │
componenten)             ▼   ▼
                       THALAMUS
                       (selectie)
                           │
                           ▼
                      grote hersenen
                      (bewustwording)
```

Afbeelding 17.4 *Sterk vereenvoudigd schema van het transport en de verwerking van nocisensorische prikkels in het zenuwstelsel.*

optreden bij angina pectoris (zie par. 8.2.2). Dit wordt verklaard vanuit het feit dat prikkels uit het hartgebied in het ruggenmerg binnenkomen op hetzelfde niveau als prikkels uit de linkerarm. Het overprikkeld zijn van dit ruggenmerggebied leidt tot het ervaren van pijn in de arm, terwijl het hart ziek is.

Fantoompijn
Er wordt gesproken van fantoompijn (fantoom betekent spook) als pijn wordt waargenomen in of aan een niet-bestaand lichaamsdeel. Dit kan voorkomen na amputatie van een been of een arm. Als tijdens de amputatie zenuwvezels worden doorgesneden, betekent dat niet automatisch dat de lichaamssensaties uit dat gebied zijn verdwenen; deze ontstaan namelijk in de hersenen. Wel veroorzaakt het doorsnijden van nocisensorische vezels een ontremming en ontregeling van een deel van de in het centrale zenuwstelsel gelegen zenuwbanen die nocisensorische prikkels voortgeleiden. De balans raakt verstoord en daardoor zouden pijnsensaties kunnen ontstaan in het voor de hersenen nog bestaande lichaamsdeel. Helemaal duidelijk is het echter zeker niet.

Pijn en psyche
Soms is niet duidelijk waarom iemand pijn heeft; het is pathofysiologisch niet te verklaren. De neiging bestaat dan om de pijn toe te schrijven aan psychogene factoren. Het is belangrijk zich bewust te zijn van het feit dat pijn altijd een psychische kant heeft, zoals de

bewustwording ervan en de emoties die ermee gepaard gaan. Soms spelen psychologische factoren zelfs een heel belangrijke rol. Wat de oorzaak ook is, de pijn is voor de patiënt reëel en is een signaal dat te allen tijde serieus genomen moet worden.

Endogene pijndemping

In de Tweede Wereldoorlog viel het een legerarts in Italië op dat de soldaten met ernstige verwondingen maar heel weinig klaagden over pijn. Alhoewel dit voor de arts onverklaarbaar was, weten wij nu dat dit inderdaad zo geweest kan zijn. Er is namelijk ontdekt dat het lichaam bij sterke verwondingen in staat is zelf analgetische (pijnstillende) stoffen aan te maken met zelfs een morfineachtige werking. De stoffen worden *enkefalinen* en *endomorfinen* genoemd. Beide zijn producten van zenuwcellen die in het zenuwstelsel aangemaakt worden als er sprake is van lichaamsbeschadiging. Ze verhinderen het doorgaan van pijnprikkels naar de grote hersenen met als gevolg dat enerzijds de bewustwording van de pijn, anderzijds de emotionaliteit rondom pijn niet, of alleen sterk verminderd plaatsvindt. Dit proces speelt zich vooral af bij een acuut groot trauma.

Pijnstillende middelen

Hoe belangrijk en nuttig pijn ook is als waarschuwend symptoom, vaak is men genoodzaakt pijn te bestrijden. Dit geldt vooral wanneer pijn moeilijk te dragen is of van signaal overgaat in kwaal. Het allerbeste is natuurlijk de pijn te bestrijden door de oorzaak ervan op te sporen en indien mogelijk te behandelen. Desondanks wordt nogal eens overgegaan tot pijnbestrijding (exogene pijndemping). Dat pijnstillende middelen tot de best verkochte geneesmiddelen behoren, is hiervoor een bewijs. Bij chronische pijnen moet dikwijls worden overgegaan tot 'zwaardere' middelen waarvan morfine nog steeds de allerbeste pijnstiller blijkt te zijn.

Soms gaat men ertoe over blokkades te leggen in de zenuwbanen die te maken hebben met het transport van nocisensorische prikkels in het zenuwstelsel (zie eerder). Dit kan gebeuren met chemische stoffen, door elektrische stromen, met behulp van hitte of koude of door chirurgisch ingrijpen. Anderen vinden baat bij pijnbestrijding vanuit de alternatieve geneeskunde of vanuit de psychologie (o.a. hypnose). Welk pijnbestrijdingsmiddel ook wordt gekozen, het dient te gebeuren in overleg met de patiënt en alleen maar ten bate van hem. In hoofdstuk 6 is pijnmedicatie in de verschillende situaties nader beschreven.

Pijn in de dagelijkse medische praktijk
Hoofdpijn
Hoofdpijn komt zo veel voor dat het haast niet mogelijk is iemand te vinden die daar nooit eens last van heeft gehad. Hoofdpijn is incidenteel aanwezig als begeleidend verschijnsel bij koorts, infectieziekten enzovoort. Het kan echter ook als kwaal voorkomen in de zin van chronische hoofdpijn. Hoe je het ook bekijkt, hoofdpijn is alleen mogelijk als ergens in het hoofd pijnprikkels aanwezig zijn. Deze pijnprikkels worden onderscheiden in pijnprikkels binnen de hersenschedel en pijnprikkels buiten de hersenschedel aan het aangezicht, op het hoofd, aan de hals en de nek. Het is overigens niet altijd duidelijk hoe hoofdpijn tot stand komt, zoals in geval van migraine en spanningshoofdpijn.

Prikkels binnen de hersenschedel
Binnen de hersenschedel bevinden zich de hersenen, de hersenvliezen en talrijke bloedvaten. Hersenweefsel zelf is niet pijngevoelig, hersenvliezen en bloedvatwanden daarentegen wel.

Hersenvliezen
Nocisensorische prikkels kunnen in hersenvliezen ontstaan door ontstekingen (hersenvliesontsteking) of als er sprake is van verplaatsing van de hersenvliezen, zoals gebeurt door ruimte-innemende processen (hersentumor, bloedingen). Vaak treedt braken op. Vooral bij een hersenvliesontsteking verergert de pijn bij hoesten en bewegen van de hersenvliezen, wat bijvoorbeeld gebeurt als de kin op de borst wordt geduwd of bij een baby als bij het omdoen van een luier de beentjes worden opgetild. Dit is zeer pijnlijk en wordt respectievelijk 'nekstijfheid' en 'luierpijn' genoemd.
Drukverhoging binnen de schedel gaat gepaard met hoofdpijn door het hele hoofd, er wordt bij gebraakt. Men veronderstelt dat deze hoofdpijn ook het gevolg is van prikkeling van de hersenvliezen.

Bloedvaten
Als binnen de schedel vaatverwijding optreedt, is dat een oorzaak van hoofdpijn. Een dergelijke vaatverwijding kan meerdere oorzaken hebben, zoals toxische stoffen die bij infectieziekten vrijkomen vanuit bacteriën of uit de zieke weefsels. Overmatig gebruik van alcohol geeft ook vaatverwijding, waaruit de hoofdpijn naderhand gedeeltelijk kan worden verklaard. Een tekort aan zuurstof en een laag bloedsuikergehalte gaat om dezelfde reden met hoofdpijn gepaard. Patiënten met angina pectoris die daarvoor vaatverwijdende medicijnen (onder de

tong) gebruiken, kunnen er soms tegen opzien dit medicijn in te nemen vanwege de hoofdpijn naderhand.

Ischemie van de bloedvaten in de schedel geeft ook hoofdpijn. Dit kan voorkomen bij een slechte doorbloeding van de vaten door atherosclerotische veranderingen, maar ook bij hoge bloeddruk, waarbij de te grote druk van binnen uit op de vaatwand voor een zekere mate van ischemie zorgt en zo hoofdpijn veroorzaakt.

Migraine

Een niet volledig begrepen aandoening, waarbij hoofdpijn sterk op de voorgrond staat, is migraine. De acuut optredende ernstige hoofdpijnen zijn meestal eenzijdig. Er wordt geklaagd over flikkeringen voor de ogen of dat er een hoek uit het gezichtsveld is verdwenen. Meestal is sprake van braken en voelt men zich tot niets meer in staat. Migraine komt meer voor bij vrouwen, vooral rond de menstruatie of bij stress. Ook bestaat de indruk dat een allergie een rol kan spelen bij het ontstaan. Reeds in de vorige eeuw werd opgemerkt dat de aanvallen vaak verschenen na het eten van chocola. Tijdens een migraineaanval treedt eerst een vernauwing van de hersenvaten op, daarna een verwijding. De vernauwing leidt tot de klachten van flikkeringen voor de ogen en dergelijke, de vaatverwijding veroorzaakt de aanval van eenzijdige hoofdpijn. De laatste tijd wordt getwijfeld of dit de werkelijke gang van zaken is.

Spanningshoofdpijnen

Spanningshoofdpijnen kunnen perioden achtereen, langzaam verergerend aanwezig zijn. Meestal wordt de pijn voor in het hoofd gevoeld, maar is het gevoel aanwezig alsof een band om de schedel wordt aangetrokken met een stijf en pijnlijk gevoel. Men denkt dat een door stress overmatig aanspannen van de nekspieren een rol kan spelen bij het ontstaan van spanningshoofdpijnen.

Prikkels buiten de hersenschedel

Buiten de hersenschedel moeten we oorzaken van hoofdpijn zoeken in het aangezicht. Voorbeelden zijn kiespijn, sinusitis (neusbijholteontsteking), oogaandoeningen (bijv. glaucoom, een verhoogde druk in de oogbol) en prikkeling van de gevoelszenuw van het aangezicht (trigeminusneuralgie). In al deze situaties is de plaats waar de pijn zich voordoet wel duidelijk aanwijsbaar, maar op den duur doet het gehele hoofd mee. Aan de slapen en kaken kan pijn ontstaan door het malocclusiesyndroom, een situatie waarin de bovenkaak slecht op de onderkaak sluit.

Pijn in de thorax

Pijn in de thorax kwam al eerder ter sprake (hoofdstuk 8 en hoofdstuk 11). Daar werd gesproken over pijn ten gevolge van afwijkingen aan het hart, respectievelijk de longen/luchtwegen. Een ander in de thorax gelegen orgaan is de slokdarm. Vanuit de slokdarm kan een branderige pijn worden ervaren die het gevolg is van een slokdarmontsteking. Deze ontstaat meestal door reflux van maaginhoud. Als het slijmvlies eenmaal is beschadigd en ontstoken, zal steeds opnieuw langsstromende maaginhoud een branderige pijn geven. Een aandoening waarbij dit eigenlijk dagelijks aan de orde is, is de hernia hiatus esophagei (*middenrifsbreuk*). Bij een middenrifsbreuk is, doordat een deel van de maag zich boven het middenrif bevindt, het sluitingsmechanisme van de maagingang dermate verstoord dat bij persen, bukken, liggen enzovoort de maaginhoud gemakkelijk in de slokdarm terechtkomt.

Het is ook mogelijk pijn in (aan) de thorax te hebben door afwijkingen aan de thoraxwand. Bij slijtage aan de wervelkolom kunnen uittredende sensibele zenuwvezels in de knel komen. In het gehele gebied dat op deze zenuwvezels aansluit wordt nu pijn ervaren. Dat betekent dat een strook van achteren naar voren van de thorax pijnlijk kan zijn. Een andere regelmatig voorkomende oorzaak voor pijn aan de thoraxwand is gordelroos (*herpes zoster*). Op de huid zijn blaasjes waarneembaar waarin het waterpokkenvirus is te vinden. De infectie ontstaat vanuit een zenuwknoop, het hele huidgebied dat is aangedaan is pijnlijk omdat er ook sprake is van neuralgie. Gordelroos komt voor bij een verminderde weerstand.

Fracturen en kneuzingen van de ribben kunnen ook veel pijn bezorgen. De afwijking is door aftasten van de ribben op te sporen. Een fractuur is met een röntgenfoto te bevestigen.

Pijn in de buik

Buikpijn komt vaak voor. De oorzaak is meestal te vinden in een van de maag-darmdelen of het peritoneum, maar ook andere organen zoals de eierstokken (ovaria), baarmoeder, nieren, urineleiders en blaas kunnen 'pijn in de buik' veroorzaken. Verschillende soorten pijn kunnen in het buikgebied worden ervaren. We noemen er vier.

- *Viscerale pijn*: pijnsensatie vanuit de ingewanden. Dit wordt ervaren als een diepe, diffuse, vaak knagende pijnsensatie, waartoe vooral ontstekingen aanleiding kunnen geven.
- *Koliekpijn*: hevige pijn, die aanvalsgewijs voorkomt. De oorzaak is een spastische contractie van de gladde spiercellen. Deze zijn in de wanden van holle organen en buisvormige structuren te vinden en

daar hebben we er genoeg van in het buikgebied. Een koliekpijn komt langzaam opzetten, bereikt een maximum en zakt daarna weer af. Gladde spiercellen kunnen namelijk wel sterk contraheren, maar kunnen dit niet zo lang volhouden. Een koliekpijn is zo hevig dat de patiënt door steeds te bewegen (motorische onrust) een houding probeert te vinden waarin de pijn het beste te dragen is. Een koliekpijn ontstaat doordat het lichaam daarmee iets probeert op te heffen wat de doorgang belemmert, bijvoorbeeld een steen. Ook kunnen kolieken ontstaan als reactie op een sterk geïrriteerd zijn van het ingewandsdeel. Voorbeelden van koliekpijnen zijn de niersteenkoliek en de galsteenkoliek. Darmkolieken zijn bij velen bekend. Bij een galsteenkoliek kan de pijnaanval eerst in de maag worden gevoeld, daarna in de rechter bovenbuik uitstralend via de rechter flank tot aan het rechter schouderblad. Vaak wordt gebraakt en kan de patiënt kortdurend geel zien (zie hoofdstuk 13). Galsteenkolieken zijn, overigens net als niersteenkolieken, vaak effectief. Enige tijd later kan in de feces een galsteen worden teruggevonden.
- *Referred pain*: komt in de thorax voor, zoals eerder in dit hoofdstuk ter sprake kwam, maar ook regelmatig in het buikgebied.
- *Peritoneale pijn*: het peritoneum is zeer pijngevoelig. Als het geprikkeld raakt is een scherpe, continue pijn aanwezig. Belangrijke redenen voor prikkeling van het peritoneum zijn rekking en ontsteking. Een rekking treedt bijvoorbeeld op wanneer ingewandsdelen uitzetten. Het groter worden van lever of milt veroorzaakt pijn omdat de buitenkant is bekleed met peritoneum. Bij een ontsteking kan er lokaal sprake zijn van peritonitis, maar ook het gehele buikvlies kan ontstoken raken.

17.2.3 JEUK

Jeuk (pruritus) is een onaangename sensatie in de huid die aanleiding geeft tot krabben en wrijven. Jeuk wordt door degenen die daar veel last van hebben vaak als erger ervaren dan pijn.

Het zijn vooral vrije zenuwuiteinden die tot boven in de huid lopen, die als receptoren voor jeukprikkels functioneren. Vele stoffen, bijvoorbeeld histamine en serotinine, kunnen deze zenuwvezels prikkelen, het zijn vaak stoffen die door ziekteprocessen in de huid aanwezig zijn. Prostaglandinen kunnen de prikkeldrempel van de zenuwvezels verlagen, zoals dat ook bij nocisensorische vezels het geval is. Omdat prostaglandinen en andere stoffen (zie hoofdstuk 4) in ontstekingen vrijkomen, wordt bij huidaandoeningen die met een ontstekingsreactie gepaard gaan vaak over jeuk geklaagd. Door het krabben en wrijven bij jeuk kunnen de nagels glad gepolijst zijn en vertoont de huid krabeffecten.

Oorzaken van jeuk
De meest voorkomende oorzaak van jeuk is een droge huid. Een droge huid kan worden bevorderd door overmatig gebruik van zeep en een lage vochtigheidsgraad van de omgeving, zoals kan ontstaan door de centrale verwarming. Oudere mensen hebben ten gevolge van atrofie vaak een droge huid. Jeuk is dan ook een regelmatig voorkomende klacht bij ouderen, die *pruritus senilis* wordt genoemd, en vooral 's avonds bij het naar bed gaan verschijnt.
Jeuk kan zich voordoen bij vele huidaandoeningen. In de regel zijn afwijkingen aan de huid daarbij zichtbaar. Voor een nadere beschrijving wordt verwezen naar hoofdstuk 6 en naar het boek *InterneGeneeskunde* uit de serie *Basiswerken*.
Jeuk komt ook geregeld voor bij verschillende interne ziekten, zonder dat sprake is van zichtbare afwijkingen aan de huid. Voorbeelden daarvan zijn icterus (vaak ook al bij subicterus), suikerziekte, niervergiftiging, sommige kwaadaardige aandoeningen enzovoort. Ook bepaalde medicijnen zijn in staat als bijwerking jeuk te geven. Dat hoeft helemaal niet vergezeld te gaan van zichtbare afwijkingen aan de huid. Anders wordt het als er overgevoeligheid voor het medicijn in het spel is; dit gaat wel gepaard met zichtbare afwijkingen.
Personen met een atopische constitutie klagen vaak over jeuk, soms uitgelokt door warmte, soms door kou. Het lijkt alsof hun huid overdreven reageert op prikkels. Een gewone douche kan al enorme jeuk veroorzaken. Ruwe kledingstukken kunnen nauwelijks worden gedragen.
Tot slot kennen we nog het verschijnsel psychogene jeuk. Emoties en spanningen (stress) kunnen dit uitlokken.

Behandeling
De behandeling van jeuk is moeilijk. Het komt erop neer dat oorzaken van de jeuk moeten worden weggenomen en dat de huidziekten moeten worden behandeld. De volgende maatregelen kunnen altijd van nut zijn:
- bij een droge huid zo weinig mogelijk zeep gebruiken;
- lokaal mentholzalf en andere zalven, schudmengsels en poeders gebruiken; deze bevatten vluchtige stoffen die via verdamping de jeuk verminderen.

Is een ontstekingsreactie aan de huid verantwoordelijk voor de jeuk, dan kan lokaal gebruik van 1% hydrocortisoncrème wonderen verrichten.

17.2.4 STOORNISSEN IN HET BEWUSTZIJN

Onder bewustzijn wordt verstaan het weet hebben van en reageren op de omgeving. Bij bewustzijn onderscheiden we de *bewustzijnsgraad* en de *bewustzijnsinhoud*. Om de bewustzijnsgraad te testen letten we op het helder zijn, het 'erbij' zijn, meedoen en adequaat reageren. Om de bewustzijnsinhoud te beoordelen, letten we op het al dan niet van toepassing zijn op de huidige situatie van wat wordt gezegd en of in een afstandelijke wereld wordt geleefd (bijv. hallucinaties). Als het bewustzijn verminderd is, spreken we van een bewustzijnsverlaging. Daarin zijn verschillende graderingen te onderscheiden:
- *somnolentie* ofwel het gemakkelijk in slaap vallen (waar men gemakkelijk uit kan worden gewekt);
- *sopor*: er zijn overdreven veel prikkels nodig om de patiënt te wekken;
- *coma*: de patiënt is niet te wekken, zelfs niet na toediening van pijnprikkels. Als pijnprikkel wordt meestal knijpen in de musculus trapezius toegepast. Reageert de patiënt toch nog wel iets, dan wordt van subcoma gesproken. Tegenwoordig beoordeelt men het bewustzijn aan de hand van de zogenaamde Glasgow-comaschaal (tabel 17.1). Bij een waardering van 1-5-2 of lager is er sprake van een coma. Een gezond persoon met een normaal bewustzijn scoort 4-6-5.

Een coma kan vele oorzaken hebben, zoals:
- onvoldoende glucose-aanbod aan de hersenen;
- onvoldoende zuurstofaanbod aan de hersenen;
- stofwisselingsstoornissen zoals een leververgiftiging of een niervergiftiging;
- hersenbeschadigingen door traumata of andere hersenziekten.

17.3 Stoornissen in de zintuigfunctie

17.3.1 DUIZELIGHEID

Duizeligheid is het gevoel dat in het hoofd wordt ervaren als de relatie tot de ruimtelijke omgeving is verstoord.
Duizeligheid komt veel voor, zowel als hoofd- als bijverschijnsel bij verschillende ziekten. Bij vrouwen wordt het iets vaker gezien dan bij

Tabel 17.1 De Glasgow-comaschaal (EMV-schaal).	
E ± actief openen van de ogen (E = eye)	1 bij geen enkele prikkel 2 bij pijnlijke prikkels 3 bij aanspreken 4 spontaan
M ± beste motorische reactie van de armen (M = movement)	1 geen reactie 2 extensie na pijnprikkels 3 abnormale flexie na pijnprikkels 4 terugtrekreactie na pijnprikkels 5 lokaliseert pijnprikkels 6 voert opdrachten uit
V ± beste verbale reactie (V = verbal)	1 geen geluid 2 onverstaanbare klanken 3 inadequate woorden 4 verwarde taal 5 georiënteerde taal

mannen, bij beide vooral op oudere leeftijd. Duizeligheid kan beangstigend zijn.

Duizeligheid is eigenlijk een verzamelnaam voor verschillende dingen zoals:
- draaiduizeligheid (vertigo), daarbij ervaart men dat òf de omgeving beweegt òf dat men zelf beweegt ten opzichte van de omgeving;
- andere evenwichtsproblemen;
- een licht gevoel in het hoofd of een neiging tot flauwvallen.

Dat de mens in evenwicht blijft, komt door een goede balans tussen verschillende zintuigen en hersendelen. Daarbij zijn verschillende systemen betrokken.
- De *evenwichtsorganen*: de halfcirkelvormige kanalen en het vestibulum (voorhof) in het binnenoor, waarmee respectievelijk draaiende hoofdbewegingen en de stand van het hoofd in de ruimte worden geregistreerd.
- De *ogen*, voor visuele oriëntatie op de omgeving.
- Het *diepe gevoel in de spieren* (vooral benen) voor de stand van het lichaam in de ruimte, en in de nekspieren voor de stand van het hoofd ten opzichte van het lichaam.
- De betrokken *zenuwen*: N.VIII (evenwichtsdeel), de gezichtszenuw (N.II) en de perifere zenuwen (diepe gevoel).

- De hersenstam en de kleine hersenen, waar prikkels binnenkomen en verwerkt worden, en de grote hersenen waar onder andere de bewustwording 'duizeligheid' ontstaat.

17.3.1.1 Draaiduizeligheid

Draaiduizeligheid is fysiologisch bij niet gebruikelijke bewegingen (wagenziekte/zeeziekte), een abnormale stand van het hoofd ten opzichte van de nek (plafond verven) of het ervaren van abnormale hoogten en diepten (bergklimmen/diepzeeduiken).

Bij pathologische draaiduizeligheid is er iets niet in orde in het evenwichtsorgaan in het binnenoor of de daarbij betrokken impulsverwerking (N.VIII en betrokken hersendelen), het vestibulaire systeem. Dit is aan de orde bij:

- de *Ziekte van Menière*. Men denkt dat toename van endolymfe in het binnenoor hier de boosdoener is, wat daarvan dan weer de reden is, is niet precies bekend. De aanvallen van draaiduizeligheid gaan samen met gehoorvermindering (lage tonen) en tinnitus (oorsuizen). De duur is wisselend. De aandoening begint aan één oor, meestal op een leeftijd van veertig tot vijftig jaar. De frequentie van de aanvallen neemt in de loop van de tijd af;
- *beschadigingen van het binnenoor* door oorziekten of hoofdletsels;
- *acute labyrinthitis* (ontsteking vliezige labyrinth). Men denkt dat een virusinfectie hier de oorzaak van is. Het beeld kan ook ontstaan als gevolg van een trauma, als gevolg van ischemie (meestal enkelzijdig) of door alcohol- of geneesmiddelengebruik (tweezijdig). Vaak is ook tinnitus en doofheid aanwezig;
- *neuritis vestibularis* (een neuropathie);
- *benigne paroxismale positieduizeligheid* (BPPD). Men veronderstelt dat hierbij de endolymfe een ongelijkmatige dichtheid heeft, of dat deze 'gruis' (canalolithiasis) bevat. De draaiduizeligheid komt in aanvallen en wordt uitgelokt door veranderingen van de stand van het hoofd (zoals draaien in bed, vooroverbuigen, omhoog kijken). De duizeligheid duurt enige seconden tot enkele minuten. Wordt de beweging herhaald, dan is de duizeligheid op den duur minder erg. Vaak duurt zo'n periode enkele weken en verdwijnt dan spontaan;
- Een CVA van de a.vertebralis of a.basilaris, die de bloedaanvoer verzorgen naar hersendelen waar prikkels vanuit het evenwichtsorgaan binnenkomen.

Er zijn ook oorzaken waarbij niet primair het vestibulaire systeem is aangedaan, maar sensorische input of cerebrale verwerking abnormaal verloopt. Dit gaat op voor sommige neurologische aandoeningen (w.o. migraine, multiple sclerose, commotio/contusio cerebri), perifere neuropathologie (benen) en whiplash. Ook vergiftigingen (alcohol), hypoglykemie, vitamine B12-gebrek en anemie kunnen dit veroorzaken. Draaiduizeligheid komt ook psychogeen voor, zoals bij agorofobie (pleinvrees).

Draaiduizeligheid gaat vrijwel altijd vergezeld van vegetatieve verschijnselen zoals bleek zien, misselijkheid, braken, onwel zijn en nystagmus (heen en weer bewegen van de ogen). Vestibulaire dysfunctie wordt duidelijk bij een snelle draaiing van het hoofd.

Als oorzaken in het vestibulaire systeem zijn gelegen, kan het geven van goede voorlichting over wat er precies aan de hand is de angst voor de draaiduizeligheid verminderen. Soms helpt instructie hoe de duizeligheid het beste op te vangen.

17.3.1.2 Andere evenwichtsproblemen
Het is verwarrend dat bewegingsonzekerheid of instabiliteit ook vaak met de term 'duizeligheid' wordt aangegeven. Het is niet echt duizeligheid wat hier speelt, wel een verstoord evenwicht. De sensatie 'niet in balans te zijn' wordt hier echter waargenomen in benen en romp en niet in het hoofd.

17.3.1.3 Licht gevoel in het hoofd, het gevoel bijna flauw te vallen
Een licht gevoel in het hoofd of het gevoel flauw te vallen, komt voor bij:
- orthostatische hypotensie;
- vasovagale klachten (flauwvallen) (zie hoofdstuk 8);
- cardiovasculaire aandoeningen (bijv. ritmestoornissen, shock) waardoor de output van het hart afneemt en/of de bloedverdeling in het lichaam verandert ten koste van de hersendoorbloeding (zie hoofdstuk 8);
- medicijngebruik: van diuretica, antihypertensiva, fenytoine, carbamazepine en sommige antibiotica is het bekend;
- virusziekten;
- psychische/psychiatrische problemen, zoals angststoornissen (HVS, hoofdstuk 11), bij somatisering van psychische klachten en bij depressie (vooral als het jongeren betreft).

Bij ouderen moet rekening worden gehouden met het feit dat een combinatie van meerdere uit bovengenoemde oorzaken tegelijkertijd aanwezig kan zijn, zoals bijvoorbeeld slechter zien, cardiovasculaire oorzaken, aandoeningen aan bewegingsapparaat, afgenomen gevoeligheid voor de positiebepaling en dergelijke.

17.3.2 SLECHT HOREN, DOOFHEID

Slechthorendheid en doofheid komen bij ongeveer 10% van de bevolking voor. In het jaar 2020 zullen er ten minste 3 miljoen slechthorenden en doven in Nederland zijn, vooral ten gevolge van de vergrijzing van de bevolking. Slecht horen heet erger te zijn dan slecht zien. Ogen en oren zijn de belangrijkste instrumenten om inlichtingen te ontvangen vanuit de buitenwereld. Een blinde kan nog rekenen op verfijning van het gehoor dat zich onder die omstandigheden juist ontwikkelt, waardoor nog veel wordt opgemerkt. Een dergelijk compensatiemechanisme is er voor doven niet. Integendeel, bij het zien wordt hij niet langer geleid door het horen en in feite wordt er dus minder opgemerkt. Geen wonder dat slecht horen iemand sterk kan beïnvloeden en ook doen vereenzamen.

Slechthorendheid komt voor als aangeboren vorm, maar wordt meestal verworven op latere leeftijd. Ziekten aan het oor kunnen tot doofheid leiden, maar soms is er sprake van familiair voorkomen. Als slechthorendheid wordt vermoed, kan het beste de kno-arts worden geraadpleegd voor diagnostiek en behandeling. Tot dit laatste behoort soms het aanmeten van een gehoorprothese (gehoorapparaat). Deze zijn tegenwoordig zo klein van afmeting dat ze onzichtbaar in het oor kunnen worden gedragen.

Slechthorendheid en doofheid kunnen het gevolg zijn van:
- slechte perceptie, dat wil zeggen dat de prikkel niet in het binnenoor wordt verwerkt; er vindt geen voortplanting van de gehoorprikkel plaats naar de hersenen. Zoiets kan ontstaan uit beschadiging door lawaai (discodoofheid). De basale membraan van het orgaan van Corti wordt beschadigd, een bepaalde hoorfrequentie kan voortaan niet meer worden verwerkt;
- slechte geleiding, dat wil zeggen een stoornis in de voortgeleiding van de gehoorprikkel tussen de buitenwereld en het binnenoor. Voorbeelden zijn een prop oorsmeer (cerumen), een defect trommelvlies, maar ook een middenoorontsteking en zelfs een gesloten buis van Eustachius. Bij het vaststellen van de aard van de gehoorstoornis kan het audiogram behulpzaam zijn.

Aandoeningen aan het oor worden besproken in de medisch specialistische delen van de serie *Basiswerken*.

17.3.3 SLECHT ZIEN

Om goed te kunnen zien is onder meer nodig dat een scherp beeld op de retina wordt geprojecteerd. Brekende factoren, zoals de cornea, de lens en de lengte van de oogas, zijn daarvoor belangrijk. Past het allemaal goed bij elkaar, dan heet dat *emmetropie*: het netvlies krijgt een scherpe afbeelding. Het komt nogal eens voor dat die afstemming niet perfect is. In dat geval wordt gesproken van *refractiestoornissen*. Voorbeelden daarvan zijn hypermetropie, presbyopie, myopie en astigmatisme.

17.3.3.1 Hypermetropie

Bij hypermetropie (verziendheid, afb. 17.5) is het oog afgesteld op 'verder dan ver'. Er is een te zwakke breking in het oog of de oogas is te kort. Om toch scherp te kunnen zien moet men steeds extra accommoderen, wat hoofdpijn en loensen tot gevolg kan hebben. De afwijking kan worden gecorrigeerd door het oog een beetje bij het accommoderen te helpen met een bril met positieve glazen.

Afbeelding 17.5 Hypermetropie wordt door een positieve bril gecorrigeerd.

17.3.3.2 Myopie

Bij myopie (bijziendheid, afb. 17.6) is sprake van een te sterke breking of een te lange oogas. Alleen heel dicht bij het oog worden voorwerpen nog scherp waargenomen. Deze afwijking kan worden gecorrigeerd met een bril met negatieve glazen. Daarmee wordt ervoor gezorgd dat de breking weer gedeeltelijk ongedaan wordt gemaakt. Het kan gebeuren dat de bril te sterk is en in dat geval kunnen dezelfde klachten ontstaan als bij een ongecorrigeerde hypermetropie: hoofdpijn en loensen.

Afbeelding 17.6 *Myopie wordt door een negatieve bril gecorrigeerd.*

17.3.3.3 Astigmatisme

Astigmatisme (afb. 17.7) wordt meestal veroorzaakt door een ongelijkmatig afgeplat hoornvlies. Daardoor wordt een stip vervormd tot een streep die bovendien onscherp wordt afgebeeld. Een dergelijke afwijking wordt gecorrigeerd door in de bril een cilinder aan te brengen, loodrecht op de kromming van het hoornvlies. Dan wordt de streep weer een stip.

Oogaandoeningen worden besproken in de medisch specialistische delen van de serie *Basiswerken*.

Afbeelding 17.7 Astigmatisme. De verticale as wordt scherp op het netvlies geprojecteerd, de horizontale as wordt daarentegen achter het netvlies geprojecteerd en daarom als een brede streep onscherp afgebeeld.

Slaap en slaapstoornissen 18

18.1 Fysiologie van de slaap

Veel mensen lijden aan slaapstoornissen. Voordat kan worden vastgesteld of iemand leidt aan een slaapstoornis, is het van belang kennis te hebben van de fysiologie van de slaap.

De meeste mensen brengen bijna een derde deel van hun leven slapend door; iemand van 75 jaar heeft dus ongeveer 25 jaar geslapen. De formatio reticularis (slaap-waakcentrum) ligt in de hersenstam. Van hieruit stijgen zenuwvezels op die de hersenschors activeren. Dit wordt *ascenderend reticulair activerend systeem* (ARAS) genoemd. De activiteit van dit systeem bepaalt de mate van paraatheid, aandacht en concentratie. Wanneer de gehele hersenschors geactiveerd wordt, ontstaat een algehele alertheid waarbij alle schorsgebieden betrokken zijn (zien, horen, ruiken, voelen etc.). Een selectieve activatie van een bepaald gebied is ook mogelijk.

De alertheid wordt gericht op een bepaalde functie, bijvoorbeeld in een lawaaierige ruimte een gesprek afluisteren.

Het slaap-waakritme hangt samen met de cyclische activiteit van het ARAS.

Vanuit de formatio reticularis dalen ook zenuwbanen af die de zenuwcellen van het ruggenmerg activeren. Hierdoor wordt de alertheid van de spieren en houding beïnvloed: de spierspanning. Dit systeem heet het *descenderend reticulair activerend systeem* (DRAS).

Er bestaat een koppeling tussen beide systemen: bestaat er een geestelijke en zintuiglijke paraatheid (ARAS), dan geldt dit ook voor de houding en de spieren (DRAS). Een aantal voorbeelden:
- Is men psychisch gespannen, dan blijkt dit ook uit de spierspanning (bijvoorbeeld een verkrampte houding). Omgekeerd geeft psychische ontspanning ook spierontspanning;
- Men kan niet lopend slapen en lopend leren gaat meestal beter dan liggend;

– Wanneer men erg moe is en toch in slaap valt terwijl men staat of zit, dan zakt men soms in elkaar. Wanneer het ARAS stopt, stopt ook het DRAS. Het 'knikkebollen' wordt veroorzaakt doordat de spierspanning van de nekspieren verminderd. Het hoofd zakt naar beneden, door het schokje van het hoofd wordt men steeds weer even wakker.

Als tijdens de slaap een sterke zintuiglijke prikkel optreedt (wekker), dan wordt het waakcentrum in de formatio reticularis geprikkeld. Via het ARAS wordt de hersenschors gewekt.
Als men wakker is, maar blijft liggen, kan men gemakkelijk weer in slaap vallen. Als men opstaat gebeurt dit niet.
Vanuit de hersenschors lopen ook zenuwvezels terug naar de formatio reticularis, waardoor het waakcentrum weer geprikkeld wordt en 'wakker' blijft.
Bij het in slaap vallen zijn de zenuwcellen van de formatio reticularis minder prikkelbaar geworden. Dit kan ontstaan door vermoeidheid van de zenuwcellen van de formatio reticularis, beïnvloeding vanuit andere centra (hypothalamus) en remming vanuit het slaapcentrum van de formatio reticularis.
Prikkeling van dit centrum geeft slaap, terwijl vernietiging hiervan juist slapeloosheid veroorzaakt.
Dus wanneer men wakker is, activeert de formatio reticularis de hersenen en de spierspanning. Hierdoor ontvangt het zelf ook weer prikkels, waardoor de geestelijke en lichamelijke paraatheid blijft bestaan.
De activiteit van het waakcentrum kan direct verhoogd worden door sterke sensorische prikkels, of indirect door emotionele activiteit door zenuwbanen uit het limbisch systeem. Wanneer er veel of interessante zaken plaatsvinden (veel prikkels aangeboden aan de formatio reticularis), blijft men wakker. Gedurende de slaap verlaagt de formatio reticularis de activiteit in de hersenschors en is er ook een verlaging van de spierspanning.
De formatio reticularis krijgt zelf ook weinig prikkels. Bij een saaie les door een docent met een monotone spraak ontvangt de formatio reticularis weinig prikkels en valt men makkelijker in slaap; bij een sterke prikkel (gillende docent) wordt men wakker.

Een interne biologische klok zorgt voor een periodieke afwisseling van de waak- en slaaptoestand. De 'biologische klok' bevindt zich in de nucleus supra-chiasmaticus van de hypothalamus. Deze kern ontvangt informatie over donker- en lichtafwisseling vanuit de retina. De neurotransmitter die hierbij een rol speelt is gamma-aminoboterzuur (GABA). Aan de hand van de informatie uit de retina wordt de klok bijgesteld. De nucleus stuurt vervolgens informatie over de tijd van de dag en het jaar naar andere hersengebieden, waaronder de epifyse (pijnappelklier), waar melatonine gemaakt wordt.

De prikkels die de supra-chiasmatische kern afgeeft, veranderen in de loop van het etmaal; ze vertonen een endogeen ritme dat een periode heeft van ongeveer 24 uur. Men spreekt van een *circadiaans ritme* (in het Latijn betekent 'circa dies': ongeveer een dag). Hoewel de licht- en donkerafwisseling de sterke prikkel is voor de biologische klok, slapen en waken mensen die zich een tijd in een afgeschermde ruimte bevinden, ook na weken afzondering met een zekere regelmaat. De endogene klok is dus erg stabiel. Dit merkt men ook op als men een andere drastische verandering in de licht- en donkercyclus aanbrengt door bijvoorbeeld met het vliegtuig van Amsterdam naar Tokio of Toronto te reizen. Door de snelle overgang van verschillende tijdzones loopt het bioritme niet meer synchroon met de plaatselijke tijd. Het geheel van de lichamelijke verschijnselen (concentratiestoornissen, vermoeidheid, slapeloosheid, slaapstoornissen, maag- en darmklachten, hoofdpijn, prikkelbaarheid, verminderd prestatievermogen) dat veroorzaakt wordt door het snel overschrijden van meerdere tijdzones, wordt *jetlag* genoemd. De biologische klok kan vóór of achter lopen. Wanneer men in oostelijke richting reist, wordt de klok vooruit gezet; dit geeft vaak klachten. In westelijke richting gaat de inwendige klok juist achter lopen; hierbij worden minder klachten gezien. Mensen die naar het noorden of zuiden vliegen hebben echter helemaal géén last van een jetlag, omdat ze daarbij geen tijdzone passeren. Over het algemeen kan men zeggen: hoe méér tijdzones er gepasseerd worden, hoe meer verschijnselen iemand heeft. (Helaas komt men niet zo snel van een jetlag af: voor elke tijdzone die men passeert moet men rekenen op ongeveer een dag herstel.)

De biologische klok in de nucleus supra-chiasmaticus heeft ook op veel andere processen in het lichaam invloed; dit geldt voor de productie van melatonine en cortisol, maar ook voor de variatie in lichaamstemperatuur en hartfrequentie. In veel gevallen is de rol van de biologische klok of andere factoren (bijvoorbeeld omgevingsfactoren) onbekend (bijvoorbeeld bij het gegeven dat 's nachts meer kinderen worden geboren en meer mensen sterven dan overdag).

18.2 Structuur van de slaap

De slaap verloopt in 'golven': perioden van fysiologisch sterk verschillende slaaptypen wisselen elkaar min of meer regelmatig af. Er wordt een onderscheid gemaakt tussen de *non-REM-slaap* en de *REM-slaap*.

18.2.1 DE NON-REM-SLAAP

Deze wordt gekenmerkt door een geleidelijke vertraging van de hersengolven en is naar 'diepte' (afnemende graad van wekbaarheid) in vier stadia ingedeeld op basis van EEG-criteria. Na een korte periode van stadium 1 volgen stadia 2 (lichte slaap), 3 en 4 (diepe slaap/slow wave sleep). Tijdens de slaap overheerst het parasympathische zenuwstelsel.

Stadium 1 (inslapen) is de overgangsfase tussen slapen en waken. Door het minder functioneren van de traanklier ontstaat een licht branderig gevoel in de ogen; ook worden de oogleden zwaar. Er zijn langzaam draaiende oogbewegingen, de ledematen worden zwaar en de spierspanning neemt af. Men wordt zich minder bewust van de omgeving, zodat gedachten meer of minder op dromen kunnen gaan lijken. Soms treden korte onwillekeurige spierbewegingen op in armen of benen, of heeft men het gevoel te zweven of juist een vrije val te maken. De reactie op prikkels neemt sterk af, maar dat is wel afhankelijk van de soort prikkel. Er wordt nog wel gereageerd op de eigen naam, maar niet op die van een ander.

Stadium 2 wordt gekenmerkt door specifieke EEG-patronen (onder andere slaapspoelen). De slaapspoelen ontstaan door een krachtige rem op de activiteit van de thalamus. De functie van de thalamus is het doorgeven van sensorische informatie naar de hersenschors. Doordat deze functie geremd wordt, is de wekdrempel sterk verhoogd en de kans dat de hersenschors rust krijgt dus ook.

De spierspanning is verder gedaald en de ogen bewegen nog nauwelijks. Deze fase duurt ongeveer een half uur. In de volgende stadia neemt de diepte van de slaap toe.

Stadium 3 en *stadium 4* worden gekenmerkt door trage, grote (δ-) golven. In stadium 3 bedragen deze golven 20-50% van het EEG, in stadium 4 50%. Diepe slaap treedt vooral op in het beginstadium van de slaap. In deze fase is iemand het moeilijkst wakker te maken en na het wekken is hij dan enige tijd gedesoriënteerd.

Dit stadium kan tot een uur duren. De spieren zijn maximaal ontspannen, hartslag en bloeddruk bereiken hun laagste 24-uurs waarde,

de ademhalingsfrequentie en lichaamstemperatuur dalen.
In stadium 4 komt groeihormoon vrij, wat groei en weefselherstel bevordert. In deze fase overtreft de eiwitaanmaak de -afbraak en ook het tempo van de celdeling is maximaal. Het is gebleken dat kinderen die slecht slapen minder hard groeien dan hun leeftijdsgenoten. Ook worden tijdens de slaap stoffen uitgescheiden die van belang zijn voor het immuunsysteem: wanneer men te weinig slaapt, wordt men gemakkelijker ziek. (Uit onderzoek bij ratten is gebleken, dat na een week zonder slaap het immuunsysteem zodanig achteruitgaat, dat de ratten sterven aan infecties).

18.2.2 DE REM-SLAAP (RAPID EYE MOVEMENT)

Tijdens de REM-slaap treden snelle oogbewegingen op. De spiertonus is sterk verlaagd en er bestaat een sterk wisselende vegetatieve activiteit (hartslag en ademhaling zijn sneller en onregelmatiger; de bloeddoorstroming van de hersenen is toegenomen en de temperatuurregulatie is minder effectief).
Tijdens de REM-slaap zijn de dromen zeer levendig en complex (meer dan 80% van de personen die uit een REM-slaap worden gewekt, herinnert zich een droom). Bij de non-REM-slaap ligt dit percentage veel lager (7-30%). De dromen hebben een minder complexe inhoud.

Tijdens de nacht wisselen de non-REM-slaap en de REM-slaap elkaar min of meer regelmatig af. De eerste REM-periode begint zeventig tot negentig minuten na het begin van de slaap; deze duurt slechts kort (vijf tot tien minuten). In het verloop van de nacht wordt de slaap geleidelijk minder diep: 80-90% van de diepe slaap treedt in de eerste twee à drie cycli op. Dit is precies omgekeerd ten opzichte van het REM-stadium; deze wordt namelijk steeds langer naarmate de nacht vordert. Bij de laatste slaapcyclus kan men meer dan zestig van de negentig minuten in de REM-slaap verkeren.
In een nacht vinden ongeveer vier à vijf slaapcycli plaats. Dit patroon is in beperkte mate ook overdag aanwezig.

18.3 Slaapbehoefte

De belangrijkste verschillen in slaapbehoefte en -gewoonte hangen samen met de leeftijd.
Het pasgeboren kind brengt gemiddeld zestien uur slapend door. Circa 50% van deze tijd wordt doorgebracht in REM-slaap.
Een kind van twee jaar slaapt ongeveer twaalf uur, waarvan 25% REM-slaap. Tot de puberteit blijft de gemiddelde slaapbehoefte tien uur.

Achttienjarigen slapen ongeveer acht uur, waarvan 20% REM-slaap. Gemiddeld (65%) hebben volwassenen zeven à acht uur slaap nodig. Er bestaan uitzonderingen: kortslapers (minder dan 5,5 uur) en langslapers (meer dan 8,5 uur). Het percentage REM-slaap blijft vrijwel constant rond de 20%.

Bij oudere mensen is de slaapbehoefte gemiddeld zes uur. Ook neemt de slaapbehoefte toe in omstandigheden waarbij veel van geest en lichaam wordt gevergd (zware inspanning, herstel van een ziekte). Na een zware inspanning neemt in eerste instantie de diepte van de slaap (stadium 3 en 4) toe (afb. 18.1).

Afbeelding 18.1 *Schematische weergave van het verloop van de slaapstadia gedurende de nacht bij jonge, gezonde volwassenen (20-25 jaar).*

Naarmate men ouder wordt, gaan zich langzamerhand veranderingen in de slaap manifesteren:
- het inslapen gaat langer duren;
- de hoeveelheid diepe slaap (stadium 3 en 4) neemt af;
- de REM-periode neemt aan het eind van de nacht niet toe;
- de fragmentatie van de slaap (het aantal keren dat men 's nachts wakker wordt) neemt toe.

Deze veranderingen leiden ertoe dat de slaap als slecht ervaren wordt. Dikwijls is men te vroeg wakker. Bovendien voelen veel bejaarden de behoefte om overdag te gaan slapen. 's Nachts wordt gemiddeld minder geslapen, overdag echter meer. Er treedt een verbrokkeling van het slaap-waakpatroon op. Twintig procent van de bejaarden van vijfenzestig jaar en ouder heeft vaak of altijd slaapklachten (vrouwen vaker dan mannen). Slaapklachten zijn niet toe te schrijven aan de 'biologische veroudering', maar zijn het gevolg van één of meer factoren (zie par. 18.5).

18.4 Het nut van slapen

Een functie van de slaap is energiebesparing. Tijdens de slaap daalt de stofwisseling (het zuurstofgebruik en de hart- en ademhalingsfrequentie nemen af, evenals de temperatuur) met als gevolg besparing van energie. De hersteltheorie gaat uit van het feit dat tijdens de slaap meer groeihormoon geproduceerd wordt en ook het immuunsysteem een verhoogde activiteit vertoont.

Er zijn ook veel theorieën over het nut van dromen. Freud stelde dat de droom de 'hoeder' is van de slaap: de functie van de droom is de slaap te beschermen. Exogene prikkels worden in de droom opgenomen en zo onschadelijk gemaakt. Dit geldt ook voor psychische prikkels. Verboden wensen worden overdag onderdrukt, maar kunnen in de droom in symbolische vorm tot uiting komen.

De laatste tien jaar is aangetoond dat nachtrust onmisbaar is bij de verwerking van informatie die de dag ervoor is opgedaan. De interferentietheorie gaat er vanuit dat informatie die 's avonds voor het slapen wordt opgedaan beter onthouden wordt. Tijdens de slaap is er geen sprake van het verwerven van nieuwe informatie. Doordat er geen interferentie is, kan de 'oude' (voor de slaap verkregen) informatie ongestoord opgenomen worden.

De informatieverwerkingshypothese gaat er vanuit dat de REM-slaap een geheugenfunctie heeft. De overdag opgenomen informatie wordt tijdens de REM-slaap, wanneer geen prikkels uit de omgeving aanwezig zijn, opnieuw geactiveerd en afhankelijk van de relevantie blijvend opgeslagen of uitgewist.

18.5 Slaapstoornissen (dyssomnieën)

Klachten over slapen komen vaak voor: 5% van de volwassenen slaapt minstens twee maal per week slecht. Slaapproblemen komen twee maal vaker voor bij vrouwen en ook vaker bij ouderen. Slaapstoornissen moeten onderscheiden worden van inslaapproblemen bij te vroeg naar bed gaan, fysiologische verandering van het slaappatroon bij ouderen en vaak wakker worden. Het is niet abnormaal dat men twee of drie keer per nacht wakker wordt.

Slaapstoornissen worden naar oorzaak ingedeeld in verschillende groepen.

18.5.1 SLAAPSTOORNISSEN ZONDER PSYCHIATRISCHE OF LICHAMELIJKE AANDOENING

Hieronder vallen:
- de *primaire (ideopatische) insomnia*, waarbij de persoon levenslang moeite heeft met inslapen of doorslapen, of waarbij hij niet uitgerust is na het slapen;
- de *primaire hyperinsomnia*, waarbij juist overmatige slaperigheid bestaat;
- de *narcolepsie*, waarbij de persoon overdag onweerstaanbare slaapaanvallen heeft;
- *slaapgebonden ademhalingsstoornissen* zoals het obstructieve slaapapneu syndroom. Tijdens de slaap treedt een partiële of totale obstructie van de hogere luchtwegen op. Dit kan leiden tot hypo- of apneu. De patiënten snurken luidt en worstelen om te kunnen ademen. De slaap is onrustig met wilde bewegingen. Door de apneu wordt de patiënt kortdurend wakker om te ademen. Wanneer zich dit meerdere keren per nacht voordoet, leidt dit tot fragmentatie van de slaap en slaaptekort.
  Oorzaken kunnen zijn: anatomische afwijkingen zoals vergrote neus- en keelamandelen, neuspoliepen en ophoping van vet in de weke delen rond de keel bij adipositas. Gebruik van alcohol of benzodiazepines leidt tot verslapping van de spieren van de hogere luchtwegen en verminderde stimulatie vanuit het ademhalingscentrum (centrale apneu);
- Slaapproblemen ten gevolge van *omgevingsfactoren* (situatieve slaapstoornissen) kunnen ontstaan door slaapverstorende prikkels (licht, geluid), vooral in ziekenhuizen, maar ook in gehorige huizen, verkeerde temperatuur van de slaapkamer, slapen op een te hard bed en voedinggerelateerde zaken, zoals een volle of lege maag en het gebruik van alcohol- of coffeïnebevattende dranken voor het slapengaan. Ook het leefpatroon kan een rol spelen bij het ontstaan van slaapstoornissen (dutjes doen overdag, excessief sporten of een spannende film zien vlak voor het slapen);
- slaapstoornissen gebonden aan het *cicardiane ritme* zoals kan ontstaan bij jetlag of het werken in ploegendienst. Ook kan een disfunctionele biologische klok voorkomen bij de ziekte van Alzheimer;
- *restless legs syndrome* (rusteloze benen-syndroom). Er bestaan kriebelende, tintelende of brandende sensaties in de benen (vooral de kuiten). Dit leidt tot een onbedwingbare behoefte om 's nachts de benen te bewegen, waardoor kortdurend de sensaties minder wor-

den. Het kan ideopatisch voorkomen, maar ook in de zwangerschap, bij anemie of varices.
- Bij myoclonus nocturna is er sprake van een plotseling bewegen van het onderbeen dat elke twintig tot dertig seconden optreedt en enkele seconden duurt. Series van deze bewegingen kunnen tot wakker worden leiden.

18.5.2 PARASOMNIEËN

Parasomnieën zijn ongewenste verschijnselen die door de slaap worden uitgelokt of versterkt. Hieronder vallen onder andere:
- slaapstoornissen door tandenknarsen.
- slaapwandelen. Dit kan optreden tijdens stadium 4. Tijdens het wandelen ljikt het als of de persoon georiënteerd is, maar de oriëntatie berust op herinneringen. Het kan dus verkeerd uitpakken.
- Nachtelijke paniekaanvallen (pavor nocturnus) kunnen ontstaan bij het plotseling wekken uit de diepe slaap. De aanval begint met een schreeuw, gevolgd door wilde bewegingen van armen en benen. De persoon heeft een angstige gezichtsuitdrukking en zweet soms heftig. Na een paar minuten keert de rust weer terug en valt hij in slaap.

18.5.3 SLAAPSTOORNISSEN BIJ PSYCHIATRISCHE STOORNISSEN

Bij een psychiatrische stoornis treden soms slaapstoornissen op. Dit komt onder meer voor bij een depressie of manie, angststoornis of psychotische stoornis.

18.5.4 SLAAPSTOORNISSEN BIJ LICHAMELIJKE ZIEKTEN, ALCOHOL- OF DRUGSGEBRUIK, OF TEN GEVOLGE VAN GENEESMIDDELENGEBRUIK

Pijn (arthrosis deformans), jeuk, droge mond, dorst, mictiestoornissen (prostaathypertrofie, nycturie), hoesten en dyspneu (decompensatio cordis) kunnen allemaal leiden tot slaapstoornissen.
Geneesmiddelen die tot slaapstoornissen kunnen leiden, zijn onder andere psychofarmaca, antihypertensiva, β-blokkers, corticosteroïden, theofylline- en schildklierpreparaten.

18.6 Behandeling

De behandeling van een slaapstoornis bestaat in eerste instantie uit het bestrijden van de somatische oorzaak, zoals pijnstilling, antihoestmiddelen, behandeling prostaathypertrofie et cetera. Daarnaast is het geven van voorlichting over de normale slaap en het geven van slaaphygiënische adviezen belangrijk.

18.6.1 ADVIEZEN

Belangrijke slaaphygiënische adviezen zijn:
- ga alleen slapen als men echt moe is;
- gebruik de slaapkamer alleen voor het slapen;
- doe geen dutjes of middagslaap tussendoor;
- creëer een regelmaat in het opstaan en naar bed gaan (ook het weekend);
- doe regelmatig (maar niet vlak voor het slapen gaan) aan lichaamsbeweging;
- vermijd nicotine, cafeïnehoudende dranken of alcohol voor het slapengaan;
- ga niet naar bed met een te volle of lege maag;
- zorg voor een goed matras, voldoende geluidsisolatie en een goedgeventileerde kamer.

18.6.2 NIET MEDICAMENTEUZE BEHANDELING

Niet-medicamenteuze behandelingen zijn onder andere cognitieve gedragstherapie, ontspanningsoefeningen, lichttherapie en slaapcursussen. Deze vormen van behandeling komen vooral in aanmerking bij langdurige slapeloosheid.

18.6.3 MEDICAMENTEUZE THERAPIE

Hypnotica (slaapmiddelen) zijn geneesmiddelen die een op de slaap lijkende toestand teweegbrengen door verkorting van de inslaaptijd en/of verlenging van de slaapduur en/of vermindering van het aantal keren dat men 's nachts is. Een slaapmiddel dat hieraan voldoet en tevens de REM-slaap ongemoeid laat, geen sufheid overdag veroorzaakt en niet tot tolerantieontwikkeling leidt, bestaat (nog) niet. Medicamenteuze therapie met hypnotica mag alleen plaatsvinden indien het functioneren overdag ten gevolge van de slapeloosheid gestoord is. Het medicijn mag slechts kort (in principe niet langer dan twee weken) voorgeschreven worden. Indien mogelijk verdient een intermitterende toediening de voorkeur. Altijd moeten ook slaaphygiënische adviezen gegeven worden.

De belangrijkste groep slaapmiddelen wordt gevormd door de benzodiazepinen (tabel 18.1). Zij hebben een hypnotische, anxiolytische, spierontspannende en anticonvulsieve werking. Benzodiazepinen bezetten de benzodiazepine-receptoren (ω-receptoren). Stimulering van deze receptoren versterkt onder andere de werking van GABA (γ-aminoboterzuur). Er zijn verschillende ω-receptoren. Globaal kan gesteld worden dat sedatie ontstaat door effect op de receptoren in de cortex en de formatio reticularis, anxiolyse door effect op het limbisch systeem en spierrelaxatie door beïnvloeding van de receptoren in het ruggenmerg.

De meeste benzodiazepinen werken aselectief op de drie subtypen. Benzodiazepinen verlengen de totale slaaptijd doordat men minder vaak en korter wakker wordt en ook doordat de lichte slaap (stadium 2) toeneemt, echter de REM-slaap en de diepe slaap (stadium 3 en 4) verminderen.

Het effect van het slaapmiddel moet snel in werking treden, vooral bij inslaapstoornissen. De snelheid wordt bepaald door de resorptiesnelheid en de verdeling over het lichaam. Voorbeelden van middelen met een snelle resorptie zijn temazepam en lormetazepam.

Bij dagelijkse toediening treedt bij middelen met een lange halfwaardetijd cumulatie op. Dit leidt tot slaperigheid overdag. Daarom zijn bijvoorbeeld flurazepam en diazepam niet geschikt als slaapmiddel.

Tabel 18.1 Werkingsduur en halfwaardetijd van de benzodiazepinen.

Kortwerkend t1/2 = 1-15 uur	Middellang werkend t1/2 = 10-40 uur	Langwerkend t1/2 = 40-120 uur
brotizolam (Lendormin®)	bromazepam (Lexotanil®)	chloordiazepoxide (Librium®)
midazolam (Dormicum®)	flunitrazepam (Rohypnol®)	clorazepaat (Tranxène®)
oxazepam (Seresta®)	nitrazepam (Mogadon®)	diazepam (Valium®, Stesolid®)
lormetazepam (Loramet®, noctamid®) temazepam (Normison®) lorazepam (Temesta®)	loprazolam (Dormonoct®)	flurazepam (Dalmadorm®)

Zolpidem (Stilnoct®) en zoplicon (Imovane®) zijn slaapmiddelen met een iets ander werkingsmechanisme dan de benzodiazepinen. Het risico op ontwikkeling van afhankelijkheid zou iets kleiner zijn. Flumazenil (Anexate®) is een benzodiazipine-antagonist. Het bezet de benzodiazipine-receptor en wordt gebruikt bij intoxicaties van benzodiazepinen of om de werking ervan te beëindigen.

18.6.4 BIJWERKINGEN

Veel bijwerkingen hangen vooral samen met de sedatieve en spierontspannende werking: sufheid, spierzwakte, wazig- of dubbelzien, stoornissen in de coördinatie en verminderd reactievermogen. Dit treedt vooral op bij langwerkende benzodiazepinen waardoor de volgende ochtend een 'hang-over' (benzodiazipine-kater) kan ontstaan. Na één tot drie weken verminderen deze effecten.

Antegrade amnesie (geheugenverlies voor gebeurtenissen na inname van het middel) kan met name optreden bij hoge doseringen.

Paradoxale (tegengestelde) reacties kunnen optreden bij jonge kinderen, oude mensen en personen met hersenbeschadiging. Zo kunnen rusteloosheid, agitatie, agressief gedrag, psychotische verschijnselen, woede of onaangepast gedrag optreden. De combinatie flunitrazepam en alcohol kan leiden tot ernstige ontremmingsverschijnselen.

Langdurige toediening van benzodiazepinen leidt tot geestelijke en lichamelijke afhankelijkheid. Na staken van de medicatie treden onthoudingsverschijnselen op (angst, slapeloosheid, prikkelbaarheid, hoofdpijn en verminderde eetlust; in ernstige gevallen verwardheid en hallucinaties) op. De kans op ontwenningsverschijnselen is groter bij kortwerkende benzodiazepinen en bij langdurige en hoge dosering, of wanneer de patiënt tevens andere verslavende middelen zoals alcohol gebruikt. Dit betekent dat bij gebruik langer dan twee maanden de medicatie moet worden afgebouwd.

Bij langdurig gebruik kan ook een 'rebound effect' optreden: na het stoppen van de medicatie komen de symptomen van voor de aanvang van de therapie in ergere mate terug.

18.6.5 INTERACTIES EN CONTRA-INDICATIES

Benzodiazepinen gecombineerd met andere sedativa (alcohol, antidepressiva, antipsychotica, sedatieve antihistaminica) kunnen leiden tot een versterkte verwerking en het optreden van meer en ernstiger bijwerkingen. De afbraak van benzodiazepinen kan worden vertraagd door middelen met invloed op de cytochroom-P450-enzymen, zoals orale anticonceptie, erythromycine en grapefruitsap.

Benzodiazepinen mogen niet worden voorgeschreven bij het slaapapneusyndroom en mysthenia gravis (bij deze auto-immuunziekte treedt bij spierarbeid een toenemende spierzwakte op). Ook bij ernstige longziekten is voorzichtigheid geboden vanwege de kans op remming van het ademcentrum.

De oudere mens, sterven en de dood

19.1 Inleiding

Als de leeftijd van 65 jaar is bereikt, wordt men gerekend tot de oudere mensen of ouderen. Het aantal ouderen is de laatste jaren sterk gestegen en deze stijging zal zich de komende jaren blijven voortzetten. Door de goede verzorging bereiken veel ouderen tegenwoordig bovendien een zeer hoge leeftijd. In Nederland is intussen sprake van een vergrijzing van de bevolking: er is een toename van het aantal ouderen ten opzichte van het aantal jongeren. Dat wordt mede in de hand gewerkt doordat het aantal geboorten door geboorteplanning de laatste tientallen jaren duidelijk is afgenomen. Aan de bevolkingspiramide (afb. 19.1) is de verhouding duidelijk af te lezen.

Veroudering begint in feite al vanaf de conceptie (bevruchting van de eicel). Het proces zet zich voort tot aan de dood. We gaan het verouderingsproces 'voelen' als het lichaam gebreken gaat vertonen en we niet meer zo veel kunnen als voorheen. Het valt op dat dit bij de ene mens eerder aan de orde is dan bij de andere. De vraag dringt zich op hoe het komt dat mensen ouder worden en dat het functioneren langzaam maar zeker achteruitgaat. Eigenlijk is het juiste antwoord op deze vraag niet bekend, al zijn er wel theorieën over. De bekendste is de celbiologische theorie, waarbij men ervan uitgaat dat veranderingen op celniveau het proces inleiden. Het moment van zichtbaar en merkbaar 'ouder' worden is al voorgeprogrammeerd in de genen. Deze interne programmering zou ten dele zijn overgeërfd, maar ook factoren van buiten af (bijv. straling) kunnen de genen daarin hebben beïnvloed. Mogelijk is ook dat doorgemaakte ziekten, slechte voeding, vergiftigingen (roken, alcohol) en dergelijke gedurende het leven de normale celfysiologie hebben beschadigd. Door het niet meer optimaal functioneren van de cellen kan het verouderingsproces worden ondersteund (zie ook hoofdstuk 1).

Afbeelding 19.1 *Bevolkingspiramide waarin de leeftijdsopbouw van Nederland wordt geschetst zoals die was in 1899 en in 1980. Hierin is duidelijk te zien dat de piramide veranderd is van een vorm met een brede basis en een smalle top naar een figuur waarin de basis smaller is dan het middelste deel (tot ongeveer 40 jaar).*

19.1.1 OUDERDOMSVERSCHIJNSELEN

Bij het ouder worden verschijnen kenmerken die onlosmakelijk verbonden zijn met ouderdom. Een bekend voorbeeld zijn de rimpels in de huid. Deze ontstaan doordat de huid droger en slapper wordt (de turgor neemt af) en de elasticiteit vermindert. Aan de huid kunnen zich bruine maculae (lentigo senilis) vertonen. De haargroei wordt minder, de haren worden grover en door vermindering van pigment grijs.

In het algemeen gesproken gaan weefsels in kwaliteit geleidelijk achteruit, hetgeen vergezeld kan gaan van atrofie.

De zintuigen functioneren minder goed. Achteruitgang van het gehoor is meestal het gevolg van versmelting van de gehoorbeentjes of van een verslechtering van de gehoorzenuw. Het gezichtsvermogen neemt af, onder andere als gevolg van het ontstaan van ouderdomsverziendheid (leesbril nodig), cataract (grijze staar) en glaucoom (groene staar). Soms is het achteruitgaan van het gezichtsvermogen een complicatie van suikerziekte, een ziekte die immers bij 25% van de ouderen voorkomt.

Veel ouderen hebben evenwichtsproblemen. Aantasting van het evenwichtszintuig in het rotsbeen is de oorzaak. Ook de afname in het aantal neuronen en de bij ouderen optredende spieratrofie dragen bij tot het minder stabiel zijn van de houding. De bewegingen van oudere mensen zijn langzamer. Vooral ingewikkelde bewegingen worden veel moeizamer uitgevoerd. Overtollige bewegingen blijven al gauw achterwege. Dit wordt allemaal nog eens erger indien er sprake is van een verminderde bloedtoevoer naar de hersenen.

Lengteverlies is een veel voorkomend verschijnsel, dat te wijten is aan atrofische veranderingen in de tussenwervelschijven en geringe afplatting van de wervels door osteoporose (botontkalking). Het iets krom gaan lopen komt door atrofie van de spieren van de wervelkolom.

Vrijwel alle orgaanfuncties gaan achteruit, of in het verleden doorgemaakte ziekteprocessen sporen hebben achtergelaten of niet. De motiliteit van het maagdarmkanaal verandert, de kwaliteit en de hoeveelheid van de spijsverteringssappen gaan achteruit. Het gevolg is dat vertering en resorptie stroever verlopen.

In de nieren kunnen zowel stoornissen in de glomeruli als in de tubuli optreden, waardoor de nierfunctie nadelig kan worden beïnvloed.

De longfunctie verslechtert enigszins, de gasuitwisseling ondergaat een duidelijke reductie, echter zonder dat dit tot een echt zuurstoftekort in het lichaam aanleiding hoeft te geven.

De pompkracht van het hart neemt af; dit is vooral bij inspanning merkbaar.

De 'levenskrachten' nemen af, dat wil zeggen dat de geestelijke zowel als de lichamelijke homeostase minder belasting kan verdragen.

Treedt die belasting toch op dan is het mogelijk dat achtereenvolgens de diverse regelsystemen instorten en een scala aan ziekelijke afwijkingen zich kunnen ontwikkelen.

19.1.2 GERONTOLOGIE EN GERIATRIE

In de gezondheidszorg rondom ouderen hebben de wetenschappen gerontologie en geriatrie hun plaats. Gerontologie (de leer van het ouder worden) omvat alles wat betrekking heeft op de verouderende mens, functionerend in al zijn aspecten (sociaal, psychisch, lichamelijk). In de geriatrie houdt men zich bezig met de preventie, diagnostiek en behandeling van die ziekten die oorzakelijk samenhangen met de veroudering of in sterke mate worden beïnvloed door de veroudering van de patiënt bij wie ze voorkomen.

De gezondheid van mensen is nooit goed te beoordelen als de mens niet wordt gezien in samenhang met zijn sociale netwerk en de reacties die daardoor worden opgeroepen. Dit blijkt voor oudere mensen wel heel sterk te gelden. Vandaar dat vaak wordt beweerd dat het niet mogelijk is gerontologie en geriatrie in de praktijk van elkaar te scheiden. In de geriatrie is het dan ook belangrijk er aan bij te dragen dat de zelfstandigheid van ouderen kan worden gehandhaafd, meer nog dan naar een volledige gezondheid te streven. Geriatrie is een medisch specialisme dat de laatste jaren een duidelijke plaats heeft gekregen tussen de andere specialismen. Dit heeft zonder meer te maken met het feit dat de bevolking in ons land steeds meer ouderen telt, maar vooral ook met de specifieke aanpak die een zieke oudere behoeft. Zoals hierboven al is beschreven, is de fysiologie bij de oudere mens anders. Dat geldt dus ook voor de lichamelijke reacties bij het ziek zijn. Het afwijkende beloop van ziekten kan zelfs de diagnostiek ervan bemoeilijken.

Ziekten die vooral op oudere leeftijd voorkomen berusten vaak op degeneratieve afwijkingen of zijn het gevolg van vaataandoeningen (bijv. atherosclerose), maar een oudere kan natuurlijk ook heel goed ziekten krijgen die ook op jongere leeftijd voorkomen. Vaak is bij een oudere sprake van meerdere aandoeningen tegelijk (multipathologie). Hierdoor en dank zij het feit dat de ouderdomsziekten vaak een chronisch karakter hebben, zijn bij ouderen veel vaker ziekteverschijnselen aanwezig dan bij jongeren.

Ziekten die veel bij ouderen worden gezien zijn:
– chronische aandoeningen van hart en bloedvaten zoals hypertensie, ischemische hartziekten (angina pectoris, myocardinfarct), decompensatio cordis en hartritmestoornissen;
– chronische aandoeningen van de longen en luchtwegen zoals chronische bronchitis en longemfyseem;
– cerebrovasculaire accidenten (CVA's);
– reumatische aandoeningen zoals chronische reuma en slijtage aan de gewrichten;
– osteoporose (afname van botmassa met vaak botontkalking), waardoor ook gemakkelijker botbreuken ontstaan;
– diabetes mellitus;
– anemie ten gevolge van ijzergebrek in de voeding of chronisch bloedverlies uit bijvoorbeeld het maag-darmkanaal (kanker, ontsteking);
– kanker, vooral aan het maag-darmkanaal (pancreas, colon);
– urineweginfecties en incontinentie.

De presentatie van de klachten kan bij ouderen heel anders zijn. Zo kunnen bij een hartinfarct in plaats van pijn op de borst verschijnselen van een delier aanwezig zijn. Of er is slechts moeheid aanwezig, of in het geheel geen verschijnselen die passen bij een infarct. Dit wordt *symptoomverarming* genoemd. Zo bestaat ook het begrip *symptoomomkering*; bij gebruik van sedativa ontstaat geen rust, maar in plaats daarvan een paroxysmale reactie met onrust en agitatie. Ook *symptoomvermeerdering* bestaat; bij een patiënt met een collumfractuur wordt de pijn verergerd door de al bestaande artrose van het heupgewricht.

Een geriatrische patiënt kan snel achteruitgaan, dit wordt in de Engelse literatuur wel de *cascade breakdown* genoemd. Door de verminderde functie van veel organen, en daardoor de verminderde handhaving van inwendig milieu, kan een verstoring door een ziekte van een functie leiden tot uitval van multipele functies (multiple-organ failure, multipel orgaanfalen, ook wel MOF genoemd). Dat het een het ander hierin opvolgt, wordt het domino-effect genoemd.

Voorbeeld

Een 86-jarige vrouw, bekend met ernstige atheroscleose (hart, nieren), decompensatio cordis en type-II-diabetes, krijgt na een virale infectie aan de luchtwegen een pneumonie. Door de infectie moet het hart harder werken, daarin schiet het tekort. Als gevolg hiervan en door de verslechterde zuurstofopname in de longen ontstaat hypoxie met als gevolg dat onder meer de hartspier (er ontstaat angina pectoris) en de hersenen (delier) verminderd functioneren. Een slechte doorbloeding van de nieren leidt tot verminderde nierfunctie en vermindering van de klaring van de medicijnen, waardoor intoxicatie dreigt. Door de bedlegerigheid is er een vergrote kans op trombose en verergering van de osteoporose. Door al deze ellende ontstaat ontregeling van de diabetes mellitus, waardoor de vrouw in coma raakt en overlijdt.

Naast lichamelijke afwijkingen zijn bij ouderen ook typische psychische veranderingen/afwijkingen waarneembaar. Depressies, delier (zie voorbeeld), pseudodementie en dementie zijn hier bekende voorbeelden van. Een depressie is soms een uiting van een beginnende dementie, maar kan juist ook tegelijkertijd met beginnende dementie voorkomen. Pseudodementie komt soms voor bij een onverwachte ziekenhuisopname, maar herstelt zich weer volledig. Een delier heeft altijd een organische oorsprong, zoals een slechte circulatie, uitdroging, een slechte longfunctie, ontregelde bloedglucosewaarden of medicamentgebruik (m.n. psychofarmaca). In alle gevallen worden de hersencellen slecht voorzien van noodzakelijke stoffen en de functie ervan negatief beïnvloed. Kenmerken van een delier zijn: stoornissen in oriëntatie, stoornissen in stemming en affect, stoornissen in het slaap-waakritme, cognitieve stoornissen en afwijkingen in psychomotorisch gedrag. Hallucinaties en wanen kunnen aanwezig zijn. Angst, verlies van controle door oriëntatieproblemen en aantasting van integriteit zijn de belangrijkste ervaringen van de patiënt. Een delier herstelt weer volledig, zodra de veroorzakende aandoening(en) met succes zijn behandeld.

Geriatrie wordt uitvoeriger besproken in een van de medisch specialistische uitgaven van de serie *Basiswerken*.

19.2 Het sterven en de dood

De dood houdt een onherstelbaar einde in van alle levensfuncties. Levensverschijnselen zijn verdwenen en het lichaam zal overgaan in ontbinding. We gaan ervan uit dat iemand overleden is als voor het leven onmisbare centra in de hersenen verloren zijn gegaan. Dat gebeurt meestal doordat zich een ernstig tekort aan zuurstof (anoxie) heeft voorgedaan. Daar zijn hersencellen, vooral die van de hersenschors, immers heel gevoelig voor. Na drie tot vier minuten anoxie zijn in de hersencellen al onherstelbare veranderingen opgetreden. De meeste andere lichaamscellen kunnen wat langer zonder zuurstof, zodat zich vaak de situatie voordoet dat de hersencellen al zijn afgestorven terwijl andere lichaamscellen na het overlijden nog korte tijd leven. Het lichaam sterft als het ware in etappes af, de grens tussen leven en dood is dan ook geen scherpe grens. Soms is het vaststellen van de dood zelfs moeilijk.

19.2.1 HET STERVEN

Het sterven verloopt bij iedere mens anders. Soms is er sprake van een acuut overlijden waarbij het stervensproces heel kort is. In andere gevallen is het een langzaam verlopend proces dat dagen achtereen kan duren. Is er sprake van een langdurig stervensproces, dan kenmerkt deze periode zich door het steeds slechter op elkaar afgestemd zijn van de verschillende orgaansystemen. Hoe dit precies verloopt is

bij iedereen verschillend en heeft uiteraard ook te maken met de situatie of de ziekte die tot de dood aanleiding geeft.
Er zijn patiënten die voorafgaand aan de dood in coma verkeren. Voor hen bestaat er een geleidelijke overgang naar de dood. Voor zover te beoordelen – maar wie kan dat met zekerheid zeggen – merken deze patiënten niet veel van het sterven. Anderen maken juist heel bewust mee dat ze stervende zijn. Wie aanwezig is bij het overlijden van een patiënt, zal een aantal zaken tijdens het stervensproces opvallen.

- Verlies van de zintuigfunctie. Langzaam maar zeker verliezen de zintuigen hun functie. Meestal klaagt de patiënt eerst over minder goed zien, daarna wordt de smaak minder en verdwijnen reflexen. Het gehoor blijft echter vrij lang intact, zodat men altijd voorzichtig moet zijn met wat wordt gezegd in de omgeving van een stervende.
- Spierverslapping treedt op, wat zich uit in het niet meer goed kunnen sluiten van de ogen of de mond (kwijlen). Ook kan incontinentie van urine en feces ontstaan.
- Circulatieverslechtering. De bloedcirculatie verslechtert; er ontstaat een shock, waarbij de patiënt uiteindelijk bewusteloos kan raken. Een *facies hippocratica* (koud, bleek, klam en ingevallen gelaat, zie hoofdstuk 8) is voor de omgeving vaak een teken dat het sterven nabij is. De slechte circulatie bevordert het uittreden van vocht uit de bloedbaan in de longblaasjes, waardoor de patiënt last krijgt van dyspnoe en gaat rochelen, waarbij hij schuimend sputum opgeeft.
- Verslechtering van de ademhaling. Door de verslechterde circulatie wordt ook het ademcentrum beïnvloed. Daardoor wordt de ademhaling minder goed geregeld en ontstaat een Cheyne-Stokes-ademhaling (zie par. 11.2).
- Verandering van de psychische gesteldheid. Geestelijk kan de patiënt vlak voor het sterven een opleving vertonen, waarbij de stemming iets te opgewekt kan lijken.

19.2.2 DE DOOD

Op den duur verslechtert de situatie dermate dat de dood intreedt. Rondom dit gebeuren doet zich een aantal verschijnselen voor die kunnen worden onderscheiden in direct optredende en enige tijd later optredende verschijnselen. Direct optredende verschijnselen, ook wel relatieve kenmerken van de dood genoemd, vloeien voort uit het niet meer functioneren van hersenen, circulatie en ademhaling: het klinisch dood zijn. Hiertoe behoren:
- bewusteloosheid;
- afwezigheid van ademhaling;
- afwezigheid van hartslag;

- niet meer waarneembare pols;
- reflexen zijn niet meer op te wekken, de oogpupillen die groot zijn reageren bijvoorbeeld niet meer op licht (lichtstijf), waardoor ze normaliter kleiner zouden worden;
- de huid wordt bleek door het wegzakken van bloed naar lager gelegen gedeelten: dodenkleur;
- geen enkele beweging meer, alle spieren zijn volkomen slap.

Als hartslag en ademhaling gestopt zijn, moet de arts worden gewaarschuwd, die de dood officieel moet vaststellen. Het is echter mogelijk dat de patiënt deze verschijnselen pas sinds zeer korte tijd vertoont, hooguit enkele minuten. In dat geval kan het noodzakelijk zijn te beginnen met reanimatie, dat wil zeggen het door middel van uitwendige hartmassage en mond-op-mondbeademing tijdelijk in stand houden van een circulatie in het lichaam. Mogelijk kan dan enkele minuten later, als speciale apparatuur en gespecialiseerde mankracht zijn gearriveerd, het leven weer worden opgewekt.

Na de dood treedt een reeks elkaar opvolgende kenmerken op (afb. 19.2). Op grond daarvan kan de dood met meer zekerheid worden vastgesteld en eventueel worden aangegeven op welk moment deze moet zijn ingetreden. Dit laatste is belangrijk in de zogenaamde gerechtelijke (forensische) geneeskunde. De verschijnselen die nu optreden worden de *absolute kenmerken* van de dood genoemd. Wanneer deze zich voordoen is sprake van een biologische dood, ook wel hersendood genoemd (reanimatie, zoals hiervoor ter sprake gebracht, is nu niet meer mogelijk). Tot de absolute kenmerken van de dood behoren:
- Veranderingen aan de ogen. Na ongeveer vijftien minuten is de oogboldruk weggevallen, de pupil wordt hoekig en de cornea wordt troebel (de ogen 'breken');
- Optreden van lijkvlekken. Dit zijn blauwrode huidverkleuringen door bloedophoping in de laagst gelegen delen van het lichaam. Door de zwaartekracht zakt namelijk het bloed (vooral de bloedcellen) weg naar de lagergelegen lichaamsdelen. Ligt de dode op zijn rug, dan zijn deze vlekken waar te nemen boven (schouderbladen) en onder aan de rug en aan de kuiten. Lijkvlekken worden ongeveer vijftien tot dertig minuten na het intreden van de dood zichtbaar. Ze zijn tot vier à zes uur na het intreden van de dood nog weg te drukken of ze kunnen zich verplaatsen in het geval dat het lichaam in een andere houding wordt gebracht. Later kan dat niet

meer: de erytrocyten zijn gehemolyseerd, de weefsels verkleurd door de rode bloedkleurstof en het bloed is uit de vaten getreden;
- De huid blijft nog wel enige tijd in leven; dit valt bij mannen heel sterk op doordat de baard blijft groeien. De dag na het overlijden is het dus nog nodig de patiënt te scheren;
- Afkoeling. Het lichaam zal langzaam maar zeker afkoelen tot de omgevingstemperatuur. Uiteraard wordt deze temperatuur eerder bereikt als het lichaam van tevoren al een lage temperatuur had en duurt het langer als de gestorvene voor het overlijden koorts had. Soms kan die koorts zelfs toenemen vlak na de dood. Het duurt in de regel uren voordat de overledene de omgevingstemperatuur heeft bereikt;
- Lijkstijfheid (rigor mortis). Direct na het intreden van de dood zijn de spieren slap. Na een tot twee uur treedt echter een verstijving van de spieren op die zich voorlopig doorzet tot een maximum van ongeveer acht uur na de dood. De lijkstijfheid begint bij de onwillekeurige spieren, wat zich kan uiten in een darmlozing of het afgaan van darmgassen na het overlijden. Vervolgens verstijven ook de willekeurige spieren. Dit proces begint aan het hoofd (de kaken klemmen op elkaar) en zakt daarna langzaam af in de rest van het lichaam. De oorzaak van deze spiersamentrekking is de laatste ATP (stof in de spieren die energie levert voor spieractiviteit) die nog vrijkomt, waardoor de spiercellen nog eenmaal samentrekken. De lijkstijfheid houdt aan en verdwijnt na enkele dagen weer in dezelfde volgorde als waarin zij gekomen is. Bij een lage omgevingstemperatuur of bij uittering (cachexie) verschijnt de rigor mortis veel langzamer;
- Bloedstolling. Spoedig na de dood begint het bloed te stollen. Soms is tijdens het sterven al sprake van een algehele intravasale stolling. Men heeft ontdekt dat dit regelmatig gebeurt, het wordt door sommigen reeds als onderdeel van de stervensprocedure beschouwd;
- Ontbinding. Dit gebeurt door autolyse en rotting. Onder autolyse wordt verstaan: zelfvertering ingeleid door uit de afgestorven cellen vrijkomende enzymen. Rotting kan optreden doordat de darmflora nu ongehinderd kan gaan uitgroeien en weefsels kan gaan binnendringen. Er is geen sprake meer van enige lichamelijke weerstand hiertegen. Rotting gaat gepaard met gasvorming (opgezette buik) en groenverkleuring, eerst aan de buikhuid, later ook elders. Gal, zoutzuur, pancreassap bevorderen het proces van ontbinding. Door de gasvorming kan iemand die verdronken is na enige tijd weer gaan drijven en zo toch worden gevonden. Bij rotting komt

een onaangename lijklucht vrij. Bijzondere omstandigheden kunnen voorkomen dat rotting echt kan doorzetten. In dat geval staan autolyse en indroging op de voorgrond. Er treedt verschrompeling en indroging van de overledene (mummificatie) op. Dit kan voorkomen bij droge hitte of als een koude luchtstroming aanwezig is.

Afbeelding 19.2 *Het verband tussen de tijd en de verschillende kenmerken van de dood.*

Van de hierboven genoemde verschijnselen zijn de lijkstijfheid, lijkvlekken en lijklucht de absoluut geldende criteria voor het vaststellen van de dood.

Bij de verzorging van de moet dient men op een aantal zaken bedacht te zijn om er niet van te schrikken. Zo kunnen de ledematen en het hoofd gemakkelijk wegglijden. Het in de ingewanden aanwezige gas kan gaan borrelen. Tijdens het bewegen bij het afleggen kan door druk op de thorax lucht langs de stembanden ontsnappen en daarbij geluid geven. Een dode voelt bij het tillen veel zwaarder aan dan je denkt.

Nb. Er komen situaties voor waarin iemand dood lijkt: pols en ademhaling zijn niet waar te nemen, maar komen later weer op gang. Dat men iemand toch dood waande berust meestal op een vluchtige vaststelling; nauwkeuriger onderzoek kan een pijnlijke vergissing voorkomen.

Referenties

Beers MH, Fletcher AJ, Jones TV. Merck Manuel Medisch Handboek. Houten: Bohn Stafleu van Loghum, 2005.

Bemmel AL van, Beersma DGM, Groen JHM de, Hofman WF. Handboek slaap- en slaapstoornissen. Maarsen: Elsevier Gezondheidzorg, 2001.

Braunwald, E. c.s. Harrison's principles of internal medicine. 16th edition. London: McGraw-Hill, 2004.

CBO-decubitus, Tweede herziene richtlijn. Utrecht: CBO. 2002.

College voor Zorgverzekeringen. Farmacotherapeutisch kompas 2005. Amsterdam: CVZ, 2005.

Cranenburgh B van. Neurowetenschappen, een overzicht. Utrecht: De Tijdstroom, 1998.

De Vries ThPGM, Henning RH, van Bortel L. Farmacotherapie op maat. Utrecht: Bunge, 1995.

Eulderink F, Heeren TJ, Knook DL. Inleiding gerontologie en geriatrie. 4e druk. Houten: Bohn Stafleu van Loghum, 2004.

Gooszens HG, Aronson DC, Blankensteyn JD, Bonjer HJ. Leerboek Chirurgie (herziene uitgave). Houten, Bohn Stafleu van Loghum, 2006

Herk W van. Standaard diagnoseplan dyspnoe. Eindhoven: Catharina Ziekenhuis 2003

Jong JTE de, Vries, DJM de, Zaagman-van Buuren MJ, Interne Geneeskunde (4e druk). Houten: Bohn Stafleu van Loghum, 2003.

Jong JTE. Chirurgie (niveau 5) (4e druk). Houten: Bohn Stafleu van Loghum, 2002.

Kuks JBM, Snoek JW, Oosterhuis HJGH. Klinische neurologie. Houten: Bohn Stafleu van Loghum, 2003.

Leusden HAIM, van. Diagnostisch Kompas. Amstelveen: College van Zorgverzekeraars 2003.

Lüllmann H, Mohr K, Hein L. Altlas van de farmacologie. Baarn: Sesam; 2005.

Meer J. van der., Stehouwer CDA, Interne Geneeskunde (13e druk). Houten: Bohn Stafleu van Loghum, 2001.

Multidisciplinaire richtlijn hartfalen, CBO-consensus hartfalen, najaar 2002.

Nieuw geriatrie informatorium. Houten: Bohn Stafleu van Loghum.

Sitsen JMA, Smits JMF, Smits P, Cohen AF, Van Bortel LM. Farmacologie. Maarssen: Elsevier, 2001.

Six AJ. De cardiologie vereenvoudigd. 2e druk. Utrecht: uitgeverij Lemma BV, 2003.

Stevens A, Lowe JS. Pathologie. Houten: Bohn Stafleu van Loghum, 2003.

Toth-van den Berg J. Rees T. van. De kankerpatient. Bohn Stafleu van Loghum, Houten, 2001.

Van den Brande J, Heymans H, Monnens L. Kinergeneeskunde. Maarssen: Elsevier/Bunge, 1998.

Sites

www.artsennet.nl
www.cbo.nl
www.epilepsie.nl
www.geneesmiddelenbulletin.nl
www.hartstichting.nl
www.hoofdpijnpatienten.nl
www.huidinfo.nl
www.incontinentie.net
www.infectieziekten.nl
www.kankerbestrijding.nl
www.kankerpatient.nl
www.microbiologie.nl
www.mlds.nl (site maag lever darm stichting)
www.neurologie.nl
www.rivm.nl (Rijksinstituut voor Volksgezondheid en Milieu)
www.sanquin.nl (Stichting Sanquin Bloedvoorziening)

Register

aandoeningen, psychosomatische 29
aandrangincontinentie 364
aanhoudende koorts 326
abces 98
absences 387
acidose 301, 346
    –, metabole 302
    –, respiratoire 301
    –, verschijnselen 303
acne vulgaris 139, 228
acute buik 371
acute diarree 345
acute ontsteking 98
acute pharyngitis 81
additie 167
ademhaling
    –, Cheyne-Stokes- 313
    –, Kussmaul- 314
ademhalingsstoornissen, slaapgebonden 413
ademhalingsweg 305
adenocarcinoom 114
aderontsteking 289
ADH 247
advanced nurse practitioner 34, 137
aequale pols 258
aequaliteit 256
aërogeen 78
aferese 215
afasie 383
afbraak van rode bloedlichaampjes 285
afonie 308
afsluitende trombose 291
afterload 248
afvoerwegen 119
afweer
    –, indirecte 101
    –, inwendige 99
    –, inwendige, natuurlijke 93

–, specifieke, verworden 99
–, uitwendige 89
agnosie 385
agonist 163
agonisten 183
agrafie 384
agranulocytose 288
aids 109, 345
AIS 135
albumine 216
alexie 384
algehele peritonitis 371
algemene afweer 93
algemene anamnese 35
algemene intravasale stolling 135
alkalose 301, 339
    –, metabole 303
    –, respiratoire 303
allergische reactie 102, 106
allergische rhinitis 306
alternatieve geneeswijzen 33
amfotericine B 201
aminoglycosiden 195
amnesie 385
anafylactische reactie 103
    –, type I 166
anafylactische shock 166
analgetica 179
    –, niet-opioïde 184, 187
anamnese 35
anaplastisch tumorweefsel 113
anatomische structuren 119
anemie 222, 281
angina pectoris 255
angiogeneseremmers 134
angiografie 45
anorexie 331
antagonist 163
antagonisten 183

antibacteriële geneesmiddelen 189
antibiotica 86, 189
anticholinergica 175
anticoagulantia 204
 –, orale 140, 177
antidiuretisch hormoon 247
antigeen 99
antigeenpresenterende cellen 99
antigene structuur 99
antihistaminicum 104
antimicrobiële medicatie 317
antimicrobiële middelen 86, 192
antimycotica 200
antisera 87
antitrombotica 204
antitussiva 309
anurie, oorzaken 365
anus, geïrriteerde 346
aortavulling, te geringe 253
APC 99
aplasie 111
apoplexie 385
apoptose 30, 117
apraxie 383
ARAS 406
arteriële bloeding 280
Arthus-fenomeen 104
Arthus-reactie 104
artroscopie 53
ascenderend reticulair activerend
 systeem 406
aspiratie 339
asthma bronchiale 312
astigmatisme 404
ataxie 382
ATP 426
atrofie 29, 111
aura 386
auscultatie 37
auto-anamnese 35
auto-immuniteit 108
autolyse 426
autonome groei 111
axiale skelet 120

bacil 61
backward failure 249
bactericide middelen 189
bactericide werking 86
bacterie, bouw van 57
bacterieel onderzoek 67

bacteriekweek 62
bacteriële eiwitsynthese 192
bacteriële ontsteking 212
bacteriële overgroei 344
bacteriëmie 84
bacteriën 57
bacteriostatische geneesmiddelen 189
bacteriostatische werking 86
baroreceptoren 265
barrières
 –, biologische 89
 –, mechanische 89
basisreacties, pathologische 29
beenmergarmoede 109
beenmergontsteking 83
behandeling, causale 24
beklemde breuk 375
belemmerde afvloed van de lymfe 264
benigne paroxismale positieduizeligheid
 400
benigne tumor 114
benzodiazipinen 178
beschikbaarheid, biologische 152, 161
besmetting 78
besmettingsbron 77
besmettingsweg 78
bestralingsenteritis 348
β-blokkers 177
β-hemolytische streptokok-A 81
β-lactamasen 191
β-lactamring 193
bewustzijnsgraad 398
bewustzijnsinhoud 398
bewustzijnsstoornissen 398
bijwerkingen cytostatica 131
bijziendheid 403
bilirubine 352
bilirubinevorming 352
biologische barrières 89
biologische beschikbaarheid 152, 161
biologische klok 407
biologische ziekteoorzaken 28
biotransformatie 156
blauwzucht 294
bloed, occult 342
bloedarmoede 222, 281
 –, behandelingen 287
 –, oorzaken 284
 –, verschijnselen 286
bloedbeeld, differentiatie 39
bloedbezinking 39

bloedbraken 338
bloeddruk 249, 264
bloeddrukdaling 290
bloeddrukmeting 266
bloedgasanalyse 42, 301
bloeding
 –, arteriële 280
 –, veneuze 280
bloedingen 279
bloedontlasting 342
bloedproducten 210
 –, toediening 216
bloedtemperatuur 320
bloedtransfusie 213
bloedtransfusiereactie 106
bloedvaten 393
bloedvergiftiging 84
boezemfibrilleren 258
borborygmus 333
borst, pijn in de 316
borstkankerscreening 123
botmetastasen 136
bovenste luchtwegen 305
BPPD 400
braakcentrum 336
brachytherapie 129
bradycardie 256
 –, oorzaken 257
 –, relatieve 260
bradypnoe 313
braken 334
 –, gevolgen 339
 –, oorzaken 336
breedspectrum antibiotica 189
bronchoscopie 52
BSE 39
buffycoat 215
buik
 –, acute 371
 –, opgezette 333
buikpijn 334
bulla 224
Butterflykatheter 208

cachexie 85, 135
calor 96
Candida albicans 73, 227
CAP 317
capillairen, verhoogde doorlaatbaarheid 264
capsule 146

carcinogene stoffen 122
carcinoom 114
cardiale syncope 273
cardiogene shock 275
catarre 97
causale behandeling 24
CBG 138
cefalosporinen 195
cellulaire component 93, 99
cellulaire reactie 105
cellulaire stressgenen 30
celwand 57
centraal-veneuze bloeddruk 249
centrale cyanose 295
cerebro vasculair accident 384
chemische ontsteking 212
chemische pijnprikkel 389
chemische temperatuurregulatie 321
chemische ziekteoorzaken 28
chemoreceptor-prikkelzone 336, 337
chemotherapeutica 86
chemotherapie 128, 130
Cheyne-Stokes-ademhaling 313
chinolonen 198
chirurgie 128
chlooramfenicol 196
chronische diarree 347
chronische ontsteking 98
cilinders 369
circadiaans ritme 408
clinical trials 143
CMV-overdracht 214
co-analgetica 188
collaps 272
College ter Beoordeling van Geneesmiddelen 138
colloïden 210
colloïd-osmotische druk 263
coloscopie 52
coma 398
 –, oorzaken 398
combinatiepreparaten 188
commensale flora 80, 90
community acquired pneumonia 317
complementbindingssysteem 93
complicatie 24
computertomografie 45
conditie 25
congenitaal 25
constitutie 25
constitutioneel eczeem 225

contactdermatitis 105
contacteczeem 167, 226
contactlaxantia 351
contaminatie 78
continue koorts 326
contractiliteit 247
contractuurvorming 230
contusie 228
convectie 319
convulsies 386
corticosteroïden 188, 230
coryza 306
COX 184, 185
CPK 42
CPK-bb 42
CPK-mb 42
CPK-mm 42
creatininefosfokinase 42
crème 148
cryoprecipitaat 216
CT-scan 45
ct-scanning 124
cumulatie 161
curatieve geneeskunde 34
cutaan 78
cutane toediening 149
CVA 384, 385
   –, bloedig 385
   –, niet-bloedige 385
cyanose 223, 294
   –, centrale 295
   –, perifere 297
cyclo-oxygenase 184, 185
cyste 114, 115, 224
cystic fibrosis 310
cystoscopie 52
cytochroom P-450 156
cytochroom-indicatoren 157
cytochroomremmers 157
cytokinen 100
cytologisch onderzoek 125
cytomegalievirus 71
cytoplasma 57
cytoplasmamembraan 57
cytostatica 130, 230
   –, bijwerkingen 131
cytotoxische reactie 166
cytotoxische T-lymfocyten 100

darmepitheel, beschadigd 344
darmparalyse 372

Daroderm 83
débridement 231
decompensatio cordis 212, 247
   –, behandeling 254
decubitus 235, 238
   –, complicaties 240
   –, lokalisatie 238
   –, stadia 238
defecatie, afwijkende 341
défense musculaire 372
deficiëntie van voedingsstoffen 230
dehydratie 85, 323, 345
delier 175
depotpreparaat 193
derdegraads huidverbranding 232
dermatitis 224
dermatomycosen 72
descenderend reticulair activerend
   systeem 406
desinfectantia 86
destructieve groei 113
determinant 99
diabetes mellitus 229
diagnose, differentiële 39
diagnostiek 61, 71
   –, serologische 64
diagnostisch proces 35
diarree 340, 343
   –, acute 345
   –, chronische 347
   –, rottings- 343
differentiatie van het bloedbeeld 39
differentiële diagnose 39
digital vascular imaging 46
digitale substractie-angiografie 46
dikke-druppelpreparaat 75
diplokokken 62
directe besmetting 78
distributieve shock 275
diuretica 177
DNA-mutatie 111
DNA-probe 63
DNA-probe-techniek 72
dolor 96
dood
   –, kenmerken 425
   –, klinisch 424
doofheid 402
doorbloeding, verminderde 251
Doppler-onderzoek 49
draaiduizeligheid 400

dragee 145
drager 77
DRAS 406
druk
 -, colloïd-osmotische 263
 -, hydrostatische 262
drukbelasting 235, 249
drukgolf 255
drukpijn 372
drukpols 257
druppelincontinentie 364
DSA 46
dubbelblind 143
duizeligheid 398
DVI 46
dynamische ileus 375
dysartrie 382
dysbacteriose 344
dysfagie 332
dysfonie 308
dyshidrotisch eczeem 226
dyspnée de repos 252
dyspnée d'effort 252
dyspnoe 252, 311
dyssomnieën 412
dysurie 363

ECG 54
echo 48
echoscopie 48
ectopisch prikkelcentrum 258
eczeem 224
EEG 54
eerstegraads huidverbranding 231
eerstehulpmaatregelen 232
eetlust, gebrek aan 331
eierstokken 395
eiwitbalans, negatieve 230
eiwitsynthese van de bacterie 192
elektrische energie 27
elektrocardiogram 53
elektro-encefalogram 53
elektrografisch onderzoek 53
elektrolyten 246
elektrolytenverlies 339
elektromyogram 53
embolus 291
emesis 334
EMG 54
emmetropie 403
emotioneel braken 338

empyeem 98
emulsie 147
EMV-schaal 399
endemie 75
endogeen 229
endogene factoren 25
endogene pijndemping 392
endorfinen 180
endoscopisch onderzoek 50
endotoxinen 68
energie
 -, elektrische 27
 -, mechanische 26
 -, thermische 27
Entamoeba histolytica 74
enteraal 78, 151
enterale toediening 151
enteric-coatedtablet 145
Enterobacter, Gram-negatieve 85
enterohepatische kringloop 354
entvloeistoffen 88
enzymen 41
enzyminductie 162
epidemie 75
epidemiologie 75
epilepsie 386
epistaxis 281
Epstein Barr-virus 71
erosie 224
erysipelas 81
erytheem 224
erytrocyten 134
 -, verminderde aanmaak 284
erytrocytenconcentraat 215
etiologie 25
etiologische factoren 24
evenwichtsproblematiek 176
exacerbatie 23
exantheem 224
exogeen 229
exogene factoren 25, 26
exogene pijndemping 392
exotoxinen 68
expiratoire stridor 312
exsudaat 97, 264
exsudatieve diarree 344
exsudatieve ontsteking 97

factoren
 -, endogene 25
 -, etiologische 24

–, exogene 25, 26
Fallot, tetralogie van 296
familie-anamnese 36
fantoompijn 391
farmacodynamiek 162, 175
farmacokinetiek 148, 159, 173
farmacotherapie bij ouderen 173
fecale incontinentie 343
feces 341
fenomeen van Raynaud 297
fetor ex ore 332
FFP 215
fibrinolyse 288
fimbriae 58
first-pass-effect 152
flagellaten 74
flagellen 58
flatulentie 333
flauwte 272
flauwvallen 272
Flemming 140
focale epilepsie 386
folliculitis 81, 82
forensische geneeskunde 425
fotodynamische therapie 134
fotosensibiliteit 197
Fresh Frozen Plasma 215
functieonderzoek 53
functio laesa 96
functionele ileus 375
    –, oorzaken 379
functionele incontinentie 364
functionele klachten 330
functionele proteïnurie 367
fundoscopie 53
fungi 57, 72
furunkels 82
fusieremmers 202
fybrinolytica 207
fysiologie 59
fysische temperatuurregulatie 321
fysische ziekteoorzaken 26

gammaglobulinen 100
gangreen 234
gastroscopie 52
gate control 390
geelzucht 352
gegeneraliseerde epilepsie 386
gele wond 231
gelegenheidsinfectie 109

gelijkmatigheid, van pols 256
geneeskunde
    –, curatieve 34
    –, forensische 425
    –, palliatieve 34
    –, preventieve 34
geneeskunst 32
geneesmiddelen
    –, antibacteriële 189
    –, bacteriostatische 189
    –, excretie 158
geneeswijzen, alternatieve 33
genen, huishoudelijke 30
generische naam 144
genetisch bepaald 25
genetische modificatie 141
gerechtelijke geneeskunde 425
gereduceerd hemoglobine 294
geriatrie 420
gerontologie 420
gezwel, skirreus 117
gisten 57, 72
gistingsdiarree 343
Glasgow-comaschaal 399
glijmiddelen 351
globusgevoel 332
glucosurie 40, 366, 368
gonokok 192
gordelroos 395
graft-versus-host disease 218
Gram-kleuring 61
Gram-negatieve Enterobacter 85
granulatieweefsel 229, 231
granulocytose 288
gray-syndroom 196
grote polsdruk 259
GVHD 218

H5N1-virus 70
haemarthros 281
haematemesis 281, 338
haematothorax 281
haemoptoe 281, 310
handelsnaam 144
haptenen 99
hartblock 257
hartfrequentie 247
hartglycosiden 176
hartminuutvolume 248
hartritmestoornissen 255
Hb-bepaling 39

heesheid 308
hematocrietwaarde 39
hematogeen 78
hematogene metastasering 119, 120
hematologisch onderzoek 39
hematoom 281
hematurie 40, 281, 366
hemianopsie 384
hemiparese 382
hemiplegie 382
hemoglobine 222
 -, gereduceerd 294
 -, verminderde aanmaak 285
hemoglobinegehalte 39
hemolyse 106, 285
hemolytische transfusiereactie 216
heparine 206, 291
hepatische icterus 356
hernia hiatus esophagei 395
hernia incarcerata 375
Herpes Simplex-virus 71
herpes zoster 395
hersenvliezen 393
Hibiscrub 83
Hickmankatheter 209
hik 333
histamine 102, 396
histocompatibiliteitsantigenen 108
histologisch onderzoek 125
hitteberoerte 327
hittekrampen 327
HIV, behandeling 202
HLA 100
HLA-systeem 108
Hodgkin, ziekte van 128
hoesten 309
hoestmiddelen 309
hoge ileus 378
hoge pH 301
homeostase 299
hoofd, licht gevoel 401
hoofdpijn 393
hormonale therapie 133
hormoon, antidiuretisch 247
huidreacties 64
huidverbranding 231
huidverwondingen 228
huishoudelijke genen 30
humane immunodeficiëntie virus,
 behandeling 202
humane leucocyt antigenen 100

humorale component 93, 99
HVS 315
hyaliene cilinders 369
hydrostatische druk 262
hydrothorax 253
hyperalgesie 388
hyperchroom 286
hyperinsomnia 413
hypermetropie 403
hyperplasie 29, 111
hyperpnoe 313
hyperpyrexie 322
hypertensie 249
 -, behandeling 271
 -, diagnose 270
 -, oorzaken 269
 -, primaire 269
 -, secundaire 269
hyperthermie 133, 322, 327
hyperthyreoïdie 348
hypertrofie 29, 111
hyperventilatie 313
hyperventilatiesyndroom 315
hypochroom 286
hypodermoclyse 207
hypokaliëmie 177
hypopnoe 313
hypostatische pneumonie 316
hypotensie 271
 -, orthostatische 266, 273
hypoventilatie 313
hypovolemische shock 274
hypoxie 26, 229

ichthammol 83
icterus 223, 257, 352
 -, hepatische 356
 -, posthepatische 355
 -, prehepatische 358
IGRT 130
ileumresectie 348
ileus 373, 375
 -, hoge 378
 -, lage 378
Image Guided Radiotherapie 130
imidazolen 201
immediate type-reactie 103
immobilisatie 290
immunodeficiëntie 109
immunoglobulinen 88, 100
immunologie 56

immunopathologie 102
immunosuppressiva 85
immunotherapie 133
immuuncomplexvasculitis 167
immuunglobulinen 216
impetigo 81
implanteerbare katheters 209
IMRT 130
incidentie 76
incontinentie 363
indirecte afweer 101
indirecte besmetting 78
infectie 78, 94, 211
   –, opportune 109
   –, subklinische 77
infecties, nosocomiale 84
infectieziekten, relevante 77
infiltraat 97
infiltraatvorming 371
infiltratieve groei 113
infiltratieve ontsteking 97
influenzavirus 70
infusie 207
infuusvloeistoffen 210
ingewandsgeluiden 333
insluitlichaampjes 30
insomnia 413
inspiratoire stridor 312
Intensity Modulated Radiotherapie 130
interferonen 93
intermitterende koorts 325
intertrigo 227
intra-arteriële katheters 209
intramusculaire toediening 153
intrathecale toediening 154
intra-uterien device 151
intraveneuze toediening 153
invaginatie 375
inwendige afweer 93, 99
inwendige bloedingen 279
inwendige vochtbalans 246
ionenkanalen 164
irregulaire pols 258
irreversibele shock 274
ischemie 255
iso-enzymen 42
isotopen 47
IUD 151

Jackson-aanvallen 386
Jenner 56

jetlag 408
jeugdpuistjes 139
jeuk 396
jong litteken 229

kanker 110
   –, behandeling van 128
   –, oorzaken 122
   –, prognose en verloop 135
   –, symptomen 124
katheter 207
   –, implanteerbaar 209
keloïdvorming 230
kernspinresonantie 49
kinderen, geneesmiddelen 171
Klebsiella 85
kleine polsdruk 259
kleuringstechniek 61
klinisch dood 424
klinisch onderzoek
   –, fase I 142
   –, fase II 142
   –, fase III 143
   –, fase IV 143
klok, biologische 407
kloon 100
Koch, Robert 56, 63
kok 61
koliekpijn 395
kolonisatie 80, 90
kolonisatieresistentiefactor 80
koolmonoxidevergiftiging 297
koorts 322, 324
koortstype 325
koortsverschijnselen 324
korrelcilinders 369
koude rilling 324
kringloop, enterohepatische 354
kruisbesmetting 84
kruisinfectie 85
kruisresistentie 86, 169
Kussmaul-ademhaling 314

laboratoriumonderzoek 39
lactasedeficiëntie 348
lactatieperiode, geneesmiddelen 171
lactodehydrogenase 42
lage ileus 378
lage pH 301
Lancefield 81
laparoscopie 53

laryngitis subglottica 312
laryngoscopie 53
latent oedeem 260
laxantia 178, 351
 –, misbruik van 348
laxeermiddelen 351
LDH 42
letaliteit 76
leukocyten 93
leukocytose 287
leukocyturie 366
leukopenie 287
leukotrienen 102
leverfunctietest 126
lichaamsbestraling, totale 130
lichamelijk onderzoek 36
licht gevoel in het hoofd 401
liganden 162
lijkstijfheid 426
lijkvlekken 425
linksdecompensatie 251
linksverschuiving in het witte bloedbeeld 288
lipoom 114
Lister 56
litteken
 –, jong 229
 –, oud 229
locopreparaat 144
lokale perfusie 132
lokale peritonitis 371
longaders 251
longembolie 292
longfunctieonderzoek 53
longoedeem 253
longontsteking 316
loopneus 306
loslaatpijn 372
luchtembolie 212
lymfe, belemmerde afvloed 264
lymfevaten 119
lymfocytose 288
lymfogene metastasering 119, 120

macrocytair 286
macroliden 197
macula 224
magnetic resonance imaging 49
malabsorptie 347
malaise 24
malaria 74

maligne tumor 116
manifest oedeem 260
Mantoux-reactie 64, 105
mastitis 82
MCH 283
MCHC 283
MCV 283
mean cellular hemoglobine 283
mean corpuscular volume 283
mechanische barrières 89
mechanische energie 26
mechanische ileus 375
mechanische ontsteking 211
mechanische prikkel 389
mediastinoscopie 53
medicatie, antimicrobiële 317
medisch model 32
medische microbiologie 55
medische voorgeschiedenis 36
medullair 118
melaena 342
melanoom 114
membraan 57
Menière, Ziekte van 400
menorragie 281
merknaam 144
metabole acidose 302
metabole alkalose 303
metabole compensatie 302
metaboliseringsreactie
 –, fase-1 156
 –, fase-2 156
metaplasie 29, 111
metastase 116
metastasering
 –, hematogene 120
 –, lymfogene 120
metastaseringswegen 119
metastasevorming 113, 118
meteorismus 333
methyleenblauw-kleuring 61
microbiologie 55
 –, medische 55
microcytair 286
micrometastasen 131
micro-organismen 57
microscopisch onderzoek 61
middenrifsbreuk 395
migraine 394
misselijkheid 334
modificatie, genetische 141

moleculair opgeloste stoffen 246
monotrichie 58
morbiditeit 76
morfine 180
mortaliteit 76
motorische afasie 383
MRI 49
MRSA 85, 190
mummificatie 235
mycosen 72
myoclonus nocturna 414
myopie 403
myxoedeem 223

nabelasting 248
NaCl 209
narcolepsie 413
nasale toediening 150
natural killer cellen 93
natuurlijke afweer 93
natuurlijke resistentie 86, 190
natuurlijke voedingsbodem 62
nausea 334
necrose 235
nefrotisch syndroom 367
negatieve eiwitbalans 230
negatieve vochtbalans 247
neonatale periode 172
neoplasma 111
neuroleptica 188
neurologische verschijnselen 380
neuronen, nocisensorische 389
niet-opioïde analgetica 184, 187
niet-steroïde anti-inflammatoire drugs 178
nitriet-stick 368
NK-cellen 93, 100
NMR 49
nocisensorische neuronen 389
nocisensorische prikkels 388
nodulus 224
non-REM-slaap 409
normochroom 286
normocytair 286
nosocomiale infecties 84
nosocomiale pneumonie 317
NSAID 177, 178, 184, 212
nucleair magnetic resonance 49
nurse practitioner 34, 137
nycturie 254
nystatine 201

obstipatie 340, 349
–, oorzaken 349
obstructieve shock 276
obturerende trombose 291
occult bloed 342
octrooirecht 143
oculaire toediening 149
oedeem 223, 253
–, latent 260
–, manifest 260
oedeemvorming 260
oesofagoscopie 52
oesophagitis 339
oligurie, oorzaken 365
omloop 83
oncogenen 111
oncologie 110
onderste luchtwegen 308
ondertemperatuur 322, 327
–, symptomen 329
onderzoek
–, bacterieel 67
–, cytologisch 125
–, elektrografisch 53
–, endoscopisch 50
–, hematologisch 39
–, histologisch 125
–, lichamelijk 36
–, microscopisch 61
–, radiologisch 43
onderzoek op proefdieren 64
ontbinding 426
ontsteking 94
–, acute 98
–, bacteriële 212
–, chemische 212
–, chronische 98
–, exsudatieve 97
–, infiltratieve 97
–, mechanische 211
ontstekingsmediatoren 94
ontstekingsreactie 94
ontstekingssymptomen 96
oorzaken van hypertensie 269
oorzaken van kanker 122
opboeren 333
opgezette buik 333
opioïde receptoren 180
opioïden 179
Opiumwet 182
opportune infectie 109

orale anticoagulantia 140, 177
orale toediening 150, 151
orgaantransplantatie 107
orgaantransplantatiereactie 105
organische klachten 330
orthopnoe 253
orthostatische hypotensie 266, 273
orthostatische proteïnurie 367
osmose 246
osmotische diarree 343
osmotische laxantia 351
osteomyelitis 83
otitis media 81
otoscopie 53
Otrivin 307
oud litteken 229
ouderdomsverschijnselen 419
ouderen
  –, farmacotherapie 173
  –, ziekten bij 421
ovaria 395
overgevoeligheidsreactie 102
  –, immediate type 102
  –, type I 102
  –, type III 104
overgevoeligheidsreacties 102
overloopincontinentie 364

P-450, cytochroom 156
packed cells 134, 215
palliatieve geneeskunde 34
palpatie 38
panaritium 83
pandemie 75
papel 224
papillomen 115
papilloom 114
paralyse 381, 382
paraplegie 382
parasomnieën 414
parasympathicolytica 139
parenterale toediening 153
parese 381
paresthesieën 387
partiële agonisten 183
pasta 148
Pasteur, Louis 56
pathogeniteit 67
pathologische basisreacties 29
pavor nocturnus 414
PCR 64

PDS 330
penicilline 140, 193
percussie 37
peritoneale pijn 396
peritonitis 371
  –, oorzaken 373
peritrichie 58
petechiën 224
PET-scan 125
Peyer, plaques van 91
pH 301
phlebitis 289
pH-regulatie 299
physician assistant 34, 137
pijn 387
  –, herkenning 388
  –, pathofysiologie 388
  –, peritoneale 396
  –, psychogene factoren 391
pijn in de borst 316
pijnbehandeling, principes 189
pijndemping
  –, endogene 392
  –, exogene 392
pijndrempel 387
pijnschema 189
pijnstillende middelen 392
pijntolerantiedrempel 388
pilli 58
placebo 143
placebowerking 139
plaques van Peyer 91
plasmaconcentratie 159
plasmahalfwaardetijd 160
plasmavervangers 210
plasmide 57, 190
Plasmodia 74
pleurabladen 315
pleuritis 315
pneumonie 83, 316
  –, nosocomiale 317
poliep 114, 115
polifarmacie 176
pollakisurie 363
pols
  –, gelijkmatige 258
  –, onregelmatige 258
polsdruk
  –, grote 259
  –, kleine 259
polsfrequentie 256

polsgolf 255
polsregistratie 260
Polymerase Chain Reaction 64
polyurie, oorzaken 365
porte d'entrée 78
positieve vochtbalans 247
posthepatische icterus 355
post-transfusie purpura 219
potentiëring 167
PPSB 216
prehepatische icterus 358
preload 247
prevalentie 76
preventieve geneeskunde 34
prikkelbaredarmsyndroom 330
prikkelcentrum 258
prikkelhoest 309
prikkelingsverschijnselen 380
prikkels, nocisensorische 388
primaire hypertensie 269
primaire resistentie 190
principes bij pijnbehandeling 189
prodromata 24
productieve hoest 309
proefdieren, onderzoek op 64
prognose 24
projectielbraken 338, 339
prostaglandine 185
prostaglandines 102
prostaglandinesyntheseremmers 184
proteaseremmers 202
proteïnurie 40, 367, 368
proto-oncogenen 30
Protozoa 74
protozoën 57, 74
protrombinecomplex 216
pruritus 396
pruritus senilis 397
pseudo-diarree 343
pseudokroep 312
Pseudomonas 85
psoriasis 226
psychofarmaca 178
psychomotore epilepsie 386
psychosomatische aandoeningen 29
pulsus alternans 259
pulsus bigeminus 258
pulsus celer 259
pulsus durus 259
pulsus mollis 259
purpura, post-transfusie 219

purulent 310
pustel 224
pusvorming 97
pyrosis 332, 340
pyurie 366

QBC-techniek 75
quarantaineplasma 214

RAAS 246
radicale resectie 128
radiofarmaca 130
radiologisch onderzoek 43
radiotherapie 128
Rapid Eye Movement 410
Raynaud, fenomeen van 297
reactie
 -, allergische 106
 -, anafylactische 103, 166
 -, bloedtransfusie- 106
 -, cellulaire 105
 -, cytotoxische 166
 -, immediate type 103
rechtsdecompensatie 249
rechute 23
recidief 24
recombinant-DNA-techniek 141
reconvalescentieperiode 24
rectoscopie 53
referred pain 255, 390, 396
reflexincontinentie 364
reflux 332, 340
refractiestoornissen 403
regelmaat, van pols 256
Registered Trademark 144
regulariteit 256
regurgitatie 340
reincultuur 63
relatie arts-patiënt 33
relatie gast-gastheer 55
relatieve bradycardie 260
relatieve tachycardie 260
relevante infectieziekten 77
remissie 24
remitterende koorts 325
REM-slaap 409, 410
renine-angiotensine-aldosteron-systeem 246
repairvloeistoffen 210
residiënte flora 80
resistentie

–, kruis- 86
–, natuurlijke 86, 190
–, verworven 86, 190
–, voorkomen van 191
resistentiebepaling 66
resistentieontwikkeling 85
respiratoire acidose 301
respiratoire alkalose 303
restless legs syndrome 413
retard-tablet 146
retrograde amnesie 385
reverse-transcriptiedaseremmers 202
reversibele shock 274
Reye, syndroom van 186
rhinitis 306
rhinitis purulenta 81
Rhizopoda 74
rifamycinen 198
rigor mortis 426
rilling, koude 324
ring van Waldeyer 90
ritme, circadiaans 408
ritmestoornissen 255
rode bloedlichaampjes, afbraak 285
roken 230
röntgenfoto 43
röntgenkater 129
roodheid 97
rotting 426
rottingsdiarree 343
rubor 96
ructus 333
rumineren 340
rusteloze benen-syndroom 413

S. aureus 83
S. epidermidis 83
S. hemolyticus 83
S. pyogenes 81
S. viridans 81
sachet 145
salicylaten 185
sanatio per primam 231
sanguinolent sputum 310
saprofyten 72
SARS-virus 70
satelliettumor 119
satelliettumoren 116
schildwachtklieronderzoek 126
schimmels 57, 72
schuifkrachten 236

scintigrafie 47
–, sentinel node 126
secretoire diarree 344
secundaire hypertensie 269
sensorische afasie 384
sentinel node scintigrafie 126
sepsis 84
sereuze holten 119
serologische diagnostiek 64
serotinine 396
serumziekte 104
shock 273
    –, behandeling 277
    –, cardiogene 275
    –, distributieve 275
    –, hypovolemische 274
    –, verschijnselen 276
singultus 333
sinusitis 81, 307
skirreus gezwel 117
slaapapneu 413
slaapbehoefte 410
slaapgebonden ademhalingsstoornissen 413
slaapstoornissen 412
slaapwandelen 414
slecht zien 403
slechthorendheid 402
smalspectrum antibiotica 189
smetten van de huid 227
SND 126
somnolentie 398
soortelijke massa 367
sopor 398
spanning van de pols 259
spanningshoofdpijnen 394
spasticiteit 382
spataderen 289
speciële anamnese 35
specifieke verworven afweer 99
spijsverteringskanaal 330, 337
spiril 61
spirocheet 61
sporenvorm 58
Sporozoa 74
sporthart 111, 257
sputum 310
sputum rufum 310
sputumonderzoek 311
sputumproductie 310
squama 224

stadiumbepaling 127
stafylokok 85
stafylokokken 62, 82
stagering 127
Staphylococcus aureus 190
steady-state-concentratie 161
steatorroe 342
sterven 423
stofnaam 144
stolling, verminderde 230
stollingsfactoren 203, 216
stoornissen in het bewustzijn 398
stopverffeces 342, 355
stopverfontlasting 355
straling 230
stralingsdermatitis 129
stralingsenergie 27
stralingspneumonie 129
strangurie 363
streptokokken 62, 81
stress 230
stressgenen, cellulaire 30
stressincontinentie 363
stridor 312
stroma 117
stuwing 251
subcutane toediening 153
subfebriele temperatuur 322
subklinische infectie 77
sulfonamiden 199
superinfectie 99
suspensie 147
symbiose 55
sympaticominetica 177
symptomatisch 34
symptoom 23
syncope 272
 –, cardiale 273
syndroom 23
 –, rusteloze benen- 413
syndroom van Reye 186
synthetische voedingsbodem 62
systeemmycosen 72
systemische toediening 151

taaislijmziekte 310
tablet 145
tachycardie 256
 –, oorzaken 256
 –, relatieve 260
tachyfylaxie 168

tachypnoe 313
tamponziekte 83
teletherapie 129
temperatuur, subfebriele 322
temperatuurregulatie 319, 321
temperatuurverhoging, oorzaken 323
temporale epilepsie 386
TENS 390
teratogeen 131
tetracyclinen 196
tetralogie van Fallot 296
tetraplegie 382
therapeutische breedte 160
therapie
 –, fotodynamische 134
 –, hormonale 133
thermische energie 27
thermische prikkels 389
thoracoscopie 53
thorax, pijn in de 395
TNF-α 93
TNF-β 93
TNM-systeem 127
toediening
 –, cutane 149
 –, enteraal 151
 –, intramusculaire 153
 –, intrathecale 154
 –, intraveneuze 153
 –, nasale 150
 –, oculaire 149
 –, orale 150, 151
 –, parenterale 153
 –, subcutane 153
 –, systemische 151
 –, vaginale 150
toedieningssysteem, transdermaal 146
tolerantie 168
tonisch-clonische aanvallen 386
tonsillitis 81
totale lichaamsbestraling 130
totale parenterale voeding 210
Toxoplasma gondii 74
TPV 210
Trademark 144
transcutaneous electrical nerve
 stimulation 390
transdermaal toedieningssysteem 146
transfusie van plasma 215
transfusiereacties 216
transplantatie, orgaan- 108

transposonen 191
trauma 26
Trendelenburg-houding 278
Treponema pallidum 192
triazolen 201
Trichomonas vaginalis 74, 75
trilhaarepitheel 90
trombocytenaggregatie 185
trombocytenaggregatieremmers 204
trombocytenconcentraat 215
trombolytica 204, 207
trombose 288, 291
trombosebevorderende factoren 289
trommelstokvingers 296
tryptase 102
TTS 146
tuberculostatica 199
tumor 96, 110, 111
 –, benigne 114
 –, eigenschappen van 119
 –, maligne 116
 –, satelliet- 116, 119
tumor in situ 116
tumoren, namen van 114
tumorinductie 129
tumormarkers 125
tumornecrose factoren a en b 93
tumorweefsel 113
turgor 223
tweedegraads huidverbranding 231
type vena cava 120
type vena portae 120
type vena pulmonalis 120
type-I-reactie 166
type-II-reactie 166
type-III-reactie 167
type-IV-reactie 167

uitdroging 290
uitgestelde hemolytische reactie 217
uitvalsverschijnselen 380
uitwendige afweer 89
uitwendige bloedingen 279
uitwendige vochtbalans 246
ulcus 224
ulcus cruris 233
urethritis 363
urge-incontinentie 364
urine, routineonderzoek 367

vaatverwijdingsshock 275

vaccin 88
vaccinaties 88
vaginale toediening 150
varices 289
vasomotore rhinitis 306
vasovagaal syndroom 334
vasovagale collaps 272
vegetatieve verschijnselen 401
vena cava 120
vena portae 120
vena pulmonalis 120
veneuze bloeding 280
Venflonkatheter 207
verdelingsvolume 159
verhoogde doorlaatbaarheid van de capillairen 264
vermagering 331
verminderde doorbloeding 251
verminderde stolling 230
verrucae vulgares 228
verschijnselen, vegetatieve 401
verstopte neus 306
verwondingen van de huid 228
verworven resistentie 86, 190
verzeping 301
verziendheid 403
verzuring 301
vesikel 224
vetontlasting 342
vibrio 61
vijfjaarsoverleving 135
viremie 72
virulentie 67
virus
 –, cytomegalie- 71
 –, Epstein Barr- 71
 –, Herpes Simplex- 71
virussen 57
virustatica 202
viscerale pijn 395
vocht in sereuze holten 119
vochtbalans 247
 –, inwendige 246
 –, uitwendige 246
voedingsbodem
 –, natuurlijk 62
 –, synthetisch 62
voedselallergie 331
voedselintolerantie 331
vogelgriep 70
volledige incontinentie 364

volumebelasting 249
volvulus 375
vomeren 334
voorbelasting 247
voortplanting 60
vroegere anamnese 36

Waldeyer, ring van 90
wandstandige trombose 290
warmte 97
warmtestuwing 327
weefselcultures 72
weefseltypering 108
weerpijn 390
weivliezen 315
Wet op de geneesmiddelenvoorziening 138
WGBO 34
witte bloedbeeld, linksverschuiving 288
WOG 138
wondbehandeling 231
wondcomplicaties 230
wondexcisie 231
wondgenezing 229
wondinfectie 230
wondstoornissen 229

wondtoilet 231
wratten 228

zalf 148
Ziehl-Neelsen-kleuring 61
ziekenhuisinfecties 84
ziekte 23
ziekte van Hodgkin 128
Ziekte van Menière 400
ziektebeloop 23
ziekten bij ouderen 421
ziekteoorzaken
 –, biologische 28
 –, chemische 28
 –, fysische 26
 –, voortkomend uit voeding 28
Zilverimpregnatie 61
Zovirax 71, 202
zuur-base-evenwicht 299, 301
zuurbranden 332
zwangerschap, geneesmiddelen 169
zwangerschapsimmunisatie 105, 106
zwarte wond 231
zwelling 97, 111
zwelmiddelen 351